应用生物技术大系

肠道微生态制剂与消化道疾病的防治

Intestinal Microecological Preparations and the Treatment of Digestive Tract Diseases

主　编　熊德鑫
副主编　姚玉川

科学出版社
北　京

内 容 简 介

这是我国第一本系统地介绍微生态学理论与肠道微生态制剂临床应用的专著。书中较详细地介绍了微生态学与消化内科形成交叉学科的基本情况,提出了有关消化道疾病产生的机制,防治方法及使用益生剂的生物防治全新观念,并将国内外尤其是欧美发达国家使用益生剂防治腹泻、IBS、IBD、HP及相关疾病和消化道肿瘤的宝贵经验介绍给医学界同仁,以提高我国的诊治水平,更好地为患者服务。

本书可作为从事医学微生态学、微生物学、免疫学、病理学,尤其消化道内科基础和临床研究人员及医学院校的师生、科研人员的参考书。

图书在版编目(CIP)数据

肠道微生态制剂与消化道疾病的防治/熊德鑫主编. —北京:科学出版社,2008

(应用生物技术大系)

ISBN 978-7-03-021830-8

Ⅰ. 肠⋯ Ⅱ. 熊⋯ Ⅲ. 微生物−制剂−应用−消化系统疾病−防治−研究 Ⅳ. R37 R57

中国版本图书馆 CIP 数据核字(2008)第 062026 号

责任编辑:罗 静 沈晓晶/责任校对:钟 洋
责任印制:赵 博/封面设计:耕者设计工作室

科 学 出 版 社 出版

北京东黄城根北街 16 号
邮政编码:100717
http://www.sciencep.com

北京富资园科技发展有限公司印刷
科学出版社发行 各地新华书店经销

*

2008 年 8 月第 一 版 开本:787×1092 1/16
2025 年 3 月第五次印刷 印张:18 1/2
字数:421 000

定价:98.00 元
(如有印装质量问题,我社负责调换)

本书编委会

主　编　熊德鑫
副主编　姚玉川
编　委（以姓氏笔画为序）
　　　　王立生　吴承堂　罗育其
　　　　郑跃杰　姚玉川　熊德鑫

前　　言

由陈灏珠先生等于 20 世纪 50 年代主编的《实用内科学》出版以来，转眼过去了五十多年，他们培养了一代又一代医学接班人，可谓功载千秋。

由于医学科技发展异常迅猛，内科消化系疾病的研究也进展迅速，尤其是受交叉学科的渗透，更是对发病机制及防治提出了许多新的理念。目前，消化系统疾病的防治几乎有 1/3 使用生物防治——益生剂防治。也就是说微生态学作为一门交叉学科几乎完全渗透到内科学中，成为消化内科防治疾病的重要手段之一。因此，了解微生态学知识对消化科临床医师来说已是件刻不容缓的大事。加之医学科技事业发展日新月异，作为国内微生态学研究的学者群体，我们深感很有必要将肠道微生态制剂在防治腹泻等消化道疾病方面的情况介绍给临床工作者，更应将世界发达或先进国家应用微生态制剂防治消化道疾病，包括腹泻、IBS、IBD、HP 及相关疾病的防治应用概况尽快地介绍给国内医务界的同仁，以扩大思路，保证临床诊疗措施的先进性和科学性。于是我们编写了《肠道微生态制剂与消化道疾病的防治》一书，供广大医务工作者及医学专业学生在学习和临床实践中参考。由于时间仓促，加之我们知识浅薄，书中不足及错误之处还望智者指正。

我们作为国内一代微生态学研究工作者群体，愿为推动微生态制剂更广泛地应用于临床而贡献我们微薄的力量，为人类的健康事业服务。

熊德鑫
2008 年 1 月于北京

目　　录

第一章　肠道微生态学与微生态制剂
Intestinal Microecology and Microecological Preparations

熊德鑫　解放军总医院第一附属医院

第一节　微生态学概述

生态学"ecology"一词来源于希腊文，由 oikos 和 logos 两个词汇组合而成，oikos 是指居住之地，而 logos 是指论述或综述，两者相叠加便成为"ecology"。1866 年由 Haeckel 提出这个术语，当时定义为研究生物有机体与其无机环境之间相互关系的科学。1907 年 Shelford 将这个词定义为"有机体的生活要求和种属的习性的综合"。到 20 世纪 60 年代，Odum 将生态学定义为"种属和群落的生物学"，到 1972 年 Krebs 又将其定义为"决定生物分布和数量相互作用的科学研究"。我国生态学家马世骏于 1979 年提出"生态学是一门多学科性的生态科学，它是研究生命系统与环境系统之间的相互作用规律及其机制的科学"。说得通俗点，生态学是描述生物与生物，生物与环境所构成的相互依赖、相互作用客观规律的科学。微生态学（microecology）是 1977 年由 Volker Rush 博士提出来的，并且他在德国建立了第一个微生态研究所。Rush 对"微生态学"一词的定义是"研究正常微生物群与宿主相互关系的生命科学分支，是微观层次的生态学，即细胞或分子水平的生态学。"

而研究肠道正常微生物群与宿主或与微生物构成相互作用、相互依赖规律的科学就称为肠道微生态学。它是生态学的微观层次的研究领域，属于细胞或分子生态学。

第二节　肠道微生态学简介

肠道微生态学是胃肠生态学微观层次的研究领域，是细胞或分子水平的生态学，也是多学科的一个边缘交叉学科。其研究的主要内容是肠道正常微生物群与宿主和环境构成的相互作用、相互制约的微生态系客观规律，其侧重是微生态系对宿主的生态效应。其研究手段既包括细胞学及分子生物学技术，也包括悉生生物和无菌生物技术。近几年的研究成果证明，离开肠道微生态学，对消化道生理、病理学的研究其结论必定是不完整的，也是不科学的或不准确的。

首先从肠道正常菌群的重量来说，胃肠道表面所携带正常菌群的重量差不多有 1kg，相当于最大消化腺——肝的重量，且其生理作用丝毫不逊于肝，它们既参与机体代谢的全过程，又参与许多肠道毒物的分解、消化过程，与宿主健康状态休戚相关。

再从肠道菌群的细胞数量来看，以人体身上每 100 个细胞计算，99 个为微生物细胞，只有 1 个是体细胞。由此美国哥伦比亚大学南特尔教授曾讲过："人类和动物体的生理参数，很少不因内源性细菌存在而受到某种程度的影响。"

现在讲肠道微生态学，我们以胃肠道为例。1g 肠道内容物差不多含有 1000 个菌种，其细菌总重量也约有 1kg，总数量差不多是地球人数的 2 万倍以上。在显微镜下，这些肠内细菌丛宛若花草丛生的菌际社会。尤其是肠道正常菌群，它不仅有数量或重量的优势，而且在生理作用方面也左右着宿主的个体健康。以结肠为例，过去认为它仅仅是"藏污纳垢"的地方，是粪便储存的"下水道"，但肠道微生态学研究证明：它是正常微生物群滋生繁衍最重要的场所，是人体微生态中一片生机勃勃的绿洲，相当于地球上的"肺"——重要"湿地"生境。如此庞大的肠内细菌可以充分利用人体经初步消化后的食物残渣，进行十分复杂的发酵工程等生化活动，这样它们在人体的代谢、营养、免疫功能发育和成熟、定植抗力，以及延缓衰老、抗癌症、抗感染等诸多方面都发挥了巨大的作用。可见对消化道功能的认识，尤其是对消化道疾病的防治的前提是了解肠道微生态学知识。肠道菌群与人体健康休戚相关，不仅表现在参与人体代谢方面，而且它对人体肠内毒素的处理也具有重要的意义。肠内毒素大致上由两部分构成，一类是肠内腐败菌利用蛋白质及脂肪类发酵后产生的剧毒代谢物，如酚、吲哚、吡咯、尸毒素等；另一大类是肠道主要腐败菌革兰氏阴性菌自溶的细胞壁成分——内毒素（即脂多糖）。一旦肠道通透性增加，上述毒素便进入血液或侵入淋巴管中，随即经循环而至全身细胞或组织，造成胃肠中毒及老化，进而引起机体重要脏器衰竭，引发多脏器功能衰竭或者引发各种慢性病甚至癌症。

肠道正常菌群在生态平衡时维护宿主健康，生态失调时则患病。肠道微生态系统是肠道正常微生物群与胃肠环境以及宿主构成相互制约、相互作用的统一体。可见肠道微生态系统与宿主胃肠道患病或健康密切相关，因此不了解肠道微生态学，就不能很好的防治消化道疾病。

第三节　肠道正常菌群的来源

人和哺乳动物出生前都是无菌的，出生后来自母亲的产道、周围环境和空气中的细菌在 2～3h 内就开始在新生儿的肠黏膜定植。开始是肠球菌和大肠杆菌，随后是梭杆菌、酵母菌、葡萄球菌、链球菌和乳杆菌。喂养方式影响肠道菌群的定植顺序，如人工喂养儿的肠道内第一天就有大肠杆菌、肠球菌及消化链球菌；母乳喂养儿的第一天双歧杆菌就定植在肠黏膜，乳杆菌第二天定植，类杆菌和酵母菌则第四天才定植；而人工喂养儿双歧杆菌要到第六天才定植，类杆菌第十一天才定植，乳杆菌和酵母菌第十三天定植，而梭杆菌第十四天定植。可见一个人肠道正常菌群的建立大约需要 7～14 天完成。

人的一生一般要经历两次正常微生物群的演替过程，第一次是从出生到第 1～2 周左右，肠道从无菌到有菌，从最初出现的需氧菌与兼性厌氧菌占优势的状态转化为专性厌氧菌占优势，这个转变时期也是正常菌群定植时期，这个时期完成以后，菌群就趋于稳定，形成具有婴幼儿特点的肠道菌群；第二次演替是从乳喂养到混合喂养，尤其是向成人饮食转型，肠道菌群会发生大的变动。成人肠道菌群是相对稳定的，一般因患病或用药才会发生变动。但是随着宿主进入老年期，肠道菌群也会发生变化，这种菌群的改变也会加速宿主的老化，从而形成一个恶性循环。人们抗衰老的另一途径就是使衰老的恶性循环向良性循环转化。

第四节　肠道微生态制剂

一、定义

　　肠道微生态制剂是指生产菌种选自胃肠道优势种群，经微生态和生物工程制备，能顺利地通过人的生物屏障，通过改善消化道微生态平衡或酶平衡从而防治消化道相关疾病的微生物制剂。

二、益生剂的概念

　　益生剂的概念开始由诺贝尔奖得主——俄国著名微生物专家梅杰尼可夫（Metchnikoff）1906 年首先提出的"肠道菌有益论"的理论发展而来。早期人们使用的微生态制剂被称为微生态调节剂，或称为微生态制品，直到 1965 年首先由勒利（Lilly）和斯迪维尔（Stillwell）使用益生剂（probiotics）*一词。它源于拉丁文，pro 与英文中 fro 类似，即有助于或有益于；bio 与英文中 life 类似，即生命的或生物的；tics 有制剂的含义。

　　1965 年由勒利等提出益生剂是一种微生物物质，它能刺激另一种微生物的生长，其反义词为抗生素（antibiotics）。到 1971 年，Sperit 提出益生剂（probiotics）是能够促进微生物生长的组织提取物，而这一描述并未被普遍接受。直至 1989 年，由著名的微生态学家富勒（Fuller）提出益生剂的定义后，益生剂这一词才被普遍接受。益生剂是一种通过改变肠道微生态平衡或酶平衡，从而对宿主发挥有益作用的口服的活的微生物。富勒定义中有两个基本要素，一是强调微生物菌体作为益生剂的基本成分的重要性，二是强调益生剂必须对宿主产生有益的作用，其主要机制包括改善微生态和酶的平衡。1992 年，哈维拉尔（Havenr）和维立特（Veld）对益生剂的定义作了补充，给出"补充单一或混合培养的活菌，通过改善原籍菌的特性而对宿主产生有益的作用"的定义，指出原籍菌的重要性。它参与定植抗力或生物屏障的构建，抵御外来菌在体内定植和增殖，对机体无害，是有益的、必需的。这种定义比以前的定义又进了一步。1996年阿拉莫（Arameo）进一步确定了益生剂的定义：益生剂是含生理性的活菌或死菌（包括其组分和代谢产物），经口服或由其他途径摄入，旨在改善黏膜表面的微生物或酶的平衡，或刺激机体特异性或非特异性免疫机制，提高机体的定植力或免疫力的微生物制剂。阿拉莫的定义较全面地肯定了益生剂的机制：既包括微生态平衡又包括酶平衡，尤其是包括免疫学机制以及定植抗力；此定义还提出了益生剂不仅是对活菌有作用，对一些食品添加剂死菌或代谢产物也起到一定的生理作用。此定义比较全面但准确性不够，尤其是无法与保健食品相区别，即定义范围太广。直至 2001 年 10 月由世界卫生组织和联合国粮食与农业组织（WHO/FAO）有关益生剂研究专家在阿根廷的科尔多瓦

---

　　*国内这个释词也不统一，我个人认为还是应该统一，按魏曦和刘秉阳教授（两位中国微生态学开创和研究的先驱者）的意见，将"probiotics"译为益生剂较为妥当或较为确切。希望国内同行可以统一这个词的译法，译为益生剂，不再将此词译成益生菌或益生素。

召开了第一届关于益生剂营养和保健功能的评价的会议，并对"probiotics"益生剂这个词进行了重新定义：益生剂是指摄入一定数量，对宿主健康产生有益作用的活的微生物制剂。这可能还不是最后的定义。这一定义中有两大要素：①限定只包括活菌，一切不是活菌的制剂都不能作为益生剂，但可以称为其他保健品或食品添加剂；②摄入足够剂量，对宿主健康产生有益作用。换句话说：益生剂必须是活的微生物制剂，此外还强调需摄入一定数量才能表现其效果，即摄入数量不够也可能不表现稳定的临床效果。此定义简洁明了，为世界上绝大多数微生态研究工作者所接受，其突出了作为微生物活菌的重要性，以区别其他制剂，还突出了活菌数量与效果密切相关，指出制剂发挥作用的关键和本质问题。

第五节　几个与肠道微生态学有关的名词和肠道微生态学研究简况

一、生物疗法

最近许多消化道疾病的防治文献上常出现这个词汇，即 biotherapentic agent——BTA，根据其意应译为生物治疗方法（生物疗法），国外也出版了这方面的专著，如 Cary Welmer 等（1999）的 "*Biotherapentic Agents and Infectious Diseases*"，即《传染性疾病与生物疗法》，因此引进这个词到国内并注明其含义是很有必要的。

生物治疗剂是通过与宿主的天然微生态系统相互作用，且可用作保护和治疗人类疾病的一类活的微生物制剂。而生物疗法是指利用生物制剂，包括血清、疫苗等，尤其是益生剂（如肠道微生态制剂）来防治相关疾病的方法。

生物疗法是人们与传染病等病原菌斗争过程中开辟的新的策略和思维。众所周知，许多疾病包括一些传染病的治疗和控制的难点，一方面是耐药菌增多与条件致病菌的感染率增加；另一方面，由于新的病原微生物出现，或耐新抗生素的病原菌产生，因此不仅要加大抗生素用量，而且必须不断地开发新的抗生素。但是无论人类怎样努力，开发新的抗生素的速度总是赶不上细菌产生耐药的速度，因此另辟新径已经刻不容缓。在欧美，20 世纪 60 年代就开始系统研究微生物对致病菌的拮抗作用。被选育的微生物本身是无毒无害的，它除了激活患者的免疫机制来拮抗病原体，或本身就可拮抗病原微生物而不产生耐药菌之外，必须还有另一重要特点，即见效快。疫苗等生物制品一般需要数周才能起作用，而益生剂可立即起作用。另外益生剂还可以单独或联合抗生素一起使用，选择使用妥当，效果倍增。

二、肠道微生态学研究概述

1. 胃肠黏膜与菌群概述

现在我们都知道人类胃肠道约有 $300m^2$ 的黏膜表面，种植的上万种不同种群约 $10^{13} \sim 10^{14}$ 个细菌。在胃肠道不同部位，细菌的定植取决于肠道的 pH、蠕动、组织中的氧化还原能力、细菌黏附、细菌协作、黏膜分泌型抗体、营养的有效利用率、饥饿以及细菌拮抗。革兰氏阳性菌、革兰氏阴性菌、需氧菌、厌氧菌的微生物区系已经通过种植的方法被广泛研究，结果表明部位不同区系分布各异。由于肠蠕动和胃酸的抗微生物作用，正常的胃和近端小肠仅含有相当少量的细菌。完整的回盲瓣对于阻挡结肠的细菌反流入回肠起到了非常重要的屏障作用。肠道微生物在胃肠道的生理、病理过程中起到重要的作用。一定数量的细菌对于胃肠道黏膜免疫系统的形成、正常的生理环境的稳定以及必要营养的提供都是非常必要的。培养技术证实食谱的改变对于胃肠道微生物分布的影响是微不足道的。更多的最新分子生物学技术证实食谱可以改变微生物区系的分布，但是占主导地位的菌群不会发生实质性的改变。与之形成对比的是抗生素可以显著地改变肠道微生物的分布。

2. 人类微生物区系与宿主交互作用生理学

正常的胃肠道微生物对于宿主的生理过程是非常必要的。胃肠道微生物在营养过程、免疫功能以及广泛的其他宿主活动中起着非常重要的作用。这些其他的宿主活动部分将在下文详细说明。巴斯德（1822～1895）曾提出肠道微生物可能在食物的消化中扮演十分必要的角色。现在我们知道细菌隐藏着独特的代谢能力，这些能力可以使其他一些难于利用的营养物质被代谢。肠道微生物提供各种酶，它们可以作用于内源性的底物或食物成分，例如，利用纤维素生成短链脂肪酸，以及其他一些必要的可以被宿主吸收的物质。宿主与细菌的相互作用被定义为共栖，从代谢能力中得到特定的物质。细菌也生产大量的可供宿主利用的维生素，特别是 B 族维生素。

微生物对于潜在的病原体移植具有抵抗作用，这些潜在的病原体在居留菌区难以获得营养。自身的或是本地的微生物在胃肠道特定的栖息地定植。然而在不正常的情况下，自身的或是本地的细菌仅仅定植在特定的区域。正常的菌群通过释放代谢废物（如细菌素和具有抗菌活性的大肠菌素）来阻止外来种群或是潜在的致病原的移植。致病性关系都会导致对宿主的损伤。大部分的致病微生物都是外源性的。然而，生态系统中的一些自身的菌群同宿主和谐相处，当系统被打破时就会成为致病原。抗生素疗法可以显著地减少正常菌群，宿主会受到复发的致病原或是正常存在的少量的微生物的大量繁殖的侵扰。一个著名的例子就是用克林霉素治疗后，梭状芽孢杆菌过度增殖从而导致伪膜性结肠炎。

已经知道，微生物因子可以影响宿主出生后的生长发育。出生后早期的共栖性获得不仅对于自身而且对于其他的抗原的免疫耐受的发育都是非常必要的。T 细胞与 B 细胞免疫应答的发育依赖于微生物区系。针对正常胃肠道微生物抗原产生的天然抗体在大量的致病原免疫中非常重要。肠道淋巴滤泡中的 Ig 基因的高频突变在调控微生物区系的分布中起着关键性的作用。

微生物区系参与了胆汁酸的代谢。在结肠中，细菌酶将胆酸、鹅脱氧胆酸分别转化为次级胆酸：脱氧胆酸和石胆酸。它们很少被重吸收，大部分随粪便排出体外。在小肠细菌过度增殖的患者中，胆酸在小肠中进一步分解，从参与正常的肠肝循环中移除，导致胆酸的吸收不良和脂肪泻。脂肪泻被定义为在粪便中过度地丢失脂肪，如 24h 超过7g 或是超过摄入量的 9％。

通过对比常规饲养动物和野生动物的特性，人们了解到正常肠道菌群的功能。在野生动物的小肠内，固有层白细胞浸润明显减少，派尔集合淋巴结的大小减小，数目也显著减少。而且，肠内 pH 越高，减少的潜能就越明显。同常规饲养动物相似，野生动物肠道在黏膜生理学炎症快速形成后会发生单一菌株的增殖。移动性复合运动是禁食时出现的一种能动性循环方式，对近端小肠细菌的过度增殖有重要的机械调控作用。肠道微生物区系存在时肠道能够缓慢移动。在对野生大鼠肌电活动测定中发现，对肠道移动复合运动是促进还是抑制取决于微生态区系相关的种群中厌氧菌的无氧代谢的功能，它对于小肠的规则的峰电活动是一种促发因子。梭状芽孢杆菌、嗜酸性乳酸杆菌、双歧杆菌等具有发酵能力的细菌诱导进入野生型大鼠的胃肠道可明显缩短移动性复合运动的运动周期，加速小肠的蠕动。与之相对照，那些具有呼吸功能的细菌（如微球菌、放线菌和大肠埃希杆菌等）进入野生型大鼠的胃肠道则会延长移动性复合运动的运动周期。肠道微生物区系在饥饿时可以加速肠蠕动，而不会改变对食物的肠道肌电反应。总之，常规肠道微生物区系对移动性复合运动的促进作用反映了带有一定负面效应的细菌种群的网络效应。

三、各生境中正常菌群和过路菌概述

（1）口腔、口咽部与食道正常菌群和过路菌

口腔和口咽部寄居着革兰氏阳性和革兰氏阴性的微生物。大部分种群为链球菌、奈瑟氏菌、韦荣氏球菌，也存在少量的梭状杆菌、类杆菌、乳酸杆菌、葡萄球菌、酵母菌、肠杆菌等。食道被覆鳞状上皮层，是混有黏液和唾液的机械屏障，其内含有产生分泌型免疫球蛋白的细胞，所有这些构成了防止感染的屏障。但是由于解剖和生理的缺陷，细菌可以通过食物吞咽、口腔微生物的移位、胃内反流而入侵食道。拥有大面积黏膜、富含细菌种群、位于口咽的下游，这些都使得食道为细菌移位提供了一个潜在的微环境。但是到目前为止，人们在食道方面完成的研究非常有限。最近的一个关于食道远端的微生物分类分析表明，其中链球菌占 39％，普雷沃菌占 17％，韦荣氏球菌占 14％，而且证明大部分食道细菌与上游口腔微生物相似或稍有区别。大量的培养研究表明，需氧微生物始终存在，专性厌氧菌只占 80％。在不同的研究项目中没有发现细菌在构成和定位频率上有何不同。

过路菌的致病原是一种通过直接接触或感染另一种生物而使其致病的微生物。因此，那种仅有致病毒素而无微生物存在的情况也不能称可致病原。当宿主防御机制下降，或是共栖微生物进入身体无菌区，这些共栖微生物会变得有致病性。那些具有免疫缺陷的患者的食道会感染白色念珠菌、巨细胞病毒、单纯疱疹病毒、荚膜组织胞浆菌、鸟分枝杆菌以及隐孢子虫病。这些微生物通常在免疫功能正常的人身上很少见到。除了分枝杆菌外，涉及食道远端的炎症细菌病因学还未被研究。食道分枝杆菌感染极为少见（仅占 0.14％），主要出现在继发性肺结核免疫力减弱和免疫活性低的宿主。

（2）胃十二指肠正常菌群与过路菌

正常菌群区系

人的胃被覆柱状分泌上皮。因为胃内的低 pH 水平（高酸）使得正常的胃内的大部分细菌被杀死，被检测到的典型数量不到 10^3 cfu/ml，乳酸菌通常可以从人类胃内容物中分离，尤其是应用厌氧菌技术。念珠菌和其他一些酵母菌属也可被检测到。与胃内容物分离的细菌被认为是短暂的细菌。这些细菌多是从胃的栖息区来或是在摄入物质中存在的。胃内的正常寄生微生物包括主要的革兰氏阳性需氧菌，如链球菌、葡萄球菌、

乳酸杆菌。从肠内容物分离的微生物主要种群包括：乳杆菌、链球菌、双歧杆菌、梭状芽孢杆菌、韦荣氏球菌、葡萄球菌、放线菌、白色念珠菌、溶组织串菌、奈瑟氏球菌、微球菌和脲支原体属等。当酸度生理性减少时，如在夜间，复合型运动的Ⅰ期（运动静止期），在禁食的患者肠内容物中也可以使用培养基分离大量肠球菌、假单胞菌、链球菌、葡萄球菌和罗氏菌（口腔球菌）。

过路菌区系

与上皮密切相关并黏附到上皮的细菌，如幽门螺旋杆菌，极难从胃内取样。幽门螺旋杆菌是一种革兰氏阴性细菌，寄居在靠近胃上皮的黏膜层下。通常幽门螺旋杆菌在人10岁前极少能被检测到，而在18～30岁的人群中检测率增加到10%，在超过60岁的人群中增加到50%。在发展中国家，大部分儿童在10岁前感染幽门螺旋杆菌，而在50岁以下的成人中流行，可达到80%以上的感染高峰。幽门螺旋杆菌感染范围与年龄和社会经济的差异有关。幽门螺旋杆菌可以产生尿素酶，它可以降解尿素为氨和碳酸氢盐。氨可以提供一种碱性环境，保护细菌免受胃酸的损伤。大多数的感染患者没有幽门螺旋杆菌感染的症状。然而，幽门螺旋杆菌可以导致症状明显的急性胃炎，如上腹部疼痛、胃气胀、恶心、呕吐和（或）慢性肠炎，而且也可能与溃疡性疾病和胃肿瘤有关。

除了幽门螺旋杆菌外，其他的胃细菌仅仅在胃酸减少（无盐酸症）的患者中明显可见。无盐酸症可以发生在老年人身上。细菌在胃腔内的定居通常发生在那些应用抗胃酸分泌的药物的患者身上，很多患者都在规则地应用这些抗分泌药物。胃酸受抑制可以允许细菌在胃内生存，这将导致依赖 pH 增高的胃细菌过度增殖。感染性胃炎很少由结核分枝杆菌、鸟分枝杆菌、放线菌、梅毒螺旋体导致。

（3）小肠正常菌群区系与过路菌区系

正常菌群区系

小肠由近端、中端、远端构成，分为十二指肠、空肠、回肠。小肠腔内容物的流速从十二指肠至回肠依次减慢。小肠中分离出来的细菌包括从小肠上游栖息部位（如口腔）下降而来的和随食物摄入的。禁食期，在小肠的复合型运动作用下细菌同食糜一起通过小肠。复合型运动的内源性助消化活性可以阻止结肠细菌进入远端小肠，这些细菌可以导致小肠细菌过度增殖。从小肠分离出的微生物种群有乳杆菌、链球菌、双歧杆菌、梭状芽孢杆菌胶性菌属、类杆菌、韦荣氏球菌和其他革兰氏阴性无芽孢厌氧菌、葡萄球菌、放线菌属、酵母菌、白色念珠菌、嗜血菌等。微生物密度在远端小肠增加，小肠的上 2/3 处（十二指肠和空肠）仅包含少量大致相同的微生物，约为 $10^3 \sim 10^5$ cfu/ml。培养研究提示耐酸厌氧型革兰氏阳性种群（如乳酸杆菌、链球菌）控制着上端部位。而越靠近远端，革兰氏阴性菌逐渐增加而占统治地位。Whipple 病又称为肠原性脂肪代谢障碍症，它是一种由 *Tropheryma whippelii* 导致的少见的多系统细菌感染疾病。虽然数十年来因为培养方法等原因而没有从小肠直接培养出来，而是通过组织病理学被诊断的，但今天可以从十二指肠和粪便标本中通过 PCR 技术或核蛋白体 RNA 技术检测到 *Tropheryma whippelii*。盲肠起始端的切片上有丰富的微生物，发现它们通过回盲瓣返回回肠。回肠的微生物开始和结肠的肠内容物的微生物是相似的，大约为 $10^7 \sim 10^8$ cfu/ml。随着肠内运动的减少、酸度的下降和氧化还原电位的降低，回肠保持了更多不同种类和数量的微生物群落。危害氧化还原电位的因素有梗阻、郁积、组织缺血、组织创伤、血管功能不全和外来异物。氧化还原电位的降低是造成厌氧菌感染的特异性因素。

　　过路菌区系

　　小肠的致病菌常常导致严重的腹泻,它们产肠毒性大肠杆菌和霍乱弧菌,当粪便中有霍乱弧菌时即可诊断。肠致病性大肠杆菌可以产生肠毒素,它可以促进肠黏膜细胞分泌并导致腹泻,是旅行者腹泻的常见原因。在小肠细菌过度增殖中,小肠近端定居着比平时更多数量的微生物,往往会频繁出现厌氧菌,而平时这些细菌在十二指肠和空肠上端都不会大量存在。在十二指肠或空肠抽吸物中微生物计数达到 10^5 cfu/ml 时通常就可以被认为是小肠细菌过度增殖(SIBD)。一些胃肠病学专家认为小肠微生物浓度超过 10^3 cfu/ml 也应作为 SIBO 的阳性诊断。胃酸的过度抑制可能促进近端小肠定植。为诊断 SIBO,可以应用小肠的定量培养,这被认为是诊断的金标准。在弥散性小肠功能障碍中,为了检测细菌过度增殖可以对十二指肠降部的流质抽吸物进行培养。

　　(4)大肠正常菌群与过路菌区系

　　正常菌群区系

　　大肠包括盲肠、结肠和直肠,隐匿有超过 500 种细菌种群,主要(99.9%)是专性厌氧菌,约 10^{11}~10^{12} cfu/g。从大肠和粪便标本分离出来的主要微生物种群有乳杆菌、链球菌、双歧杆菌、梭状芽孢杆菌、丙酸杆菌、优杆菌、类杆菌、梭杆菌属、韦荣氏球菌、葡萄球菌、芽孢杆菌、酵母菌、放线菌、肠杆菌、肠球菌、微小球果螺菌、胶形菌属、粪球菌、瘤胃球菌、氨基酸球菌、琥珀酸弧菌、丁酸弧菌、巨球形菌属、芽殖菌属、链条杆菌属、消化链球菌属等。在结肠主要是类杆菌、双歧杆菌、优杆菌、梭菌和大肠杆菌等。新奇的分子技术增添了人们对微生物更深的认识,对绝大部分微生物的厌氧属性以及培养状况知识的认识不足使它成为培养技术的被挑战者。人们将绝大部分注意力集中到排泄物上存在的细菌,从而限制了对结肠不同部位黏膜相关微生物的认识。大量的微生物种群都可以在大肠发育,尤其是在盲肠,因为在食物流中食物在这个部位相对滞留(达 60h)且有非常低的氧化还原电位。腔内容物的通过时间超过了细菌的倍增时间。需要关注(担心)的是该区域内的微生物是栖所短暂性的还是本处发生的。大肠上游栖所的细菌移居到该区域的腔内。短暂性栖所的微生物不可能显著形成这个区域的种群水平。定植于结肠处的微生物对处理未消化的碳水化合物非常重要。

　　过路菌区系

　　耶尔森菌、沙门氏菌、志贺氏杆菌、弯曲杆菌、梭状芽孢杆菌、出血性大肠杆菌和致病性大肠杆菌是结肠内导致腹泻的最常见的致病菌。腹泻也可在口服抗生素治疗后发生。难于吸收的抗生素改变了结肠正常菌群的分布。正常菌群的抑制会导致耐药菌的增殖,如酵母菌、难辨梭状芽孢杆菌增加。这些微生物会产生一种蛋白毒素造成结肠黏膜的坏死和溃疡,这被称为抗生素相关的出血性结肠炎。

　　(5)粪便菌群及其特点

　　粪便是一个复杂的微生物栖息地,有许多细菌占据的小生境。以重量比估计,细菌占粪便的 30%,粪便干重的 40%~55%。粪便中的所有细菌都易受到结肠直肠脱水和浓缩机制以及粪便上微生物激烈的生物化学活性的影响。当取材仅为粪便标本时,就不能显示菌落在胃肠的定位和构成成分。可从粪便标本中培养的优势种群(如类杆菌)几乎占 20%。粪便标本中主要有普里沃菌（革兰氏阴性厌氧菌）、优杆菌、梭状芽孢杆菌属、球菌属（革兰氏阳性厌氧菌）。粪便中的主要细菌的特点有：时间稳定性、宿主特异性、受年龄影响、一般不会发生明显的改变。

粪便标本在处理前必须收集在无菌包中，并低温保存（−80～4℃）。可以应用粪便标本或直肠拭子诊断霍乱。直肠拭子中的测试片可以快速诊断由霍乱弧菌导致的霍乱。测试片分析应用胶体金颗粒，是基于一步免疫成像原理。测试片的敏感性和特异性分别是 92% 和 91%。该快速诊断（10min 内就可诊断）需要一定的技术基础。

胃肠道微生物的绝大部分知识来源于结肠或粪便的细菌学。研究人类近端结肠微生物的主要限制是缺乏合适的取材方法。仅从粪便取材的研究不能揭示胃肠道上皮和隐窝类型的微生物的构成成分和定位。由于取材部位的局限性，这类研究结果只能揭示出结肠的某些部位，而不能反应出大肠大多部位的腔内群落的构成。

粪便的 pH 低是由于摄入了难以吸收的碳水化合物，或在小肠内碳水化合物吸收不良，从而导致结肠内的细菌发酵碳水化合物。粪便的 pH 低于 6 明显提示碳水化合物吸收不良。乳糖呼吸氢实验可以证实碳水化合物吸收不良。给予禁食的患者溶有 25g 乳糖的水，间隔数小时在呼氢机测量仪的记录基线处测定呼出气体的氢含量。因为氢不是正常人体的代谢产物，任何呼吸氢浓度的增加均反应细菌的酵解，这提示不能吸收的乳糖已到达结肠。

四、总结

上文已经研究了人类肠道微生物的各种不同方法和它们的优缺点。如果想要获取胃肠道的信息需要权衡研究问题的利弊和经济后果。人类胃肠道取样远比动物模型取样困难得多，因为取样的部位相对于整个区域是较小的。在动物模型中为了肠道彻底取样和研究可以处死动物。不幸的是，事故中丧生的个体是胃肠道微生物全部信息的最佳来源。总之，患者更喜欢非侵袭性方法。非侵袭性方法同研究目的一样对于年幼的患者、妊娠妇女、老年人都是非常重要的。因为非侵袭性方法的应用使得整个胃肠道取样的难度大大降低。然而，非侵袭性方法常常没有高度的敏感性和特异性。侵袭性方法有准确定位取材的优点，像内镜一样极其令人不快，但是有很高的敏感性和特异性。胃肠道内任何部位获取令人满意的无污染标本的条件包括：①严格无菌的操作方法，这需要应用的器材适于加热或气体灭菌；②防止临时安顿在管道内的培养标本在到达取材部位前和退回时被污染；③从被获取的培养中验证定位。

随着分子生物学技术的发展，当前的取样技术得到改善。厌氧培养方法已经被取代。但当前取样方法的合理改良似乎仅仅在一些小的细节上。毫秒技术是一项在人类胃肠取样的合理改良和微生物分析方面有前途的技术。

第六节　肠道菌群分子生态学研究近况简介

一、概述

人体胃肠道是巨大数量的微生物集聚地，它形成的微生态系统在很大程度上可以说是现在才得以逐步揭示，肠道微生物的数目远远超过了人体的细胞数，形成一个最多样和动态变化着的微生态系统，这些微生物之间的关系以及微生物与宿主之间的关系，对有关因素都有深远的影响。胃肠道给这些微生物提供了非常丰富的营养，微生物在一个相对开放的环境，即宿主肠道的多种多样的生境中增殖，这些微生物对宿主的健康有着重要的意义。

在过去的10年中，分离出的特殊细菌，即"益生菌"，已经被广泛地用于调节肠道菌群，使宿主获益，现已有确切证据证实益生菌能够防治人体消化道系统疾病，尤其是能够减少腹泻的发作以及缓解个体的乳糖不耐症。为了能够合理利用益生菌、益生原或其他功能性食品作为治疗剂，对胃肠道菌群结构、动力和功能的深入了解是十分必要的，同时也是十分困难的。

对胃肠道微生态学的研究的前提就是要明确微生物的数量和种类、它们在生境中的活性、微生物之间的相互作用及其与宿主的作用（共生、共栖、致病），即便采用培养的方法对人体肠道微生态进行比其他任何天然微生态系统更深入的研究，我们对这个系统中可培养部分的了解仍然是十分有限的，这是由于受到获得肠道细菌纯培养物的限制，受阻于这个系统大量的厌氧菌以及缺乏可行的策略来模拟肠内环境。基于16S rRNA 基因分析的分子技术，可以通过揭示该系统种群的多样性、数量和动力学，对这个复杂的微生态系统进行更加全面的分析，这些技术扩展了我们对那些已证实难以培养但对胃肠道生理学有重要意义的微生物的认识。据估计肠道细菌库中有1000多种细菌，细胞数目高达10^{14}个，除了研究它们的多样性，有必要在其生态学、生理学特性的基础上对这些微生物进行鉴定和研究，比如它们在体内的功能活性，数量过多对机体的影响，它们在肠道特定的时间或特定的部位有无作用等。后者要研制在天然的生境下，在单细胞水平上监测这些微生物活性的方法。本章首先回顾了用分子的方法对微生物多样性的研究，接着介绍了胃肠道生态、生理学的新的分子生物学研究方法。

（一）通过16S rRNA 基因分子分析鉴定胃肠道菌群

人体胃肠道菌群包括原核生物和真核生物，它们在已经证明的其他微生态系统中占主要地位并达到了最高细胞密度。通过从环境中取得细菌核苷酸序列比较分析在过去几十年里对环境样本细菌多样性的评估，大多数由 rRNA 分子构成的序列和基因编码序列已成为标准序列。16S rRNA 基因高度保守区段具有高度多样性，不同的序列被用于不同水平鉴定细菌，如从优势菌种到确定表型关系。如今，不需培养细菌，通过在实验室合成16S rRNA 可常规复制16S rRNA 基因片段，该程序是基于 PCR 方法对16S rRNA 基因或基因片段进行扩增，后者是从外来样品中分离，然后把分离的基因片段克隆至 E. coli，采用此方法，可在实验中制备16S rRNA 基因复合物。该复合物可通过节选克隆、全部或部分的序列分析，与数据库中相应的适当的序列进行对照来确定表型。目前可获得的数据库中如上所示的大量的16S rRNA 及非培养微生物的基因序列信息（＞200 000序列）是可以利用的，这对实验室中16S rRNA 获得的新序列进行研究提供高分辨的平台，具有16S rRNA 序列的数据库包括 ARB 软件包、核糖体数据库（http://rdp.cme.msu.edu/index.jsp）和 EMBL（www.embl-heidelberg.de/）等。

有趣的是，使用16S rRNA 实验室分子克隆的方法对 IBD 患者菌群与健康人菌群进行分析，发现存在明显的差异。在多个 CD 患者粪便的表型菌属中分离出大量克隆，而该属通常在健康成人的粪便中不占优势，所有的患者粪便中共同存在一种普通类杆菌，这与健康人不同。还可检测到大肠杆菌（*E. coli*）克隆，在另一项研究中，源自对 IBD 患者黏膜相关菌群 16S rRNA 的分析显示正常厌氧菌，尤其是类杆菌属、优杆菌属、乳杆菌属的缺失导致种群的多样性减少，许多克隆序列源自已知肠道细菌（70%），也有相当数量的克隆序列与正常口腔定植菌如链球菌菌种相似，提示发生非炎症黏膜菌群的变化。其实这更反映了复杂的微生物代谢不平稳，黏膜屏障受到的破坏比单一微生物更严重。即使 16S rRNA 序列扩增可提供非培养细菌鉴定的相应信息，数据量却并不大，而且 PCR 和克隆程序并不是没有偏差，最近一项针对粪便标本的实验克隆对照分析提示 PCR 的循环数可能影响 16S rRNA 的扩增多样性，PCR 检测的结果可能较低。更快速的非培养方法选择克隆程序包括采用一系列指纹检查复杂的菌群。

（二）指纹方法揭示菌群特点

PCR 变性梯度凝胶电泳是用于研究肠道菌群的最普遍的指纹方法，对编码 16S rRNA 的基因进行变性梯度凝胶电泳（DGGE）和温度梯度凝胶电泳（TGGE），其他技术包括 T-RFLP 和 SSCP（单链构象多态性）分析，但不常见。DGGE 和 TGGE 过程中的分离取决于部分双链 DNA 分子在聚丙烯酰胺凝胶电泳中不同的泳动速度，这种凝胶含有一个线性梯度的 DNA 变性剂（甲酰胺和尿素的混合物）或者一个线性梯度温度。因此在电泳后，混合的 PCR 扩增形成一个带型，反映不同序列不同的溶解反应。然后可用离体的带型的克隆和测序或在某层面的种系探针杂交方法，鉴定样品中特定细菌或菌种，此外运用上述方法测到的结果和统计分析的互补作用，可提供多样的信息，并可推断不同变量之间的关联。

由于被用来研究的肠道菌群，通过 PCR-DGGE/TGGE 指纹技术，揭示微生态系统的复杂性，显示了细菌组分在宿主中定植和演变的情况，从而扩展了我们对肠道菌群的认识。通过 DGGE 分析整个微生态系统，可了解到 1 岁的婴儿粪便中菌群的演替以及婴儿粪便菌群的相对单一和不稳定性，而健康成人的优势粪便菌群显示是复杂的，具有宿主的特异性，在一定时间有显著的稳定性。采用 DGGE 方法研究证明菌群的结构和组成是受遗传支配的，DGGE 方法还显示结肠黏膜相关的优势菌群在结构中分布均匀，但与粪便中优势菌群存在显著不同。

在特定的外界环境或遗传敏感个体中，有明确的证据提示胃肠道菌群可能在一些炎性疾病（如溃疡性结肠炎和克隆病）的致病菌或致病因子方面有重要意义。使用 DGGE 和 SSCP 指纹分析，显示溃疡性结肠炎（UC）和克罗恩病（CD）患者粪便和黏膜的相关菌群发生改变，复杂性降低，与健康人相比稳定性差，与 IBS 患者和健康人相比具有短时的高度不稳定性，但这似乎受研究期间抗生素应用的影响。

（三）属特异性 PCR-变性梯度凝胶电脉（DGGE）

在 DGGE 图像中不能检测到粪便中存在乳酸杆菌，是因为它们在菌群中的比例低于 1%（即在菌群中低于 1% 的种群不能被检出），这可能是该检测方法的不足。采用 DGGE 分析成人粪便中的优势菌群发现，在摄入特定的益生菌种后菌群无明显改善。采用 DGGE 或 TGGE 方法最初是为了检测整个微生态菌群，通过使用属或种的特殊引物可检测到胃肠中数目较少的菌属，比如双歧杆菌，尤其是乳酸杆菌的敏感性。因此该方法有可能用于测定摄入的益生原和益生剂，如双歧杆菌等原籍菌以及测定益生菌菌种自身。在最近一些报道中，DGGE 图谱显示同时摄入益生原和益生剂（合生原）并不能增加益生菌在受测个体胃肠中的定植。在另一项研究中，健康个体摄入益生剂（巴斯德干酪乳杆菌 F19），采用 DGGE 方法测定其粪便样本，显示益生剂菌种痕迹，发现有些个体的肠道菌群为原籍菌。一种简式的 PCR-DGGE 方法被用来鉴定微生态系统中硫酸盐还原菌（SRB）的多样性，SRB 曾被认为是 IBD 的病原菌，这是一种需要研究的有价值的菌群。

最近，结合 GC 分级分离和 DGGE 的方法（GC-DGGE）能有效地降低菌群 DNA 混合物分析的复杂性，如每个分级的全部多样性，并能够更加有效地评估。然而，最初分离复杂菌群全部 DNA 的方法是基于 G＋C 的百分比含量浮力密度梯度离心法，和使用二苯丙咪唑的方法，其能优先结合于 ACT 富集区，这种基于 G＋C 含量的分离方法有效地降低了菌群 DNA 混合物复杂性和每个片段内的所有多样性，并能让后续的 DGGE 方法进行有效的评估。

（四）末端限制性内切酶多型性分析（T-RFLP）

另外一种菌群指纹技术是 T-RFLP，目前应用越来越多，其原理是在限制性酶代谢复杂菌群之后产生限制性末端片段，用以进行 PCR 反应，然后采用电泳或毛细电泳序列进行分离，后者产生的指纹图谱有更高的处理量和可重复性。这项技术已应用于多项研究中，如鉴定人类粪便中的双歧杆菌以及益生菌乳酸菌种的示踪观察与抗生素介导的肠道标本的变化。该技术进一步发展，包括使用新的引物复合体用于研究人排泄物中的特殊菌群。另外一种新的针对人类粪便菌群（PAD-HLM）转运-T-RFLP 分析方法的系统发育研究数据库已建立，这使得在物种级水平上对限制性末端片段进行高水平的预测成为可能，从而促进该项技术对微生态的研究。

由于使用 16S rRNA 指纹方法尤其适用于研究菌群的时间顺序和动力学，故此更好的数量研究有益于增加我们对复杂的肠道微生态系统的结构和组织的认识。

（五）16S rRNA 靶探针对胃肠道菌群的定量分析

16S rRNA 靶寡核苷酸探针杂交已成为对天然样品中个体细胞鉴定非培养的直接方法，在过去的 10 年中，该技术已经拓宽了人们对复杂的微生态系统细菌汇编程序和菌群的动力学的认识。最常用于杂交技术的生物标记物，无论是斑点杂交还是荧光素原位杂交（FISH）均为 16S rRNA 分子，由于其遗传的稳定性，保守区和可变区域的域结构和高拷贝数，其高保守区域可用于设计特异性区域探针，比如 EUB338/EUBⅡ/EUBⅢ可以用于绝大多数细菌。而针对每个分类学的特定探针，在细菌和原核生物之间，以至属特异性和种特异性，都可按照 16S rRNA 高度可变区进行设计，随着 16S rRNA 序列的可用性增加，其非常有助于杂合方法的发展和其在不同微生态系统中的应用。毫无疑问，16S rRNA 杂合的成功取决于合理设计和新设计 rRNA 定向探针的有效性。

（六）探针的设计和有效性

proBase 是一个寡核苷酸探针的在线资源，它包含有公开的荧光素原位杂交 rRNA 定向探针和其使用的相应条件。许多针对优势菌群或有价值的菌群的探针已阐述过。一旦要设计新探针，人们必须考虑其特异性、敏感性和对靶序列的可及性。可以在不同水平与特异性上设计核酸探针，通过测定 rRNA 分子在保守区域的可变性来进行分类学研究。典型的探针有 15～25 个核苷酸长。合适的软件如 ARB 软件包和大的数据库（http：//rdp. cme. msu. edu/html/）都可用于快速探针设计和硅特异性检测。对靶向和非靶向微生物探针的另一个实验性评估要求必须确保新设计的探针特异性和敏感性。注意到新设计探针的有效性是主要的。其要求在斑点印迹和荧光素原位杂交中有不同的规程。而且在获得测定探针的型号过程中杂交与洗涤条件（湿度、盐浓度和去污剂也很重要）对大肠杆菌 16S 和 23S rRNA 上探针靶点趋近性信号可通过流式细胞计数和 FISH 检测出来，显示在不同的靶点探针对比信号强度变化很大。而且最近对种系发育相关的有机体 16S rRNA 的趋近性模式更相似得以证实。这些发现也许是首次对原核生物探针趋近性图的一致性描绘。

（七）杂交技术

复杂菌群的核酸探针包括两项重要技术：斑点杂交和荧光素原位杂交（FISH）。在斑点杂交中，总 DNA 或 RNA 从样品中抽提出来，与一系列指示性菌群的 RNA 一起固定在一张膜上，然后该膜与放射性标记的探针杂交。经过严格洗膜后，靶 rRNA 可得到定量。该膜可与细菌通用探针再杂交，测到的种群 rRNA 是细菌总 RNA 的一部分。某种特定的 rRNA 的绝对量和相对量（与总 RNA 相比）反映了种群的丰富程度。由于细胞 rRNA 含量随当前环境条件和取样时的生理活动变化，所以这项技术还不能直接测量细胞数目。斑点印迹杂交已成功应用于人盲肠的粪便样品 rRNA 的定量检测，有研究发现粪便中以类杆菌、柔嫩梭菌和环形梭菌为代表的专性厌氧菌明显高于盲肠，且粪便中乳杆菌的含量也明显高于盲肠。

相对于斑点杂交，FISH 多被用于观察完整的细胞形态，是一个针对靶细菌的定量研究方法，且没有培养依赖方法的限制。固定之后，来自任何样品的细菌都可以与某种合适的探针或一系列探针杂交。针对某些革兰氏阳性细菌，尤其是乳酸杆菌，固定是为了增加细胞膜的通透性，促进荧光探针与靶系列的结合。另外的预处理包括使用细胞壁的溶解酶、变溶菌酶、蛋白酶 K 甚至其混合物。在杂交之前，细胞被固定于明胶处理过的玻璃片上，或是保存在悬浮液中。通过流式细胞计数法（FCM）分析，寡核苷酸探针在 5′端应用荧光染色共价标记如异氰酸盐荧光，而任何拮抗性探针都不做标记，其要求严格，如增加探针和靶序列结合的特异性的杂交条件，可通过改变杂交温度或者甲酰胺浓液进行。为了去除未结合的探针以及避免非特异性结合，可降低洗涤缓冲液的盐浓度。

(八) FISH 信号的定量

在过去数年，曾有报道使针荧光信号更显著的方法学进展，包括使用更亮的染色剂，如 Cy3 和 Cy5 未标记的辅助性寡核苷酸探针与邻近系列结合，从而使选择性靶序列更易分析；辣根过氧化物酶标记探针和酪铵信号放大作用（又叫 CARD-FISH）核酸肽（PNA）探针的应用，增加了其提供细胞更强信号的可能性。然而目前的核酸探针相当昂贵，以前的成品寡核苷酸探针也不易转变成核酸探针。

免疫荧光显微镜检查法是计数荧光染色细胞的标准方法，但是该方法耗时较多且有主观性。该技术已通过制备自动的图像识别和分析软件，在显微镜下对粪便细菌细胞精确计数。此外，在使用带有细胞分选可能性的荧光 rRNA 靶向寡核苷酸时，流式细胞技术法提供了对微生物高分辨率和高流通量鉴别和计数的潜在平台。

十年前，作为直接检测人粪便标本中厌氧菌的流式细胞计数法第一次被描述。不能通过细胞膜的核酸染料碘化丙啶可结合细胞内部分散的物质以区分菌体细胞和大颗粒。结合流式细胞计数分析结果和图像分析，用大的前白散射值检测到的大多数微粒和可能的黏液碎片的聚合物和未经消化的食物相符。其是根据碘化丙啶染色细胞表面积小于 $1.5\mu m^2$，未染色微粒（聚合物）大约在 $5.0\mu m^2$。该项工作显示了 FCM 在未经培养条件下研究厌氧菌的潜能。显然这是有意义的工作，引用 Shapiro 的话"其主旨也许是不好的，但方法却是极好的"，将 FCM 应用于肠道微生物的研究仍在不断发展中。

FISH-FCM 方法被用于检测和精确定量与粪便和黏膜相关的细菌。统计分析显示，FCM 数据和显微计数具有高度相关性，使用 FCM 可以在几秒钟内将几千个细胞精确地计数出来。经过杂交后，用核酸染料如 PI、SYTOBC 和 TOTO-1 将唾液中细胞染色，以检测全部的细胞，然后再与已知大小和浓度的标准磁珠作用，其主要用作内部的标准以使测算到的体积标准化，以决定探针检测到的细胞的绝对数。除了确定细胞的绝对数，荧光信号强度也可用已知的荧光强度追踪荧光珠来量化，这对设计探针确定其最佳杂交条件是很重要的。FCM 在使用荧光 rRNA 定向寡核苷酸条件下，已成为检测主分辨率、高流通量微生物的常用方法。

(九) 使用 FISH 研究胃肠道微生态

在过去的五年，使用 rRNA-靶探针的杂交研究已经为认识胃肠道菌群的组分和结肠提供了显著的证据。针对胃肠道优势菌群不同菌种的大量寡核苷酸探针的设计和确认，使这些研究得到深入的应用。

通过指纹技术揭示的人体胃肠道菌群的独特性和复杂性，也得到核酸探针方法结果的支持，这些研究显示，粪便中的主要菌群是球形梭状芽孢杆菌——直肠优杆菌属和柔嫩梭菌，各为 20%～30%；类杆菌约占 10%，阿托波菌和双歧杆菌也十分丰富。

球形梭菌-直肠优杆菌探针（*Clostridium coccoides-Eubacterium rectale*）覆盖了霍氏优杆菌（*Eubacterium hallii*）、毛螺菌属（*Lachaospira*）和瘤胃球菌属（*Ruminococcus*）的成员，柔嫩梭菌包括瘤胃球菌属和普拉氏梭杆菌（*Faecalibacterium prausnitjii*）；球形梭菌、直肠优杆菌、柔嫩梭菌和类杆菌的部分成分几乎要占粪便菌群的 1/2 以上。阿托菌和双歧杆菌各占 4%～5%，乳酸杆菌、肠球菌、肠杆菌、考拉杆菌及同类菌属和韦荣氏球菌的比例较小（0.1％以下），但是这些菌属比例在不同研究组存在差异，这些偏差可能是由于使用不同的方法和探针造成的，也可能是由不同的遗传背景、生活方式和饮食习惯导致的。曾有报道的两项大规模研究中，一系列广泛的寡核苷酸探针应用于北欧成人胃肠道菌群，显示有62％～75％的粪便细菌。可以进行检测和辨别，余下的细菌（约30％）可能属于亚细菌或文氏细菌，也可能属于未知其他菌属，或属于珠网菌属，也可能是未知真核菌类。这些研究对确定改变菌群的因素比如生活方式、饮食或疾病提供了有价值的基础，有趣的是对溃疡性结肠炎（UC）患者的粪便菌群进行FISH-FCM分析，显示了主要菌群（类杆菌、直肠优杆菌、奇异菌、双歧杆菌和乳杆菌）的实质性短暂变化，并通过PCR-DGGE方法得到进一步证实。

（十）新的分子多样性工具（Q-PCR）

最近几年，16S rRNA基因的实时定量PCR已应用到人体肠道微生物的检测和量化，它具有高流通量和检测级别从1～10^{8}cfu的优势。SYBR Green I和TaqMan chemistry已应用到脆弱类杆菌、双歧杆菌菌种、大肠杆菌、嗜酸乳杆菌、瘤胃球菌的产物检测，并且此种方法已被证明比斑点印迹杂交方法更容易和快捷。实时Q-PCR（定理聚合酶链反应）已应用到检测结肠微生物的研究中。引物探针复合物也应用到DNA中对取材于纯系培养和结肠黏膜活检的大肠杆菌和普通类杆菌的检测，该检测方法是非常敏感的，从1cfu到9cfu的大肠杆菌和普通类杆菌都能检测出来，许多Q-PCR测定法正在改进能靶向功能食品中乳杆菌和双歧杆菌。除了16S rRNA基因实时PCR，研究双歧杆菌属转醛基酶基因并显示出婴儿由于以前的双歧杆菌的量化测定。而实时RT-PCR也在几个方面得到应用。如健康人与肠易激综合征患者的对比研究，以及活动性炎症性肠病患者的对比研究中，最近一项基于TaqMan实时PCR方法已被开发出来，可对20余种优势种群属、种进行量化，该法包括了在单反应中针对种、群、属的一对保守引物，普通和特异性定量探针也可对人活检标本和粪便标本细菌进行相对和绝对的量化测定，实时Q-PCR将进一步发展成为我们对微生物动力学认识的措施。

（十一）诊断性DNA芯片

DNA寡核苷酸微观诊断方法的进展为检测和评价复杂微生态系统中微生物的多样性提供了一个快速、高效的方法。芯片这个术语可以是Phylochip微生物诊断芯片和鉴定测定法，它们的原理是基于斑点杂交，典型的显微方法包括数百种寡核苷酸探针，通常源自16S rRNA基因，在单一方法下检测特定微生物不同菌株的菌种和属。从样品中分离出总DNA或rRNA，粉碎后采用PCR方法与已经标记的核苷酸同时进行扩增或直接进行化学标记，标记的片段与固定于表面的探针进行杂交，杂交片段经洗膜后进行荧光标记。有许多不同形式的鉴定方法，探针有许多不同的方式连接到芯片上，包括宏阵列、介质密度低的玻璃芯片、高密度主次芯片。三维形式芯片（如Pangene系统和电极胶布）可以进行定量检测。将芯片技术应用到人肠道菌群的研究正在进行中。基于宏阵列膜方法，因其带有特异性对优势微生物604-mer的寡核苷酸探针，故可用芯片检测。

在接下来几年里这个领域有高流通量的芯片技术将促进我们进一步的研究。

（十二）对菌群活力和代谢活性的评估

前面提到的分子技术极大地加深了我们对肠道菌群的多样性、形式、演替和结肠的基本认识，但对体内同一系统菌群之间的多样性和代谢活性之间的关系却知之甚少。确定被测细胞的生理活性是下一步的挑战目标，这包括微生态系统中天然存在的细胞以及从发酵或功能食品中摄入的菌群。另外，使用特定食品和乳酸菌为介质来作为具有靶活性的分子治疗剂也得到研究。

这些细菌显示出能够在动物模型的黏膜表面存活并具有生理活性，现已经研制出针对这些基因调控的乳酸菌的生物调节系统来限制它们的宿主系统，同时也可用于人体保健。

1. 在原位的活性的检测

荧光 rRNA 探针的定量杂交（如 FISH）有益于揭示微生物的生长速度和伴随有效的蛋白质合成核酸的数量。FISH 技术已经被用于评价定植于鼠肠道的菌群，如大肠杆菌（*E. coli*）细胞的生长速度，也可用于评价人体共生菌植物乳杆菌（*L. plantarum*）菌种在纯培养中的原位活性。通过相关 rRNA 进行测量，以荧光强度进行鉴定，与细胞生长速度有关。然而，在高细胞密度情况下，生长末期的植物乳杆菌的典型特征和细胞膜的变化显示出能有效阻止探针进入细胞。细胞膜通透性增加问题可能会使这项技术在复杂环境下如小肠的某种微生物的应用混乱起来。另外，最近的研究显示细胞核糖体组织并不总是生理活性的一个指标，部分细菌细胞可能具有较高的活性，但是核糖体组织较低，而其他的细菌类型在渡过饥饿期后却有高含量的核糖体。在近几年中，多个创新方法被用于确定细菌菌群在分类上的同一性、活性和功能上的联系，其中一项技术是显微自显影术（microantoradiog raphy，MAR）与 FISH 相结合（MAR-FISH），研究个体细胞摄入的特定的放射性化学物质。MAR-FISH 可以鉴定在不同环境条件下进行探针鉴定的微生物放射性标记底物，这种方法已经用于高通量 DNA 芯片分析来研究复杂的活性淤泥微生态系统。

2. 功能和分类学的结合

另一个最近研制的分子技术是一种稳定的同位素探针技术（SIP）。通过 SIP，脂类生物标志物、DNA 或 RNA 均可从菌群中提取出来，接种在含^{12}C 标记的底物中。如果细胞在混合物中生长，它们的大分子与无活性的细胞进行转化，同位素含量较高，对于DNA 或 RNA-SIP，通过平衡密度梯度离心法得到的 DNA/RNA 浮力密度，进而分离DNA/RNA 群可以鉴定具有代谢活性的有机物（离心）。然后在同位素标记 DNA/RNA池中对 16S rRNA 基因行 PCR 扩增，或克隆和测序。RNA 作为一个更敏感的生物标记，就像它的循环比 DNA 的更高一样。磷酸脂肪酸作为生物标记也用^{13}C 浓缩，但是它的多样性分析的分辨率没有在序列分析中的高。

3. 基因表达监测的分子指针

分子指针系统也用于监测复杂微生态系统中微生物特殊基因的活性。一般把报道基因融合于细菌目标基因启动子上，比如应急和饥饿诱导的基因及其他生长生理相关基因。值得一提的是这种方法包括基因调控的微生物，其使用仅限用于动物的研究，摄入的乳酸菌细菌的适应性也受到特别关注，如调整其代谢以在胃肠生境中存活和定植。

乳酸乳球菌的启动子和指针蛋白荧光素酶（哈氏弧菌的 $luxA$-$luxB$ 基因）的融合技术也被用于研究小鼠肠道食用菌的基因表达。通过研究用荧光素酶和绿色荧光蛋白（GFP，来源于维多利亚水母）标记的乳酸乳球菌在溶菌作用的代谢活性和生存率，显示了基因差异表达取决于肠道条件和管理模式。经过小鼠消耗后分析肠道不同区域该菌株，结果显示乳球菌完全在胃中生存，但大部分失去了活性并在十二指肠中溶解。荧光素酶基因指针系统已应用于益生菌干酪乳杆菌菌株，其可增加酶产物。在含有人菌群的小鼠乳汁中，用荧光素酶标记的干酪乳杆菌不能繁衍下去，从胃到空肠荧光素酶的活性检测不出来，但当菌到回肠后检测，在盲肠其活性达最高，证实细菌在回肠和盲肠开始了蛋白质合成。

几种 GFP 的变异体已被发现，如可发射突变波长的 GFPS 或者能降低稳定性以检测基因表达移入突变。

（十三）基本的途径——流式细胞计数（FCM）方法

结合许多荧光生理探针和细胞分类分析的流式细胞计数法是测量环境样品中细胞活力的主要方法。在培养基中生长能力是目前标准的评价细胞活力的方法，但有人认为一些细胞可进入一种非培养状态，即使显示有代谢活性。由 FCM 方法来评估细胞活力的标准包括细胞膜的通透性和完整性、酶活性和保持膜电势的能力。二醋酸羧基荧光素是评估细胞活力的最常用的染料之一。它是一种能够分散在细胞膜的非荧光的前体物质，但是它能固定在有完整细胞膜的活性细胞上，通过该细胞非特异性酯酶能将其转变成不能通过细胞膜的荧光染料。另一种探针如 PI，这是一种核酸染料，能被有完整细胞膜的活性细胞排出，但能进入细胞膜损伤的细胞并能和 DNA 或 RNA 结合。用这两种探针对粪便双歧杆菌同步染色已应用于胆汁盐应力期的细菌活性。接下来由 FCM 和细胞分选术检测显示三群细胞，即活力细胞、受损细胞和死亡细胞。而受损细胞中有 40% 能够培养。这种方法凸显了多参数的 FCM 作为一个强有力的技术，在监测单细胞水平应力群内的生理异质性的重要性。

FCM 可以在单细胞水平监测细菌的不均一性，并为进一步的分子分析提供分选兴趣菌亚群的均值。最近，结合流式分选法和活力测定法，再有 PCR-DGGE 分析及经克隆和 16S rRNA 测序的鉴定评估了粪便样本中细菌的活力。其中四种成体细胞中的细菌最初由生理性探针 PI 和 SYTO BC 划分为有活力的、受损的和死亡细胞。其显示了在粪便样本中仅有近一半微生物群细胞是有活力的，而剩余的细胞要么是受损的，要么是死亡细胞（约占整个细胞群的 1/4），这个结果与前人的研究结果一致。16S rRNA 分析表明，细菌群体由活菌、受损菌和细菌组成，比如许多产乙酸盐的细菌属于活菌，而许多类杆菌的克隆发现属于死菌。用特异性的 PCR-DGGE 和 16S rRNA，对带有特征菌群低相似性序列的双歧杆菌和乳酸杆菌分析后，表明它们具有人体仍未被发现菌群特征，这些技术有趣的结合，给我们提供了粪便菌群原位多样性和测定的生态学信息。

二、小结

人类胃肠道内存在大量的微生物种群，其数量远远超过人体细胞数，它们形成一个动态多变的生态系统。微生物之间、微生物与宿主之间的关系对人体各方面都有着深远的影响。胃肠道给微生物提供一个带有宿主摄入和消化的营养物质的小生境和一个相对稳定的生存环境。有的微生物在许多营养物质的代谢、发育和免疫过程中都起着重要作用，因而有益于人体的健康。在过去几十年中，"微生态学"在预防和治疗人类许多肠道疾病方面有着令人信服的疗效，尤其在减少腹泻的发作和缓解对乳糖不耐症方面。微生态学研究需要确定微生物所表现的丰富性、多样性，它们在小生境中的活力，以及它们之间及与宿主之间的相互作用。通过现有的培养的微生物去了解这些方面很有限，因本质上受肠道大量厌氧菌的干扰。而且缺乏合适的刺激肠道感染策略使得获取肠道微生物纯系培养非常困难，因此运用分子生物学方法验证微生物的多样性、丰富性和动力学，从而有助于我们更加完整地理解这个复杂的微生态系统，开拓了我们的视野，加深了我们对人体肠道菌群的认识和理解。这些分子工具的应用有利于我们对人体菌群组分的研究，至少关于婴儿或成人（北欧）人群肠道菌群的图谱已经形成，且极具有肠道疾病的个体其菌群存在差异，其多样性要远远高于 20 世纪 60 年代最初用培养方法进行的预测。另外，需要在技术上进一步提高以检测菌种的多样性与更细微的变化，目前 DNA 方法适合于采用 16S rRNA 序列方法研究人体菌群；FCM 具有独一无二的适量和高效分析能力，提供了另一种类型的进展技术；采用表面具有寡核苷酸探针的小珠可用于悬浮液中杂交。高度多样性菌群对健康人体宿主的实际影响已得到充分的认识，比如对未消化食物的加工有助于宿主的防御能力和调节脂肪的储存，要研究一些方法来客观观察其在体内的微生态生理学特点，对微生物进行调节。采用荧光探针结合分子技术进行细胞计数，使我们可以检测到复杂微生态系统中关键微生物的处理过程和菌群的功能。进一步确定宿主与微生物之间相互作用的分子基础将需要多方面的技术。这些研究通过调节人体菌群和饮食结构来促进人体健康，以及运用新的益生剂治疗方法，治疗包括拮抗病原菌在内所致的肠道疾病和感染。

主要参考文献

熊德鑫.2000.现代微生态学.北京：中国科技出版社.1～155

熊德鑫.2003.现代肠道微生态学.北京：中国科技出版社.1～4

Alak J I B,Wolf B W,Mdurvwa E G et al.1997.Effect of *Lactobacillus reuteri* on intestinal resistance to *Cryptosporidium parvum* infection in a murine model of acquired immunodeficiency syndrome.J Infect Dis,175:218～221

Bäckhed F,Ley RE,Sonnenburg J L et al.2005.Host-bacterial mutualism in the human intestine.Science,5717:1915～1920

Bjorksten B,Sepp E,Julge K et al.2001.Allergy development and the intestinal microflora during the first year of life.J Allergy Clin Immunol,108:516～520

Formin N,Hamelins,Tarnawski S et al.2002.Statistical analysis of denaturing gel electrophoresis(DGE) fingerprinting patterns.Environ Microbiol,4:634～643

Hold G L,Pryde S E,Russell V J et al.2002.Assessment of microbial diversity in human colonic samples by 16S rDNA Sequence analysis.FEMS Microbial Ecol,39:33～39

Kalliomaki M,Kirjavainen P V,Eerola E et al.2001.Distinct patterns of neonatal gut microflora in infants in whom atopy was and was not developing.J Allergy Clin Immunol,107:129～134

Kalliomaki M,Salminen S,Arvilommi H et al.2001.Probiotics in primary prevention of atopic disease:a randomised placebo-controlled trial.Lancet,357:1076～1079

Kalliomaki M,Salminen S,Poussa T et al.2003.Probiotics and prevention of atopic disease:4-year follow-up of a randomised placebo-controlled trial.Lancet,361:1869~1871

Kirjavainen P V,Salminen S J,Isolauri E.2003.Probiotic bacteria in the management of atoppic disease:underscoring the importance of viability.J Pediatr Gastroenterol Nutr,36:223~227

LOY A,Horn M,wagner M.2003.probebase:an online resource for rRNA—targeted oligonucleotide probes.Nucleic Acids Res,31:514~516

Mangin I,Bonnet R,Seksik P et al.2004.Molecular in ventory of fecal microflora in patients with Crohn's disease.FEMS micro Ecol,50:25~26

Moore W E,Holdeman L V.1974.Human fecal flora:the normal flora of 20 Japanese-Hawaiians.Appl Microbiol,27:961~979

Ouwehand A C,Isolauri E,Hashimoto H et al.2001.Comparison of mucosal adhesion and species identification of bifidobacteria isolated from healthy and allergic infants.FEMS Immunol Med Microbiol,30:43~47

Ouwehand A C,Salminen S,Isolauri E.2002.Probiotics:an overview of beneficial effects.Antonie van Leeuwenhoek,82:279~289

Ouwehand A C,Vaughan E.2006.Gastrointestinal microbiology.Taylor & Francis Group,New York,London.1~16

Perdigon G,Rachid M,De Budeguer M V et al.1994.Effect of yogurt feeding on the small and large intestine associated lymphoid cells in mice.J Dairy Res,61:553~562

Qiao H,Duffy L C,Griffiths E et al.2002.Immune responses in rhesus rotavirus-challenged BALB/c mice treated with bifidobacteria and prebiotic supplements.Pediatr Res,51:750~755

Rautava S,Kalliomaki M,Isolauri E.2002.Probiotics during pregnancy and breast-feeding might confer immunomodulatory protection against atopic disease in the infant.J Allergy Clin Immunol,109:119~121

Viljanen M,Savilahti E,Haahtela T et al.2005.Probiotics in the treatment of atopic eczema/dermatitis syndrome in infants:a double-blind placebo-controlled trial.Allergy,60:494~500

Weston S,Halbert A,Richmond P et al.2005.Effects of probiotics on atopic dermatitis:a randomised controlled trial.Arch Dis Child,90:892~897

Young S L,Simon M A,Baird M A et al.2004.Bifidobacterial species differentially affect expression of cell surface markers and cytokines of dendritic cells harvested from cord blood.Clin Diagn Lab Immunol,11:686~690

第二章 肠道菌群及其免疫调节机制
The Intestinal Microflora and Its Immunological Regulatory Mechanisms

郑跃杰 深圳市儿童医院 熊德鑫 解放军总医院第一附属医院

越来越多的研究表明，肠道菌群是促进出生后免疫系统成熟和诱导免疫平衡的（原始）基本因素，其作用的主要部位在肠道黏膜免疫系统。肠道菌群能够刺激肠道免疫系统的发育和活化，并且这一作用有年龄依赖性，在生命早期尤其重要，对以后许多免疫反应的结局起决定性作用。例如，近几十年来过敏性疾病在全球范围内的骤增，目前被认为与婴儿期肠道菌群紊乱造成的机体免疫应答向 Th2 偏移有关。肠道菌群通过作用于肠道黏膜的固有和获得性免疫系统，维持着宿主针对肠道微生物等的免疫应答平衡（耐受或反应），如果这一平衡被打破，将引致某些疾病，如炎症性肠病的发生与发展。此外，肠道菌群对全身免疫系统有辅佐效应，能增强宿主的非特异性和特异性免疫应答。在分子水平上，肠道菌群及其组分能够被固有免疫细胞（包括肠上皮细胞）表面的模式识别受体（TLR、CD14 等）识别，影响其信号传导，特别是核转录因子 NF-κB 和 AP-1 进一步控制免疫反应基因的表达，从而发挥其对宿主的免疫调节作用。最近的研究还发现，肠道菌群影响着肠上皮细胞某些基因的表达，如促炎症反应因子 IL-8 与血管生成素 4 等参与免疫调节。肠道菌群与肠道黏膜之间存在着"交叉对话"（cross-talk）机制。

关于肠道菌群与免疫系统之间关系的研究资料绝大多数来源于无菌动物或悉生动物模型。通过比较无菌动物、悉生动物和普通动物，可以了解整个肠道菌群或其中的特定菌种对宿主免疫系统的形态及功能的影响，为研究肠道菌群的免疫调节作用提供了极其重要的方法。给普通动物经过胃肠道或胃肠道外使用肠道有益菌或益生菌，观察其对免疫系统的影响也是研究肠道菌群的免疫调节作用的主要方法。在体外直接观察肠道有益菌及其组分对免疫细胞的影响为深入研究肠道菌群对免疫系统的作用机制提供了重要的途径。流行病学调查和临床研究显示，过敏性疾病和炎症性肠病的发病率的增高与肠道菌群紊乱有关，在临床上使用益生菌对肠道感染性疾病、过敏性疾病和炎症性肠病的预防和治疗也取得了确切的效果，这些结果直接证实了肠道菌群对人类免疫系统的作用。以下将从这几个方面分别阐述。

第一节 胃肠道菌群概述

胎儿在母体子宫内处于无菌的环境，出生时胃肠道是无菌的。出生以后新生儿立即暴露于产道和其周围有菌的环境中，很快被种类繁多的细菌所定植，其中肠道是细菌定植的主要场所，肠道定植的细菌具有数量巨大、多样化、复杂性和动态性的特点，构成了机体的肠道菌群（intestinal microflora）。肠道菌群一旦形成就将伴随着人的一生，直至生命结束。

一、胃肠道菌群的形成

在生命早期，肠道菌群依据肠道黏膜的成熟程度和食物的多样化而形成一个有序的社会。正常情况下，出生时肠道没有细菌定植，出生后48h内粪便中出现细菌，数量达$10^8 \sim 10^9$ cfu/g（湿便），定植的细菌来源于母亲的产道、皮肤和粪便及产房周围的环境，主要为大肠杆菌、链球菌等需氧菌或兼性厌氧菌。这一过程受到内源性因素［如肠黏膜的成熟程度、黏液、胎便中的生长促进和（或）抑制因子］或外源性因素［如分娩情况（自然出生或剖宫产）、母亲情况（使用抗生素）］和环境中细菌数量的影响。出生1周时，专性厌氧菌（如类杆菌、梭菌和双歧杆菌）占优势，为细菌总数的98%，这可能是由于需氧或兼性厌氧菌的首先定植造成了肠腔内氧化还原电位降低，为后来的厌氧菌定植提供了厌氧环境所致。在这一过程中食物是最主要的影响因素：单纯母乳喂养的婴儿，双歧杆菌占优势；配方奶喂养的婴儿，双歧杆菌波动较大，通常类杆菌和梭菌占优势。母乳中含有的寡糖能够促进双歧杆菌的生长，并且还具有类似于黏液中受体的作用，影响其他细菌在肠道中的定植。出生后2周末，肠道菌群趋于平衡，单纯母乳喂养的婴儿双歧杆菌和大肠杆菌占优势，而配方奶喂养的婴儿菌群更具有多样化，大肠杆菌和类杆菌较多，还可能含较多的梭菌、双歧杆菌、葡萄球菌和其他肠道细菌。婴儿断乳后，随着食物的多样化，肠道菌群中含有的专性厌氧菌越来越多，也越来越复杂，大约在2岁时形成厌氧菌占绝对优势而需氧菌占劣势的稳定菌群，维持至青年及中年。当进入老年期时，双歧杆菌数量减少，有害菌的腐败性细菌，如大肠杆菌、梭菌、肠球菌等增多，可能与肠道黏液的黏附力降低有关。因此，婴儿自出生至2岁这一时期是肠道菌群形成并达到平衡的关键时期，它取决于两个主要因素——出生时的细菌环境和食物的影响。最近10年来，婴儿肠道菌群平衡发生了某些改变，主要为葡萄球菌占优势、大肠杆菌水平降低、厌氧菌定植延迟和双歧杆菌减少或缺乏，这可能与出生时过度无菌的环境、母亲分娩前和生产过程中立即使用抗生素等有关。婴儿体内的肠道菌群比较脆弱，并且多样性差，仅有10余种，而成人有400多种，所以婴儿肠道菌群的改变对健康尤为重要。最近系列流行病学研究均支持出生后婴儿第一年内肠道菌群在保证免疫应答向正确的方向发展，这对于预防过敏性疫病发展具有重要作用。为了能够最佳地建立和维持肠道菌群的完整性，应该考虑出生方式、婴儿喂养、婴儿期使用抗生素等所带来的问题。

二、胃肠道菌群的分布和功能

在胃肠道不同的解剖部位，定植菌群的组成和定植水平有明显的差异。正常成年人口腔中含有约200种固有微生物群，在牙斑有密集的菌群（10^{11} cfu/g），而在唾液中仅有短暂的过路菌群。胃和小肠上部（十二指肠和空肠）菌群密度相对较低（$10^3 \sim 10^4$ cfu/ml 胃与肠内容物），主要是由于pH低、蠕动快和消化液的快速流动。小肠远端（回肠）具有更多种类的菌群和更多的细菌密度（$10^7 \sim 10^8$ cfu/ml 肠内容物），并且是上段肠道中稀有菌群与结肠中大量菌群的分界区。结肠是消化道菌群定植的主要部位，由于该部位营养供给充足、肠蠕动和消化液流动较慢、氧化还原电位较低，菌群的密度最高（$10^{10} \sim 10^{11}$ cfu/ml 肠内容物），并且复杂多样。菌群数量在 $10^7 \sim 10^8$ cfu/g 以上者为优势（主要）菌群，在此数量以下者为次要菌群。实际上，只有主要菌群才能对宿主发挥功能。正常人粪便中的主要菌群为专性厌氧菌，包括类杆菌属、优杆菌属、双歧杆菌属、瘤胃球菌属和梭菌属；次要菌群包括大肠杆菌和链球菌。乳杆菌归于次要菌群，但一些研究提示其在回肠中含量较高。估计人体肠道中有 400 余种细菌，但根据现有的培养技术，大约 $30\% \sim 70\%$ 的细菌尚无法培养和鉴定。目前的分子生物学技术可能弥补培养技术的不足，最近利用分子检测方法证实每个个体均具有自己稳定的菌群。据估计人体肠道中含有 $10^{13} \sim 10^{14}$ 个细菌，数量是人体细胞数的 10 倍，体内数目这么庞大的细菌是在亿万年生命进化过程中形成的，正常情况下肠道菌群与宿主处于共生的状态，肠道菌群对人体发挥着必要的生理功能，主要参与生物拮抗（防御感染）、营养吸收及代谢、免疫调节等。另外，机体对肠道菌群不会引起强烈的免疫反应，即对肠道菌群处于免疫耐受状态，如果这一状态被打破，将出现肠道细菌的移位，引起感染或某些免疫性疾病。肠道菌群对免疫系统的作用主要为促进出生后免疫系统的发育和成熟以及诱导免疫应答的平衡，包括肠道黏膜免疫系统和全身免疫系统，其机制涉及菌群的识别（模式识别受体 TLR、CD14 等）、抗原的摄取与呈递（树突状细胞、肠上皮细胞等）、树突状细胞对 T 淋巴细胞的调节等，这将在下面章节中详述。

第二节　免疫系统概述

免疫系统（immune system）由免疫组织与器官（淋巴组织与器官）、免疫细胞和免疫分子组成。依据其功能，通常将免疫组织与器官分为中枢性免疫器官和外周性免疫器官，前者又称为初级淋巴器官，后者又称为次级淋巴器官。人类及哺乳动物的中枢性免疫器官由骨髓和胸腺组成；外周性免疫组织与器官则包括包膜化的淋巴器官（脾和淋巴结）和非包膜化弥散性的淋巴组织（黏膜相关淋巴组织和皮肤免疫系统）。免疫系统是生物长期进化中在与各种致病因子的不断斗争中逐渐形成的，在个体发育中也需抗原的刺激才能发育完善。免疫系统的功能主要有两个方面：①识别和清除侵入机体的微生物、异体细胞或大分子物质（抗原）；② 监护机体内部的稳定性，清除表面抗原发生变化的细胞（肿瘤细胞和病毒感染的细胞等）。免疫分为固有免疫（又称天然免疫或非特异性免疫）和适应性免疫（又称获得性免疫或特异性免疫），免疫应答一般指适应性免疫。

一、固有免疫

固有免疫（innate immunity）包括固有免疫屏障、固有免疫分子和细胞。固有免疫屏障包括皮肤黏膜屏障和局部屏障结构，固有免疫分子包括补体、溶菌酶、细胞因子等，固有免疫细胞包括单核/巨噬细胞、树突状细胞（dendritic cell，DC）、自然杀伤细胞（NK）和中性粒细胞。固有免疫细胞是机体防御的第一道防线，这些细胞是机体的哨兵，能够识别到"危险"，并且通过合成一些分子（如一氧化氮、细胞因子和趋化因子）杀伤病原菌，并且把信号传递给其他细胞。DC 和巨噬细胞具有吞噬功能，并产生炎症趋化因子和细胞因子，调节其他细胞如中性粒细胞、多核粒细胞和嗜酸性粒细胞的功能，扩大炎症反应，最终影响 B 细胞和 T 细胞，建立适应性免疫应答。NK 细胞主要发挥抗肿瘤活性。

固有免疫是机体接触抗原后首先出现的反应，快速且无特异性，不能产生记忆。但固有免疫中单核细胞、巨噬细胞和 DC 捕获抗原后，能够通过处理加工抗原，将抗原信息传递给 T 淋巴细胞，启动适应性免疫，该过程称为抗原呈递，参与这一过程的细胞称为抗原呈递细胞（antigen presenting cell，APC）。另外，固有免疫中合成的某些细胞因子也参与适应性免疫的效应过程，在指导适应性免疫应答中起着重要作用，因此固有免疫是适应性免疫的基础。

巨噬细胞和 DC 表面存在着模式识别受体（pattern recognition receptor，PRR），负责识别许多微生物中共享、结构保守的分子结构，称为病原相关分子模式（pathogen-associated molecular pattern，PAMP）。Toll 样受体（Toll-like receptor，TLR）是一种重要的 PRR，主要表达在具有免疫功能的组织和细胞中。目前至少发现有 10 种 TLR：TLR2 识别革兰氏阳性菌的肽聚糖和胞壁酸，TLR4 识别革兰氏阴性菌的脂多糖（LPS），TLR3 特异性地存在于 DC，识别病毒双链 RNA，TLR5 识别细菌鞭毛蛋白，TLR7 识别双链 RNA，TLR9 识别细菌基因库中的前炎症 CpGDNA（非甲基化的胞嘧啶-磷酸-鸟嘌呤基序，一种免疫刺激序列）。单核细胞和巨噬细胞还表达另一种与 LPS 结合的表面受体，即 CD14。除巨噬细胞和 DC 外，肠上皮细胞也分布有 TLR2 和 TLR4。TLR 在启动固有免疫和适应性免疫中起着重要的作用，细菌分子（如 LPS、肽聚糖和基序）与 TLR 结合后能启动 MyD88 和 IRAK 信号级联反应，进而激活核转录因子 NF-κB，使细胞合成并释放前炎症因子，如 TNF-α、IL-1 和 IL-6，进一步刺激吞噬和黏附分子的表达，最终激活适应性免疫。因此，APC 对抗原的识别及信号传递是联系固有免疫和适应性免疫的桥梁。

二、适应性免疫

适应性免疫（adaptive immunity）由抗原特异性体液和细胞介导的免疫应答组成（体液免疫和细胞免疫），分别表现为形成抗体和细胞应答。参与适应性免疫的细胞主要有三类：APC（主要为 DC 和巨噬细胞）、T 细胞和 B 细胞。细胞免疫主要需 APC 和 CD8$^+$ T 细胞参与，抗体形成主要需 CD4$^+$ T 细胞和 B 细胞参加。适应性免疫具有获得性、抗原特异性、自我限制、自我耐受和记忆性等特征。机体初次接触抗原后适应性免疫建立较慢（7～10d），但可以产生记忆，当以后接触同一抗原后能迅速出现反应（1d内）。诱导适应性免疫的第一步是 APC 呈递抗原，即抗原表位与主要组织相容性复合体（major histocompatibility complex，MHC）Ⅰ类或Ⅱ类抗原分子一起形成 MHC-抗原复合物，被 T 细胞表面的抗原特异性受体（TCR）识别（第一信号），同时 APC 表达共刺激分子和 T 细胞表面的相应的受体结合［CD40 和 CD40 配体、B7-1/B7-2（CD80 和 CD86）和 CD28 等］（第二信号），导致初始 T 细胞（naive T cell，Th0）激活和增殖，启动适应性免疫应答，决定 Th0 向 Th1、Th2 或调节性 T 细胞分化。随后大量激活细胞凋亡，存活的细胞形成记忆细胞。

DC 是目前所知的在机体内功能最强的专职 APC，能够刺激 Th0 活化和增殖，在适应性免疫应答中起关键的作用。正常情况下体内绝大多数 DC 以不成熟的形式存在于组织中，未成熟 DC 具有极强的摄取和处理抗原的能力，但仅表达低水平的 MHC Ⅱ类分子，并作为弱刺激分子和黏附分子，刺激 Th0 增殖能力弱。在摄取抗原或受到某些刺激后，未成熟 DC 开始分化成熟。成熟 DC 表达高水平的 MHC Ⅱ类分子，共刺激分子和黏附分子，而其摄取加工抗原的能力大大降低。DC 在成熟过程中同时发生迁移，由获取抗原信息的外周组织通过淋巴循环和（或）血液循环进入外周淋巴器官，并在外周淋巴器官呈递抗原，激发 T 细胞应答。作为专职的 APC，DC 能够给 Th0 细胞提供信号，启动和调整免疫应答，产生不同的结果：免疫反应和免疫耐受。DC 具有异质性，肠道中的 DC 在抗原呈递和分泌细胞因子方面有其特殊性。

Th1/Th2 平衡：初始 T 细胞（Th0）激活后分化为三类细胞群，辅助性 T 细胞 1（Th1）、辅助性 T 细胞 2（Th2）和调节性 T 细胞。Th1 细胞主要分泌 IFN-γ（一种前炎症因子）和 IL-2，诱导 B 细胞产生抗体的能力弱（IgG2a），主要参与细胞免疫反应；Th2 细胞能分泌 IL-4、IL-5、IL-6、IL-10 和 IL-13，这些因子具有抗炎特性，能够诱导 B 细胞产生大量的同种类型抗体及其亚类，包括 IgG1、IgG2b、IgA 和 IgE；后者参与过敏反应。Th1 和 Th2 两类细胞的激活相互抑制，如 IL-10 能抑制 Th1 细胞，而 IFN-γ 能抑制 Th2 细胞。Th0 向 Th1 和 Th2 的分化主要取决于初始致敏时的细胞因子环境，如巨噬细胞、DC 和 NK 细胞合成的细胞因子。IL-12 和 IFN-γ 诱导 Th0 分化成 Th1 细胞，而 IL-4 则诱导 Th0 分化成 Th2 细胞。

调节性 T 细胞（Tr）是一类不同于 Th1 和 Th2 的，具有免疫调节作用的 T 细胞群体，这些细胞多具有免疫抑制功能，参与多种免疫性疾病发生的病理过程。根据表面标志及产生的细胞因子不同可将 Tr 分为 $CD4^+ CD25^+$ Treg、Tr1 和 Th3 细胞，$CD4^+ CD25^+$ Treg 的主要机制是通过细胞的直接接触，发挥免疫无能和免疫抑制两大功能；Tr1 也是 $CD4^+$ T 细胞，增殖能力强，主要通过分泌 IL-10 发挥旁观者抑制效应；Th3 型 $CD4^+$ Tr 主要分泌 TGF-β，对 Th1 和 Th2 均具有抑制作用。

第三节　肠道黏膜免疫系统

肠道不仅是消化、吸收营养物质的场所，而且还具有重要的免疫功能。肠道时时刻刻接触大量的抗原、食物蛋白和肠道正常菌群，并且对它们不引起免疫炎症反应，但同时又能保护机体不受到外来致病菌和毒素的侵害，这全依赖于肠道的免疫功能。肠道的防御系统由以下三种相互作用的机制组成：①天然屏障：胃酸、胆汁、黏液、运动、通透性；②固有免疫反应：抗原捕捉、分泌细胞因子、TLR 等；③适应性免疫反应：口服耐受（OT）和分泌型 IgA（s IgA）免疫应答。

一、肠道黏膜免疫系统的组成

肠道黏膜免疫系统（intestinal mucosal immune system）由大量弥散性分布在肠黏膜上皮内和固有层的免疫细胞和免疫分子以及诸如派尔集合淋巴结（Peyer patches，PP）和肠系膜淋巴结（MLN）等肠道相关淋巴组织（gut-associated lymphoid tissue，GALT）组成。肠道黏膜免疫系统在结构和功能上与外周免疫不同，主要位于小肠和结肠，依据其解剖和功能分为诱导部位和效应部位，诱导部位主要包括 PP 和肠系膜淋巴结，效应部位包括分布于绒毛固有层中大量的淋巴细胞（lamina propria lymphocyte，LPL）和上皮细胞内淋巴细胞（intraepithelial lymphocyte，IEL）。

1. 诱导部位

免疫反应的诱导即抗原摄取、加工和呈递给免疫细胞的过程。GALT 是肠道黏膜免疫系统诱导免疫应答的部位，包括主要分布于回肠（也分布于小肠的其他部位）和结肠黏膜下层的 PP 和肠系膜淋巴结，其中 PP 是诱导免疫应答的极其重要的场所。PP 具有典型的二级淋巴器官结构，有确定的 B 细胞和 T 细胞依赖区。PP 中心区域富含 B 细胞，受抗原刺激后形成生发中心，类似于脾和淋巴结内的二级滤泡，B 细胞主要为 IgA^+ 细胞，少数 IgM^+、IgD^+ 细胞位于滤泡间区。T 细胞主要分布于滤泡间区，形成滤泡间 T 细胞区（IFR），包括 $CD4^+$ 和 $CD8^+$ T 细胞。95％以上的 T 细胞表达 $\alpha\beta TCR$，少数表达 $\gamma\delta TCR$，PP 中 50％～60％的 $\alpha\beta TCRT$ 细胞为 $CD4^+$ T 细胞，其余为 $CD8^+$ T 细胞。

PP 表面被特化的小肠上皮，即滤泡相关上皮（FAE）覆盖，其内含有 M 细胞（又称微折叠细胞，membrane cell 或 microfold cell）。M 细胞在肠腔面形成微折叠，替代了存在于吸收性肠上皮细胞表面的微绒毛，并且缺乏厚的表面多糖被，不能分泌黏液，这有利于接近颗粒物质。M 细胞通过内吞作用从肠腔摄取抗原（蛋白质、颗粒物质、细菌、病毒和寄生虫），然后将这些分子或颗粒以囊泡形式转运到细胞基底面，再释放到细胞外（转吞作用，transcytosis）。在其基底侧，APC 摄取从 M 细胞释放的物质，再进行加工处理，呈递给 T 细胞识别。M 细胞不引起抗原降解，不具有 APC 的作用。DC 是目前已知的最强的 APC，抗原经 M 细胞传递给 PP 的滤泡区后，在该处由 DC 细胞获得，经处理后和 MHC Ⅱ 类分子形成复合物，呈递给特殊的 T 细胞，激活免疫反应。DC 在 T 细胞激活和后来的 B 细胞 IgA 转型和分化过程中起关键性的作用。APC 存在于整个肠道黏膜免疫系统，在 PP 中，未成熟 DC 紧邻于 M 细胞，具有向 PP 滤泡间区域（T 细胞区）和肠系膜淋巴结迁移的能力，从而对这两个部位的 T 细胞起刺激作用。

近年还发现，肠上皮细胞（intestinal epithelial cell，IEC）除具有消化吸收和屏障功能外，在肠道黏膜免疫反应中还具有重要的整合作用。IEC 能通过表达细胞因子受体和 MHC Ⅰ 类或 MHC Ⅱ 类分子参与呈递抗原功能。IEC 也在肠道菌群与黏膜免疫交互作用的信号传导中起部分作用。此外，IE 还具有摄取和释放 s IgA 和分泌细胞因子等免疫功能。

2. 效应部位

免疫反应的效应机制包括细胞和体液免疫，肠道黏膜免疫的效应部位包括上皮细胞内淋巴细胞（IEL）、浆细胞和固有层淋巴细胞（LPL）。IEL 是人体内最大的淋巴细胞群，其数量相当于脾脏细胞数或 40％～50％的外周循环淋巴细胞数，人类 90％以上 IEL 为 $\alpha\beta TCR$ $CD8^+$ T 细胞，少数为 $\gamma\delta TCR$ $CD8^+$ T 细胞、s IgA^+ B 细胞和 NK 细胞。IEL 与脾脏等外周 T 淋巴细胞在表型和行为方面有着很大的差异，主要为 IEL 表达 CD69（CD69 为表达于活化 T 细胞、B 细胞的一种活化诱导分子）和 $\alpha E\beta7$ 整合素，但缺少 CD2（CD2 为大多数 T 细胞所具有），对丝裂原刺激很少产生增殖反应。体外的实验证明，IEL 具有很强的细胞毒作用以及组成性活化的 MAP-2 激酶。目前对 IEL 的确切来源、发育与分化部位、进入循环和回归等尚不完全清楚。有关 IEL，一般认为具有抑制超敏反应及抗肠道感染的作用，并分泌 IFN-γ、IL-5、TFN-α 和 IL-2 等淋巴因子以发挥抗细菌、抗病毒和抗局部细胞癌变的作用。

在肠固有层内，LPL 主要为 CD4$^+$ T 细胞和 s IgA$^+$ B 细胞，CD4$^+$ T 细胞表现为免疫调节作用，能分泌 IL-10、TGF-β 等下调免疫反应的细胞因子，也可影响 B 细胞分泌 s IgA。此后大部分 T 细胞经历凋亡过程，这一机制在维持肠道自身平衡，防止针对肠腔内抗原引起免疫反应中起重要的作用。B 细胞主要通过分泌 s IgA 发挥免疫效应，B 细胞在由 IgM$^+$ B 向 IgA$^+$ B 细胞转型过程中受 IL-10、TGF-β 和 IL-4 等细胞因子以及 PP 中的 DC 和 T 细胞携带的细胞信号的影响，s IgA$^+$ B 细胞能合成 IgA 二聚体和 J 链，然后借助肠上皮细胞表达的多聚 IgA 受体（pIgR），穿过上皮细胞进入肠腔。在此过程中 IgA 二聚体与分泌成分（secretory component，SC，一种由 pIgR 衍生的蛋白质）结合形成能抵抗蛋白酶水解的 s IgA。s IgA 可与病原微生物、毒素及抗原物质结合，阻止病原体的入侵和抗原物质的渗透，而不激活强烈的炎症反应和细胞毒反应。

黏膜淋巴细胞归巢是指黏膜淋巴细胞从诱导部位归巢到效应部位的过程。在 PP 内的 T 细胞被抗原激活后，促使未成熟的 B 细胞进行转换进而形成抗原特异性的 IgA$^+$ B 细胞。这些受刺激的淋巴细胞离开 PP，经肠系膜淋巴结、淋巴管，最终进入胸导管，再进入全身血液循环，此后淋巴细胞表面表达的整合素 α4β7 与肠道特异性血管黏膜定居素（addressin）Mad CAM-1 结合，诱导淋巴细胞穿过血管内皮到达肠固有层和上皮。

在 PP 中致敏的淋巴细胞进入体循环，在回归到黏膜部位发挥免疫效应有重要的生理意义。已经证实，GALT 中激活的 T 细胞和 B 细胞能够到达多个黏膜相关淋巴组织（mucosa-associated lymphoid tissue，MALT，包括肠道、呼吸道、生殖道等），发挥针对同一抗原的免疫反应，而与起始的诱导部位无关，这一系统统称为共同黏膜免疫系统（common mucosal immune system）。淋巴细胞特定的再循环及其选择性的分布是由淋巴细胞和黏膜血管的黏附分子所介导的。

二、肠道黏膜免疫系统的生理功能

肠道黏膜免疫系统具有两类重要生理功能。一为抑制功能，即正常肠道黏膜免疫系统不会针对食物中的可溶性蛋白和肠道中的正常菌群抗原引起局部和周围免疫应答，机体针对食物蛋白或肠道菌群耐受的免疫调节机制不完全相同。二为 s IgA 的免疫清除作用，保护肠黏膜免受致病菌的侵入和防止肠道共生菌群的移位（translocation）。目前尚不清楚口服耐受的诱导中是否有 s IgA 的参与。肠道黏膜免疫系统功能出现障碍时，将发生肠道或全身感染、对食物蛋白的高敏反应和炎症性肠病（IBD）。

对可溶性蛋白的耐受：口服免疫耐受（oral tolerance，OT）是指口服可溶性蛋白抗原后，不引起机体对该抗原产生全身和黏膜免疫应答，而对其他抗原仍保持正常的免疫应答的状态。口服耐受现象的发现已有 90 多年的历史，说明肠道具有诱导耐受形成的独特特性。口服耐受涉及抗原特异性细胞免疫和体液免疫抑制，小鼠实验显示一次喂服 20 mg 卵清蛋白（OVA）抗原后，细胞免疫抑制能持续 17 个月之久，IgG 抗体反应的抑制也能持续 3～6 个月。影响口服耐受形成和持续时间的因素有抗原的性质和剂量、宿主的遗传、年龄及有无改变肠黏膜通透性的炎症性疾病、肠道菌群和细菌毒素等。

口服耐受的机制目前尚不十分清楚。肠道黏膜免疫系统对食物耐受性的机制可能为：①黏膜局部 APC 呈递食物及其他经口进入的抗原肽给 T 细胞，诱导了抗原特异性 T 细胞的凋亡，此现象在经口摄取大剂量抗原的实验动物中得到证实。②诱导 T 细胞的无能性（anergy），即由于无炎症反应产生，缺少协同刺激信号，使得识别抗原肽的特异性 T 细胞对该抗原肽的刺激不能形成反应（即耐受）。③诱导了调节性 T 细胞的产生，抑制对再次抗原刺激的特异性应答。Th3 和 Th1 细胞可分泌 IL-4、IL-10 和 TGF-β 等细胞因子，抑制 Th1 细胞的应答发生，同时局部抗体的产生水平也较低，形成所谓的抗原驱动性抑制或旁观者抑制（bystander inhibition）。目前认为，有两条对可溶性食物抗原进行呈递的途径特定地诱导了上述免疫耐受机制的发生：一是可溶性食物抗原由肠道局部的 APC 呈递，如派尔集合淋巴结（Peyer patches，PP）中的 DC 呈递抗原时，在缺少炎性刺激的情况下，有助于诱导耐受性。二是由肠上皮细胞（IEC）呈递食物抗原，IEC 表达 MHC Ⅰ类和Ⅱ类分子，但缺乏协同刺激分子，在呈递抗原给 IEL 时，由于缺少共刺激分子的作用，将诱导 T 细胞的无能性。此外 IEC 还可产生 IL-10 和 TGF-β，抑制邻近 T 细胞免疫活性，发挥旁观者抑制效应，参与免疫耐受的形成。

对肠道菌群的耐受：肠道黏膜免疫系统对肠道菌群的免疫耐受对预防炎症性肠病非常重要，口服免疫耐受中的一些机制可能参与这种情况，但证据较少。肠道中 $CD4^+$ T 细胞能正常地识别局部共生菌群，但它们的反应能够被局部调节性 T 细胞以 IL-10 和（或）TGF-β 的方式抑制。$CD4^+CD25^+$ Treg 在抑制细菌抗原的免疫应答中也起重要的作用。但是也可能存在着其他的调节机制，涉及针对细菌组分的特异性免疫应答，主要为对 NF-κB 通路的调节。

最近的研究表明，肠道巨噬细胞和 DC 的功能与外周免疫中的不同。人类在生理状况下，巨噬细胞和 IEC 不表达 CD14（针对细菌 LPS 的表面受体）和 CD89（IgA 受体），因此它们不能针对 LPS 合成炎症因子而引起反应。由于固有层巨噬细胞缺乏 CD89，则下调 IgA 介导的吞噬反应，使释放氧介质、白三烯和前列腺素等前炎症因子的能力降低。以上机制使正常人肠道黏膜维持在较低的炎症水平。肠道内环境稳定状态的变化可以改变 NF-κB 通路的抑制因素，导致前炎症因子的释放和（或）上调 CD14 表达。在肠道黏膜炎症过程中，血液中 $CD14^+$ 单核细胞可能回流到肠黏膜加重炎症反应，这种情况常见于 IBD，IBD 使肠道对共生菌群的耐受存在缺陷。

s IgA 抗体应答：肠道黏膜免疫系统的另一项重要功能是分泌 s IgA 抗体。s IgA 是黏膜表面的最重要的抗体，在选择性 IgA 缺乏的患者肠道内，分泌性 IgM 也能引起黏膜保护作用。s IgA 发挥免疫清除（immune exclusion）作用，而不引起免疫炎症反应。s IgA 通过与微生物抗原结合，阻止其黏附与入侵，在防止肠道条件致病微生物（沙门氏菌、志贺氏菌、肠致病性大肠杆菌、弓形体、轮状病毒等）感染方面起重要的作用。s IgA 还能中和毒素并阻止病毒在肠上皮细胞中复制。此外 s IgA 能预防致病菌和非致病菌向肠道外移位。

调节：肠道黏膜免疫系统免疫应答的性质（免疫或耐受）、部位和持续的时间都受到机体很好的调节，其机制比较复杂。调节的机制涉及免疫细胞和上皮细胞分泌的细胞因子、抗原的包装、剂量、途径和呈递的方式等。肠道菌群在肠道黏膜免疫系统的发育和功能上也起重要作用。动物实验显示，与普通小鼠比较，无菌小鼠的肠道中产生 IgA 的细胞数减少了 10 倍，并且在其血清中测不出 IgA，而在这些小鼠肠道重新定植菌群 3

周内，IgA 分泌细胞数恢复正常。其他的研究还证实肠道菌群对 IEL 和其他功能（如口服耐受）也有一定影响。

第四节 肠道菌群对肠道免疫系统的作用：无菌动物

肠道菌群对宿主的肠道黏膜和周围免疫系统有明显的作用。这种作用可能是由全部肠道菌群发挥的，也可能是由肠道菌群中的某种主要细菌发挥的。而且出生后的一段时期可能在肠道菌群与宿主重要的免疫功能发育之间的"对话"中起关键的作用，尤其是涉及免疫抑制应答方面。

无菌动物（germ-free animal）和悉生动物（gnotobiote）为研究肠道菌群对宿主的生物拮抗、营养代谢和免疫作用提供了极为重要的材料。无菌动物是利用无菌技术和设备在无菌环境中出生、饲养和生活，体内没有携带微生物的动物。悉生动物是指给无菌动物定植某种已知的细菌，用以研究特定细菌对宿主的影响的动物。关于肠道菌群与宿主免疫系统之间关系的研究资料绝大多数来源于无菌小鼠或悉生小鼠模型，在实验研究中，可以通过比较无菌动物、普通动物或定植人粪便菌群的无菌动物（人粪便化小鼠）来确定肠道菌群的作用。一些研究显示人粪便菌群能产生与鼠粪便菌群相同的免疫刺激作用，因此人粪便化小鼠模型是研究人类肠道菌群作用的非常有趣的工具。实验研究中首先比较无菌动物、普通动物或人粪便化小鼠，确定全部肠道菌群对某一特异性免疫的作用；其次是确定发挥免疫调节作用的特定细菌，这一目的可以通过给无菌小鼠定植一种或多种已知的来源于人或鼠粪便的细菌的悉生小鼠模型来完成。一般口服定植后 1 天内细菌即可在肠道中迅速增殖，达到很高的水平，肠道菌群刺激作用的最佳时间大约为 3 周。通过悉生小鼠模型可以研究肠道菌群中各种细菌在免疫反应中所起的特殊作用，已经证实，细菌的免疫调节作用有时具有菌株依赖性。

一、肠道免疫系统的激活

目前的研究已经表明，肠道菌群的存在对肠道免疫系统的发育和激活有着重要的作用，甚至许多作用可能还没有引起人们的注意。肠道菌群的这一作用在新生期尤其重要，能够对以后许多免疫反应的结局起决定作用。

在新生期，无菌小鼠的肠道免疫系统发育低下，当定植普通小鼠或人的粪便菌群后，3 周内恢复正常。无菌小鼠的派尔集合淋巴结发育较差，缺乏生发中心，无菌小鼠只影响部分胸腺依赖性 IEL 亚群，即单阳性 $CD4^+$ $CD8^+$ $\alpha\beta IEL$，而其他胸腺非依赖 $CD8^+$ $\alpha\alpha$ 亚群（所有 $\gamma\delta IEL$ 和部分 $\alpha\beta IEL$）不受影响。无菌小鼠固有层（LP）的细胞数明显减少，已经证实肠道菌群是 IgA 浆细胞发育的主要的靶位。

IgA 分泌细胞：与新生期一样，成年无菌小鼠的 IgA 分泌细胞（IgA-SC）数量降低，接种肠道细菌后 3 周，IgA-SC 数量与普通小鼠相当。正常小鼠在 6 周龄或婴儿在 1～2 岁时 IgA-SC 数量才能达到成年水平，这种重要的发育延迟可能是由新生期肠道免疫系统发育的不成熟和（或）母乳中存在的抗体的抑制作用造成，但也可能与出生后直至断乳期按顺序建立的肠道菌群的刺激作用有关。为了排除肠道免疫系统发育不成熟和母乳因素的影响，而只观察肠道菌群的作用，使用成年悉生小鼠模型进行研究，分别给成年悉生小鼠接种普通小鼠在出生后 1～25 天（即断乳后 6 天）的全部肠道菌群，4 周后处死动物，使用免疫组织化学技术观察肠绒毛中 IgA-SC 的数量。结果显示，出生后 3～21 天普通小鼠肠道菌群对成年悉生小鼠的 IgA-SC 的数量起部分刺激作用，而 25 天普通小鼠肠道菌群的刺激作用与成年普通小鼠作用相同（表 2.1）。

表 2.1　顺序建立的普通小鼠肠道菌群对悉生小鼠 IgA-SC 成熟的作用

成年悉生小鼠接种肠道菌群的来源	IgA-SC 数量/绒毛
成年普通小鼠	41 ± 1
成年无菌小鼠	4 ± 0.5
出生后 1～4 天普通小鼠	15 ± 2
出生后 7～23 天普通小鼠	23 ± 1
出生后 25 天普通小鼠	43 ± 1

这些结果明显说明肠道菌群的顺序建立在肠道 IgA-SC 数量上的重要作用，以及断乳后肠道菌群多样性在这一过程中的关键作用，上述结果也得到了此后的其他研究的证实。考虑到细菌刺激与肠道 IgA-SC 应答之间存在 3 周的延迟，上述结果还表明在新生期动物出生后即具备形成 sIgA 应答的能力，反应的强度取决于肠道中肠道菌群刺激的能力。这些结果与观察到的婴儿的情况相符，婴儿 2 岁时 IgA-SC 数量已完全发育，正好与此时稳定的肠道菌群的形成相一致。

至于在普通小鼠肠道菌群中某种细菌的作用，研究显示某些革兰氏阴性菌（如大肠杆菌和类杆菌）可能通过其细胞壁中含有的 LPS 对免疫发挥非特异的佐剂作用。这些研究已经显示出肠道菌群多样性在年幼时期对肠道免疫系统发育完全的重要性，从而进一步加深了对食物改变与肠道菌群多样性之间的密切关系及其对婴儿肠道免疫系统作用的认识，儿童过早或过晚的食物改变可以影响肠道菌群平衡，进而影响肠道免疫系统的发育。

树突状细胞（DC）：肠道中分布着特征性的 DC 亚群，在指导适应性免疫应答向耐受方向发展的过程中起关键作用。肠道菌群是否是决定这一过程的主要因素？目前此方面研究较少。一些研究显示在无菌小鼠新生期，炎症刺激是 DC 成熟的非常重要的因素，已经证实炎症刺激因子（如 LPS）能够使 DC 快速向 MLN 转移。另一些研究显示给大鼠腹腔内注射 IFN-γ 可以增加肠道 DC 的发育速度。由此得出炎症因子是维持 DC 活化的重要的生理因素，肠道菌群在此过程中可能发挥重要的作用。

关于肠道 DC 的特殊功能，是在特殊的趋化因子或黏附因子控制下具有特殊功能的 DC 聚集至肠黏膜，还是这些因子到达局部组织后 DC 前体细胞发生了改变？Mowat 等（1997）在综述中认为，由于 DC 在其他组织中有可塑性，有理由支持后一种假说。DC 是整合遗传和环境因素以塑造 T 细胞对局部抗原的免疫应答，达到维持自身稳定的细胞。肠上皮细胞具有产生 TGF-β 的基本能力，通过该调节因子可以控制致炎细胞因子的分泌，发挥首要的调节作用。最近的研究显示绒毛固有层（LP）基质细胞在从肠道菌群吸收的生理水平的 LPS 作用下，能产生环氧化酶 2（COX2）依赖的前列腺素 E2（PGE2），这些代谢物能下调针对食物抗原的免疫应答。并且在对 LPS 的应答中，DC 本身也可以表达 COX2 和产生 PGE2，由于 PGE2 能使 DC 向产生 IL-10 的抑制表型极化，这可以解释为什么在正常肠道中存在较多的 DC。

　　p40 亚单位存在于 IL-12 和 IL-23 这两种诱导 Th1 细胞因子中，Becker 等（2002）对表达 p40 受体的转基因小鼠进行研究，结果表明 LP 中的表达受体的某些 DC 亚群仅存在于小肠，而在结肠中无表达。采用荧光原位杂交技术显示，这种表达仅限于回肠，并与细胞间的没有降解的细菌相关，而在无菌小鼠的回肠则未发现表达。这些结果与其他的研究结果明显地表明，在回肠中存在更为丰富的肠道菌群，它们影响肠道特殊部位的免疫应答。

二、对肠道特异性免疫应答的作用：抗轮状病毒 IgA 应答

　　在针对肠道病原的特异性 IgA 应答中，有关肠道菌群成分的作用目前尚无研究资料。但依据肠道菌群的组成和优势菌群中是否存在某些细菌，特异性免疫应答之间的确存在着差别。

　　婴儿肠道菌群的多样性主要取决于乳汁的类型。众所周知，母乳喂养婴儿肠道感染发生率明显低于配方奶喂养婴儿，因为母乳中含有丰富的生物活性因子，能够直接保护婴儿免受肠道病原感染，但母乳喂养也影响着婴儿肠道菌群的组成，促进双歧杆菌的生长。为了证实肠道菌群对肠道特异性 IgA 免疫应答的作用，在一项研究中建立了抗轮状病毒 IgA 应答的小鼠模型，该实验使用成年悉生小鼠，排除了肠道免疫系统发育不成熟和母乳因素的影响。实验设计为首先从母乳及配方奶喂养婴儿粪便中分离出优势菌群，分别为双歧杆菌、大肠杆菌、链球菌和大肠杆菌，然后定植入成年悉生小鼠肠道，两组小鼠除肠道中有或无双歧杆菌以外，其他饲养条件完全相同。以后同时给两组小鼠口服接种轮状病毒，3 周后使用 ELISA 方法检测粪便中抗轮状病毒 IgA 在 1 个月内应答的动态变化，处死后使用固相酶联免疫斑点技术（ELISPOT）观察抗轮状病毒 IgA 分泌细胞的数量。结果显示，两组悉生小鼠抗轮状病毒 IgA 应答的动力学相似，但在接种轮状病毒 20 天时的最高水平有显著差异，"母乳喂养"组比"配方奶喂养"组高 4 倍，两组抗轮状病毒 IgA 分泌细胞数量的差别与上述相同。为了进一步评价婴儿肠道中双歧杆菌（革兰氏阳性菌）和大肠杆菌（革兰氏阴性菌）这两种细菌的免疫调节作用，另设两组悉生小鼠进行实验，结果见表 2.2。

表 2.2　肠道定植不同细菌对悉生小鼠抗轮状病毒 IgA 应答的作用

成年悉生小鼠肠道定植细菌的来源	抗轮状病毒 IgA 水平/(g 粪便)
两歧双歧杆菌（来源于婴儿）	31 ± 7[a]
双歧杆菌 DN173010（商业株）	21 ± 3[a]
无菌小鼠（对照）	11 ± 2
婴儿双歧杆菌＋假小链双歧杆菌＋角双歧杆菌＋双歧杆菌其他种（来源于成人）	4 ± 1[a]
大肠杆菌（来源于婴儿）或普通拟杆菌（来源于成人）	4 ± 1[a]

　　a 与无菌小鼠比较差异非常显著（$P < 0.001$）。

　　上述结果明显表明，两歧双歧杆菌对肠道抗轮状病毒 IgA 免疫应答有辅佐作用，而大肠杆菌对其有抑制作用，在婴儿肠道中存在的双歧杆菌对大肠杆菌的抑制效应有调

节作用。

这些结果也显示，尽管无菌小鼠的肠道免疫系统发育较差，但仍具有产生抗轮状病毒 IgA 应答的能力，提示细菌定植后诱导的非特异性 IgA 应答与特异性抗轮状病毒 IgA 应答之间缺乏关联。这一结论也被以前的研究所证实，Cebra 等（1995）观察到 1 周龄新生儿口服接种脊髓灰质炎或乙型肝炎 B 病毒后具有产生保护性免疫的能力，但几个月后天然性 s IgA 才能发育完全。因此产生高水平的抗轮状病毒 IgA 应答与肠道菌群的作用有关，而与肠道免疫系统发育无关。至于某些肠道细菌针对肠道病原的 s IgA 应答发挥作用的分子机制仍然需要进一步研究。表 2.2 的结果还表明，双歧杆菌对免疫的辅佐作用有菌株依赖性，这与应用不同的乳杆菌菌株作为益生菌制剂在其他小鼠体内进行的研究结果相一致。

综合以上结果提示，婴儿肠道中存在的某些菌株，如双歧杆菌菌株或具益生作用的过渡菌株能激活免疫应答。为了更好地发挥其对肠道特异性免疫应答的作用，在婴儿出生后正常定植或被作为益生菌使用时，确定不同菌株的作用是非常重要的。

三、肠道免疫应答的调节

对可溶性蛋白的耐受：口服耐受。使用无菌小鼠进行的各种实验已经证实了肠道菌群在口服耐受过程中的作用。在针对特异性抗原的免疫应答研究中，实验设计为：将小鼠分为两组，耐受组在实施周围免疫之前先口服同一抗原，对照组口服缓冲液，测定血清中特异性抗体反应和迟发性超敏反应，评价两组的特异性免疫应答。与对照组比较，将预先口服抗原组针对特异性抗原的免疫应答缺失或明显降低断定为耐受。在最初的一项研究中，Wannemuehler 等（2005）的结果显示，与普通小鼠比较，无菌小鼠预先灌喂特殊的抗原（绵羊红细胞，SRBC）不能诱导血清对 SRBC 的免疫抑制，但灌喂抗原前使用 LPS 则能重新建立免疫抑制，作者认为革兰氏阴性菌在口服耐受机制中起主要作用。另一项研究给成年无菌小鼠灌喂卵白蛋白（OVA），观察血清中抗 OVA IgG 抗体应答的抑制作用，结果显示在无菌小鼠中可以诱导口服耐受，但作用非常短暂，仅持续 10～15 天，而普通小鼠则持续 5 个月以上，此后使用人肠道菌群相关的无菌小鼠也观察到同样的结果。有报道显示，在无菌小鼠灌喂前仅定植大肠杆菌就足以恢复丢失的抑制作用，类杆菌也具有相同的作用，但定植婴儿粪便中的两歧双歧杆菌则对血清中抗 OVA IgG 的抑制作用无影响。

最近 Sudo 等（1997）的研究发现，灌喂 OVA 后，无菌小鼠不能产生血清中抗 OVA IgE 应答的抑制，而普通小鼠则可产生。给小鼠定植婴儿双歧杆菌后能够恢复抑制作用，但仅在新生小鼠中有此作用，年龄大的小鼠则无影响。

Noverr 等（2004）使用头孢哌酮结合白色念珠菌灌胃，建立了小鼠肠道菌群紊乱模型。结果发现，当首次吸入烟曲霉后，不需要以前的致敏即可以诱导小鼠出现肺部典型的过敏性反应，而不使用抗生素的普通小鼠则不出现此反应。此后他们又对两种基因背景的小鼠（BALB/c、C57BL/6）用两种致敏原（烟曲霉和 OVA）进行实验，结果显示肠道菌群紊乱的作用与基因背景和抗原无关，而是需要 IL-13 的参与。这直接证实了肠道菌群紊乱能够导致肠道以外——呼吸道过敏反应的发生，提示气道耐受与口服耐受可能同时起作用。其他的研究也提示出生后肠道菌群的存在与否在免疫抑制过程中起重要的作用。

以上所有的实验资料均表明了婴儿肠道菌群中的单一细菌株在建立口服耐受机制中的重要性,那么是哪种细菌起主要作用?是大肠杆菌、类杆菌还是双歧杆菌的特定菌株?首先,根据以上研究结果还不能确定同型 IgG 和 IgE 受抑制的机制是否相同,同一种细菌对它们的作用是否一致;其次,如上所述,同一细菌的所有菌株并不具备相同的免疫调节特性,但可以相信某些双歧杆菌菌株对免疫过程的抑制具有调节作用。

对肠道菌群的耐受:一个重要的问题是为什么肠道菌群不引起肠道的炎症反应,而在某些病理情况下(如炎症性肠病),肠道菌群又会出现失衡?Cukrowska 等(2001)给新生无菌小猪接种非致病性大肠杆菌 O86,观察肠道黏膜和全身 B 细胞反应,发现接种 4 天后,黏膜局部产生抗大肠杆菌抗体,主要为 IgA 抗体,11 天后肠道特异性抗体下降;而血清中特异性抗体在 4 天时与无菌动物相似,15 天以后明显增高;细菌定植后动物的脾、肠系膜淋巴结和 PP 中 IgM、IgG 和 IgA 分泌细胞的数量明显增高。以上结果提示肠道非致病菌定植初期能刺激肠道黏膜和全身体液免疫,但很快肠道特异性应答受到抑制,出现耐受。目前认为,免疫系统对肠道共生菌和非致病菌的免疫耐受可能是由于细菌、IEC 和免疫细胞之间的"交叉对话"所致。Ruiz 等(2005)研究了乳酸双歧杆菌对原始 IEC 和 IEC 系的相互作用,结果表明,无菌大鼠 Fisher F344 定植乳酸双歧杆菌菌株 BB12 后第 5 天,能诱导原始 IEC 暂时地出现 NF-κB 转录活性亚单位 RelA 和丝裂活化蛋白激酶(MAPK)p38 的磷酸化或激活,并且 IL-6 基因表达明显增高,证实了 IEC 存在着核转录因子的生理活性;而在普通类杆菌关联的 Fisher 大鼠中,仅出现 RelA 磷酸化,不能诱导 IL-6 基因表达。此外还证实双歧杆菌能诱导 IEC 系 NF-κB-RelA 和 MAPKp38 的磷酸化,IL-6 基因表达是通过 NF-κB 和 MAPK 信号转导途径实现的;双歧杆菌诱导的 IL-6 基因表达在 TLR2 缺失或 TLR2δTIR 鼠时完全受到抑制。以上结果提示共生菌在定植早期能够激活 IEC 固有免疫信号传导和促炎症因子基因表达。Haller 等(2004)对普通类杆菌诱导 NF-κB 通路激活的分子机制进行了研究,发现 IKKβ 和磷脂酰肌醇-3 激酶(PIK3)/AKT 信号途径在细菌诱导的 RelA 磷酸化和 NF-κB 激活中起关键作用,有意义的是普通类杆菌诱导的 IκB-α 降解和 NF-κB 活化能被存在的淋巴细胞所抑制。作者认为,普通类杆菌通过 IκB-α 降解和 RelA 磷酸化来激活 NF-κB 信号途径,但由免疫细胞介导 IEC 对共生菌的耐受。Neish 等(2000)的研究证实,一株非致病性沙门氏菌能够限制体外培养的 IEC 产生炎症性细胞因子,结果显示免疫抑制作用是由于阻断了 IκB-α 的降解而抑制了 NF-κB 通路的激活。另一项研究得出了相反的结论,作者使用几种肠上皮细胞系,证实共生菌-普通类杆菌能够通过 IκB-α 的降解和 RelA 磷酸化而激活 NF-κB 信号通路,但是 TGF-β1 能抑制普通类杆菌介导的 NF-κB 转录活性,提示 IEC 对肠道细菌的反应依赖于免疫和上皮细胞以及它们的分泌因子之间的交流网络。最近证实,小鼠体内肠道菌群本身通过另一种抑制因子——过氧化物酶体增长因子活化受体(PPARγ,一种由配体激活的核转录因子),在 NF-κB 活化途径中发挥调节作用。PPARγ 在结肠中高表达,其激活有抗炎效应,对结肠炎有保护作用。PPARγ 激活剂能通过抑制 NF-κB 通路限制炎症性细胞因子的产生,提示 PPARγ 在维持肠道特别是结肠的稳定中起重要的作用。既往的研究已经观察到,在 IBD 患者结肠上皮细胞上 PPARγ 的表达存在障碍。在同一研究中，体内结果显示肠道菌群和 TLR-4 能调节结肠上皮细胞 PPARγ 的表达，的确 PPARγ 在普通小鼠中表达高而在无菌小鼠很少表达。但是当使用 TLR4 转化的 Caco-2 细胞与 LPS 温育后，PPARγ 表达的增高提示这一过程有 TLR4 的参与，PPARγ 可能是关闭结肠中富含 LPS 细菌而引起 TLR4 信号的调节因子。

以上结果证实，在防止肠道菌群引起的炎症反应调节过程中，存在着肠道免疫系统和肠道菌群之间的"交叉对话"。这一过程是通过对某些核转录因子，如 NF-κB 的激活调节实现的，NF-κB 可能在肠道的不同部位存在差异或起主要的作用，它们的作用是由肠道共生菌，也可能是由外源性非致病菌介导的。从营养的角度看，这些资料具有重要性，我们每天从某些食物（如发酵奶和奶酪）中摄入大量的外源性细菌而没有引起有害的后果。从病理角度看，许多关于 IBD 发病机制的问题目前尚不清楚。为什么在 IBD 患者中观察到 NF-κB 通路的激活？这可能是由于肠道菌群中某些细菌急剧增加打破了原来的菌群平衡，也可能是由于肠道致病菌在感染时激活了 NF-κB 通路，或由于肠道黏液分泌减少和改变导致过多的共生细菌黏附所致。

有关上皮细胞与细菌之间的"交叉对话"机制还需要进行更深入的实验和临床研究。

第五节 肠道菌群对周围免疫系统的作用：无菌动物

一、免疫系统的激活

固有免疫在免疫系统的激活和适应性免疫应答的形成中起非常重要的作用。巨噬细胞和 DC 通过抗原呈递活性以及合成大量的前炎症细胞因子（IL-8、IL-1、IL-6、TNF-α 和 IL-12）在调节免疫应答中起关键的作用。它们是宿主的"门卫"，产生对致病菌的固有抵抗，通过刺激 T 细胞免疫和调节 Th1/Th2 平衡产生特异性免疫应答。

已经推测新生期免疫缺陷可能由 APC 功能发育不成熟所致，肠道定植的细菌对 APC 的成熟起重要的作用。最近 Sun 等（2000）研究了生命早期外周 DC 的个体发育及其对微生物刺激的固有反应，结果显示新生小鼠脾脏 DC 能够产生具有生物活性的 IL-12 的内在能力，并且在体外受 LPS 刺激后，能够上调 MHC 和共刺激分子的表达。因此新生期 DC 已经具备完整的固有免疫功能，但需要通过肠道菌群提供的细菌刺激经 TLR 识别被激活。Nicaise 等（2002）证实肠道菌群的存在是脾脏来源的巨噬细胞合成 IL-12 的基础。

根据这些资料，可以相信在新生期肠道中首先定植的富含 LPS 的大肠杆菌及以后定植的富含肽聚糖和 CpG 双核苷酸的双歧杆菌发挥着关键的激活作用，肠道细菌定植的终止可能引起生理性炎症反应，导致肠道通透性增高、细菌移位和全身免疫细胞的激活，这在小鼠实验中得到了证实。肠道细菌的存在能诱导腹腔巨噬细胞合成 IL-1、IL-6 和 TNF-α，悉生小鼠仅定植大肠杆菌则可以产生这一作用，而定植在婴儿粪便中的两歧双歧杆菌则无影响（表 2.3）。

表 2.3　肠道菌群对腹腔巨噬细胞产生炎症细胞因子的作用

悉生小鼠	细胞因子/(单位/ml)		
	IL-1	IL-6	TNF-α
普通	18 200	6，33	72
无菌	8300[a]	2，62[a]	<50[a]
两歧双歧杆菌	8000[a]	2，46[a]	<50[a]
大肠杆菌	15 350[b]	7，24[b]	108[b]

a 与普通小鼠相比有显著性差异（$P < 0.01$）；b 与普通小鼠相比无显著性差异。

　　其他非特异性因素在宿主抵御感染中也起着重要作用，无菌和悉生小鼠模型显示涉及固有免疫的某些功能指标（如吞噬功能、补体系统和调理素）均低于普通小鼠。Woolverton 等（1999）证实给无菌小鼠口服肽聚糖-脂多糖能够恢复其细胞免疫应答至普通小鼠水平。Ruiz 等（1999）将乳酸双歧杆菌单联定植于 Fisher-F344 大鼠，在第 5 天时能短暂地诱导肠上皮细胞 NF-κB 转录活性亚单位 RelA 和活性蛋白激酶 P38 的活化，增加 *IL-6* 基因的表达，说明乳酸双歧杆菌在定植早期可以触发天然信号转导和增强促炎症因子基因表达。

二、免疫应答的作用和调节

　　Th1/Th2 平衡：实验结果、流行病学研究和临床试验明显提示细菌环境通过不同的机制在 Th1/Th2 平衡中起关键作用，其中固有免疫细胞合成的细胞因子特别是 IL-12 和 IFN-γ 起决定性作用。目前认为，围产期和儿童早期是建立和维持正常的 Th1/Th2 平衡的重要阶段，出生以前 Th2 占优势，Th1 应答受到部分抑制，使胎儿在子宫内不发生排斥反应。出生以后新生儿必须通过迅速发展 Th1 型免疫应答，以恢复 Th1/Th2 平衡。多个研究显示，特应性婴儿没有发生这一转变，造成平衡仍然向 Th2 偏离，更容易产生 IgE 应答。因此新生期对 Th1/Th2 平衡的调整尤为重要，Th2 向 Th1 转变发生于生后的 5 年内，特别是生后第 1 年。

　　Th2 向 Th1 转变依赖于多种因素，各种因素的相对重要性目前尚不清楚，但细菌刺激有相当的作用。几年前人们认为感染可能对特应性疾病的发生有预防作用，即"卫生学说"，但目前尚存争议。最近的研究显示婴儿期感染并没有降低过敏性疾病的发生率，而抗生素的使用可能与过敏性疾病发病率的增高有关。越来越多的证据提示并非感染，而是生命早期肠道菌群的组成变化是特应性状态重要的决定因素。以下的实验研究支持以上观点。一项研究显示给出生后 1 周的大鼠进行周围免疫，诱导出向 Th2 偏离的记忆应答，而同时应用细菌提取物经口服途径进行免疫，则产生 Th1 和 Th2 记忆应答。另一项研究观察到，出生后 3 周的普通小鼠，经免疫可以诱导 Th1 和 Th2 应答；而使用卡那霉素造成肠道菌群紊乱则促进其 Th1/Th2 平衡向 Th2 偏离，出现以 Th2 为主的免疫应答；抗生素处理后 5 天摄入粪肠球菌又可以纠正向 Th2 偏离，恢复 Th1 和 Th2 应答。

　　一系列流行病学研究均支持出生后第 1 年内细菌环境在保证免疫应答向正确的方向发展与短期和长期预防过敏性疾病发生中的重要作用。最近的研究比较了在相同过敏原环境下不同生活方式状态（即城市和乡村）中生长的儿童，结果显示只有出生后1年内暴露马厩、牛棚和（或）生牛奶是哮喘、枯草热和致敏的保护因素，并且围产期母亲暴露也有明显的保护效应。这种作用涉及的细菌尚不知晓，一些研究提示富含LPS的革兰氏阴性菌起重要作用，但革兰氏阳性菌（如双歧杆菌和乳杆菌）也可能参与。

从以上的资料可以得出，为了能够最佳地建立和维持肠道菌群的完整性，应该考虑出生方式、婴儿喂养、婴儿期使用抗生素等所带来的问题。益生菌是能够减轻肠道菌群紊乱的比较好的制剂，因此开展婴儿期肠道菌群的免疫调节机制以及涉及的细菌组分的研究，对预防当前某些疾病的急剧增多是至关重要的。

天然IgG：在缺乏免疫的情况下，血清中存在着一定水平的天然的免疫球蛋白（Ig），被称为"天然Ig"或"天然抗体"。这些抗体在免疫应答中所起的作用目前尚未完全清楚，但已知其在体液免疫应答，特别是针对自身抗原的应答中起重要的调节作用。目前还证实，小鼠天然Ig在周围水平（脾脏）的B细胞库容（B repertoire）的发育过程中起作用，能够扩大针对胸腺依赖抗原的抗体应答。在人类，天然抗体在某些自身免疫性疾病中的作用正在研究之中。

内源性和外源性因素，特别是肠道菌群对天然Ig的同种型和亚类水平有明显的影响。无菌小鼠IgM水平正常，但IgG和IgA水平仅为普通饲养小鼠的5%。已经证实天然IgG能够扩大B细胞库容，后者可以通过采用探针测定某些编码Ig重链可变区（VH）基因表达来评价。分析 VH 基因表达为全面评价抗体库容提供了定量工具，基因的选择性使用（表达）意味着库容的多样性差。

在个体发育早期（新生普通小鼠），B细胞能频繁地结合多种抗原，其中包括发现自身抗原。这一情况与选择性使用 VH 基因家族，即 VH7183 有关。在成年普通小鼠，这种多反应性B细胞随机使用 VH 基因的频率明显减少，即使用 VH7173 基因家族减少，表明其具有多样性库容，提示成年普通小鼠免疫系统成熟。这种情况不存在于成年无菌小鼠，它们的B细胞与新生普通小鼠一样，高度表达 VH7183 基因。给无菌小鼠注射来源于成年普通小鼠血清中纯化的天然IgG能降低外周B细胞上 VH7173 基因家族的使用（与普通小鼠相同）。从以上资料可以得出：如果最初引起重排和表达的非随机的阳性依赖选择基因控制了 VH 库容的建立，以后受环境抗原和Ig刺激后B细胞库容使用的范围将扩大。无菌小鼠仍然维持"胎儿样"VH 库容，但可以通过使用来源于正常非免疫的普通小鼠的Ig而改变，这一发现确定了肠道菌群在这一功能上的关键作用。这种情况可能与临床有一定的关联，许多报道显示，在自身免疫性疾病的治疗中静脉注射正常人IgG能够产生有益的效果。外源性抗原刺激对 VH 基因表达的影响机制仍不清楚。外源性抗原可能是通过直接刺激抗原特异性克隆或由于在这些反应中产生抗体介导的独特型作用间接地对表达库容而最终发挥作用。

Butler等（2000）对新生小猪的抗体库容的发育进行了系列研究，发现与无菌新生小猪相比，胃肠道定植菌群的动物能显著增加黏膜淋巴组织中的IgM和IgA的多样性和库容，但对外周血淋巴细胞无明显影响。他们进一步的研究显示，给无菌新生小猪定植非致病性大肠杆菌（G58-1）和肠出血性大肠杆菌（933D，具有侵袭力的致病性大肠杆菌）后，血清中IgG、IgA和IgM水平增高，并产生抗胸腺依赖性抗原（TD-Ag）、胸腺非依赖性抗原（TI-2-Ag）和定植细菌的特异性抗体。定植 933D 动物血清中总 IgG 和 IgM 及特异性 IgG 抗体的水平明显高于 G58-1 定植动物，而血清中 IgA 水平、PP 中 B 细胞的多样性及血清中 IgG 和 IgM 的特异性在两种定植细菌的动物中无差异。抗原驱动的全身性免疫应答（特异性抗体的增高）仅出现于针对 TD 抗原和定植致病性大肠杆菌的动物。以上结果提示，B 细胞识别 TD-Ag 和 TI-2-Ag 抗原表位，在产生抗体之前接受肠道细菌的刺激是必需的，抗体产生的水平取决于定植细菌的性质。

自身免疫性疾病：Van der Broek（1992）报道了肠道菌群对自身免疫性疾病的调节作用。链球菌细胞壁（SCW）诱导的关节炎是一种慢性侵蚀性多关节炎，给敏感的大鼠腹腔内注射无菌 SCW 溶液可以产生关节炎，注射后几天内出现急相反应，约 10 天后出现第二相反应（慢性），主要为关节周围炎症，慢性反应依赖于功能性 T 淋巴细胞。无菌 F344 大鼠在遗传上能耐受第二相反应，而普通 Lewis 大鼠敏感。以上资料提示 F344 大鼠对 SCW 免疫耐受而造成 T 细胞的无反应性可能是其对 SCW 诱导的关节炎耐受的原因，但是 Lewis 大鼠缺乏对 SCW 的免疫耐受。当 F344 大鼠在无菌状态下饲养时，与 Lewis 大鼠一样，出现对 SCW 诱导关节炎的敏感，与体外对 SCW 诱导的 T 细胞增殖反应密切相关。在普通 Lewis 大鼠和无菌 F344 大鼠中，均可测出 T 细胞反应，而普通 F344 大鼠则不出现。这种天然存在的宿主细胞表面抗原与共生菌或致病菌表达的抗原之间的相同性被定义为"分子模拟学说"。无菌 F344 大鼠单独定植大肠杆菌即可导致与普通 F344 大鼠相同的耐受，而定植乳杆菌对敏感性无影响。因此普通 F344 大鼠对关节抗原表位的耐受是在新生期间诱导的，并且在以后的生活中由细菌菌群来维持，导致其对 SCW 诱导关节炎的耐受。在 Lewis 大鼠，这种耐受状态缺如极易被破坏。

在其他的自身免疫性疾病中细菌也有作用，因此对于大鼠佐剂诱导的关节炎（AIA），口服抗生素治疗能明显减轻其临床症状，而同时大鼠回肠远端大肠杆菌的水平增高。此外，已经证实分枝杆菌感染能显著地抑制非肥胖性糖尿病小鼠向糖尿病发展。

第六节　肠道菌群对普通动物免疫系统的作用

对普通动物使用肠道有益菌，观察其对全身免疫和肠道免疫系统的影响，为研究肠道菌群的免疫作用提供了另外一种途径。这些研究有的是通过胃肠道使用的，有的是经过腹腔或静脉注射等胃肠道外途径给予的，因此在对研究结果进行分析时应考虑这些因素。

一、胃肠道使用的作用

对肠道免疫系统的作用：De Simone 等（1998）报道普通小鼠经胃肠道摄入含活菌的酸奶（Yogurt）或热灭活的 Yogurt 能增加 PP 中 B 细胞数量，增强其对刺激的增殖反应和抗菌活性。喂养含活菌的 Yogurt 的小鼠能增强其对沙门氏菌感染的抵抗力。Perdigon 等（1994）也观察到在 Balb/c 小鼠饲料中添加 Yogurt，小肠黏膜中浆细胞和淋巴细胞的数量增加；结肠和小肠中产生 IgA 的细胞分别在第 5 天和第 7 天时增加；干酪乳杆菌也能产生相同的反应，而嗜酸乳杆菌在第 5 天时增加黏膜中 IgA 产生细胞，第 7 天该作用终止，提示这一作用的时间较短暂。作者还证实口服干酪乳杆菌、嗜酸乳杆菌、保加利亚乳杆菌和嗜热链球菌能增加小鼠肠液中的 Ig，但仅有干酪乳杆菌能增加针对沙门氏菌的特异性 Ig。熊菲等（2005）给 Balb/c 小鼠饲喂双歧杆菌活菌、死菌和培养上清，观察小鼠肠道 DC 的数量。研究表明，饲喂 7 天后活菌、死菌和培养上清组小鼠肠道固有层中 DC 的数量明显多于对照组，活菌组作用最明显，死菌组次之，提示外源性双歧杆菌能促进小鼠肠道 DC 的发育成熟，增加其数量。一些研究已用于确定肠道有益菌的免疫刺激是否有助于预防和治疗肠道感染。Perdigon 等（1994）使用产乳酸杆菌（LAB）和致病性沙门氏菌喂饲小鼠，观察 LAB 对预防沙门氏菌感染的方面起作用。结果显示，LAB 与致病性沙门氏菌一起（同时）喂饲无保护作用；预先喂饲保加利亚乳杆菌和嗜酸乳杆菌也无保护作用；预先喂饲嗜热链球菌 2 天或 5 天无保护作用，但喂饲 7 天有预防作用；预先喂饲干酪乳杆菌 2 天或 7 天有预防作用，而 5 天无保护作用。这提示 LAB 保护作用具有菌种依赖性和时间依赖性。Alak 等（1997）证实鲁特氏乳杆菌在控制免疫缺陷小鼠中微小隐孢子虫感染的方面起作用。该研究首先给 C57BL/6 小鼠腹腔注射白血病病毒 LP-BM5，4 个月后小鼠出现淋巴结肿大和脾脏肿大，制备免疫缺陷动物模型；然后喂饲添加鲁特氏乳杆菌的饲料或常规饲料，接种微小隐孢子虫。研究结果显示添加鲁特氏乳杆菌组的小鼠能从肠道中清除微小隐孢子虫，而未添加组则发展成隐孢子虫病。作者认为尽管这一作用的机制尚不清楚，但可能与免疫作用有关。Duffy 等（1997）的研究证实，给哺乳期 Balb/c 小鼠和其幼仔使用两歧双歧杆菌能延缓轮状病毒诱发的腹泻，并缩短病毒排出期。Yasui 等（1997）观察了给小鼠喂饲短双歧杆菌 YIT4064 后，再进行口服轮状病毒免疫的作用，结果显示，双歧杆菌 YIT4064 能增强对轮状病毒诱发腹泻的保护作用，该菌株具有诱导 PP 细胞产生大量 IgA 的能力。这一研究还证实，口服肠道有益菌能增加小鼠乳腺中抗轮状病毒 IgA 的产生，从而保护哺乳幼仔免受感染。Qiao 等（2002）使用两歧双歧杆菌和婴儿双歧杆菌或添加益生原喂养轮状病毒感染的 Balb/c 小鼠，观察双歧杆菌及益生原治疗轮状病毒感染的免疫反应，结果表明喂服单一双歧杆菌组和同时添加益生原组与对照组比较均能够显著缩短病程，明显增加小鼠血液和粪便中特异性抗轮状病毒 IgA 的水平。双歧杆菌组和同时添加益生原组之间无明显差异。

　　对全身免疫系统的作用：Conge 等（1980）把小鼠随机分为三组，分别给予标准喂养、添加含活的保加利亚乳杆菌以及嗜热链球菌的 Yogurt 或热灭活 Yogurt 13 周，结果显示添加活菌组的动物脾脏和胸腺组织活性似乎更高，血清中 IgG2 水平增高。接种破伤风疫苗后，特异性抗体在添加 Yogurt 组明显增高。Vesely 等（1985）也观察到给小鼠喂养含活菌的 Yogurt 能增加血清中的 IgG2 和 IgM，添加干酪乳杆菌 Danone 株 001 和 Shirota 株能提高循环中 IgA 水平和增加腹腔巨噬细胞 β-葡萄糖苷酸酶活性和吞噬指数。Portier 等（1993）研究了添加发酵奶对 Balb/c 小鼠产生抗霍乱弧菌特异性抗体的动态作用，小鼠在接种霍乱疫苗之前分别使用常规喂养、添加含活菌的 Yogurt 或热灭活的 Yogurt、含干酪乳杆菌 Danone 株 002 的乳液，结果表明使用含活菌的 Yogurt 或热灭活的 Yogurt 或干酪乳杆菌株的小鼠产生的抗霍乱弧菌特异性抗体的水平明显高于对照组。纪芳等（1993）研究了灭活的双歧杆菌和双歧杆菌活菌对免疫低下小鼠的体内免疫激活作用，结果表明，双歧杆菌灌胃后能提高小鼠血清中 IL-1、IL-6 和

INF-γ 水平，死菌与活菌的这一作用无差异。Perdigon 等（1994）进行了一系列有关肠道有益菌对小鼠全身和肠道免疫系统作用的研究，非特异性免疫测定采用分离的腹腔巨噬细胞酶活性和对伤寒沙门氏菌的吞噬活性来评价，体内评价采用碳清除试验评估。结果表明干酪乳杆菌、嗜酸乳杆菌和保加利亚乳杆菌都能有效地激活非特异性免疫，而嗜热链球菌作用较弱；所有有益菌均能刺激细胞免疫，摄入菌的存活对免疫作用比较重要，这些作用可能是由细菌细胞壁成分引起的。Namba 等（1981）报道来自长双歧杆菌分离的细胞壁能刺激豚鼠的全身免疫和体液免疫。口服保加利亚乳杆菌的溶解物（Deodan®）能增强小鼠腹腔巨噬细胞的吞噬活性。

二、胃肠道外使用的作用

许多研究表明，在啮齿动物胃肠道外使用不同的细菌制剂对其免疫系统有刺激作用。Bloksma 等（1981）使用羊红细胞或乳杆菌活菌或死菌与羊红细胞混合物经腹腔或静脉注射免疫小鼠，结果表明植物乳杆菌具有佐剂特性，而短乳杆菌无此作用，植物乳杆菌活菌与死菌的作用也不同，活菌仅刺激迟发高敏反应，而死菌仅增强抗体应答。

对感染的抵抗力：一些研究显示胃肠道外使用某些细菌制剂能增强宿主对感染的抵抗力。Sato 等（2002）进行了一系列实验，观察在小鼠静脉注射单核细胞增生利斯特菌之前不同间隔时间腹腔或静脉注射乳杆菌混悬液的作用，结果显示在 10 种乳杆菌中，干酪乳杆菌株 YIT0003 具有剂量依赖性保护作用。进一步实验证实保护作用归于乳杆菌的细胞壁复合物，肽聚糖只起部分作用。另一项研究也观察到皮下注射热灭活的干酪乳杆菌株 YIT9018 能增强小鼠对单核细胞增生利斯特菌的抵抗力，注射后使脾脏单核-巨噬前体细胞的数量增加了 22 倍，并使血清中集落刺激活性增强，脾脏巨噬细胞对单核细胞增生利斯特菌的杀菌活性明显增加。腹腔注射干酪乳杆菌株 YIT9018 也应用于对小鼠铜绿假单胞菌感染的研究，结果显示在铜绿假单胞菌感染之前 5 天使用 YIT9018 能增加小鼠的存活，抑制腹腔和脾脏中致病菌的生长。而经某种物质处理（如 Caraggeenan 处理）可使保护作用丧失，提示其作用涉及吞噬活性。在确定干酪乳杆菌针对利斯特菌抵抗力的活性组成中，研究表明细胞壁活性最强，胞壁中多糖-肽聚糖复合物对单核细胞增生利斯特菌、伤寒沙门氏菌、铜绿假单胞菌和大肠杆菌具有潜在的抗感染活性。热灭活的干酪乳杆菌株 YIT9018 和从细胞壁中分离的糖蛋白具有抵抗小鼠致死性巨细胞病毒感染的作用，这一保护作用仅在感染前 1～2 天使用有效，感染同时或 3 天前使用无效，提示使用方案对其保护效果比较重要。其机制可能与增加 NK 细胞活性有关，因为脾脏 NK 细胞活性与小鼠的存活有关，缺乏 NK 的变异小鼠保护作用降低。干酪乳杆菌处理组的 INF 水平和 2-5A 合成酶活性高于对照组。

对肿瘤细胞生长的抑制：胃肠道外使用肠道有益菌还能抑制肿瘤细胞的生长，改善实验动物的预后。Kato 等（1983）报道腹腔或静脉注射干酪乳杆菌株 YIT9018 能增强腹腔和脾脏巨噬细胞对肿瘤细胞系的吞噬活性，抑制其生长。王立生等（1983）报道腹腔注射两歧双歧杆菌的 WPG 能显著抑制裸鼠皮下移植的大肠癌的生长，其机制除增强巨噬细胞和 NK 细胞的吞噬活性以及分泌 IL-1、IL-6、IL-12、IL-18、TNF-αT、INF-γ 及 NO 等细胞毒性效应分子外，可能还与其降低肿瘤细胞的增殖活性、诱导肿瘤细胞凋亡有关。

第七节　肠道有益菌对体外免疫细胞的直接作用

在体外直接观察肠道有益菌及其组分对免疫细胞（包括肠上皮细胞）的影响为深入研究肠道菌群对免疫系统的作用机制提供了重要的途径，但这些研究是在体外人工实验条件下进行的，远比不上体内的情况复杂。

一、PBMC 和巨噬细胞

De Simone 等（1992）报道了产乳酸细菌（LAB）能与人外周血单个核细胞（PBMC），包括 CD4 和 CD8 细胞结合，活的乳杆菌还能增加刀豆素（ConA）刺激 PBMC 产生 INF-γ。Karlsson 等（1992）将来源于人脐血和成人血中的 PBMC 分别与青春双歧杆菌、粪肠球菌、胚芽乳杆菌、轻型链球菌、微小棒状杆菌、产气荚膜梭菌、普通类杆菌、大肠杆菌和铜绿假单胞菌共同培养，检测培养上清中 IL-12、TNF-α、IL-10 和 IL-6，发现由革兰氏阳性菌诱导产生的 IL-12 和 TNF-α 显著高于革兰氏阴性菌，IL-12、TNF-α 和 IL-10 水平在脐血和成人血细胞中大致相同，而脐血细胞诱导产生的 IL-6 水平明显高于成人血细胞。提示新生儿对共生菌的刺激具有很强的天然免疫反应，不同细菌株对婴儿免疫系统的成熟有不同的效应。

许多研究证实了肠道有益菌细胞壁组分对 PBMC 和巨噬细胞的作用。Solis-Pereyra 和 Lemonnier（1991）观察了保加利亚乳杆菌和嗜热链球菌对人 PBMC 产生 IL-1β、TNF-α、INF-γ、INF-α 和 IL-2 的作用，结果显示两种菌均能诱导产生 IL-1β、TNF-α 和 INF-γ，但对 INF-α 和 IL-2 无影响，反应取决于 PBMC 的来源。干酪乳杆菌、嗜酸乳杆菌和双歧杆菌也能诱导产生 IL-1β、TNF-α 和 INF-γ，其作用主要由细菌细胞壁引起，而胞质无此作用。人 PBMC 与保加利亚乳杆菌溶解物温育导致 PBMC 与细胞膜结合，从而使得胞质中产生 IL-1 和 TNF-α，它们对细菌细胞壁成分起支持作用。Kitazawa 等（1992）报道从小鼠中分离的巨噬细胞与格氏乳杆菌或嗜酸乳杆菌某些活菌或死菌接触后能产生 INF-α/β，LAB 能使脾脏巨噬细胞和 PP 黏附细胞表达编码 INF-α 的 mRNA。他还观察到乳酸球菌产生的磷酸化多糖能刺激巨噬细胞产生 INF-α 和 IL-1a。Miettinen 等（1996）检测了 LAB 活菌或甲醛固定死菌或 LPS 对人 PBMC 产生 TNF-α、IL-6 和 IL-10 的作用，LAB 包括长双歧杆菌 E505（一种动物双歧杆菌株）、两株副酪乳杆菌、嗜酸乳杆菌 E507、两株鼠李糖乳杆菌和两株乳酸球菌，结果显示细胞因子的产生在各菌株间有明显差异，但均高于 LPS。活菌诱导 TNF-α 优于死菌，提示在刺激中表面结构作用、肽聚糖的大小及三维结构在诱导 TNF-α 的产生非常重要。为了了解 LAB 经过胃肠道（如细菌细胞壁的改变等）是否对其作用有影响，Miettinen 使用新鲜培养的或经过对上消化道刺激模型的 LAB 再次进行研究，结果表明经过胃刺激后，仍能检测出 TNF-α 和 IL-6，但活性较低。Sekine 等（1991）观察到婴儿双歧杆菌的完整肽聚糖（whole peptidoglycan，WPG）能使小鼠腹腔巨噬细胞的 IL-1 和 TNF-α 的 mRNA 表达增强，同时被激活的巨噬细胞形态上表现为细胞表面积增大、皱褶增多，功能上表现为抑瘤活性增强。国内蓝景刚等（1998）则证实两歧双歧杆菌的 WPG 能促进小鼠腹腔巨噬细胞分泌大量的 IL-6 和 TNF-α。王立生等（2000）对双歧杆菌 WPG 的免疫作用进行了较系统的研究，相继报道了两歧双歧杆菌的 WPG 能增强巨噬细胞的吞噬能力，提高其能量代谢水平，并促使其分泌大量的 IL-12 和 IL-18，同时也能提高诱导型一氧化氮合酶的表达和合成，进而催化底物精氨酸产生大量的一氧化氮。王立生等进一步探讨了双歧杆菌 WPG 激活 SD 大鼠腹腔巨噬细胞的机制，研究发现 WPG 作用于巨噬细胞后，其 NF-κB 的 DNA 结合活性明显高于对照组，并且随着 WPG 刺激浓度的增加，NF-κB 的 DNA 结合活性逐渐增强，提示分叉双歧杆菌的 WPG 可通过活化 NF-κB 来激活巨噬细胞，这一作用可能是由双歧杆菌的 WPG 与巨噬细胞 TLR2 的结合介导的。同一作者还观察了两歧双歧杆菌 WPG 对 LPS 激活的裸鼠腹腔巨噬细胞胞质内 $[Ca^{2+}]_i$ 浓度的影响，结果显示 WPG 刺激后巨噬细胞胞质内 $[Ca^{2+}]_i$ 浓度的升高也参与了巨噬细胞的激活。最近他们还发现双歧杆菌 WPG 能刺激 SD 大鼠腹腔巨噬细胞，增加其转录因子 AP-1 的活性，认为这也是激活巨噬细胞的途径。因此双歧杆菌 WPG 可能通过多种信号途径参与了巨噬细胞的激活。

　　另外的研究证实，双歧杆菌 DNA 可作为免疫刺激序列，激活和调节免疫反应。Li 等（2005）将双歧杆菌纯化的 DNA 与小鼠腹腔巨噬细胞共培养，结果显示双歧杆菌 DNA 能够明显增加培养上清中 IL-1β、IL-6、IL-12P40 和 TNF-α 的水平，还可增强巨噬细胞的吞噬能力。Lammers 等（2003）将来源于健康志愿者的外周血 PBMC 分别与双歧杆菌纯化的 DNA 和志愿者口服双歧杆菌前后粪便中总菌 DNA 共培养，发现双歧杆菌 DNA 能诱导 PBMC 分泌 IL-10，双歧杆菌口服后粪便总菌 DNA 可通过降低 IL-1β 和增加 IL-10 调节免疫反应。另有研究表明双歧杆菌 DNA 能激活 DC，上调其表面分子和共刺激分子（如 CD69、MHC-I 类及 MHC-II 类分子、CD80 及 CD86 等）的表达，同时还能激活 NK 细胞和 B 细胞，使之产生较多的 IFN-γ 和抗体。目前认为双歧杆菌 DNA 中含有的 CpG DNA 可与巨噬细胞表面的 TLR9 结合，诱导其激活。王立生等（2000）进一步观察了青春双歧杆菌 DNA 对小鼠腹腔巨噬细胞中 6 种蛋白激酶（PKCα、PKCβI、PKCβII、PKCγ、PKCε 和 PKCζ）和 NF-κB 的影响。结果显示双歧杆菌 DNA 注射组巨噬细胞后，PKCα 和 PKCβ 明显增高，NF-κB$^+$ 细胞的密度也显著高于对照组，提示双歧杆菌 DNA 与 TLR9 结合后可能是通过活化 PKCα、PKCβII 和 NF-κB 来激活巨噬细胞。

　　关于淋巴细胞增殖反应和白细胞的功能已经有所报道，体外 LAB 或真菌能直接刺激淋巴细胞的增殖反应。某些经发酵奶摄入的细菌、奶汁水解的肽或细菌来源的细胞外产物也能刺激淋巴细胞增殖。但 Von der Weid 等（1993）发现乳杆菌能抑制 T 细胞增殖，减少 Th1、Th2 细胞因子释放，同时能诱导调节性 T 细胞产生 TGF-β 和 IL-10，预示着产生了免疫耐受。Hatcher 和 Lambrecht（1993）的研究显示吞噬细胞经嗜酸乳杆菌和长双歧杆菌处理后能增强其对沙门氏菌的吞噬能力。

二、树突状细胞

　　许多研究证实了肠道益生菌具有调节 DC 表型和分泌细胞因子的能力。Christensen 等（1993）观察了灭活的不同乳杆菌菌株对鼠骨髓来源的 DC 分泌 IL-6、IL-10、IL-12 和 TNF-α 的作用。结果表明，各菌株均能上调 DC 表达 MHC II 类分子和 B7-2（CD86），从而促进 DC 成熟。各菌株在诱导产生 IL-6 和 IL-10 方面有明显差异，而对

IL-12 和 TNF-α 的产生影响较小。熊菲等（2005）探讨了双歧杆菌对正常成年人外周血单核细胞来源的 DC 刺激淋巴细胞增殖功能及分泌细胞因子的影响，结果显示双歧杆菌死菌诱导后的 DC 刺激同种异体 T 细胞能力明显增强，且具有剂量依赖效应。高剂量双歧杆菌刺激后的 DC 分泌 IL-12 和 IFN-γ 的水平明显提高，低剂量双歧杆菌组与 LPS 组分泌 IL-12 和 IFN-γ 的水平相当，但都与阴性对照组有显著性差异，提示双歧杆菌能促进 DC 功能成熟，还能提高刺激 T 淋巴细胞增殖的能力。Young 等（2004）将来自于 25～35 天的婴儿粪便中的两歧双歧杆菌、长双歧杆菌、假链双歧杆菌和婴儿双歧杆菌分别与从脐血获得的 DC 共培养，随后检测 DC 表面标志及其分泌的细胞因子，结果显示除婴儿双歧杆菌外，其他双歧杆菌均能增强 DC 表达 CD83，增加 IL-10 的分泌。Braat 等（2004）则研究了志愿者和克罗恩病患者体内使用鼠李糖乳杆菌刺激成熟的 DC 对初始 CD4$^+$ T 细胞的成熟及分泌细胞因子的作用，结果显示，无论是健康人或患者，鼠李糖乳杆菌刺激成熟的 DC 在体内和体外均能降低 T 细胞的增殖反应。减少 CD3/CD28 T 细胞分泌 IL-2、IL-4 和 IL-10，提示益生菌通过调节 DC 功能而降低 T 细胞反应的这一作用不是通过上调调节性 T 细胞因子实现的，而可能另有机制。

现有的研究表明，革兰氏阳性菌与革兰氏阴性菌，共生菌与致病菌对 DC 有不同的作用。Rigby 等（2005）从正常小鼠的结肠组织分离出 DC，将其分别与长双歧杆菌和大肠杆菌共培养，结果显示长双歧杆菌能够使 IL-10 和 IL-12 的产量明显增高，而大肠杆菌仅能使 IL-12 的产量增高。Drakes 等（2005）研究了 VSL♯3（内含乳杆菌、双歧杆菌和唾液链球菌）对人骨髓来源的 DC 表面抗原表达及其分泌细胞因子影响，研究显示大剂量益生菌能上调 DC 表达 CD80、CD86、CD40 和 MHCⅡ类分子；低剂量益生菌处理则不能增加 B7-DC 和 B7RP-1，但革兰氏阴性菌——大肠杆菌刺激 DC 后使其 B7RP-1 表达增加。在功能上益生菌处理的 DC 缺乏促进同种 T 细胞增殖的能力，而大肠杆菌处理的 DC 具有此能力，益生菌处理 DC 3 天后其上清中 IL-10 水平明显增高。Braat 等（2004）比较了鼠李糖乳杆菌和肺炎克雷伯杆菌对 DC 表型和功能的作用，发现单个核细胞来源的未成熟 DC 在两种细菌存在的情况下均能发育成熟，表达 CD83 和 CD86，但激活 Th1 细胞的受体主要在肺炎克雷伯杆菌刺激的 DC 中表达。乳杆菌刺激后，未成熟 DC 产生 TNF-α、IL-6 和 IL-8，而成熟 DC 产生 IL-12 和 IL-18 的量降低，并且鼠李糖乳杆菌刺激可导致 T 细胞发育，但缺乏典型的 Th 表型特征，而肺炎克雷伯杆菌刺激能诱导主要依赖于 IL-12 的 Th1 型免疫应答，这一结果证实益生菌与致病菌诱导不同的免疫反应可能是由 DC 调节的。

为了观察益生菌和致病菌对不同部位来源的单核细胞和 DC 的作用，O'mahony 等（2006）将从急性结肠炎患者肠系膜淋巴结（MLN）和外周血中分离的单核细胞和 DC 分别与唾液乳杆菌、婴儿双歧杆菌和鼠伤寒沙门氏菌共培养，检测 IL-12、TNF-α、TGF-β 和 IL-10 的水平，结果显示 PBMC 和 PBMC 衍生的 DC 在乳杆菌、双歧杆菌和沙门氏菌的刺激下能分泌 TNF-α，而 MLN 细胞和 MLN 衍生的 DC 仅在沙门氏菌的刺激下产生 TNF-α。PBMC 和 PBMC-DC 与沙门氏菌或乳杆菌共培养后能分泌 IL-12，而 MLN 衍生的 DC 仅在与沙门氏菌共培养后分泌 IL-12；PBMC 在受到双歧杆菌刺激后能分泌 IL-10，但沙门氏菌或乳杆菌无此作用；MLN 衍生的 DC 在受到双歧杆菌或乳杆菌刺激后能分泌 IL-10，沙门氏菌无此作用。以上结果表明，共生菌能够诱导 MLN 细胞产生调节因子，而致病菌则诱导向 Th1 极化的因子产生。共生菌与致病菌在诱导细胞因子分泌方面的差异在黏膜免疫较 PBMC 更显著。

进一步研究表明肠道细菌对 DC 的作用是通过 TLR 或 DC-SIGN 介导的。Smiths 等（2005）观察了乳杆菌在体外通过对 DC 的活化来诱导 IL-10 分泌性 T 调节细胞的作用，结果显示鲁特氏乳杆菌和干酪乳杆菌能够活化人单个核细胞来源的 DC，诱导产生调节性 T 细胞，而植物乳杆菌无此作用，产生的 T 调节细胞能分泌高水平 IL-10，抑制旁观 T 细胞的增殖。这种抑制效应具有 IL-10 浓度依赖性。更为重要的是他们发现鲁特氏乳杆菌和干酪乳杆菌能结合 DC 表面 C 型凝集素——DC 表面的特异性细胞间黏附因子 3 进而结合非整合素分子（DC-SIGN），对 DC-SIGN 进行抗体阻断可以抑制乳杆菌诱导产生 T 调节细胞，提示乳杆菌对 DC-SIGN 的结合可以活化 DC，诱导产生调节性 T 细胞。几项研究证实了益生菌对 DC 的作用是由 TLR 途径介导的。Hoarau 等（2006）观察了短双歧杆菌培养上清对 DC 成熟、活化和存活的作用。结果表明短双歧杆菌 C50（BbC50）培养上清与人单个核细胞来源的 DC 共同培养后，能诱导 DC 成熟，使其表达 CD83、CD86 和 HLA-DR。与 LPS 活化的 DC 相比较，BbC50 能延长 DC 存活，其 DC 产生的 IL-10 水平增高、IL-12 水平降低，并且 BbC50 具有抑制 LPS 诱导 DC 产生 IL-12 和使其存活的作用。最终 BbC50 能诱导 TLR2 转染细胞的激活，而对 TLR4、TLR7 和 TLR9 转染细胞无此作用。这一研究结果进一步提示，BbC50 能通过 TLR2 诱导 DC 成熟并延长其存活，分泌较多量的 IL-10，这可能是其限制 Th1 型免疫应答和控制过敏患者向 Th2 极化的机制。这一结果与以前的一项研究相符，该研究观察了肽聚糖（PGN）、LPS 和脂磷壁酸（LTA）对 *TLR2* 敲除小鼠和 *TLR4* 基因突变小鼠（C3H/HeJ）DC 成熟的作用，结果表明 PGN、LPS 和 LTA 均可以诱导对照组 DC 的成熟，使其表达 MHCⅡ类分子、CD86 并产生细胞因子，而 PGN 和 LTA 仅在 *TLR2* 敲除小鼠无此作用，LPS 仅在 *TLR4* 基因突变小鼠无此作用。

三、肠上皮细胞

如前所述，IEC 能通过抗原呈递和分泌细胞因子等参与肠道黏膜免疫系统释放 s IgA 和调节免疫反应的作用。肠道共生菌能够增强 IEC 的保护性反应，其机制可能为 IEC 针对有益菌不出现炎症应答作用，而对致病菌则有炎症应答。O'Hara 等（2006）研究了 HT29 细胞与共生菌（婴儿双歧杆菌、唾液乳杆菌）和致病菌（伤寒沙门氏菌）共培养后 HT29 针对鞭毛的免疫应答，使用基因芯片检测炎症基因表达，测定 NF-κB 激活 IL-8 分泌及致病菌对 IEC 的黏附能力等。结果表明，伤寒沙门氏菌能够上调 847 种免疫相关基因中 36 种的表达（包括 NFκB 和 IL-8），而共生菌不能诱导任一种基因高表达。但婴儿双歧杆菌和唾液乳杆菌能够降低基础水平时和伤寒沙门氏菌诱导的促炎症反应中的 IL-8；婴儿双歧杆菌还能限制鞭毛诱导的炎症反应中的 IL-8 的分泌；共生菌对致病菌与 IEC 之间的黏附无影响。白爱平等（2005）观察了保加利亚乳杆菌对肠上皮细胞 HT-29 在 TNF-α 刺激后表达及分泌促炎症因子 IL-8 的调节作用，结果显示乳杆菌预先与 HT-29 细胞共培养能明显抑制 IL-8 的表达与分泌。Neish 等（2000）发现 IEC 在与非致病性沙门氏菌直接接触后，再受到促炎症因子刺激时，其炎症效应分子的合成明显减少，其机制是细菌干扰了 IκB 的降解。IκB 是封闭 NF-κB 的分子，IκB 不降解就无法使 NF-κB 激活，不能合成一系列炎症因子。但 Haller 等（2005）的研究证实，在体内外，非致病性革兰氏阴性菌能诱导 IEC 细胞 RelA 磷酸化，活化 NF-κB 和表达促炎症因子基因。他们进一步研究了免疫-肠上皮细胞在细菌诱导 NF-κB 途径和促炎症因子基因表达中的相互作用机制，结果发现分化的 HT-29/MTX 细胞对这类的刺激无反应性，大肠杆菌刺激的 IEC 与 PBMC 和固有层单个核细胞（LPMC）共培养能诱导 IEC 表达的 IL-8mRNA 明显增多，而普通类杆菌刺激的 IEC 无此效果。PBMC 的存在能刺激大肠杆菌和普通类杆菌诱导 TLR4 附属蛋白 MD-2 基因表达和内源性 IκBα 磷酸化，但普通类杆菌在 PBMC 的存在下不能激活 IκBα 降解和活化 NF-κB。这一结果提示非致病性革兰氏阴性菌在免疫细胞的作用下对 IEC 细胞 NF-κB 活化和 *IL-8* 基因表达存在不同的调节，使 IEC 对某些共生菌处于反应低下状态。

第八节　益生菌免疫调节的临床研究

益生菌（probiotics）被定义为"给予一定数量的、能够对宿主健康产生有益作用的活的微生物"，目前益生剂剂中使用的菌株主要来源于肠道菌群，如乳杆菌、双歧杆菌等。益生菌在人类临床上的应用及其机制研究构成了人们了解肠道菌群在人免疫系统中作用的基础。

一、抗感染免疫

在应用益生菌的临床研究中，益生菌对感染（主要为肠道感染）性疾病的预防和治疗占绝大多数。大量可靠的随机双盲安慰剂对照研究（DBPC）显示，益生菌对急性腹泻病（特别是轮状病毒性肠炎）、抗生素相关性腹泻等肠道感染有确切的治疗效果；对防治医院内腹泻病及旅行者腹泻病可能有一定的效果。其机制目前主要认为由益生菌对致病菌和其他微生物的生物拮抗或抑制作用所介导，具体可能为：①产生抗菌物质：包括过氧化氢、有机酸、细菌素、类细菌素样物质等；②竞争性阻止致病菌及其毒素的黏附。但上述体外及动物实验表明，益生菌的免疫机制也起到非常重要的作用。

在临床上评价益生菌对人体肠道免疫和全身免疫应答的作用比较困难，现有的研究已经证实某些益生菌能够提高人体的非特异性免疫反应，对口服疫苗和特异性免疫应答起辅佐效应。两项研究表明，健康人摄入含约翰逊乳杆菌 LA1 发酵奶制品 4 周，血清中 IgA 轻度升高，具有统计意义。De Simone 等（1998）研究了两歧双歧杆菌与嗜酸乳杆菌混合物（infloran）对老年人免疫指标的影响，结果与安慰剂比较，血清 Ig 水平无差异，但 B 细胞数量增高，TNF-α 在某些个体中也增高。较多的研究显示大剂量摄入 Yogurt 细菌（$10^{11} \sim 10^{12}$ cfu/d），可刺激人 PBMC 产生 INF-γ，但这种作用的临床意义尚不明确。Trapp 等（1993）的研究显示，口服 Yogurt 4 个月（200g/d）并没有降低感染的风险，对肺炎链球菌疫苗也没有作用，但能降低年幼志愿者的血清中 IgE 水平，减少过敏的发生。Wheeler 等（1997）对特应性患者以交叉方式使用 Yogurt（160g/d）1 个月，比较了口服 Yogurt 前后的免疫指标，结果显示细胞、体液免疫和吞噬功能无差异。Schiffrin 等（1995）观察了随机摄入含双歧杆菌或约翰逊乳杆菌 LA1 发酵奶 3 周对非特异性免疫的作用，结果显示摄入两种有益菌能明显提高白细胞的吞噬能力，但白细胞类型及 T 细胞激活与基础值比较无差别。

　　Link-amster 等（1994）证实了含有益菌的发酵奶对健康人口服伤寒沙门氏菌疫菌 Ty21a 的辅佐作用，30 名志愿者被随机分为两组，一组口服含约翰逊氏乳杆菌和双歧杆菌的发酵奶，另一组为对照，两组均口服伤寒沙门氏菌疫菌后评价血清中抗伤寒沙门氏菌抗体。结果显示口服发酵奶组特异性抗体升高 4 倍，而对照组升高 2.5 倍。另一项研究也表明在婴儿口服活轮状病毒疫苗的同时，加服乳杆菌 GG 能明显提高抗轮状病毒 IgA 的阳转率。Mullie 等（2004）给刚出生的婴儿喂养含双歧杆菌的发酵配方奶持续 4 个月，其间口服接种两次脊髓灰质炎病毒疫苗，在第二次接种疫苗之前和 1 个月以后，检测婴儿体内特异性抗脊髓灰质炎 IgA 抗体，结果表明使用发酵配方奶喂养的婴儿特异性 IgA 抗体明显高于对照组。以上研究说明某些肠道有益菌具有佐剂效应，对口服疫苗有辅助免疫的作用，但这一效果并不是在所有的有益菌和疫苗中出现。

　　多项随机对照研究证实口服鼠李糖乳杆菌能明显缩短儿童急性轮状病毒肠炎的病程，其作用有免疫机制的参与。Isolauri 等（1991）应用 ELISPOT 技术（固相酶联免疫斑点）检测了血液中 Ig 分泌细胞数量和特异性抗体分泌细胞的数量，显示急性轮状病毒肠炎患儿口服乳杆菌菌株 GG 后血中 IgG、IgA 和 IgM 分泌细胞数量明显增多，特异性抗轮状病毒 IgA 应答增强。这提示肠道有益菌能激发肠道对轮状病毒的应答，可能是其缩短病程的机制。其他的研究也显示使用革兰氏阳性菌制剂特别是产生乳酸的益生菌，能够提高针对口服抗原的血清或肠道抗体应答。另有设计完善的随机对照研究也证实了某些肠道有益菌在抵御感染和缩短感染性疾病病程中的作用，免疫作用可能是其潜在的机制，但仍需进一步的证实。

二、炎症性肠病

　　炎症性肠病（inflammatory bowel disease，IBD）包括溃疡性结肠炎（ulcerative colitis，UC）和克罗恩病（Crohn's disease，CD），是一组病因不明的慢性肠道炎症性疾病，其发病机制假设为肠道细菌和环境因素作用于遗传易感的人群，导致肠黏膜免疫反应过高。目前普遍认为，CD 主要是以 CD4$^+$ 淋巴细胞反应为主的 Th1 型炎症反应，其细胞因子以 INF-γ 和 IL-2 为主；而 UC 可能主要是 IL-13 驱动的 Th2 型炎症反应，细胞因子以 IL-4 和 IL-5 为主。近年来随着对肠道菌群及其免疫作用研究的不断深入，肠道菌群在 IBD 发病机制中的作用及益生剂对 IBD 的治疗已成为研究的热点。

　　IBD 动物模型及临床观察均支持肠道菌群参与了 IBD 的发病。较多的研究证实 DSS（葡聚糖硫酸钠）诱导的小鼠结肠炎模型存在着肠道菌群变化，主要以拟杆菌和梭状芽孢杆菌增多。临床上也观察到，IBD 患者肠道乳杆菌和双歧杆菌减少，而大肠杆菌增多。一项研究对 IBD 患者进行结肠活检，与对照组比较，患者结肠正常菌群过度增长。动物试验还证实，在肠道无菌的环境下不会发生结肠炎，但如重新恢复肠道菌群，则出现肠道炎症。尽管各种 IBD 动物模型的病理组织学和发病机制各不相同，但它们的共同特征是肠黏膜炎症的发生都要依赖于肠道正常菌群的存在。肠道黏膜接触大量的食物抗原和肠道微生物，使宿主对肠道菌群处于耐受状态或维持低水平的"生理性炎症"。上述结果提示宿主对肠道正常菌群的免疫耐受异常可能在 IBD 发病中起重要作用。

NF-κB 是一种广泛存在的核转录因子，其诱导激活参与了 IBD 中上皮细胞、吞噬细胞、B 细胞和 T 细胞的激活以及它们大量细胞因子的分泌。研究证实，参与 IBD 致病过程的细胞因子 TNF-α、IL-1β、IL-6、IL-8 和 IL-12 均在转录水平上为 NF-κB/Rel 所调控，其他由 NF-κB 调控的因子（如 ICAM-1、VCAM-1、E-selectin 等）在 IBD 中也被发现转录上调。IBD 患者活检标本或细胞培养中发现活化的 NF-κB 出现在上皮细胞和固有层吞噬细胞的细胞核中，同样在小鼠 DSS 诱导和 IL-2 或 IL-10 基因缺失的结肠炎动物模型中，NF-κB/Rel 的活性增高。使用益生菌在动物模型及临床试验中也表明，双歧杆菌和乳杆菌在减轻 IBD 病理改变和改善临床症状的同时伴随着结肠黏膜 NF-κB 表达的减少。最近发现 NOD2/CARD15 基因为 CD 的第一个易感基因，此基因可以识别普遍存在于革兰氏阴性菌表面的 LPS，直接导致 NF-κB 的表达，启动介导炎症反应，NOD2/CARD15 基因突变可以导致 NF-κB 活性增强，已经证实 IBD 患者存在 NOD2/CARD15 基因突变。这进一步揭示了感染肠道菌群在 IBD 发病中的作用。

益生剂对 IBD 的治疗效果已在动物模型及临床患者中得到了证明。Schultz（2006）用植物乳杆菌 299V 治疗 IL-10 基因敲除的小鼠 UC 模型，发现炎症过程明显和缓，黏膜中 IgG、ITF-γ 和 IL-12 含量降低。如果继续使用，则在组织学上可看到明显改善，在体外培养中还发现乳杆菌可增强血液中吞噬细胞和腹膜中吞噬细胞的活性。Shibolet 等（2002）发现在用益生菌治疗由不同诱导剂诱导的 UC 动物模型的疗效有明显不同，VSL♯3 在治疗由巯基阻滞剂（iodoacetamide）诱导的动物模型疗效明显，而对由硫磺二硝基苯酸（DNBS）诱导的动物模型几乎无疗效。益生菌的保护效应主要表现在结肠的损伤面积和湿重减少、并伴有 PGE2 代谢物和 MPO 减少、NOS 活性增加等。Herias 等（2005）观察了干酪乳杆菌对 DSS 诱导的小鼠 UC 的治疗作用，结果表明喂饲干酪乳杆菌组小鼠的贫血指数、体重和器官重量均优于对照组，且慢性期存在结肠上皮的再生。Pena 等（2005）使用肝螺杆菌诱导的 IL-10 基因敲除 IBD 小鼠模型，观察了乳杆菌的治疗作用，发现喂饲乳杆菌组与对照组肝螺杆菌的数量无显著差异，但乳杆菌组致炎细胞因子 IL-12 和 TNF-α 水平明显降低。其他的应用 IBD 动物模型也证实了不同的益生菌［如鲁特氏乳杆菌和 VSL♯3（内含乳杆菌、双歧杆菌和唾液链球菌）］能够预防或缓解 IBD 病情，其机制可能与增加黏液分泌、下调促炎症因子（IL-6、INF-γ、TNF-α、IL-12）或促进抗炎因子 IL-10 产生、保持肠道屏障完整性有关。

在临床上已有设计周密的随机双盲安慰剂对照研究，使用的益生菌有 VSL♯3、非致病性大肠杆菌 Nissl 1917、鼠李糖乳杆菌 GG、双歧杆菌和伯德拉酵母菌等，这些研究的结果存在着一定差异。Rembacken 等（2005）使用非致病性大肠杆菌 Nissl 1917 或美沙拉嗪治疗了 UC 加重的患者，结果 90 天后两组缓解率和缓解时间均无显著差异，疗效相当。其他的临床研究也表明，非病原性大肠杆菌 Nissl 1917 株、双歧杆菌和乳杆菌可能具有与美沙拉嗪相似的维持轻中度 UC 缓解的疗效。Fedorak 等（2003）用 VSL♯3 治疗美沙拉嗪治疗失败的 UC 患者，治疗 6 周后有 63% 取得临床缓解，23% 对治疗有反应。Gionchetti 等（2000）观察了 VSL♯3 对经治疗取得缓解的 UC 患者的囊袋炎的预防复发作用，结果治疗 9 个月后，治疗组仅有 15% 复发，而安慰剂组 100% 复发。他还观察了 VSL♯3 对手术后 UC 患者囊袋炎发生的预防作用，患者术后 1 周即予口服 VSL♯3 或安慰剂，随访 12 个月，治疗组无 1 例发生囊袋炎，而安慰剂组有 40% 发生囊袋炎。在另一项随机对照的临床试验中，Ishikawa 等（2002）用含有双歧杆菌的牛奶（BFM）作为日常食物提供给 UC 患者，持续 1 年，试验结束后分别考察两组的肠镜表现、血液学检查及肠道菌群培养结果。发现在 BFM 组中有 3 人（3/11）病情加重，而在对照组中有 9 人（9/10）病情加重。肠道菌群培养结果显示，BFM 组中肠杆菌属及丁酸盐类的浓度较对照组明显降低，提示双歧杆菌有预防 UC 复发的作用。关于益生菌对 CD 的治疗和预防作用报道较少。Malchow 等（2005）观察了大肠杆菌 Nissl 1917 株对维持 CD 缓解的效果，在所有患者均接受标准的泼尼松龙治疗的基础上，随机口服大肠杆菌 Nissl 1917 或安慰剂治疗 1 年，泼尼松龙诱导完全缓解率在治疗组和安慰剂组中分别为 92% 和 86%，撤停激素后 1 年内，两组缓解维持率分别为 70% 和 30%，治疗组和安慰剂组无显著差别。Prantera 等（2002）报道了乳杆菌对经手术缓解的 CD 患者的缓解维持作用，疗程 12 个月，结果治疗组和安慰剂组临床缓解率分别为 83% 和 89%，内镜下缓解率分别为 40% 和 65%，无统计学意义。总之现有的临床资料表明，益生菌在 IBD 的治疗中有一定的作用，对维持 UC 缓解和预防囊袋炎的发生效果较肯定，对 CD 术后复发也可能有一定作用，但对于治疗活动性 UC 和 CD 以及维持 CD 缓解的作用，其研究结果不一致，疗效未被证实。

三、过敏性疾病

过敏性疾病主要包括过敏性鼻结膜炎、支气管哮喘、特应性皮炎、荨麻疹、变应性胃肠炎等Ⅰ型变态反应性疾病。过敏性疾病是一个全球性的健康问题，在世界各地均很常见，西方发达国家的发病率高于发展中国家，几乎达到流行的程度（40%），且发病率逐年增高，已受到全球的关注。目前认为近几十年来过敏性疾病在全球范围内逐年增加的原因与社会经济发展、公共和个人卫生状况改善、"过度卫生"的环境使年幼儿童暴露环境微生物感染机会减少，造成机体对过敏原的免疫应答向 Th2 偏移有关，即"卫生学说"。近来越来越多的研究发现，微生物感染可能是通过影响调节性 T 细胞，以实现对 Th1 和 Th2 功能的调控。

（1）过敏性疾病发病既取决于遗传因素（受家族性遗传支配），还与环境因素密切相关，如空气污染、鸡蛋牛奶制品，以及与动物皮毛、尘螨、花粉等变应原接触密切相关。

（2）"与过卫生学说"有关，即在婴幼儿时期接触一定的细菌、寄生虫、病毒等，则有利于抑制过敏性疾病的发生和发展。

（3）儿童过敏性疾病与其携带双歧杆菌的种类及菌群接种密切相关。一般认为在过敏性疾病出现症状之前，肠道菌群紊乱已经存在，非继发现象。

（4）益生剂试用在防治儿童过敏性疾病方面疗效肯定，临床可扩大使用范围，重视DBPC 试验，以便取得肯定的经验。

主要参考文献

熊菲，程茜，刘明等.2005.双歧杆菌对小鼠肠道 DC 数量的影响.中国微生态杂志,17；405～407

Agren J，Thiemermann C，Foster S J et al.2006.Cytokine responses to CpG DNA in human leukocytes.Scand J Immunol,64；61～68

Alak J I B,wolf B W,mdurvwa E G et al.1997.Effect of *Lactobacillus reuteri* on intestinal resistance to cryptosporidi-um parvum infection in a murine model of acquired immunodeficiency syndrome.J In fect Dis,175:218~221

Alm J S,Swartz J,Bjorksten B et al.2002.An anthroposophic lifestyle and intestinal microflora in infancy.Pediatr Al-lergy Immunol,13:402~411

Bjorksten B,Naaber P,Sepp E et al.1999.The intestinal microflora in allergic Estonian and Swedish 2-year-old chil-dren.Clin Exp Allergy,29:342~346

Bjorksten B.2004.Effects of intestinal microflora and the environment on the development of asthma and allergy.Springer Semin Immun,25:257~270

Bottcher M F,Nordin E K,Sandin A et al.2000.Microflora-associated characteristics in faces from allergic and nonal-lergic infants.Clin Exp Allergy,30:1590~1596

Braat H,de Jong E C,van den Brande J M.2004. Dichotomy between *Lactobacillus rhamnosus* and *Klebsiella pneu-moniae* on dendritic cell phenotype and function.J Mol Med,82:197~205

Braat H,van den Brande J M,van Tol E A et al.2004. *Lactobacillus rhamnosus* induces peripheral hyporesponsiveness in stimulated CD4$^+$ T cells via modulation of dendritic cell function.Am J Clin Nutr,80:1618~1625

Butler,E,Sun J,Navarro P et al.2000.Antibody repertoire development in fetal and newborn piglets.III.Colonization of the gastrointestinal tract selectively diversifies and expands the pre-immune repertoire in mucosal lymphoid tissue.Immunology,100:119

Butler J E,Weber P,Sinkora M et al.2002.Antibody repertoire development in fetal and neonatal piglets.VIII.Coloni-zation is required for newborn piglets to make serum antibodies to T-dependent and type 2 T-independent antigens.J Immunol,169: 6822~6830

Cebra J J,Bos N A,Cebra E R et al.1995.Cellular and molecular biologic approaches for analyzing the in vivo devolop-ment and maintenance of gut mucosal IgA responsen.In: Mestecky B J et al.Advances in mucosal immunology.New-York:Plenum Press.329~434

Christensen H R,Frokiaer H,Pestka J J.2002. *Lactobacilli* differentially modulate expression of cytokines and matura-tion surface markers in murine dendritic cells.J Immunol,168:171~178

Cukrowska B,Kozáková H,Reháková Z et al.2001.Specific antibody and immunoglobulin responses after intestinal col-onization of germ-free piglets with non-pathogenic *Escherichia coli* O86.Immunobiology,204:425~433

De Simone C,Tzantzoglou S,Baldinelli L et al.1998.Enhancement of host resistance against *Salmonella typhymurium* infection by a diet supplement with yogurt.Immunopharmacol Immunotoxicol,10:399~415

Drakes M,Blanchard T,Czinn S.2004.Bacterial probiotic modulation of dendritic cells.Infect Immun,72:3299~3309

Elmer G W,Me Farland L V,surawicz C M.1999.Biotherapentic agents and infectious diseases.New Jersey:Humana Press Totowa.139~144

Fedorak RN,Gionchetti P,Campieri M et al.2003.VSL3 probiotic mixture induces remission in patients with active ul-cerative colitis.Gastroenterology,124: A377

Food and Agriculture Organization of the United Nations and World Health Organization (FAO-WHO).2002.Guide-line for the evaluation of probiotics in food.FAO of the United Nations and WHO working group report:Online:http://who.int/foodsafety/publications.fs-management/probiotics/en/

Gionchetti P,Rizzello F,Helwig U et al.2003.Prophylaxis of pouchitis onset with probiotic therapy：a double-blind,placebo-controlled trial.Gastroenterology,124:1202~1209

Gionchetti P,Rizzello F,Venturi A et al.2000.Oral bacteriotherapy as maintenance treatment in patients with chronic pouchitis: a double-blind,placebo-controlled trial.Gastroenterology,119:305~309

Haller D,Holt L,Parlesak A et al.2004.Differential effect of immune cells on non-pathogenic Gram-negative bacteria-induced nuclear factor-kappaB activation and pro-inflammatory gene expression in intestinal epithelial cells.Immunol-ogy,112:310~320

Haller D,Russo M P,Sartor R B et al.IKK beta and phosphatidylinositol 3-kinase/Akt participate in non-pathogenic Gram-negative enteric bacteria-induced RelA phosphorylation and NF-kappa B activation in both primary and intestinal epithelial cell lines.J Biol Chem,277;38168~38178

Herias M V,Koninkx J F,Vos J G et al.2005.Probiotic effects of Lactobacillus casei on DSS-induced ulcerative colitis in mice.Int J Food Microbiol,103;143~155

Hoarau C,Lagaraine C,Martin L.2006.Supernatant of *Bifidobacterium breve* induces dendritic cell maturation,activation,and survival through a Toll-like receptor 2 pathway.J Allergy Clin Immunol,117;696~702

Ishikawa H,Akedo I,Umesaki Y et al.2003.Randomized controlled trial of the effect of bifidobacteria-fermented milk on ulcerative colitis.J Am Coll Nutr,22;56~63

Kalliomaki M,Isolauri E.2003.Role of intestinal flora in the development of allergy.Curr Opin Allergy Clin Immunol, 3;15~20

Karlsson H,Christina H,Anna R.2002.Innate immune responses of human neotatal cells to bacteria from the normal gastrintestinal flora.Infect Immunity,70 ;6688~6696

Lammers K M,Brigidi P,Vitali B et al.2003.Immunomodulatory effects of probiotic bacteria DNA; IL-1 and IL-10 response in human peripheral blood mononuclear cells.FEMS Immunol Med Microbiol,38;165~172

Liu Y,Wang Y,Yamakuchi M et al.2001.Upregulation of toll-like receptor 2 gene expression in macrophage response to peptidoglycan and high concentration of lipopolysaccharide is involved in NF-kappa B activation.Infect Immun,69; 2788~2796

Li Y,Qu X,Tang H et al.2005.Bifidobacterial DNA induces murine macrophages activation in vitro.Cell Mol Immunol,2; 473~478

Madsen K,Doyle J S,Jewell L D et al.1999.Lactobacillus species prevents colitis in interleukin-10 gene-deficient mice. Gastroenterology,116;1107~1114

Mahida Y R.2004.Microbial-gut interactions in health and disease.Epithelial cell responses.Best Pract Res Clin Gastroenterol,18;241~253

Matricardi P M,Rosmini F,Riondino S et al.2000.Exposure to foodborne and orofecal microbes versus airborne viruses in relation to atopy and allergic asthma; epidemiological study. BMJ,320;412~417

Matsumoto S,Hara T,Hori T et al.2005.Probiotic Lactobacillus-induced improvement in murine chronic inflammatory bowel disease is associated with the down-regulation of pro-inflammatory cytokines in lamina propria mononuclear cells.Clin Exp Immunol,140;417~426

Michelsen KS,Aicher A,Mohaupt M.2001. The role of toll-like receptors (TLRs) in bacteria-induced maturation of murine dendritic cells (DCs).Peptidoglycan and lipoteichoic acid are inducers of DC maturation and require TLR2.J Biol Chem,276;25680~25686

Mowat Amc,Viney J L.1997.The anatomical basis of intes tinal immunity.Immunol Rev,156;145~166

Mullie C,Yazourh A,Thibault H et al.2004.Incresed poliovirus-specific intestinal antibody response coincides with promotion of *Bifidobacterium long-infantis* and *Bifidobacterium breve infants*; a randomized,double-blind,placebo-controlled trial.Pediatr Res,56;791~795

Neish A S,Gewirtz A T,Zeng H et al.2000.Prokaryotic regulation of epithelial response by inhibition of IκB ubiquitination.Science,289;1560~1563

Neish A S.2002.The gut microflora and intestinal epithelial cells; a continuing dialogue.Microbes Infect,4;309~317

Noverr M C,Falkowski N R,McDonald R A et al.2005.Development of allergic airway disease in mice following antibiotic.Therapy and Fungal Microbiota Infect Immun,73 ; 30~38

Noverr M C,Noggle R M,Toews G B et al.2004.Role of antibiotics and fungal microbiota in driving pulmonary allergic responses.Infect Immun,72;4996~5003

O'mahony L,Ocallaghan L,McCarthy J et al.2006.Differential cytokine responses from dendritic cells to commensal and pathogenic bacteria in different lymphoid compartments in humans.Am J Physiol Gastrointest Liver Physiol, 290;G839~G845

O'Hara A M,O'Regan P,Fanning A et al.2006.Functional modulation of human intestinal epithelial cell responses by *Bifidobacterium infantis* and *Lactobacillus salivarius*.Immunology,118;202~215

Pena J A，Rogers A B，Ge Z et al.2005.Probiotic *Lactobacillus* spp. diminish Helicobacter hepaticus-induced inflammatory bowle disease in interleukin-10 deficient mice.Infect Immun,73;912～920

Perdigon G，Rachid M，De Budeguer M V et al.1994.Effect of yogurt feeding on the Small and large intes tine asso ciated lympoid cells in mice.J Dairy Res,61,553～562

Prantera C，Scribano M L，Falasco G et al.2002.Ineffectiveness of probiotics in preventing recurrence after curative resection for Crohns disease;a randomised controlled trial with *Lactobacillus* GG.Gut,51,405～409

Rayment N，Mylonaki M，Hudspith B et al.2002.Reduced bifidobacteria and increased *E. coli* in rectal mucosa-associated flora in active inflammatory bowle disease.Gut,50(suppl 11);A29

Rigby R J，Knight S C，Kamm M A et al.2005.Production of interleukin(IL)-10 and IL-12 by murine colonic dentritic cells in responses to microbial stimuli.Clin Exp Immunol,139;245～256

Ruiz P A，Hoffmann M.2005.Innate mechanisms for *bifidobacterium lactis* to activate transient pro-inflammatory host responses in epithelial cells after the conloniozation of germ-free rat.Immmunology,115;441～450

Sabroe I，Prince L R，Jones E C et al.2003.Selective roles for Toll-like receptor (TLR)2 and TLR4 in the regulation of neutrophil activation and life span.J Immunol,170; 5268～5275

Shibolet O，Karmeli F，Eliakim R et al.2002.Variable response to probiotics in two models of experimental colitis in rats.Inflamm Bowel Dis,8;399～406

Smits H H，Engering A，Van der Kleij D et al.2005.Selective probiotic bacteria induce IL-10-producing regulatory T cells in vitro by modulating dendritic cell function through dendritic cell-specific intercellular adhesion molecule 3-grabbing nonintegrin.J Allergy Clin Immunol,115;1260～1267

Sudo N，Sawamura S，Tanaka K et al.1997.The requirement of intestinal bacterial flora for the development of an IgE production system fully susceptible to oral tolerance induction.J Immunol,159;1739～1745

Van der Broek M F，Van Bruggen M C J，Koopman J P et al.1992.Gut flora induces and maintains resistance against streptu coccal cell wall-induced arthritis in F344 rats.Clin Exp Immunol,88;313～317

Von der Weid T，Bulliard C，Schiffrin E J.2001.Induction by a lactic acid bacterium of a population of CD4$^+$ T cells with low proliferative capacity that produce transforming growth factor beta and interleukin-10.Clin Diagn Lab Immunol,8;695～701

Walker W A，Goulet O，Morelli L et al.2006.Progress in the science of probiotics;from cellular microbiology and applied immunology to clinical nutrition.Eur J Nutr,45(Suppl 1);1～18

Young S L，Simon M A，Baird M A et al.2004.Bifidobacterial species differentilly affect expression of cell surface marker and cytokines of dentrtic cells harvested from cord blood.Clin Diagn Lab Immunol,11;686～690

第三章　肠道重要原籍菌——双歧杆菌的研究进展

Research Advancement on the Primary Autochthonal Bacteria in Intestinal *Bifidobacterium*

王立生　暨南大学第二临床医院　熊德鑫　解放军总医院第一附属医院

引　言

本书特地列出一章介绍双歧杆菌的研究进展，这是因为双歧杆菌不仅是最早发现的生理性细菌之一，而且是重要的原籍菌之一，事实上益生剂一词早期就是从双歧杆菌引申而来的。因此可以说双歧杆菌的研究既带动并促进了微生态学的崛起，又使双歧杆菌成为微生态学的研究核心。研究人体正常菌群的特征和基本规律，特别是研究其他生理性细菌与这些正常微生物的相互关系，也是这一新兴学科——微生态学的客观需要。

双歧杆菌（*bifidobacterium*）是人和动物肠道重要的微生物群之一，其数量为 $10^9 \sim 10^{10}$ cfu/g。它也是人或动物体内不致病的无毒无害的生理性细菌之一，而且具有许多生态效应或生理意义。双歧杆菌作为主要的原籍菌，直接参与了宿主的消化、营养、代谢、吸收、免疫和抗感染过程，人从出生直至死亡，它都终生相伴、不弃不离，可以说是生死相伴、相濡以沫，只是在生病、衰老等其他不利条件下才减少甚至消失。当然宿主年龄、生理现象、营养、健康状态或疾病状态也对双歧杆菌的定性、定量和定位产生作用，因此可以说双歧杆菌是宿主健康的晴雨表。双歧杆菌在与宿主长期历史进化过程中已经形成了一个和谐的微生态系，保持这个微生态系的发育和发展，对人类的健康与长寿、对动物的品质和产量均具有极为重要的意义。

由于对双歧杆菌的生物特性和微生态学意义研究的不断深入，现在使用双歧杆菌制备的益生剂既用于人类也用于动物疾病的预防和治疗，还用于保健品，如抗衰老的药物。

因此要了解肠道微生态学，对其中心内容——双歧杆菌必须有所了解，要懂得益生剂防治消化道相应疾病也必须对双歧杆菌有更深入的了解，这既有利于医生们自如地选择和使用微生态制剂，更使广大读者对这一应用科学知识有更深刻的理解，从而进一步推广肠道益生剂的使用。

本章仅就双歧杆菌生理作用产生几个关键问题如黏附问题、免疫激活作用、免疫耐受作简要介绍。

第一节　双歧杆菌的黏附作用

双歧杆菌是肠道最重要的生理性细菌，具有构成生物屏障、营养、免疫、抗肿瘤、抗衰老等生理作用，对宿主的健康有重要的影响。但是双歧杆菌只有在肠道内定植，形成稳定的菌群后才能发挥其生理作用，否则只能成为"过路菌"，无法发挥作用。而双歧杆菌正常的黏附于肠黏膜上皮细胞是其定植的前提条件。因此，对其黏附机制的研究具有重要的理论及实际意义。

一、黏附作用的特点

1）死菌和活菌都有黏附作用

以往的观点认为只有活菌才能黏附，但是试验证实双歧杆菌与其他部分细菌有所不同，灭活的双歧杆菌具有和活菌同样的黏附能力。双歧杆菌对细胞的黏附不依赖于其是否具有细胞活性，伦永志等（2003）将青春双歧杆菌置于 65℃ 水浴 30min 灭活，对比观察其对体外培养的人大肠癌细胞系 CCL-229 的黏附，结果显示无论双歧杆菌是否灭活，均能同样黏附于 CCL-229 细胞，两者无显著性差异。邢咏梅等（2004）用光镜和电镜技术分析了活菌和灭活菌两种生物状态的三种益生菌（德氏乳杆菌、双歧杆菌和肠球菌）对肠黏膜上皮细胞的黏附指数。结果表明德氏乳杆菌和肠球菌的灭活状态较活菌状态对肠黏膜上皮细胞的黏附性显著增高，而双歧杆菌经灭活后对细胞的黏附性与活菌相比无显著性差异。

2）黏附具有种属特异性

不同种的双歧杆菌黏附能力相差很大。Opden（1985）将不同的双歧杆菌菌液和甲烷或二甲苯混合，测定其水相的吸光度，以反映与黏附力密切相关的疏水性大小，结果发现不同种的双歧杆菌其疏水性各不相同，间接提示其黏附能力也各有不同。Bernet 等（1993）研究了 13 株双歧杆菌对体外培养的人肠道上皮细胞细胞系（Caco-2 细胞）的黏附，发现各株间黏附力有明显差异，并不是所有的双歧杆菌都具有较高的黏附力。Elo 等（1991）同样研究了不同菌株对人大肠癌细胞 Caco-2 的黏附能力。结果发现，4 株被检测的双歧杆菌菌株（两歧双歧杆菌 12-1、两歧双歧杆菌 SBT-2752、长双歧杆菌 SBT-2919、长双歧杆菌 SBT-2934）对人大肠癌细胞 Caco-2 的黏附能力几乎没有或非常弱，与其他黏附力强的菌株相差很大。可见双歧杆菌不仅具有菌种、菌属的特异性，还具有菌株间显著差异。

3）黏附具有宿主特异性

He 等（2001）发现从人粪便中分离出来的双歧杆菌对肠黏膜的黏附力和对牛肠黏膜的黏附力有相当大的差别，对前者的黏附能力要明显高于后者。Ouwehand 等（2001）观察了 4 株双歧杆菌对不同年龄组人肠黏液的黏附力，发现双歧杆菌对老年人和婴儿肠黏液的黏附力明显低于成年人。不同年龄组的个体体内双歧杆菌的种类也不相同，新生儿体内的双歧杆菌以两歧型为主，而随着年龄增长，所占的比重逐渐下降，青春双歧杆菌所占的比重相应增加。除了与菌株种属特异性有关外，推测其与宿主特异性也有关系，但是目前缺少试验的证据。

二、影响双歧杆菌黏附的因素

双歧杆菌的黏附必须具备适宜的环境条件。只有在适宜的条件下，黏附素和其配体才能最大限度的结合，最大限度地保证双歧杆菌能够黏附于肠黏膜。黏附的完成需要黏附的双方都处于生物活性状态。影响双歧杆菌黏附的因素主要包括：

1）温度的影响

双歧杆菌的生长和黏附存在一个最适温度，考虑到双歧杆菌定植于哺乳动物的肠道内，应和其他益生菌一样，生理温度有利于黏附。实验也证明，37℃下的黏附指数约为生物活性受抑制时黏附指数的 4.5 倍，因此可以认为 37℃是黏附作用的最适温度。

　　2）时间和菌量的影响

　　钟世顺等（2003）用浓度为 $30\mu g/$ ml 的纯化黏附素悬浮的双歧杆菌与 Lovo 细胞培养 1h、2h、3h、4h、5h、6h 后，计数 50 个细胞黏附的平均细菌数。结果显示纯化黏附素介导的双歧杆菌对体外培养肠上皮细胞的黏附在 3h 达到饱和。有人研究了青春双歧杆菌 0926 对大鼠肠上皮细胞株 IEC-6 的黏附，结果同样发现黏附存在时间和菌量的依赖性。即青春双歧杆菌 0926 对 IEC-6 细胞的黏附必须在一定的时间和菌量条件下才能达到饱和，使黏附趋于稳定。菌液浓度过低或作用时间过短均会降低两者之间的黏附作用。

　　3）生长阶段的影响

　　双歧杆菌在不同的生长阶段黏附力也是不同的。实验表明随着双歧杆菌培养时间的延长，黏附数也增加，当双歧杆菌进入生长的静止期时，黏附达到最大。在不同的生长阶段，细菌及其表面的表达成分及所分泌的物质有所不同，提示双歧杆菌的黏附与此可能密切相关。

　　4）环境 pH 的影响

　　不同的试验结果均表明酸性环境更有利于双歧杆菌的黏附，随着 pH 的下降，双歧杆菌的黏附数增多，pH4.0 时的黏附数是 pH7.4 时的两倍。由于双歧杆菌较肠道致病菌更适应酸性环境，因此双歧杆菌在肠道内一方面抑制病原菌的生长，另一方面可促进其自身定植。但是，对双歧杆菌黏附的最佳 pH 以及体外试验时 pH 的控制，目前还没有一致的认识，有待进一步研究确定。

三、黏附素及黏附素受体

　　所有细菌黏附于宿主细胞表面都要具备两个基本因素：一是细菌表面的黏附结构——黏附素，二是宿主细胞表面的特异受体。细菌通过黏附素特异性地识别宿主细胞上相应的受体并与之结合，因此宿主细胞是否具有相应的受体，就决定了细菌能否黏附。双歧杆菌同样是通过这种方式黏附并定植于肠道细胞的。

　　1）黏附素

　　现代微生物学把具有黏附作用的细菌结构统称为黏附素，它是一类具有多种结构和功能的多样化分子，可能是蛋白质、多肽、糖蛋白、糖脂、多糖或单糖。黏附素主要存在于微生物的菌毛、细胞壁、外膜蛋白、鞭毛、荚膜等。目前对双歧杆菌黏附素的研究尚少，不同学者对双歧杆菌黏附素化学本质、黏附机制的认识也有所不同。

　　革兰氏阳性细菌细胞壁中含有丰富的磷壁酸，因此对革兰氏阳性菌的黏附素研究绝大多数集中在磷壁酸。1985 年，Camp 等用 ^{14}C 油酸标记一株两歧双歧杆菌的脂磷壁酸（LTA），然后用酚提取 LTA，研究其对人肠道上皮细胞的黏附，发现双歧杆菌的 LTA 对肠上皮细胞的黏附是特异的和可逆的，并且具有浓度及时间依赖性，在 37℃、60min 下黏附趋于饱和。研究还发现这种黏附作用受白蛋白的抑制，LTA 经碱处理脱脂后丧失黏附力，据此提出 LTA 中的脂肪酸部分是双歧杆菌黏附于肠上皮细胞的主要介导物质。邓一平等（2004）用 ELISA 阻断法测定双歧杆菌 LTA 对猪胃黏膜糖蛋白的黏附作用，认为作为配体的 LTA 对黏附起着主要介导作用，且黏附作用与双歧杆菌的菌液浓度有关。

1993 年，Bernet 等用革兰氏染色法直接研究了双歧杆菌对体外培养肠上皮细胞系 Caco-2 和 HT-29 的黏附，他们用胰蛋白酶对双歧杆菌或其耗尽培养液上清进行处理，发现双歧杆菌的黏附力明显下降；用新鲜细菌培养液或磷酸盐缓冲液代替耗尽培养液上清悬浮细菌后，再进行试验，双歧杆菌的黏附力也明显降低。因此，推测双歧杆菌黏附素可能是细菌表面的一种不稳定的蛋白质样物质，这种物质存在于双歧杆菌的培养上清中。郑跃杰等（1997）用激光共距式细胞仪研究了 FITC 标记的双歧杆菌对体外培养的肠上皮细胞系 Lovo 细胞的黏附。结果也表明双歧杆菌的黏附素是种蛋白质类物质，由双歧杆菌分泌到培养液中。通过光镜及透射电镜观察发现，双歧杆菌特异性地黏附于 Lovo 细胞的刷状缘上，被黏附的 Lovo 细胞表面结构未被破坏。这提示双歧杆菌对肠道细胞黏附与病原菌对宿主细胞的黏附可能存在本质差异，这与 Bernet 的结果一致。郑跃杰等（1997）进一步从双歧杆菌培养上清中对黏附素进行提取纯化，发现它是一种分子质量为 16kDa 的蛋白质，经证实其介导双歧杆菌对肠道细胞的黏附。钟世顺等（1999）按照郑跃杰的方法提纯黏附素，观察纯化黏附素介导的双歧杆菌对体外培养的肠上皮细胞系 Lovo 细胞的黏附，结果纯化黏附素能特异性地介导双歧杆菌对体外培养的肠上皮细胞的黏附，并且具有浓度和时间依赖性。日本学者 Fujiwara 等发现双歧杆菌的培养上清液能明显抑制 EPEC 的黏附，且于 1999 年从中分离出一种分子质量为 52kDa 的蛋白质，此种物质能抑制 EPEC 对 GA1 的黏附。上述试验提示双歧杆菌存在的分泌型黏附素成分可能为蛋白质，且可能不止一种。

国内有人用 ELISA 阻断法研究了双歧杆菌表面分子完整肽聚糖（WPG）、多糖（PS）等对猪胃黏膜糖蛋白的黏附作用。结果表明游离的 WPG 会对全菌黏附起抑制作用，说明在双歧杆菌对猪胃黏膜糖蛋白黏附作用中，菌体表面的 WPG 起着介导作用。伦永志等（2003）研究了灭活的青春双歧杆菌对人大肠癌细胞系 CCL-229 的黏附作用以及影响黏附的因素，结果表明灭活的双歧杆菌同样能黏附于肠上皮细胞，且耗尽培养上清有利于双歧杆菌的黏附；黏附具有显著的浓度效应，高温处理耗尽培养上清对黏附无明显影响。这说明灭活的双歧杆菌虽无细胞活性，但菌体上的黏附位点活性仍然存在，耗尽培养上清中也存在黏附素成分。黏附素可能并非是蛋白质类物质，而是其他物质。

由此可见，对于双歧杆菌黏附素的本质及作用机制，不同学者持不同观点，甚至一些结论是相互矛盾的。造成这种结果的原因是多方面的，可能是不同种属的双歧杆菌对肠道细胞的黏附机制存在种属特异性，也可能是上述机制都参与了黏附过程，这还需要更进一步的研究去阐明。

2）黏附素受体

除具有黏附素外，黏附素受体也是黏附过程中所必须的物质之一，受体的类型及数量决定着黏附定植能否成功。双歧杆菌的黏附是其黏附素与肠上皮细胞黏附素受体特异性结合的过程，宿主细胞必须具有相应的受体才能完成两者间的黏附过程。熊德鑫等（1995）通过无菌动物黏附定植试验观察到一次喂服双歧杆菌的小鼠与每天喂服一次双歧杆菌的小鼠在第八天活杀后，其盲肠内容物的双歧杆菌数量无差异，这可能提示双歧杆菌的黏附定植受控于宿主，与宿主黏膜的受体数量密切相关。现已发现肠黏膜上皮细胞及黏液中存在着细菌黏附素的受体，并阐明了一些病原菌黏附素受体的化学组成，其中大部分受体是具有脂肪酸结合位点的蛋白质或糖脂。但目前对双歧杆菌黏附素受体的了解还很少，尚不能确定其成分。郑跃杰等（1997）用胰蛋白酶和过碘酸钠处理 Lovo 细胞后，发现其与双歧杆菌的黏附明显降低，过碘酸钠能裂解糖的羟基基团间的碳碳键，可能破坏黏附素受体，从而证实双歧杆菌黏附素可能识别肠上皮细胞膜上特异的糖蛋白。用各种糖类进行抑制试验的结果进一步表明双歧杆菌黏附素的受体可能与 D-甘露糖有关。这一结果与多数病原菌黏附素受体的研究结果一致，即细菌黏附素主要识别肠上皮细胞或黏液中的特异糖类或糖蛋白。Fujiwara（1999）研究也发现，从双歧杆菌培养上清液中分离出的蛋白质物质成分能抑制 ETEC 对其糖脂结合受体——GA1 的黏附，同时也能抑制其对肠上皮细胞 HCT-8 的黏附，且呈剂量依赖效应，这从一个侧面说明双歧杆菌黏附素的受体可能是一种糖脂。但 Camp 等（1985）研究了从双歧杆菌提取的脂磷壁酸和肠上皮细胞间的黏附，发现岩藻糖、葡萄糖、半乳糖、甘露糖、阿拉伯糖及木糖均不能抑制两者的黏附。由于仅用脂磷壁酸作为黏附素进行研究，且没有观察过碘酸钠和胰蛋白酶处理细胞对黏附的影响，所以不能否定双歧杆菌黏附素的受体为糖蛋白。

第二节　双歧杆菌黏附后的生理效应

双歧杆菌的黏附是其定植于宿主细胞的前提，黏附过程不仅仅是特异性识别、结合的过程，而且能激发宿主细胞产生一系列生物学效应。

1）形态学和功能的影响

已有研究表明，一些病原菌黏附于宿主细胞后，可引起宿主细胞一系列生理功能和形态结构的改变，造成病理性损害。肠致病性大肠杆菌（EPEC）黏附于肠黏膜上皮后，可使肠上皮细胞刷状缘微绒毛局部变性，宿主细胞与 EPEC 接触处的胞膜形成杯状结构，称为"紧贴-退变效应"。而且细胞内游离钙持续升高，可直接增加细胞膜通透性，严重的可引起肠上皮细胞变性、坏死和脱落。而双歧杆菌作为一种肠道内生理性细菌，始终与肠上皮细胞保持着和谐共生关系，并不引起细胞损害。郑跃杰等（1997）对双歧杆菌与肠上皮细胞系 Lovo 细胞的黏附形态学进行了电镜观察，发现双歧杆菌能黏附于 Lovo 细胞的刷状缘，细胞的黏附接触处结构完整。提示双歧杆菌对宿主细胞的黏附与病原菌的黏附可能存在着本质上的差别。

叶桂安等（2003）在比较双歧杆菌和 EPEC 对 Lovo 细胞黏附的钙信号传递差异研究中发现，双歧杆菌黏附能引起 Lovo 细胞内 Ca^{2+} 随时间延长而梯度升高，这种梯度升高主要源于细胞外 Ca^{2+} 内流，可能提示为双歧杆菌与肠上皮和谐共信号；而 EPEC 黏附则引起 Lovo 细胞内 Ca^{2+} 大幅升高，其升高主要源于细胞内钙储池的钙释放，可能为 EPEC 致病的重要信号传递基础。同时还发现双歧杆菌黏附能引起 Lovo 细胞内 cGMP 明显增高，而对 cAMP 无明显影响。关于双歧杆菌黏附于肠上皮细胞引起宿主细胞内 Ca^{2+} 及 cGMP 水平升高的具体作用尚不清楚。

双歧杆菌黏附对肠道细胞生理功能和能量代谢的影响是有利于机体的。葛常辉等

（2000）选用婴儿双歧杆菌 DM 9227 菌株在适宜的条件下与培养的大肠癌 CCL-187 细胞共同培养 1h 后，用细胞化学染色法检测碱性磷酸和酶琥珀酸脱氢酶的活性改变。碱性磷酸酶的生理功能十分广泛，其生物活性的高低可以近似地代表该组织细胞的功能状态。琥珀酸脱氢酶是存在于哺乳动物细胞线粒体上的一种与能量代谢有关的酶，它的活性高低反映了该细胞的能量代谢活动的变化。在双歧杆菌 DM 9227 菌株黏附 CCL-187 细胞前后，CCL-187 细胞的碱性磷酸酶和琥珀酸脱氢酶活性都有所增强，变化说明黏附过程可能影响到被黏附细胞的生理功能状态，增强了被黏附细胞的生理功能和能量代谢。

　　2）生物屏障和生物拮抗作用

　　Bernet（1993）用同位素标记的肠道病原菌，分别与不同浓度的双歧杆菌同时与肠上皮细胞系 Caco-2 细胞进行温育，发现双歧杆菌能抑制肠产毒性大肠杆菌（ETEC）、肠致病性大肠杆菌（EPEC）、弥散性黏附的大肠杆菌（DAEC）及伤寒杆菌对 Caco-2 细胞的黏附，这种抑制作用具有浓度依赖效应。他们还发现双歧杆菌能抑制假结核耶氏菌及伤寒杆菌对 Caco-2 细胞的入侵。郑跃杰等（1997）的研究也表明，双歧杆菌黏附于 Lovo 细胞后能完全抑制 EPEC 的进一步黏附。伦永志等（2003）研究发现，用 SCS 或 pH5.0 新鲜 BS 肉汤悬浮的活、死双歧杆菌均可以完全抑制 EPEC 的黏附，而仅用 SCS 或 pH5.0 新鲜 BS 肉汤均不能抑制 EPEC 的黏附。

　　体内及体外试验均证实双歧杆菌可以抑制致病菌、条件致病菌的黏附和定植，其作用机制可能是由于双歧杆菌的定植抗力。在肠道中，双歧杆菌与宿主细胞相互作用，密切结合，并与其他厌氧菌共同占据肠黏膜表面，形成稳定的菌群，构成生物学屏障，在空间上构成肠道的定植力，阻止了病原菌与宿主细胞的进一步接近，发挥占位性保护作用。上述研究都提示双歧杆菌的黏附参与了其生物屏障的形成机制。

　　双歧杆菌是肠道中正常菌群的优势菌，它的代谢产物及抗菌物质对致病菌具有很强的拮抗作用。双歧杆菌特有的果糖-6-磷酸支路，在生长代谢过程中，能利用果糖-6-磷酸激酶发酵葡萄糖，产生一些乙酸、丙酸、甲酸等具有抗微生物的酸性产物从而降低肠道 pH 和氧化还原电势（E_h），达到抑制致病菌和外源菌的目的。而且双歧杆菌还能降解结合型胆酸为抑菌作用更强的游离型胆酸，从而维持肠道菌群的平衡。双歧杆菌还产生 H_2O_2，从而激活机体产生过氧化氢酶，抑制和杀灭革兰氏阴性菌，如志贺氏菌和沙门氏菌。双歧杆菌产生的胞外糖苷酶，可以降解肠黏膜上皮细胞的杂多糖，由于杂多糖既是潜在致病菌的受体，也是结合细菌素的受体，因而这种酶可以阻止致病菌与肠上皮细胞的黏附，但并不引起细胞损伤。

　　3）营养与解毒作用

　　双歧杆菌代谢产生的有机酸可促进维生素 D、磷、钙和铁离子的吸收。在肠道内能合成多种维生素，如硫胺素、核黄素、尼克酸、吡哆醇、泛酸、叶酸和维生素 B_{12} 等。同时，还能通过抑制某些维生素分解菌来保障维生素的供应。双歧杆菌可以改善蛋白质的代谢，除了可合成丙氨酸、缬氨酸、天冬氨酸和苏氨酸等人体需要的营养物质外，它产生的磷蛋白磷酸酶可将乳汁中 α2-酪蛋白降解，有益于乳蛋白的吸收。在人体肠道内可产生 β2-半乳糖苷酶，促进机体对乳糖的消化吸收。双歧杆菌发酵乳糖产生半乳糖，它是构成脑神经系统中脑苷脂的成分，与婴儿出生后脑的迅速生长有密切关系。

人体内腐生菌的代谢产物（如吲哚、甲酸、氨等）如不及时清除，可导致肝功能、循环系统以及神经系统功能异常。双歧杆菌能抑制腐生菌的生长，从而有效地防止了有毒物质的产生。该菌能以氨为氮源在肠道内合成氨基酸和尿素，从而降低了血氨浓度，提高体内蛋白质积蓄。双歧杆菌菌体成分或代谢产物具有抗胆固醇功能，能明显减少肠管对胆固醇的吸收，同时促进胆固醇转变为胆酸盐，从而加快其排出体外。

第三节　双歧杆菌的免疫激活作用

双歧杆菌是肠道内的益生菌，具有免疫调节、抗肿瘤、抗菌消炎、抗衰老、降血脂、营养、护肝等一系列特殊生理功能，与人类的许多病理、生理现象密切相关，其中以免疫激活作用最为突出，双歧杆菌的诸多生理作用都是通过激活机体的免疫系统来实现的。双歧杆菌的免疫激活作用表现多样，对体液免疫和细胞免疫均有重要的影响。

研究发现不同状态、不同种属的双歧杆菌，双歧杆菌的不同细胞成分及其代谢产物均具有一定的免疫激活作用，活菌、灭活菌体、细胞破碎物、上清发酵液均被证实具有确定的免疫激活作用。最近的研究还发现，双歧杆菌的 DNA 也具有类似的作用。不同种属的双歧杆菌，包括青春双歧杆菌、长型双歧杆菌、两歧双歧杆菌、短双歧杆菌等，虽然理化性质有所不同，但均具有免疫激活作用。在这之中，双歧杆菌细胞壁成分的免疫作用最明确。双歧杆菌为革兰氏阳性菌，细胞壁结构复杂，其中发挥免疫激活作用的主要是完整肽聚糖（WPG）和脂磷壁酸（LTA）。WPG 是一种复杂的多聚体，由 N-己酰葡萄糖胺与 N-己酰胞壁酸通过 β-1，4-糖苷键连接成线性聚合物，肽聚糖彼此交联形成三维空间网状结构，维持细胞壁形态结构的稳定，约占细胞壁干重的 50%；LTA 是两性大分子，其疏水端与细胞膜相连，亲水端伸出肽聚糖骨架达菌体表面，与细菌的黏附定植密切相关。双歧杆菌的免疫激活作用主要是通过影响免疫细胞实现的。

1. 激活巨噬细胞

巨噬细胞是机体非特异性免疫的重要组成部分，同时在特异性免疫应答的各个阶段也起重要作用。巨噬细胞可以主动吞噬、杀灭和消化多种病原微生物，将抗原性物质吞噬后，还可以呈递抗原供 Th 细胞识别。巨噬细胞分泌的细胞因子也是诱导免疫细胞增殖、分化或增强免疫反应的重要信号之一。双歧杆菌可激活小鼠腹腔巨噬细胞，增强其吞噬、分泌、能量代谢及细胞毒等功能。电镜下可以观察到激活后的巨噬细胞体积增大、皱褶增多、多型性明显，胞浆内溶酶体和其他细胞器的数量增多。激活的巨噬细胞吞噬杀灭能力增强，1993 年 Hatcher 等发现青春双歧杆菌的 WPG 能增强小鼠腹腔巨噬细胞吞噬活的沙门氏菌的能力，并提高其线粒体的能量代谢水平。Schiffrin（1995）的研究结果表明口服含分叉双歧杆菌的发酵乳的正常人外周血中的淋巴细胞亚群无变化，但巨噬细胞吞噬大肠杆菌的能力明显增强。Kadooka 等（2004）也发现双歧杆菌激活的巨噬细胞在体外对肿瘤细胞的杀伤作用明显增强。激活的巨噬细胞内除了反映其活化状态的酸性磷酸酶、非特异性酯酶的数量增加明显外，最显著的变化是分泌大量的细胞因子，这可能是激活的巨噬细胞发挥生理作用和参与调控机体免疫系统的主要途径。1995 年 Sekine 等证实婴儿型双歧杆菌细胞壁中的完整肽聚糖可使小鼠腹腔巨噬细胞的 IL-1 和 TNF-α 的 mRNA 表达增强。国内王立生等（2000）也报道双歧杆菌的 WPG 可刺激裸鼠腹腔巨噬细胞合成和分泌大量的 IL-1、IL-6、IL-12、IL-18 和 TNF-α，同时也能提高诱导型一氧化氮合酶的合成及分泌，进而产生更多的 NO。巨噬细胞分泌的细胞因子既可以直接发挥杀伤作用又可以激活调控其他免疫细胞。NO 是激活的巨噬细胞杀灭肿瘤细胞及病原微生物的主要效应分子。它对细菌、原虫、真菌以及肿瘤细胞等均有较强的杀灭作用。TNF-α 可通过诱导肿瘤细胞凋亡及抑制肿瘤血管形成等途径导致肿瘤出血坏死发挥作用。巨噬细胞被激活的同时产生了一定量的 cGMP，升高的 cGMP 可通过调节蛋白激酶、磷酸二酯酶和离子通道等途径发挥细胞毒性作用。双歧杆菌激活巨噬细胞具体信号机制还不是很清楚，王立生等（2000）证实双歧杆菌的 WPG 能通过 PKC 降解细胞的 I-κB，解除其对 NF-κB 的抑制，进而增加 TNF-α 的 mRNA 表达。细菌 DNA 激活巨噬细胞的途径主要为刺激性 CpG DNA 与巨噬细胞 Toll 样受体 9（TLR9）的结合，接着诱导细胞内产生多量的活性氧（ROS）。ROS 作为第二信使，进一步可活化 MAPK 和 AP-1 等信号分子，最终调节相关基因的表达。除上述途径外双歧杆菌的 DNA 还可能通过活化 PKCα、PKCβII 及 NF-κB 来激活巨噬细胞。NF-κB 可活化肠腔 Toll 样受体（TLR），Toll 样受体是肠道免疫重要的启动者。

2. 激活 B 淋巴细胞

B 淋巴细胞是由骨髓中多功能造血干细胞分化而来，在抗原刺激及 Th 细胞的辅助下，被激活为活化的 B 淋巴细胞，并最终分化为浆细胞，产生高亲和力抗体，行使体液免疫功能。双歧杆菌对 B 淋巴细胞的激活作用可能是通过巨噬细胞分泌的细胞因子来间接实现的。被双歧杆菌激活的巨噬细胞分泌大量的细胞因子，这些细胞因子（如 IL-1、IL-6）作用于 B 淋巴细胞，使之分化成熟并分泌多种抗体。Yasui 等（1995）研究发现短双歧杆菌作用的靶细胞释放的活性因子直接对 B 淋巴细胞的分裂发挥效应，他们在口服双歧杆菌的实验中还发现，双歧杆菌的可溶性物质或整个细菌能进入集合淋巴结，激活 B 淋巴细胞。一部分 B 淋巴细胞分化成浆细胞并产生 IgA；另一部分活化的 B 淋巴细胞则增殖和发生 Ig 类转换，产生分泌型免疫球蛋白 IgA（s IgA）。DeSimone（2006）则从临床方面论证了双歧杆菌对 B 淋巴细胞功能的影响，给健康老年人服用含分叉双歧杆菌的胶囊，四周后发现在不改变 T 淋巴细胞、B 淋巴细胞及 Leu[7+] 淋巴细胞比例的前提下，结肠黏膜炎性浸润明显减轻，同时外周血 B 淋巴细胞亚群比例升高，提示双歧杆菌可增加 B 淋巴细胞的数量，促进 B 淋巴细胞的转化并激活其功能，参与免疫反应的调节。

3. 对 T 淋巴细胞功能的影响

T 淋巴细胞由多功能造血干细胞发育而来，绝大多数在胸腺中分化成熟，被激活后自身分化为效应细胞直接执行细胞免疫功能。目前多数学者认为双歧杆菌对 T 淋巴细胞的功能无明显影响。但 Sekine 等（2005）认为婴儿型双歧杆菌的完整肽聚糖可提高绵羊红细胞致敏小鼠的迟发型超敏反应，提示在双歧杆菌的抗肿瘤免疫反应中，T 淋巴细胞的激活也起了重要作用。王涛（2005）研究发现肠道双歧杆菌减少可导致大肠杆菌优势生长，肠固有层中 CD3[+]、CD4[+]、CD8[+] 细胞明显下降，免疫调节功能减弱，表明肠道双歧杆菌减少可影响 T 淋巴细胞的分化、发育，成熟 T 淋巴细胞减少，机体细胞免疫功能下降。对双歧杆菌与各项免疫指标进行相关分析，发现双歧杆菌与酯酶阳性的 T 淋巴细胞数、血清 IL-2 的含量均有显著的正相关，而 IL-2 主要由活化的 T 淋巴细胞产生，说明双歧杆菌在调节机体的细胞免疫中可能发挥了重要的作用。免疫学证实 IL-6 能直接诱导静止的 T 淋巴细胞的增殖与活化，IL-12 也能激活 T 淋巴细胞，推测双歧杆菌可能通过细胞因子间接作用于 T 淋巴细胞。总之目前没有直接证据表明双歧杆菌对 T 淋巴细胞存在影响，还需更进一步的研究才能定论。

4. 对其他免疫细胞的影响

双歧杆菌的 LTA、WPG 等可激活小鼠脾 NK 细胞，使之产生多量的 IFN-γ，从而激活机体的免疫反应。王继德（2002）报道双歧杆菌的 DNA 和大肠杆菌的 DNA 均可提高小鼠 NK 细胞的活性，但双歧杆菌 DNA 提高小鼠 NK 细胞活性的程度大于大肠杆菌 DNA，两者差距具有统计学意义，提示双歧杆菌 DNA 可能具有特殊的作用机制。双歧杆菌也可增强 LAK 细胞杀伤肿瘤靶细胞的活性。树突状细胞是已知的功能最为强大的抗原呈递细胞，肠道 DC 是重要的肠道免疫启动因子，可以通过提呈抗原激活初始 T 淋巴细胞，诱导增强机体免疫功能。熊菲等（2005）报道外源性双歧杆菌可以增加小鼠小肠黏膜固有层中 DC 的数量，提示双歧杆菌可以通过胃肠道途径影响 DC 的分化和功能。但也有报道肠道 DC 可能还与机体的口服免疫耐受有关。双歧杆菌与 DC 之间的相互作用关系还需进一步的研究。

双歧杆菌是维持人体肠道微生态平衡的重要益生菌。免疫激活作用是其最重要的生理功能之一，双歧杆菌的不同细胞成分通过复杂的信号转导机制激活免疫细胞，介导多种生理功能，增强机体的免疫能力。目前认为双歧杆菌的抑瘤机制主要是通过激活机体的免疫系统，特别是其中的巨噬细胞，使之产生一些重要的细胞毒性效应分子和介质，如 IL-1、IL-6、TNF-α 以及一氧化氮等。双歧杆菌提高肠道黏膜的免疫功能、增强抗感染的能力也是通过免疫激活作用实现的。可以认为双歧杆菌的免疫激活作用是其发挥多种重要生理功能的前提和途径之一。

第四节　双歧杆菌的免疫耐受

人体肠道内除了生物屏障外，还存在一道完整的免疫防线。通过天然或特异性免疫应答，肠道的免疫系统会清除入侵的病原菌，保护机体。与此形成鲜明对比的是肠道内以双歧杆菌为代表的原籍菌，它们不会像病原菌那样激活机体，产生免疫排斥反应，而是呈现免疫耐受现象。免疫耐受的机制还没有完全阐明，但是目前的研究显示多种机制可能参与了免疫耐受的形成。

一、双歧杆菌的免疫原性

微生物学观察表明肠道内各种不同类型的双歧杆菌均可以与宿主和谐共生，而试验也证实口服双歧杆菌后几乎没有免疫原性或免疫原性非常弱。王继德（2003）利用两歧双歧杆菌和沙门氏菌进行对比研究发现，小鼠灌胃两歧双歧杆菌后，第 14 天开始有抗体生成，第 21 天抗体水平达到最高，之后开始下降，并于第 42 天下降至对照水平。而小鼠经灌胃沙门氏菌后，第 3 天开始有抗体生成，第 7 天抗体水平明显升高并达到最高值，之后在试验期内一直维持在较高的水平。可见两歧双歧杆菌需要大剂量、长时间的口服才能检出宿主产生的抗两歧双歧杆菌的特异性抗体。进一步研究表明脾细胞对两歧双歧杆菌与沙门氏菌在体外的免疫应答也有明显不同，致使脾细胞在产生其特异性抗体时，两歧双歧杆菌的浓度是沙门氏菌浓度的 20 倍，且脾细胞在接触沙门氏菌后第 5 天已经产生了很高水平的抗体。也有文献报道（1991），短双歧杆菌引起肠系膜淋巴结产生免疫应答的数量为 5×10^8 cfu/ml，明显高于常见致病菌所需的数量。观察及试验表明双歧杆菌一般不易引起宿主的免疫反应，大剂量、长时间口服虽可以检测出特异性抗体，但抗体水平很低且只是在短时间内有一定的反应，之后很快便消失。因此可以认为双歧杆菌免疫原性极弱，宿主对双歧杆菌处于免疫耐受或免疫不应答状态。

二、免疫耐受的机制

研究证明，机体要启动免疫反应，除了抗原和淋巴细胞外还必须要有抗原呈递功能的辅佐细胞存在，其中以树突状细胞最为重要。作为专职抗原呈递细胞，它具有强大的抗原呈递以及免疫调节能力，另外树突状细胞还与诱导免疫耐受的形成有密切的关联。现代免疫学认为免疫负相调节的核心在树突状细胞，因此对树突状细胞在免疫耐受中的作用及具体机制的研究最为深入，取得的成果也最多。目前对以双歧杆菌为代表的正常菌群免疫耐受机制的研究还不是很深入，在其他领域已经取得的研究成果和理论是否适用还有待进一步考证。但已有的研究显示双歧杆菌耐受的形成同样是一个以耐受性树突状细胞为中心，各种因素共同参与复杂的免疫调节过程。参与诱导形成免疫耐受的树突状细胞称为耐受性树突状细胞，目前的研究认为耐受性树突状细胞主要是未成熟的树突状细胞。

T 细胞需要两个膜分子信号共同存在才能被激活，从而产生抗原特异性免疫应答，此即淋巴细胞活化的双信号作用。TCR 对 MHC-Ag 复合物的识别提供第一信号；而抗原呈递细胞（APC）上的辅助刺激分子与 T 细胞相应配体的结合提供第二信号，即共刺激信号。已发现的辅助刺激分子最重要是 B7-1（CD80）和 B7-2（CD86），其受体为 T 细胞上的 CD28 和 CD152（CTLA-4）。CD28/B7 发出的第二信号可以增加细胞因子基因的转录，促进 T 细胞增殖，从而增强 T 细胞对抗原应答；而 CD152/B7 发出的第二信号作用则相反，它向 T 细胞发出抑制信号，限制 T 细胞应答。T 细胞识别抗原后能否被激活取决于共刺激信号是否存在，如果缺少共刺激信号，则 T 细胞无法被激活，出现克隆无能或凋亡，表现为免疫耐受。已证实耐受性树突状细胞表面只表达很少量的 B7-1 和 B7-2，而成熟树突状细胞在抗原呈递过程中则高表达，提示耐受性树突状细胞诱导免疫耐受可能与缺乏共刺激信号，导致信号通路中断有关。

最近研究发现，树突状细胞还可通过调节以下两种物质参与耐受形成：①免疫球蛋白样转录物（immunoglobulin-like transcript）ILT3 和 ILT4，它们属于免疫球蛋白超家族成员，主要表达于髓系来源的抗原呈递细胞（如单核细胞、巨噬细胞），也表达于 DC。ILT3 和 ILT4 能干扰 NF-κB 活化途径，具体机制目前仍不清楚，可能是通过 SHP 磷酸酶调节 IκB 磷酸化和去磷酸化影响 NF-κB 的活化，从而抑制 NF-κB 依赖性基因转录。而 APC 表面共刺激分子的编码多为 NF-κB 依赖性，共刺激分子表达减少能使 T 细胞失能，从而导致耐受形成。观察表明，耐受性 DC 高表达 ILT3 和 ILT4，而活化 DC 的表达量则较低，同时还证明 IL-10 可使 ILT4 表达增高，这些都说明 ILT3、ILT4 表达增加可能是耐受性 DC 诱导耐受的途径之一。②吲哚胺-2,3-双加氧酶（indoleamine-2,3-dioxygenase，IDO）。IDO 是一种含亚铁血红素的酶，是肝脏以外唯一可催化色氨酸分子中吲哚环氧化裂解的酶。色氨酸是细胞维持活化和增殖所必需的氨基酸，同时也是构成蛋白质不可缺少的重要成分，色氨酸的缺乏可使细胞功能受限，而色氨酸的代谢是受 IDO 调控的。已有理论证实微环境中色氨酸的浓度对于 DC 的成熟及功能是非常重要的，因此在耐受性 DC 诱导耐受形成的过程中，IDO 可能通过影响 DC 发挥了一定的作用。

外周的未成熟树突状细胞还可能通过诱导 T 细胞前体分化为调节性 T 细胞（T-regulatory cell，Treg）来实现和维持外周耐受。由未成熟树突状细胞诱导的 Treg 细胞主要包括 $CD4^+CD25^+$ Treg 细胞、$CD4^+$ Treg 细胞和 $CD8^+$ Treg 细胞。$CD4^+$ Treg 细胞合成大量的 IL-10，几乎不合成 IFN-γ、IL-2 和 IL-4，并且不依赖于 IL-10 而抑制 Th1 细胞增殖。试验表明这种抑制依赖于细胞间的相互接触作用。$CD4^+CD25^+$ Treg 细胞也可合成大量的 IL-10，并抑制其他 $CD4^+$ 和 $CD8^+$ T 细胞的增殖及 IL-2 的产生。$CD8^+$ Treg 细胞在肠黏膜口服免疫耐受中起重要作用。有研究证明在免疫耐受中存在着自我维持调节回路，即耐受性树突状细胞诱导初始型 T 细胞转化为 Treg 细胞，而 Treg 细胞则促进树突状细胞前体形成耐受性树突状细胞，二者之间存在着负反馈机制而维持平衡，说明未成熟树突状细胞通过诱导 Treg 细胞来参与外周免疫耐受。

$CD4^+$ T 辅助细胞按所分泌的细胞因子的不同可分为 Th1 型和 Th2 型，分别产生 Th1 型（IL-2、IFN-γ）和 Th2 型（IL-4、IL-10）细胞因子（CK）。进一步研究发现，Th1 型 CK 可抑制 Th2 型 CK 的表达，同样 Th2 型 CK 可抑制 Th1 型 CK 的表达。而且，在免疫耐受过程中，常伴有 Th1 型细胞因子（IL-2、IFN-γ）的表达降低和 Th2 型细胞因子（IL-4、IL-10）的表达升高，而在免疫激活时，则呈相反的情况。因而人们推测，Th1 和 Th2 型细胞因子相对水平的变化可能是产生免疫耐受的重要原因。最近的很多研究也表明，Th1 和 Th2 型细胞因子表达的变化确实和免疫耐受的产生和维持具有非常密切的关系，Th1/Th2 的改变可以大致反映机体的免疫状态。试验也观察到口服抗原可以诱导称为 PP 结的肠道淋巴组织的 Th2 细胞活化，分泌 IL-4、IL-10、TGF-β 等细胞因子，抑制机体对外来抗原的特异性的免疫应答。近年来又报道了 Th3 亚型，$CD4^+$ Th3 细胞主要分泌 TGF-β，可下调 APC 及 Th1 细胞的活性，在诱导免疫耐受中同样起重要作用。机体内众多的细胞因子参与了免疫调控，构成一个复杂的调控网络，单用 Th1/Th2 模式来解释细胞因子在免疫耐受中的作用机制未免过于简单，但可以确认细胞因子在免疫耐受的形成中发挥了相当重要的作用。

熊菲等（2005）利用两歧双歧杆菌灌服小鼠，免疫组化分析双歧杆菌灌胃后小鼠小肠黏膜固有层 DC 数量的变化，结果显示外源性双歧杆菌能增加小鼠小肠黏膜固有层中 DC 的数量，而且活菌作用最明显，提示双歧杆菌可以影响 DC 的分化、发育。无菌动物试验也证实，补充外源性双歧杆菌后可诱导 Th3 和调节性 T 细胞产生 TGF-β 和 IL-10，促进口服耐受的建立。有研究进一步显示，双歧杆菌可以增加肠道淋巴组织中 DC 的数量，降低需引起口服耐受抗原的浓度，但增加的 DC 主要是一些静止的 DC 或不成熟的 DC，这和耐受性树突状细胞主要是未成熟树突状细胞是相符的。机体存在一个庞大的调控网络来维持免疫平衡，双歧杆菌与宿主免疫系统的关系也非常复杂，具体的机制尚待进一步研究。

主要参考文献

伦永志.2003.灭活的青春双歧杆菌对人大肠癌细胞的黏附.微生物学通报,30(4):55~57

王立生.1998.双歧杆菌的免疫激活作用及其生物学意义.国外医学·生理、病理科学与临床分册,18(4):320~322

王立生,潘令嘉,施理.2000.双歧杆菌对裸鼠腹腔巨噬细胞产生细胞因子以及细胞毒活性的影响.细胞与分子免疫学杂志,16(1):35~37

邢咏梅,贾继辉.2004.两种生物状态肠道益生菌的粘附和粘附拮抗效应的对比研究.中国微生态学杂志,16(2):69~72

熊德鑫.1995.几种活菌的定植性研究.中国微生态学杂志,7(3):8~11

熊菲.2005.双歧杆菌对小鼠肠道树突状细胞数量的影响.中国微生态学杂志,17(6):405~407

钟世顺,张振书,王继德等.2003.纯化黏附素介导的双歧杆菌黏附肠上皮细胞的研究.解放军医学杂志,28(10):907~908

郑跃杰.1997.双歧杆菌黏附素受体的初步观察.中国微生态学杂志,9(3):16~17

Amrouche T,Boutin Y,Prioult G et al.2006.Effects of bifidobacterial cytoplasm,cell wall and exopolysacchaide on mouse lymphocyte proliferation and cytokine production.International Dairy Journal,16:70~80

Bernet M F,Brassart D,Neeser J R et al.1993.Adhesion of human bifidobacterial strains to cultured human intestinal epithelial cells and inhibition of enteropathogen cell interactions.Appl Environ Microbiol,59(12):4121~4128

Chang C C,Ciubotariu R,Manavalan J S et al.2002.Tolerization of dendritic cells by T(S) cells:the crucial role of inhibitory receptors ILT3 and ILT4.Nat Immunol,3(3):237~243

Del Re B,Sgorbati B,Miglioli M et al.2000.Adhesion,autoaggregation and hydrophobicity of 13 strains of bifidobacterium longum.Lett Appl Microbiol,31(6):438~442

Dugas B,Mercenier A,Wijinkoop I L et al.1999.Immunity and Proiotics.Immunol Today,20(9):387~390

Elo S M.1991.Attachment of lactobacillus casei strain GG to human colon carcinoma cell line caco-2:comparison with other dairy strains.Letters in Applied Microbiology,13:154~156

Feinberg M B,Silvestri G.2002.T(S) cells and immune tolerance induction:a regulatory renaissance.Nat Immunol,3(3):215~217

Fujiwara S,Hashiba H,Hirota T et al.1999.Purification and characterization of a novel protein produced by bifidobacterium longum SBT2928 that inhibits the binding of eterotoxigenic *Escherichia coli* Pb176(CFA/ II) to gangliotetraosylceramide.J Appl Microbiol,86(4):615~621

Freeman G J,Long A J,Iwai Y et al.2003.Engagement of the PD-l immuno inhibitory receptor by a novel B7 family member leads to negative regulation of lymphocyte activation.J Exp Med,192(7):1027~1034

He F,Ouwehand A C,Isolauri E et al.2001.Differennces in compositionand mucosal adhesion of bifidobacteria isolated from healthy adults and healthy seniors.Curr Microbiol,43(5):351~354

Hee park J I U,Beom J L,Juhn S G.2002.Encapsulated Bifidobacterium bifidum potentiates intestinal IgA production.Cellular Immunology,219:22~27

Maija Saxelin,Soile Tynkkynen,Tiina Mattila-Sandholm et al.2005.Probiotic and other functional microbes:from markets to mechanisms.Current Opinion in Biotechnology,16:204~211

Martin E,O'Sullivan B,Low P et al.2003.Antigen2specific suppression of a primed immune response by dendritic cells mediated by regulatory T cells secreting interleukin-10.Immunity,18(1):155~167

Matsumoto M,Tani H,Ono H et al.2002.Adhesive property of bifidobacterium Iactis L KM512 and predominant bacteria of intestinal microflora to human intestinal mucin.J Curr Microbiol,44(3):212~215

Namju Kim,Jun Kunisawa,Mi-Na Kweon et al.2007.Oral feeding of bifidobacterium bifidum(BGN4)prevents CD4+ CD45RBhigh T cell-mediated inflammatory bowel disease by inhibition of disordered T cell activation.Clinical Immunology,123:30~39

Opden Camp H J M,Oo sterhof A,Veerkamp J H.1985.Interaction of bifidobacterial lipoteichoic acid with human intestinal epithelial cells.Infect Immun,47(1):332~334

Ouwehand A C,Iso lauri E,Kirjavainen P V.1999.A dhesion of four Bifidobacterium strains to human intestinalmucus from subjects in different age groups. FEM SM icrobio lL ett,172 (1) ; 61～64

Sakaguchi S. 2000.Regulatory T cells ;key controllers of immunologic self-tolerance.Cell,101(5) ;455～458

Schiffrin E J,Rochat F,Link-Amster H.1995. Immunomodulation of human blood cells following the ingestion of lactic acid bacteria. J Dairy Sci,78(3);491～497

Shortman K,Liu Y J.2002. Mouse and human dendritic cell subtypes. Nat Rev Immunol,2 (3) ; 151～161

第四章 肠道微生态制剂与生物治疗方法的质量控制和调控问题

Intestinal Microecological Preparations and Qualitical Control，Regulatory Issues for Biotherapeutic Agents

熊德鑫 解放军总医院第一附属医院

第一节 肠道微生态制剂——益生剂、益生原、合生原和生物治疗方法（BTA）

肠道微生态制剂又称为肠道微生态调节剂：根据肠道微生态学原理，是利用肠道正常微生物成员（尤其是肠道原籍菌群或促进物质），经微生态或微生物工程制备的制剂，它能够通过宿主的生物屏障而存活，并具有直接补充或促进宿主有益微生物生长，维持或调整微生态平衡或酶平衡，以达到防治一些疾病或增进宿主健康的作用。

随着微生态制剂产业的迅速发展，许多微生态专家逐渐使用三个名词来高度概括微生态制剂产业的产品，即益生剂、益生原和合生原。

第一大类物质称为益生剂（probiotics），该词来自希腊文，由我国微生态学先驱者（著名学者）魏曦和刘秉阳教授统一译成"益生剂"。2001 年 10 月，联合国粮食和农业组织和世界卫生组织（FAO/WHO）召集有关专家，将益生剂定义为摄取一定数量、能够对宿主健康产生有益作用的活的微生物制剂。此定义简洁明了地说明了益生剂的主要含义。

第二大类物质称为益生原（prebiotics），它是指在人的上消化道不被吸收和利用，直达结肠，能够选择性促进一种或数种生理性细菌生长的物质。这一类物质中能选择性促进双歧杆菌生长的物质又被称为双歧因子，这一大类物质主要包括功能性低聚糖类物质。所谓功能性低聚糖是指由 2～10 个单糖聚合起来，并具一定生理功能的物质，如大豆低聚糖、果糖、壳聚糖等低聚糖。严格地说它主要是促进结肠中有益菌生长，而对结肠中其他菌无影响，且宿主（如人）未含对此类物质分解的酶类，所以在宿主上消化道不被分解。如果此类物质能促进结肠所有菌群（包括有益菌和有害菌）生长，则其只能被称为结肠食品，而不是益生原或双歧因子等。

第三大类微生态学应用物质被称为合生原（synbiotics），是指生理性细菌（即益生剂）加促进物质（即益生原）的合剂。中国一些学者把 synbiotics 这个希腊词译为"合生菌、合生素、合生原"。一个新名词或概念的引进，其出现种种的翻译也是不足为奇的。笔者认为根据"synbiotics"所指的含义，将其译为合生原更为确切。"原"在中国古代汉语中与"源"同义，合生原意指可补充和促进体内有益菌源的制剂，与 synbiotics 的含意相一致。现在越来越多的学者使用合生原这一词汇，笔者建议将行业中"synbiotics"的译名规范译为"合生原"，这样可以消除译名中不统一所造成的混淆，有利于概念的推广和学术交流。

合生原不是简单的益生剂和益生原相加,原则上是1加1必须大于2,而不是等于2,可见合生原中添加的益生原必须要能促进制剂中生理性细菌增殖,还可促进肠道中其他生理性细菌定植和增殖,当然这种作用具有种的特异性,这样的制剂才可以被称为合生原制剂。近年市场上出现不少被称为合生原制剂的产品,从其产品说明书可知,这类产品远不能被称为合生原制剂,即制剂中益生原并不具促进制剂中益生菌的生长,虽然剂中含双歧杆菌(说明书注明是产乳酸双歧杆菌),制剂中添加的益生原是水苏糖,但这类制剂中益生原(水苏糖)并不能促进制剂中产乳酸双歧杆菌的生长,因此这类制剂可称益生剂(原)的混合剂或复合制剂,而不能称为合生原制剂。合生原制剂必须是所添加的益生原物质能促进本制剂中的双歧杆菌生长和增殖,又可促进宿主肠道中的生理性细菌(如双歧杆菌)等的生长定植和增殖。

biotherapeutic agent 一般被译作生物治疗方法(或生物治疗剂),它是指使用生物制剂,如抗血清疫苗或益生剂来防治相关疾病的方法,又被称为生物防治方法。近年使用这一词主要是针对使用益生剂作为生物治疗方法的防治疾病方法而言。一般先有益生剂(probitics),后有生物治疗方法(biotherapeutic agent)一词。

第二节　生物治疗方法、食品添加剂、功能食品、保健食品等几个基本概念介绍

一、生物治疗方法

生物治疗方法通俗地说即是使用益生剂等生物制品来防治相关疾病的方法。

二、食品添加剂

功能食品(functional food)是指具有调节人体生理功能,适宜特定人群食用,不以治疗疾病为目的的一类食品。

特殊营养食品是指改变食品的天然营养成分和含量比例,以适应某些人群营养需要的食品,它包括婴幼儿食品、营养强化食品、调整营养素食品(如低糖食品或低钠食品)等。21世纪功能食品发展趋势是天然、安全和有效。首先是安全,长期服用应无毒、无害、确保安全。其次是保健食品的功能有效性,尽量除去原料中一些有害、有毒物质,提高功能因子含量。

过去所称的食品添加剂包括必需的营养素(如维生素、矿物质或蛋白质),被认为是食品成分而不包括活性微生物,但随着食品添加物健康和教育法规公布,美国国会扩充了它的含义,包括更广范围的条款(如中草药制品、自然产物、微生物酶类和活性微生物等),食品添加剂健康和教育法规(DSHEA)制定的食品添加剂的正式规划如下:

(1)此类产品(烟草除外)添加食品后,会产生或含有一种或多种食品成分,如维生素、矿物质、草药或其他植物性药材、氨基酸等,可用于人体,通过增加每日摄入总量或浓度、代谢组织提炼或合成这些营养成分来补充饮食。

(2)通过药丸、胶囊、片剂或液体形式吸收。

(3)不能替代传统食品应用或作为单一食品应用。

（4）标明叫"食品添加剂"，食品添加剂不能宣称防治特定疾病；此外，不能宣传在诊断、预防减轻、治疗、康复某些疾病上有益，但如下数种健康声明还是允许的：

①声明对典型的营养缺乏性疾病有益；

②功能性食品添加剂对人体结构或功能有一定的影响；

③特性，描述在保持功能和结构上的机制；

④保健作用，投入食品添加剂的一般保健作用。

这些声明举例如下："普通保健"以增强胃肠道功能（益生菌制剂片），"有益维持骨正常结构和发育"（钙制剂），"在低脂饮食同时降低胆固醇"（乳酸杆菌制剂）。如同其他食品，食品添加剂必须列有含各种化学成分名字和数量的标签。除了无活性成分，标签同样需证明该产品是食品添加剂，食品添加剂必须标明提供营养的名称、单位含量、既往成功使用例证等。生物药品和食品添加剂在科学依据方面还是有严格的区别。即便 1994 年通过了法律，在食品供应和特定的规范上仍存在许多条款。

在安全领域如果有一种或多种成分显示出"显著式难以解释的病患损伤的危险性"，应在说明书上应该有明确详细的说明食品添加剂，按规定添加在食品中或担任"补充营养"；其次是提高食品的滋味或香味，以享受生活的乐趣；其三是添加的物质可增加保健作用，或改变风味，或以此补充食品在加工、贮存等过程中营养的损失。供婴幼儿、孕（产）妇食用的保健食品，不得含兴奋剂和激素，供运动员食用的保健食品不得含禁用药品。

生物制剂被认为是食品添加剂的例子包括含乳酸杆菌菌种、两歧双歧杆菌、地衣芽孢杆菌或这些微生物混合物的冻干粉，这些制剂在结构/功能的宣传上通常为"用以保持肠道健康"、"对健康有益"。因此，微生物作为食品添加剂应用进入市场更迅速。但是由于人们对微生物的生理作用认识滞后，故迅速推广还是有一定困难的。

三、功能食品

保健食品或功能性食品，广义而言是指组成人们通常所吃的膳食以外的一些非传统食品或其成分，消费者希望通过使用这些保健品来增强体质、改善机体的生理功能，乃至预防疾病。关于保健食品定义至今国际上尚无统一的说法，由于东西方文化背景不同，对保健食品概念也不尽相同。我国卫生部对保健品的定义是保健食品是指具有特定保健功能的食品，即适宜于特定人群食用、具有调节机体功能、不以治疗疾病为目的的食品。

在我国，当一种微生物添加剂添加到已经上市的食品中，它可以被称为功能食品。这是一个混乱的领域，如此应用的微生物可被叫做 nutra-centical（营养素——制药公司喜欢这个名字）也叫做 functional food（功能性食品，食品商喜欢这个名字），但所使用的微生物是相同的。这些功能性食品被定义为"能够比所含传统营养成分提供更多保健作用的任何经过处理的食物或食物成分"。即便 FDA（美国食品和药品管理局）没有特殊的规定（除了关于食品的法规），其通常指食物，也包括植物化学制剂（抗氧化剂、类胡萝卜素等）或消化酶类，以及含有活的嗜酸乳杆菌和鼠李糖乳杆菌的酸乳或乳制品。功能性食品在欧洲和日本很常见，也仅仅刚开始进入美国市场。功能性食品和医疗食品的区别在于：FDA 在 1988 年对口服药物修正案中如此定义医疗食品："一种食品，建立在医学评价基础之上，其配方被医生推荐或处方用以针对某种疾病的食品调节剂或确定的营养需要，符合公认的科学原理。"医疗食品的例子包括 Lafenalac，含有一定数量的必需氨基酸、苯丙氨酸，被用于患有苯酮尿症的患者；一种含有严格支链氨基酸的产品，被用于患有糖尿病的患者，以及针对严重腹泻的口服再水化液体。没有活性微生物被认为是医疗食品的例子。

区别生物治疗剂、功能性食品、食品添加剂和医疗食品最简单的方法是弄清以下问题："它是食品还是药品？"活性微生物被用作防治一些特定疾病的药物，即为生物治疗因子，被 FDA 根据联邦食品、药品和整形美容法进行管理。而食品添加剂被应用于食品或日常饮食，不能被看作药物，其受 1994 年 DSHE 法律的约束。功能性食品或 nutra centical 作为食品应用，受 FDA 管理，本书主要阐述生物药品。

第三节　从微生物研制成生物药品

一、被选育菌株的有关实验

1. 菌株的选育

（1）可选微生物拮抗实验。如干酪乳杆菌（*L. casei* GG）对广谱细菌有拮抗作用：包括梭菌、类杆菌、优杆菌、假单孢菌、葡萄球菌和链球菌等。

（2）也可试用黏附拮抗实验。在人类肠道细胞系（Caco-2 细胞）中发现肠道侵袭性病原菌黏附减少，一旦显示对病原微生物存在抑制作用，就开始进行动物模型的研究。

2. 用于生物药品的益生菌菌株的鉴定

应该明确使用益生菌的菌属、菌种。一般进行：①表型鉴定，如生化特征，即糖的发酵实验；②必须有遗传型鉴定，一般使用脉冲凝胶电泳分析确定（PFGE）；③也可选 16S RNA 等其他国际公认的方法进行基因鉴定，最后必须用 RDP（核糖体数）证实其同一性。不主张使用 RAPD（即随机扩增多态 DNA 技术），因其缺乏重复性。

3. 确定菌株的种、属名称

细菌名称核准名录（Int. J. Syst. Bacteriol，1980，30：225～420）也可以从下列网址获得：http：//www. bacterio. cict. frl.

4. 筛选益生剂菌株的体外实验

体外实验可以评估益生剂微生物的安全性，包括：

（1）对胃酸的抵抗力；

（2）对胆汁的抵抗力；

（3）对人肠上皮细胞和细胞系或黏液的黏附力；

（4）对潜在致病菌的抗菌活性；

（5）降低致病菌的黏附力；

（6）胆碱水解酶活性；

（7）如果是阴道用益生剂，宜增加对杀精子避孕药的抵抗力。

5. 益生菌的安全性实验

由人们长期观察证实，在食物中使用的乳杆菌和双歧杆菌是安全的，它们作为与哺乳动物共生的微生物，被全世界广泛应用在食品和增补产品中，事实说明本结论成立。然而在理论上，益生剂可能与 4 种副作用有关：

（1）系统性感染；

（2）有毒的代谢活动；

（3）对易感人群造成过度免疫刺激；

（4）基因转化。

关于系统性感染只见淋巴系功能降低即免疫状况极度低下患者有可能导致此类系统感染。双歧杆菌和乳杆菌经人们长期观察证实是安全的，但是不少国家的制品中也有使用肠球菌制剂的。肠球菌是院内感染重要病原菌，并且对万古霉素耐药菌株日益增多，因此生产厂家有责任证实益生菌株没有传播耐药性和其他致病的危险性。考虑到保证安全的重要性，即使使用普遍认为安全的菌种，对益生菌株也应进行以下重要特性实验：

（1）抗生素耐药谱；

（2）某些代谢特性（如 D-乳酸盐产生、胆盐早期分离）评估；

（3）人体试验过程中副作用的评估；

（4）进入市场以后副作用发生率的流行病学的监测；

（5）如果评估的益生菌株属于已知能对哺乳动物产生毒素的种属，必须检测其产生毒素的能力，测试毒性方案可参考欧盟动物营养科学委员会（SCAN）2000 年推荐的毒性产生的方案；

（6）如果评估的益生菌株属于已知的能产生溶血的种属，必须检测其溶血活性；

（7）为确保安全，最好还应进行实验以证实益生菌株对免疫受损动物不具有感染的能力。

二、益生菌株的临床前期研究

动物安全性实验必须包括每个成分的实验、活性成分混合物的安全性实验以及最后生物到新产品的安全性实验。临床前期研究采用体外途径以及动物实验来对微生物潜在的作用进行测定，并确定其在不同动物模型机体中的药效学和耐受性。这些研究还可能包括体外抑制实验，目的是预测生物制品对何种疾病有效。例如，鼠李糖乳杆菌制剂显示在感染性疾病中对广谱细菌有抑制作用，包括对梭状芽孢杆菌、类杆菌、双歧杆菌、优杆菌、假单胞菌、葡萄球菌和链球菌。其他研究者在体外实验中确定一些活性菌（双歧杆菌、伯拉德酵母菌、LGG）显示出对其他细菌抑制作用，组织培养试验可以显示微生物对病原菌或某些细胞黏附功能的抑制作用，一些研究者把乳酸杆菌加入到人类肠细胞系（Caco-2 细胞）中发现体外肠道侵袭性病原菌黏附减少。一旦体外研究显示对病原微生物可能存在抑制作用，就可以开始进行有关的动物模型的研究，干酪乳杆菌 GG 在动物模型中能减少尿道感染。Ducupere 等（1996）将给已知病原体肠出血性大肠杆菌（EHEC）的羊奶喂服幼猪，摄取蜡样芽孢杆菌、乳酸杆菌和粪链球菌等三种益生菌制剂以保护幼猪，结果表明，上述微生物在防治溶血性大肠杆菌病死率和临床症状改善方面未显示出任何效果。Dutty 等（1993）把两歧双歧杆菌（*B. bifidum*）放在饲料中并饲养新生鼠以研究这种细菌对抗轮状病毒的感染作用，发现其有一定的保护作用。McFarlond 等（1990）给仓鼠同时饲以伯拉德酵母菌和产毒难辨梭菌，发现伯拉德酵母菌对动物有明显的保护作用，此实验显示伯拉德酵母菌和两歧双歧杆菌都具有良好的前景，值得进一步研究。

1. 急性毒性实验

这类研究的目的是观察生物药品被活体动物摄取后发生的情况（即反应性和耐受性）。实验所用微生物以单一计量至少给予两种动物（啮齿动物和哺乳动物），最后应观察 6 周，注意任何毒性反应，实验动物最后解剖以检查靶器官的改变（通常是肠道、胃、肝脏等）。需要至少两种给药途径，一般采用口服、腹腔注射或静脉注射。不像新的分子实体药物，生物药物的实验一般无法确定动物毒性的金标准，即 LD50 或 50% 动物致死剂量（致死率与剂量），这取决于宿主动物对生物制剂的高耐受性和口服摄取的最大剂量。此外从这些类型的研究中，可以确定单一研究剂量的转运时间和半衰期。Blehatt 等（1997）给 54 只仓鼠单一剂量（0.4g/kg）的伯拉德酵母菌制剂，然后从即刻服用到 24h 的特定时间解剖各组动物，经研究确定 9h 为半衰期，而在 24h 有 13% 的恢复率，这类结果与允许剂量相似（每次给予两倍剂量，可能在低剂量组中比一天一次有更一致结果），实际上对活菌的检测显示，这类酵母菌有能力在消化道存活，并可直达结肠。

2. 亚急性毒性反应

本阶段的实验目的仍然是观察不同动物模型摄取生物药品后相对短时间内的耐受性，需要生物药品给予两种动物至少 28 天（一种啮齿、一种非啮齿动物），一般 3 个不同剂量，剂量范围是从无法检测水平（NOEL）到最大耐受剂量（MTD），即在急性毒性试验中确定的单一剂量。

3. 慢性毒性反应

慢性毒性研究的目的是观察活体动物摄入生物药品后延伸一段时期出现的任何反应，研究通常在两种动物（啮齿和非啮齿）上进行。生物药品给予啮齿动物至少 6 个月，非啮齿动物要达到 12 个月，只采用一种对照剂量对照方法。因为这些类型的长期研究经费相当惊人，故倾向于采用人体临床研究的给药途径。

4. 生殖系统研究

一个推荐的步骤是研究生物药品对生育能力和繁殖过程的潜在影响，有 3 种类型的生育研究。

（1）第 1 种类型：生物药品对生育能力和繁殖过程的影响（通常使用鼠体）；

（2）第 2 种类型：研究中给予雌性动物生物药品后分娩后下一代致畸率和致残率（通常给两种以上动物）；

（3）第 3 种类型：对围产期和产后阶段的研究。

第 2 种类型通常在孕期给予两种动物（如鼠和兔）生物药品。第三部分通常用小鼠生物药品在怀孕的第 3 个经期给予，对哺乳的影响和新生儿生长特性做记录。

5. 诱变性实验

新合成新分子实体需要这类研究，而一般生物药品不需要这类研究。FDA 要求用大鼠或小鼠实验 2 年，但是除非长期应用或间断应用在活体上超过 3 个月宜测定。

6. 吸收、分布、代谢和排泄研究（ADME 研究）

生物药品的药理学研究应包括揭示有机体的生物利用度，努力研究药物的经典

ADME 内容。吸收实验可以通过推荐的给药途径主动在物体内正常途径之外吸收药物。因为许多生物药品采用口服途径，所以口服活性细菌胃肠道之外易位的动物模型被应用。当然此类吸收应该是最低限度。研究者已经采用动物模型来研究口服的微生物是否有能力从肠道易位到身体其他部位。Blehant 等（1989）给 10 只裸鼠和 10 只对照鼠（当有胸腺而无免疫复合物）以 5% 伯拉德酵母菌饲养超过 70 天，选定器官和组织被搅匀后鉴定存活的细菌，发现只有盲肠里有活的伯拉德酵母菌，提示这种细菌没有易位。Berg 等（1992）采用相同的生物药品发现伯拉德酵母菌确实能减少其他细菌易位，同时应用的两种细菌中，另一种为致病菌即白色念珠菌。

分布和排泄实验研究可应用转运时间的动力学实验研究药物在人体内的路线和途径。在动物模型中多种类型 ADME 的研究已有所报道，这方面的研究包括给鼠类（或其他动物）喂以待测细菌较长时间后，在特定时间点收集样品检测活菌，通过细菌消除时间，即可获得半衰期、转移时间和回收率。此类研究的一个例子就是用伯拉德酵母菌连续喂鼠 114 天，鼠被放进各类代谢箱中，收集粪便并鉴定其中的细菌。Blehant 等（1989）发现细菌只需 3 天就能达到一个稳定的存活水平。一旦细菌被口服后，可以维持在高浓度上（$10^7 \sim 10^8$ cfu）。细菌的清除率非常迅速（在口服中断 5 天之内），粪便中回收率小，是口服总量的 0.35% ～ 1.5%。应该确定这些益生菌的特征，而目前的药理研究对于干预治疗的价值不大。一种细菌，如啤酒酵母被发现 ADME 与伯拉德酵母菌相似，因此曾被用来防治一些疾病。Pecquet 等（1999）发现给单一种类鼠喂以啤酒酵母对多种肠道致病菌无抑制作用。此研究说明，相似的细菌可以具有相似的 ADME，但在治疗价值上却有巨大的不同。

一类化学药品所需的实验研究，不应照搬生物药品的实验研究和审批程序。这些类型的实验可能包括血浆浓度、血浆蛋白结合能力、酶诱导或拮抗（通常包括肝脏酶、细胞色素氧化酶 P450 等）和活体代谢全系统。但是，完成这些实验要付出很大的努力，如果申报特定生物药物，还要进行对照实验。例如，针对待研究药物确定血浆半衰期的同等实验，可以是细菌在肠道存活的半衰期。生物药物还可能不涉及细胞色素氧化酶 P450 代谢，但是同等实验可以是待检细菌与其他肠道微生物的相互作用。部分研究者已经阐述了"药物作用"的概念，通过检测特定药物对健康志愿者正常微生态的影响。Orrhage（1991）给 30 多名志愿者口服氯林可霉素、长双歧杆菌及嗜酸乳杆菌混合物（5×10^9 cfu）发现对正常微生态以及细菌总数的减少并没有造成显著影响。Lidbek 等（1999）给 10 名健康志愿者口服嗜酸乳杆菌（10^{11} cfu，共 7 天）发现对正常微生态无明显的影响。在部分案例中，药物相互作用可以在患者同时口服其他药物和生物药品时进行预测。抗生素可能对生物药品的抑制或破坏作用可以通过上述结果得到确定。这种药物的相互作用类型的实验包括研究伯拉德酵母菌和口服抗真菌药物治疗。一项开放性实验是对 HIV 相关性腹泻使用伯拉德酵母菌进行治疗，但是 HIV 须经常口服抗真菌药物，需要研究生物药品与抗真菌药物之间的相互作用。Elmer 等（1999）给健康志愿者口服 1g/d 伯拉德酵母菌制剂 2 周，同时口服 50mg/d 或 100mg/d 氟康唑或 15 万单位制霉菌素。幸运的是应用相同剂量微生物和氟康唑在口服抗真菌药物后对伯拉德酵母菌的浓度无明显影响，但是使用非吸收抗真菌制霉菌素可使真菌水平下降到可测浓度以下。提示患者进行抗真菌治疗的同时需要给予氟康唑而不是非吸收性的制霉菌素。

　　一旦生物药品在动物模型中的耐受性和药理学经过研究，就应该进一步建立合适剂量和给药途径，初步探讨其在人体中引起的副反应。

三、临床研究

1. Ⅰ期临床研究

　　应该证实益生剂的主要效果是对人体有益的，如改善体质、缓和症状、减轻症候、降低疾病危险风险性、延长疾病发作时间、加快康复速度等诸方面有显著统计学和生物学意义。

　　人体实验的第一步是在健康志愿者身体上进行。早期实验（Ⅰ期研究）是揭示健康者对生物药品的耐受性，也就是能耐受和从副作用中恢复的能力。另外，Ⅰ期研究应当建立人体治疗时的初始剂量范围，即所列举剂量是在动物实验发现的水平［mg/（kg体重）］基础之上所进行预测的，这些研究也被用来确定药理学和生物的利用度，不同配方的生物药品应当根据细菌代谢和靶器官途径确定生物利用度，例如，粪便中细菌的回收率可用来比较肠衣制剂和冻干剂胶囊中的细菌。细菌的配方类型可能包括装有培养基冻干粉的未加工胶囊、肠衣制剂和酸奶及液体形式细菌。

　　有人建议通过研究剂量分布、人体体内半数存货量排泄的途径和速率、代谢和吸收来确定微生物特性，而生物药品的剂量范围不同，如同在动物模型中做ADME实验。应用生物药品的单一剂量为了确定细菌通过人体的速度，在此过程中有多少细菌保留，以及在单一耐受剂量是否会导致任何反应。Marteou等（1992）给6名健康志愿者口服单一剂量的两种生物药品双歧杆菌和嗜酸乳杆菌来确定这两种细菌的药理学。在未吸收回肠组织中发现有1/3以上（37.5％）的口服剂量（10^9 cfu）双歧杆菌，但只发现1.5％口服剂量（10^{10} cfu）的嗜酸乳杆菌，这些生物药品都未伴随副作用。Klein等（1993）给10名健康志愿者10^{10} cfu单一剂量的伯拉德酵母菌，采用交叉实验设计，统计1周被排出活菌数。比较暴露阿莫西林或不给予任何抗生素的回收率，阿莫西林的作用是增加大便中活性伯拉德酵母菌的回收率，从阿莫西林组0.12％±0.04％增加至2.77％±1.99％单一剂量伯拉德酵母菌未伴随其他途径的副作用发生。

　　此外，多剂量实验结果显示这些细菌通过上下消化道能够存活，在口服初始剂量3～7天后还能保持高浓度。口服剂量的大便中回收率低并不需担心，只要在病理靶点位置药物浓度足够即可。有趣的是，乳酸杆菌能够在肠道中定植，在中断口服生物药品28天后仍能持续存在。伯拉德酵母菌和双歧杆菌似乎不能在肠道定植，因为在口服中断3～8天后这两种细菌已清除，在健康志愿者中做的多种剂量研究均未见报道任何副作用。这些ADME实验显示口服生物药品通常不被消化道以外的部位吸收。在消化道内益生菌能够迅速达到稳定的浓度，并且能够在持续口服药品时保持高浓度，绝大多数口服的微生物在胃肠道中代谢，能够短时间存活，所有的生物药品都不能够持续在宿主中定植。即使暂时定植，也存在个体差异。

2. Ⅱ期临床研究

　　Ⅱ期临床研究的主要目的是确定被研究生物药品的活性和在患者中的短期安全性。由于这是首次给患者使用生物药品，故宜选择病情相对较轻的患者作为实验对象。实验者数目比最后Ⅲ期临床研究者少，在应用生物药品已发表的Ⅱ期研究中患者最低平均数是 10±4 个，这样Ⅱ期研究通常设计为开放的无对照研究。允许被研究对象通常设计为开放或无对照研究，允许被研究者立刻检测副作用。

　　本章前面给出的开放研究例子包括乳杆菌 GG 制剂治疗 4 名儿童复发性难辨梭菌感染者，伯拉德酵母菌治疗 13 名成人复发性难辨梭菌肠炎以及伯拉德酵母菌治疗 11 名 HIV 感染相关性腹泻，所有这些研究都显示出生物药品的治疗价值有很好的前景。当然下一步需要双盲、安慰剂的对照研究，在所有开放实验中没有出现严重的副作用。

3. Ⅲ期临床研究

　　一旦Ⅱ期研究确定安全性和潜在的效用，下一步是进行大规模双盲、安慰剂和对照的Ⅲ期研究，这些研究将在特定患者群中研究有效性和安全性，同时确定治疗剂量和疗程。应用生物药品的典型的Ⅲ期研究，研究人群平均 190±261 名，要少于其他药物研究人群数目（可能平均 200～10 000），由于这些大规模对照良好的实验花费巨大、耗时太长，几乎没有生物药品达到这个程度，但也并不是说生物药品不可能达到这个目标；一个典型的例子是应用伯拉德酵母菌和安慰剂对照治疗难辨梭菌（*C. difficile*）感染，这项研究设计较好，受试者数目适中（124 名），显示细菌组诱发率达 26%，而对照组复发率达 45%，相比明显降低（$P<0.05$），未发现严重的副作用。但与所有科学研究相同，两项阳性研究并不足以证明其有效性。美国联邦法规规定，应当有第二个严格对照临床研究来确定其有效性和安全性。其他双盲研究例子包括：使用乳杆菌 GG 来预防旅行者腹泻，应用嗜酸乳杆菌和布氏乳杆菌预防阿莫西林相关性腹泻，应用双歧杆菌和粪链球菌等来预防婴儿腹泻，应用伯拉德酵母菌预防医院内出现抗生素相关性腹泻。所有这些双盲研究都显示了生物药品的保护性作用，且多无严重的副作用，但是下面 3 个研究例证证明（双盲实验的价值），确定治疗效果。Moal（2002）、Rabbani（2002）应用两歧双歧和 SF68 粪链球菌治疗成人霍乱或致病性大肠杆菌所致各种感染性腹泻，发现腹泻症状无明显改善。Raza 等（1995）应用乳杆菌 GG 制剂治疗儿童院内感染急性腹泻，即便在非血便腹泻儿童中发现有症状改善，但一旦发现血性腹泻，未发现其有保护作用。Tankanow 等 2002 年应用乳杆菌预防阿莫西林相关性腹泻，同样发现乳酸杆菌治疗组和对照组腹泻发生率之间无明显异常。

　　如果在Ⅲ期研究中出现副反应，就需要附加的实验来进一步确定药物性质，这些安全性/耐受性实验应当在选定的靶人群中进行，可能会显示出较少的副作用。这些实验的最终结果为判断所研究药物对患者的益处和风险之比提供了依据。在生物药品领域，效果通常是适中的，但风险相当，显示出患者普遍临床价值。

　　1）关于生物制品的有关申请

　　一旦两个Ⅲ期研究结果显示出显著的疗效和可耐受的安全性，下一步就可申请批准生物药品，申请时还需提供所有最初活体微生物的信息，还包括在世界范围内进行的所有临床实验情况。

　　此外，有关毒性研究、生物利用度、新药范围的研究、安全性、慢性剂量的研究被整合成一个完整资料，这些资料还可综合成报表，此资料必须提供充分的证据以证明有效性和安全性。

　　不容忽视的另一问题：售后安全性研究。

　　一旦生物药品获得批准，它将走向更广泛的人群，而无须像临床研究有那么严格的条件。在这种情况下,可能会出现罕见的、未曾预料的副作用。批准后继续进行观察,它有利于揭示这些特发性反应,以进一步研究减少或避免副作用发生的可能。生物药品即使是在批准后出现副反应,也必须向上一级药品审评委员会办公室报告。

2)关于销售后专利保护问题

一般自然产生的细菌不能申请专利或者被用来以某种独一无二的方式增强治疗效果,或者被用以特殊的治疗等,因此在产品被批准之后,其专利保护尤显重要,还应从法律角度加以保护。

质量问题控制讨论

(1)菌种鉴定和稳定性。生物药品中使用的菌种是稳定、纯度较高的,当获得批准后,生物药品增加了,问题也可能增加了,可能存在菌种变异性。例如,Clemente 等(1999)发现乳杆菌制剂中存在相当多的变异性,一些乳杆菌制剂能够防治成人大肠杆菌腹泻,但是同药名的另一制剂就几乎没有此作用。所以制药企业有责任完成稳定性实验,不同剂型产品应当被多次检测,以确定生物药品的最终储存期以及有效期。

(2)抗生素耐受性(基因和质粒获得)。关于微生物不断增加的抗生素耐受现象,已经使公众和科学机制受到警告,显然,任何新的生物药品都必须经检测确定是否有可能获得和传播抗生素耐药基因。

(3)配方和剂量。按批准的配方和剂量投放市场,任何配方的更改都要重新申报,重获 FDA 批准。

(4)规模化问题。按要求生物药品申报必须申报中试以上的生产流程,以避免规模化扩大产品出现难以预料的问题。

(5)包装。上应有如下信息:产品名称、保存时间、使用方法、适应证、警告和禁忌证以及产品中微生物种类、微生物数量、生产日期和生产厂家。

(6)效能和纯度是生物药品的两大关键问题。美国联邦法规中有详细的明文规定,生物药品效能被定义为"正如实验室研究和相应临床对照研究证实,使用该产品,具有特殊的能力,可获得预想的结果"。生物药品以每粒胶囊含有活菌数量(cfu)为公认的效能衡量标准。鉴定生物药品可采用显微镜镜检、特殊培养法或体内、体外免疫学检测方法等。此外存留原始鉴定记录是必要的,有足够的敏感性和特殊性方法用以区分生物药品和其他菌种。

生物药品在临床治疗中占有一个显著的位置,是防治疾病的重要武器,每一种生物武器都要面对菌种鉴定,并反复证明其稳定性,确定其对人体的安全性,一般研制一种生物药品需 10~15 年。

主要参考文献

Berg R D.1992.Translocation of enteric bacteria in health and disease.Curr studies Hematol Blood Transfusion,59:44~65

Bibiloni R,Fedorak R N,Tannock G W et al.2005.VSL#3 probiotic-mixture induces remission in patients with active ulcerative colitis.Am J Gastroenterol,100:1539~1546

Borruel N,Carol M,Casellas F et al.2002.Increased mucosal tumour necrosis factorαproduction in Crohn's disease can be downregulated ex vivo by probiotic bacteria.Gut,51:659~664

Boudeau J,Glasser A L,Julien S et al.2003.Inhibitory effect of probiotic Escherichia coli strain Nissle 1917 on adhesion to and invasion of intestinal epithelial cells by adherent invasive *E. coli* strains isolated from patients with Crohn's disease. Aliment Pharmacol Ther, 18; 45~56

Dieleman L A, Goerres M S, Arends A et al. 2003. Lactobacillus GG prevents recurrence of colitis in HLA-B27 transgenic rats after antibiotic treatment. Gut, 52; 370~376

Duffy L C, Zielezny M A, Riepenhoff-Talty M D D et al. 1993. Effectiveness of *Bifidobacterium bifidum* in expericnentally induced MRV infection; dietary implications in formulas for newborns. Endocr Regul, 27; 223~229

Elmer G W, McFarland L V, Surawicz C M. 1999. Biotherapeutic Agents and Infectious Diseases, Humana Press, totowa, New Jersey

Furrie E, Macfarlane S, Kennedy A et al. 2005. Synbiotic therapy (Bifidobacterium longum/Synergy 1) initiates resolution of inflammation in patients with active ulcerative colitis; a randomised controlled pilot trial. Gut, 54; 242~249

Habig W H. 1993. Potency testing of bacterial vaccines for human use. Vet Microbial, 37; 343~351

Is Ishikawa H, Akedo I, Umesaki Y et al. 2003. Randomized controlled trial of the effect of bifidobacteria fermented milk on ulcerative colitis. J Am Coll Nutr, 22; 56~63

Karo K, Mizuno S, Umesaki Y et al. 2004. Randomized placebo-controlled trial assessing the effect of bifidobacteria fermented milk on active ulcerative colitis. Aliment Pharmacol Ther, 20; 1133~1141

Korzenik J R, Podolsky D K. 2006. Evolving knowledge and therapy of inflammatory bowel disease. Nat Rev Drug Discov, 5; 197~209

Kruis W, Schutz E, Fric P et al. 1997. Double-blind comparison of an oral Escherichia coli preparation and mesalazine in maintaining remission of ulcerative colitis. Aliment Pharmacol Ther, 11; 853~858

Lievin-Le Moal V, Amsellem R, Servin A L et al. 2002. *Lactobacillus acidophilus* (strain LB) from the resident adult human gastrointestinal microflora exerts activity against brush border damage promoted by a diarrhoeagenic Escherichia coli in human enterocyte-like cells. Gut, 50; 803~811

Lievin V, Peiffer I, Hudault S et al. 2000. Bifidobacterium strains form resident infant human gastrointestinal microflora exert antimicrobial activity. Gut, 47; 646~652

Mack DR, Ahrne S, Hyde L et al. 2003. Extracellular MUC3 mucin secretion follows adherence of lactobacillus strains to intestinal epithelial cells in vitro. Gut, 52; 827~833

Madsen K, Comish A, Soper P et al. 2001. Probiotic bacteria enhance murine and human intestinal epithelial barrier function. Gastroenterology, 121; 580~591

Maria L M, Pavan S, Kleerebezem M. 2006. Towards understanding molecular modes of probiotic action. Cur Opin Biotech, 17; 1~7

Marteau P, Pochart P, Bouhniu Y et al. 1992. Survie, dans l'intestin grele, de Lactobacillus aclidonhilus et kifidobacterium S P, ingeres dans u lait fermente. Gastroenterol. Clin Biol, 16; 25~28

McCracken G H Tr E. 1995. mergence of resistant streptococcus pneumonias; a problem in pediatrics Pediuer J Infect Dis, 14; 424~428

Mcfarland L V, Surawicz C M, Stamm W E. 1990. Risk factors for clostridium difficile carriage and *C. diffieile* associated diarrhea in a cohort of hospialized patients. J Infect Dis 162; 678~684

Millar M R, Bacom C, Smith S L et al. 1993. Enteral feeding of premature infants with L. GG. Aroh Dis Child, 69; 482~487

Orrhage K, Lidbeck A, Nord C E. 1991. Effect of Biffidobacterium longum supplements on the human faecal microflora. Microbial Ecology Health Dis, 4; 265~270

Palanki M S. 2002. Inhibitors of AP-1 and NF-kappa B mediated transcriptional activation; Therapeutic potential in autoimmune diseases and structural diversity. Curr Med Chem, 9; 219~227

Pena J A, Versalovic J. 2003. Lactobacillus rhamnosus GG decreases TNF-alpha production in lipopolysaccharideactivated nurine macrophages by a contact-independent mechanism. Cell Microbiol, 5; 277~285

Prantera C. 2006. Probiotics for Crohn's disease; what have we learned? Gut, 55; 757~759

Raza S G, Allen S M, sultana S J et al. 1995. Lactobacillus GG promotes reco very from acute nonbloudy diarrhea in Pakistan,pediatr Infect .Dis,14;107～111

Resta-Lenert S,Barrett K E. 2003.Live probiotics protect intestinal epithelial cells from the effects of infection with enteroinvasive Escherichiacoli (EIEC).Gut,52;988～997

Saavedra J M,Bauman N A,Perman O I et al.1994.Feeding of Bifidobacterium bifidum and streptococcus thermophilus to infants in hospital for prevention of diarrhoea and Shedding of rotavirus.Lancet,344;1046～1049

Steidler L,Hans W,Schotte L et al. 2000.Treatment of murine colitis by *Lactococcus lactis* secreting interleukin-10. Science,289;1352～1355

Sutas Y,Hurme M,Isolauri E.1996.Down-regulation of anti-CD3 antibody induced IL-4 production by bovine caseins hydrolysed with Lactobacillus GG-derived enzymes.Scand J Immunol,43;687～689

第五章 益生剂作用机制的研究进展
Research Advancement on Mechanisms of Probiotics

熊德鑫 解放军总医院第一附属医院 姚玉川 解放军一五二医院

第一节 概 述

天然的微生物混合物（如发酵奶制品或霉面包涂抹外用）在古代就曾经被用于抗感染，但第一位科学阐述微生物的生物作用的人却是 20 世纪初的俄国学者梅杰尼可夫（E. E. Metchnikoff），他因此获得 1908 年诺贝尔奖。他首先揭示一些微生物菌种能够促进霍乱弧菌的增殖，而另一些菌种则能够抑制其生长。这也是世界上第一次提出细菌促进细菌（益生菌）生长或抑制细菌生长的观念。

另外一个认识上的差异是关于"益生剂（益生菌）"和"益生原"的概念，益生原可定义为一种不能被宿主分解、吸收，可直达结肠而选择性促进一种或数种生理性细菌生长的物质。"益生剂"或生物治疗因子是指将一种活的微生物应用于人体相应的部位，通过拮抗或抑制病原菌感染而防治一些疾病促进宿主的健康的物质。"益生菌"或"生物药品制剂"都曾在文献中被定义为"在体内发挥拮抗病原菌作用的微生物。"生物药品或生物疗法是较合适的概念，因为它强调生物具有治疗特性。理想化地说 BTA 应该是无害的，因为多种机制使其能够存活或生长并拮抗致病菌，另外一个应该具有的特征是能够立即产生效用（如疫苗作用对照，疫苗需数周刺激才产生抗体）。

当然 BTA 必须能达到足够浓度才能发挥治疗作用，在使用前要能保持稳态和活性，能够在宿主肠道微生态系统中存活以起到治疗效果。

本章集中阐述 BTA 的作用机制，其中部分来自临床，大部分来自专题研究内容。

生物治疗剂（biotherapeutic agent，BTA）被定义为通过与宿主的天然微生态系统相互作用，且可被用作防护和治疗人类疾病的一类活的微生物制剂。

一、BTA 的种类

BTA 大致可分为两大类，即细菌类和酵母菌类（又称生理性真菌类）。

细菌类 BTA 包括：嗜酸乳杆菌（*Lactobacillus acidphilus*）、干酪乳杆菌 GG（*Lactobacillus casei* GG）、长双歧杆菌（*Bifidobacterium longuus*）、两歧双歧杆菌和嗜热链球菌（*Bifidobacterium bifidum* and *Streptococcus thermophilus*）、粪链球菌 SF68（*Streptococcus faecalis* SF68）。国内根据熊德鑫教授建议将益生剂分成三大类：第一大类为原籍菌制剂，包括复合原籍菌制剂，如金双歧、常乐康、培菲康（包括具飞达）；另一种为单一原籍菌制剂，如丽珠肠乐。第二大类为共生菌制剂，包括整肠生、美常安、妈咪爱，促菌生（元首胶囊）。第三大类为生理性真菌制剂，如伯拉德酵母菌

（即"亿活"制剂）。

二、细菌类 BTA 作用机制的研究

1. 使用方法

细菌类 BTA 通过 3 种方式应用于患者：

第一种方法为保留结肠法，即向直肠内灌注一种选择性细菌 BTA 直肠疗法。此种方法的生理学作用未得到认真的研究，此外此类方法对患者或医生都不方便，可能增加无法检测到的病原菌感染的危险性，包括 HIV 等病毒。

第二种方法是通过发酵乳或乳酪的形式，容易出现如下的问题：保存需要冰箱，要有一定的储存空间，此外需消耗大量发酵产品才能获得治疗效果的浓度。

第三种方法是把活性细菌冷冻干燥，制备成胶囊或压成片。显然这是最简易最行之有效的方法。

2. 细菌类 BTA 的药理学

对酸、胆汁、胰蛋白酶等的耐受性，如细菌 BTA 在酸性培养条件中存活被认为是判断 BTA 有效性的一个重要标准。许多乳酸菌被胃酸、胆酸和胰酶破坏，如在酸奶中发现的两种细菌即保加利亚乳酸菌（*L. bulgaricus*）和嗜热链球菌（*S. thermophilus*）对酸、胆汁的耐受性很差，而嗜酸乳杆菌和双歧杆菌却有更强的耐受性，可见不同菌种之间对胃酸、胆汁等的耐受性差异很大。最近的研究还显示乳杆菌、肠球菌、蜡样芽孢杆菌和双歧杆菌能够被通常所用的抗生素所抑制，包括阿莫西林、强力霉素、头孢菌素、氟苯喹啉（fluoro quinolones）。即便抗生素以胃肠道以外的途径给予，微生物也会迅速失活，这是由于胆汁的分泌和抗生素的肠肝循环，即便是能够在胃肠道环境的消化道中存活，对 BTA 的活菌功能的表达、增殖和持续存在都是有差异的，如果持续每日给药，上述功能就可以不必需。目前研究证实干酪乳杆菌 GG（*L. casei* GG）是 BTA 微生物中唯一能够在中断口服后持续存在于胃肠道的菌种。在停止服用第 7 天，18 名被研究者中有 6 名仍含有 *L. casei* GG，当然还有其他菌种，它们比稳态水平下降，但也能在胃肠道存活，如嗜酸乳杆菌和双歧杆菌，它们比稳态水平下降 100 倍，但仍然可以在肠蠕动中存活，当口服停止数天后就容易消失。可见 BTA 所含微生物菌种不同，其在人肠道中存活能力也有相当大的差异。目前初步结论是：能在人肠道内定植的细菌中最好的是干酪乳杆菌，其次是嗜酸乳杆菌和双歧杆菌，而其他菌种几乎不能在人的消化道定植。

第二节　益生剂防治机制的研究概况

一、定植抗力

定植抗力（colonization resistance）是正常微生物群拮抗外源性病原微生物定植的能力，是属于宿主的正常生理功能，这种现象与黏膜菌群中许多细菌间相互依赖、相互拮抗的复杂生态作用有关，迄今还不能够用单一微生物或特定微生物的混合物来重复对抗病原菌这类特征，因为由种群组成群落以及群落之间相互关系和各种群落所占的各生境的自然状态恐怕是目前还不能复制的，所以目前还不能够准确地表达机体的定植抗力

生理功能。使用 BTA 治疗的一个重要的目的就是阻止病原菌的增殖，并且尽可能重建正常微生态系，能够使定植抗力重建获得时间，这可能是 BTA 达到治疗效果的一个重要机制。

动物实验已证明，应用益生菌能够显著减少沙门氏菌、致病性大肠杆菌、肺炎克雷伯杆菌、绿脓杆菌等在肠道中定植，体外实验证实，益生菌在此方面的生理功能至少有如下机制参考：

（1）益生菌产生的抗菌物质主要如下：抗微生物物质如过氧化氢、有机酸、细菌素以及类细菌素样物质等，实验证明这些抗菌物质在体外能够抑制致病菌和腐败菌的生长繁殖。

（2）阻止致病菌及毒素的黏附，可能主要是由于空间位阻作用，即在空间位置上阻止致病菌或条件致病菌的黏附，从而阻断其作用。大量研究证实，乳杆菌和双歧杆菌能抑制或阻止大肠杆菌、沙门氏菌、志贺氏菌、弧菌等致病菌对肠黏膜上皮细胞和或黏液的黏附，并证实这种作用有可能是通过对黏附素受体的竞争抑制（占位效应，即空间位阻作用）或刺激宿主产生黏蛋白等实现的，黏蛋白可阻止细菌或病毒的黏附。

二、产生抗微生物物质方面的研究

Silva（1987）报道干酪乳杆菌 GG 已经显示出能产生抗菌物质，在体外对 G^+ 和 G^- 病原菌有广谱抗菌作用，抗菌作用在 pH 3.0 和 pH 5.0 培养平板上出现，抗菌物质定性为乳酸和乙酸，其分子质量小（<1000Da），溶解于丙酮水溶液（10∶1）。干酪乳杆菌 GG 还能产生过氧化氢这类抗菌物质。嗜酸乳杆菌及其代谢产物包括衍生代谢物——乳酸。即使这些抗菌物质已经在体外得到证实，但是到目前为止，还不清楚这些抗菌物质能否在体内产生并在肠道内发挥抗菌作用，只有一篇报道（Ramare 1993）显示在悉生鼠类体内发现与人消化性球菌相关的抗菌物质。当鼠的胆—胰腺管被结扎或鼠服用胰蛋白酶的抑制剂后，这些抗菌物质才会消失，提示这些物质是被胰蛋白酶所激活。在添加胰蛋白酶的培养基上厌氧培养消化链球菌同样显示对几种 G^+ 菌的抗菌作用，包括消化链球菌菌种和几种产气荚膜梭菌（clostridium）。含有嗜热链球菌和保加利亚乳杆菌的酸奶能够在体外具有对难辨梭菌的抗菌作用，虽然这种作用只能持续 2h。但是给仓鼠大剂量酸奶，在体内并不能对抗难辨梭菌所致的肠炎，与对照组相比，也不能降低这种病原菌导致的死亡率。

三、关于益生菌产生生物拮抗物质小结

（1）益生菌可以利用许多碳水化合物、脂类和蛋白质等营养物质而产生相应的挥发性脂肪酸（SCFA），例如，乙酸、乳酸、丙酸、丁酸、异丁酸等对肠道致病菌或腐败菌发挥生物拮抗作用的物质。如乳酸和乙酸有较强抗菌作用，在 pH<4，乙酸对金黄色葡萄球菌存在抑制作用，而乙酸或丁酸有抑制大肠杆菌的作用。丁酸还具有诱导肿瘤细胞凋亡的作用。此外不少乳杆菌会产生 H_2O_2，这可能是肠道自净非特异防御措施之一。过氧化物、H_2O_2 和卤化物可以在吞噬细胞和组织液中构成强有力的抗菌系统，Klebannof（2006）曾在试管拮抗实验中证实产 H_2O_2 的乳杆菌不仅能杀死致病菌，而且

可以杀死 HIV。

（2）更重要的是益生菌能产生细菌素及其类似物质。细菌素是由一些细菌产生的一类抗菌物质，其作用范围较狭窄，一般仅对产生细菌素近缘的细菌有作用。益生菌还能产生一些抗菌肽类物，其抗菌谱可窄或广谱，如乳酸链球菌肽（nisin）、乳酸素（lacto-cin）、马鞍菌素（helveticin）、多马霉素（pymaricin）等，它们具窄谱或广谱的抗菌作用，但它无毒、无副作用、无残留、无耐药性，也无污染环境等问题。此外，乳酸菌还能产生一种特殊酶素，乳酸菌产生特殊酶对于它发挥重要的抗菌生理功能至关重要。

（3）细菌黏附部位的竞争性抑制。竞争性抑制可能是细菌 BTA 活性的另一个可能机制，Blomberg（1993）报道一种乳酸菌显示能够抑制肠道病原菌（致病性大肠杆菌）对猪回肠的黏附，影响了细菌对回肠腔内黏膜层的黏附。但是嗜酸乳杆菌的黏附能力和竞争性抑制并不是它固有的特性，因为部分嗜酸乳杆菌菌种能够在体外黏附肠上皮类似细胞，而其他菌种则不能。即便嗜酸乳杆菌能在培养基中抑制多种肠道病原菌对肠道细胞的黏附，但当病原菌在嗜酸乳杆菌之前黏附，就不能出现抑制作用，提示这类拮抗机制（或抑制机制）主要是黏附部位的空间位阻作用，黏附部位空间位阻在抑制黏附中起十分重要的作用，在病原菌黏附之后，治疗作用似乎受到限制。另外，只有一种嗜酸乳杆菌对抗多种病原菌，其菌细胞黏附呈剂量依赖性抑制关系。

Kotz（1992）报道了一个相似的研究，采用嗜酸乳杆菌的一种热致死菌种，其在热致死之后仍然在体外保留有细胞黏附能力。在体外，死亡菌种抑制 ETEC 黏附所需剂量达到同样作用的活菌剂量的 10 倍。抑制 50% 致病性大肠杆菌，需要热致死的嗜酸乳杆菌相当于嗜酸乳杆菌的活菌数量（2.5×10^9 cfu/ml）。相似的，在体内需要非常高浓度的嗜酸乳杆菌方可起到防治作用，人们猜测在体内产生生理作用的热死亡乳酸菌浓度恐怕不易达到。此外，通过观察证实，乳酸菌活菌不能阻止致病性大肠杆菌所致腹泻。应用活性乳酸菌同样不能在双盲、安慰剂对照的前瞻性研究中减轻疾病的症状与缩短持续时间。尽量努力使乳酸菌浓度达到最优，但在其他研究中，活性嗜酸乳杆菌制剂不能有效地防治旅行者腹泻，因为其中，40% 腹泻是由 ETEC 所致。

四、免疫系统作用

益生菌对免疫功能的作用主要表现为增强先天性免疫和对适应性免疫应答的调节。在先天性免疫反应方面，动物及人体试验证实乳杆菌或双歧杆菌等其胞壁肽聚糖具有如下作用：

（1）激活巨噬细胞，分泌多量的 IL-1、IL-2、IL-6、IL-12、IL-18、TNF-α、INF-α 和 NO；

（2）激活并增强 NK 细胞功能；

（3）刺激特异性和非特异性 IgA 的分泌，如已证实乳杆菌 GG 能刺激肠道分泌抗轮状病毒、抗霍乱毒素等，使其特异性 sIgA 产量增多；

（4）为肠道相关淋巴组织（GALT）的成熟提供刺激信号。

关于益生剂对适应性免疫应答的调节，目前研究证实益生菌能够促进口服免疫耐受的形成和抑制 Th1 或 Th2 过度的免疫炎症反应。有研究发现乳酸菌能抑制 T 细胞增殖从而减少 Th1、Th2 细胞因子释放，同时能诱导调节性 T 细胞产生 NF-2 和 IL-10，提

示形成免疫耐受。进一步研究认为这一作用是通过树突状细胞（DC）实现的。Drakes
等（2000）研究显示益生菌能上调人骨髓来源的 DC 表达 CD80、CD86、CD40、M He
Ⅱ类分子，增加 IL-10 的释放，在功能上益生菌没有促进同种 T 细胞增殖能力。进一步
研究显示，益生菌对 DC 的作用是由 TLR2 识别病原相关分子模式的受体途径介导的。
另外，研究提示，不同乳酸菌菌株对 DC 的刺激及其分泌有不同的作用。益生菌在肠道
黏膜免疫耐受中的作用和通过机体产生抗炎因子 IL-10 和 TGFβ 以实现对 Th1/Th2 的
平衡调节可能是其防治过敏性疾病或炎症性肠病的主要机制。

关于肠道黏膜免疫，胃肠道是外源微生物入侵机体的门户，肠黏膜处于沟通机体内
外环境的重要位置，正常肠道功能的维持除了黏膜的机械屏障作用，常驻菌群形成膜菌
群即生物屏障，此外还有肠道黏膜免疫系统起着极其重要的作用。肠道黏膜免疫含有肠
道相关的特殊的淋巴组织（GALT），肠道有大量丰富的淋巴组织，富含大量的淋巴细
胞。人们常说肠道是人体最大的免疫器官，这是与肠道接触抗原最大面积相适应的。
GALT 由派尔集合淋巴结肠黏膜固有层及分散在黏膜固有层内的大量淋巴细胞和效应
分子构成，在防止细菌黏附及细菌移位中起重要作用。此外，由 B 细胞转化为浆细胞
后产生的 s IgA 被认为是肠道免疫屏障的一个重要方面。关于免疫系统作用的另一方
面，已有报道多种乳酸杆菌菌种能够激活宿主的免疫系统，但是这些资料仍难以解释这
种作用明显对消除病原菌入侵有益。第一项对照研究中，干酪乳杆菌 GG 以活菌和死菌
两种形式给予轮状病毒感染性腹泻婴儿，发现在恢复期治疗组婴儿分泌抗轮状病毒 IgA
显著增多，但是在急性腹泻期，两组患者特异性抗体水平相似，都非常低。另外，两组
间症状持续时间和腹泻严重程度没有显著差异。因此，特异性 IgA 的增高出现较晚，
可能对防止复发十分重要，当然这还需要进一步确定。

五、营养及代谢作用

已证实益生菌直接参与维生素 B1、维生素 B2、维生素 B6、维生素 B12、维生素 K、
烟酸和叶酸等维生素的合成，还参与这些维生素、钙、镁、铁的吸收。双歧杆菌参与蛋
白质、肽、氨基酸的代谢，能利用肠道内氨和血氨作为氮源，合成氨基酸或尿素（排
出），一方面促进机体对蛋白质的消化和吸收，另一方面减少血氨的浓度，用于慢性肝
病和肝性脑病等高血氨症的防治。双歧杆菌、乳杆菌等还含有 β-半乳糖苷酶，能分解乳
糖，减轻乳糖不耐症症状。此外，乳糖产物——半乳糖参与脑组织及神经系统的构成，
这对胎儿、婴幼儿发育非常重要。

益生菌能分解食物中纤维素、半纤维素、果胶和低聚糖等不能被人体消化酶消化的
食物成分，其分解后产生 SCFA，又可作为营养物质和能量物质被利用，对机体生理功
能十分有意义。

益生菌还参与胆汁酸和胆固醇代谢。肝脏利用胆固醇合成胆汁酸（初级胆酸），通
过肝胆系统进入肠腔，初级胆酸在肠道中经类杆菌、双歧杆菌、优杆菌、乳杆菌等脱羟
基作用进入肝脏（肠肝循环），另一部分经类杆菌、双歧杆菌等益生菌作用，将胆红素
转化成粪胆元和尿胆元排出体外。现已证实益生菌能减少胆汁酸重吸收并促进胆汁酸排
出。胆汁具有双重作用，一方面作为消化液促进脂类消化和吸收，另一方面作为排泄液
将体内代谢产物胆红素、胆固醇通过大便排出，这可能与临床上应用益生菌降低血胆固

醇和胆红素水平有关。

双歧杆菌、嗜酸乳杆菌等一些菌株一方面可使外源性胆固醇转化为不被人体吸收的类固醇排出体外，另一方面还抑制内源性胆固醇的合成，并增加组织中胆固醇的转化和利用，从而使血胆固醇下降。

益生菌不仅能产生一些细菌素物质，还能产生特殊酶类，这些菌素不仅在代谢作用方面而且在生理功能方面都发挥重要作用。例如，乳酸菌产生小肽类物质，抑制血管紧张素转换酶（ACE）Ⅰ向血管紧张素Ⅱ的转换，起到降压作用。

此外，乳杆菌等益生菌类还能产生多糖，如短乳杆菌产生的多糖能诱导机体产生干扰素，引起非特异性免疫，预防肿瘤发生。肠道中明串球菌还能产生大量右旋糖酐即葡聚糖类物质，具有生物防腐作用。

第三节　伯拉德酵母菌作用机制的研究

引　言

伯拉德酵母菌（*Saccharomyces boulardii*）是一种非致病性酵母菌，是从印度尼西亚荔枝果中分离得到的。1950 年，在法国它被用来治疗腹泻。近年此产品在我国推广，其中文名为"亿活"，属于生理性真菌制剂。伯拉德酵母菌有一个不寻常的生长特点，一般真菌的生长温度为 22～28℃，而伯拉德酵母菌最佳生长温度为 37℃，这个特点为其应用打下了坚实的基础。1962 年其作为生物药品向临床推广，主要用于腹泻的防治，迄今已在亚洲、非洲、欧洲、中美洲、南美洲和大洋洲等世界各地应用，因疗效不错而获得广泛地赞同和肯定。伯拉德酵母菌从分类学、代谢、分子生物学特点等诸方面都与啤酒酵母等菌种有显著的不同。

药理学

伯拉德酵母菌能够耐受胃酸和蛋白酶水解，能够在胃肠道中达到高浓度，并以活性形式保持在固定水平，它并不永久定植于结肠，也不轻易从肠腔易位。在无菌小鼠中，单一剂量伯拉德酵母菌定植于肠道，能够持续 60 天，常常可以检测即便是低水平（10^7 cfu）酵母菌，而健康志愿者口服单一剂量伯拉德酵母菌即 1g/次，一日一次。粪便中达到最高浓度时间是 36～60h，降至可测水平以下的时间是 2～5 天以后。在这些志愿者检测中，确定以活性酵母细胞存在于粪便中与伯拉德酵母菌口服剂量平均回收率是 0.12%±0.04%。当志愿者每天 2 次给予 0.1～1g 的伯拉德酵母菌可检测菌浓度为 $6×10^8$cfu/g，给予剂量的平均回收率检测为 0.2%，回收志愿者粪便中活性菌细胞。有趣的是粪便中伯拉德酵母菌浓度和回收率在服用伯拉德酵母菌同时应用针对厌氧菌而对伯拉德酵母菌无作用的抗生素后会显著升高。同时服用阿莫西林（每天 0.5g，一日 2 次，共 6 天）和伯拉德酵母菌（1～3g/d），健康志愿者可测到活性伯拉德酵母菌升高，当给予阿莫西林后，活性伯拉德酵母菌回收率从 0.2%升至 0.43%。最高浓度从 $2×10^8$cfu/g 升至 $6.1×10^8$cfu/g。上述试验结果提示伯拉德酵母菌可能在肠道中与厌氧菌存在共生关系，这种共生关系以拮抗关系为主。相对于细菌的 BTA 的所有菌种，伯拉德酵母菌天然地对所有抗生素耐受。而伯拉德酵母菌对不能吸收的抗真菌药物敏感，如制霉菌素。但是使用可吸收的抗真菌药还是安全的，如氟康唑，两种药物应用时要间隔 4～6h，在这种情况下，健康志愿者同时应用氟康唑和伯拉德酵母菌与只应用伯拉德酵母菌相比，检测小肠中活性伯拉德酵母菌无显著差异。

在人体和动物实验模型进行生理学的研究与体外细胞培养得到的结论一样，伯拉德酵母菌是通过多种机制清除入侵的病原菌，抑制毒素活性使小肠黏膜的吸收功能恢复。这可能存在五类机制：微生物相互作用、抗分泌效应、抑制毒素与受体结合、免疫学反应和肠黏膜的营养学。

（一）微生物相互作用

将溶组织阿米巴滋养体暴露于伯拉德酵母菌，它的膜或酵母培养上清液显示在体外滋养体黏附上皮细胞的数目显著减少。更早的研究显示使用伯拉德酵母菌能减少溶组织阿米巴感染幼鼠的死亡率和发病率。CDR Spragve-Dawley 幼鼠使用 5×10^5 cfu 溶组织阿米巴滋养体感染，给予 1.8×10^9 cfu/d 的伯拉德酵母菌或盐水，幼鼠在第 5 天处死和解剖。在伯拉德酵母菌治疗组，肠黏膜损伤明显低于生理盐水治疗组，对损伤的平均治疗时间治疗组为 6 天，少于对照组 21 天。

尽管白色念珠菌作为急性或慢性持续性腹泻的病因仍有争论，但它作为免疫缺陷宿主的条件致病菌是毫无异议的。在免疫缺陷的人或动物中，白色念珠菌能在机体中从肠道移位到其他部位。Berg 等（1993）报道了伯拉德酵母菌能够抑制这种情形，当免疫缺陷鼠饮用伯拉德酵母菌（溶解于 5% 饮水中）9 天，发现肠系膜淋巴结和脾脏中含有白色念珠菌的动物数为 53%，明显地少于对照组的 72%。Ducugeam（1982）的一项研究提示粪便中伯拉德酵母菌浓度 $\geqslant 10^9$ cfu，就能抑制无菌鼠中白色念珠菌 10%～50% 的定植。伯拉德酵母菌在体内还能抑制克鲁氏白色念珠菌（*Candida krusei*）和假热带白色念珠菌（*C. psaudotropicalis*）的增殖，但不能抑制热带白色念珠菌活性。可见伯拉德酵母菌具有抑制白色念珠菌活性的作用，但此作用具有菌种特异性。

多项研究分析了伯拉德酵母菌与正常菌群之间的相互作用。在志愿者中进行一项研究，摄取伯拉德酵母菌 1g 后，酵母菌存在的 4～5 天中，正常菌群一些特定细菌变化甚微（或没有变化）。总厌氧菌浓度、拟杆菌数目、梭状芽孢杆菌数目与基础数据相比无明显变化。因此，在具有完整的定植抗力的正常肠道中，伯拉德酵母菌对肠道微生态无明显作用。在动物模型的进一步研究中，定植抗力略有降低，对过路菌的拮抗可能是伯拉德酵母菌发挥保护作用的结果，是对抗致病菌适度生长的有害反应的一种机制。

综合上述可见目前还不能从微生态学机制中寻找伯拉德酵母菌发挥生物效应的更多规律，主要还是伯拉德酵母菌自身产生的生物作用以及微生物间相互作用，从已经有的结论可得出其对致病性原虫（如阿米巴原虫及其白色念珠菌等致病性真菌）有相当的拮抗作用。

（二）对抗毒素介导的分泌反应

霍乱弧菌产生一种毒素能够活化肠上皮细胞内腺苷酸环化酶，刺激大量 cAMP 产生，即使在禁食期内也能导致持续分泌性腹泻。在一项早期的研究中，Vidon 等

(1986) 报道伯拉德酵母菌在兔空肠中可抑制霍乱弧菌介导的分泌。肠襻成形术后注射 2h 预孵化的伯拉德酵母菌混合物（$3×10^9$ cfu/ml）或纯化霍乱毒素（$10\mu g/ml$），或霍乱毒素与缓冲液的混合液（对照襻）。伯拉德酵母菌能够抑制单纯霍乱毒素组的液体和盐总量约 50%，辐射或热死亡的伯拉德酵母菌制剂被发现与霍乱毒素同用后具有同样的抑制反应，单独给予伯拉德酵母菌对空肠襻水分泌无影响。采用培养鼠上皮细胞，Caerucka（1994）和同事探讨了这种作用的机制，伯拉德酵母菌活性细胞及其培养物与对照细胞相比，减少了霍乱毒素介导的 cAMP 水平的 50%。这种 cAMP 水平的降低在相关的酵母菌种稷酒酵母菌应用此模型后并未出现，而伯拉德酵母菌某种培养物也能降低。大肠杆菌的热不稳定毒素和一种含双萜化学物介导的 cAMP，酵母菌的活性与一种分子质量为 120Da 的热胰蛋白酶不稳定蛋白有关。有趣的是，百日咳杆菌毒素作用不能被伯拉德酵母菌中和，也不受酵母菌治疗的影响，这些研究提示，酵母菌的产物可能影响宿主细胞受体，减少肠源性病原菌激活 cAMP 导致水、盐电解质分泌。

（三）抑制毒素与肠道受体的结合

伯拉德酵母菌制剂在防治难辨梭菌所致相关性腹泻或肠炎机制研究中做出了突出贡献。难辨梭菌（*Clostridium difficille*）是一种专性厌氧菌，它产生两种很好定性的毒素即毒素 A 与毒素 B，是院内感染性腹泻最常见的原因，这种致病菌类似成人样也会导致儿童持续的长期肠道感染（称为伪膜性肠炎）。这种潜在致死性感染时，结肠难辨梭菌过度生长，通常源于应用抗生素、手术、胃肠道感染后，定植抗体被削弱。住院应用抗生素的患者难辨梭菌感染率为 0.8%～26%。在新生儿院内获得性感染率非常高，但新生儿疾病症状并不典型。伯拉德酵母菌曾用于难辨梭菌相关性肠炎的多种动物模型治疗，在每项研究中，无论是对难辨梭菌本身，还是对毒素 A 或毒素 B 所致肠炎，都有保护作用。Corehier 等（1986）发现无菌小鼠在难辨梭菌感染后会迅速死亡，单一剂量伯拉德酵母菌的保护作用的存活率达 16%，如果持续治疗，存活率可升高至 56%。这种保护作用在后来的研究中发现与剂量和真菌的活性相关。如果酵母菌以失活形式给予，伯拉德酵母菌抑制难辨梭菌相关性损害的能力消失。Elmer（1999）研究中揭示存活率和给予伯拉德酵母菌剂量之间具有显著的相关性，剂量与效果反应一致，当伯拉德酵母菌饮水（浓度从 $3×10^8$ cfu/ml 到 $3.3×10^{10}$ cfu/ml）给予难辨梭菌感染小鼠时，存活率呈线性相关，从 0 升至 85%。

在仓鼠感染的动物模型中，发现伯拉德酵母菌能使由难辨梭菌所引的膜性肠炎所致死亡率从 100% 降至 28%，即便是多种研究都显示伯拉德酵母菌能降低仓鼠粪球中难辨梭菌的水平。其最显著的作用是降低难辨梭菌毒素 A 和毒素 B 的水平。无论是无菌小鼠、正常小鼠还是仓鼠，应用伯拉德酵母菌后毒素 A 和毒素 B 都能降低。Cgerucka 等（1991）发现在细胞培养中加入伯拉德酵母菌，受难辨梭菌侵袭的肠细胞数目百分比会减少。但另一项研究却没能证实这种保护作用，同样的在小鼠或田鼠中伯拉德酵母菌能抑制难辨梭菌毒素对空肠的组织学损害。难辨梭菌的毒素 A 肠道受体是一种蛋白酶敏感性强的高分子质量糖蛋白，Pothoulakis 等（1993）揭示伯拉德酵母菌能产生一种不超过 100kDa 的蛋白酶，能够在小鼠肠襻中减少液体分泌，但对难辨梭菌所致细胞组织层损害无作用，比如人肺成纤维细胞（IMR-90）或小鼠嗜酸性粒细胞。

伯拉德酵母菌的蛋白酶能够使 SH 标记的纯化肠毒素与兔回肠刷状缘膜结合率降低 37%，在小鼠回肠襻模型中液体分泌减少 55%，甘露醇通过率达 93%。另外当伯拉德酵母菌给予小鼠服用 3 天，纯化的肠道毒素就不能增加液体分泌或通透性。相对照，当同时给予伯拉德酵母菌与毒素 A，不能测到伯拉德酵母菌的保护作用。Castgliuolo 等（1996）发现这种部分纯化的蛋白酶能够直接消化毒素 A，印证了蛋白酶能够破坏受体位点的说法。

（四）免疫学效应

在体外，伯拉德酵母菌能够直接激活补体形成 C_{36} 片段，单核细胞对伯拉德酵母菌吞噬作用也具有补体依赖作用。

口服伯拉德酵母菌能够显著地增加分泌性 IgA 和多种免疫球蛋白（分泌成分）的产生。在发育小鼠的小肠中，采用敏感的放射免疫方法，我们发现给予哺乳动物到断奶小鼠服用 0.5mg/（g 体重）的伯拉德酵母菌，与对照相比腺管细胞多聚免疫球蛋白的受体产物升高 80%（$P<0.01$），绒毛细胞受体产物升高 69%（$P<0.05$）。相一致的是使用伯拉德酵母菌治疗组小鼠比对照组肠腔内分泌液中 s IgA 增加了 56.9%。后续分析显示这些抗体对伯拉德酵母菌抗原无反应，而与外来抗原包括侵入的病原菌起反应。Caetan 等（1986）研究进一步确定口服伯拉德酵母菌的免疫学变化。96 名健康志愿者口服伯拉德酵母菌 1g/d 共 7 天，在第 8 天检测到显著细胞和体液变化，使研究者认为伯拉德酵母菌同时激活补体和网状内皮系统。Duclugean 等（1982）报道使用伯拉德酵母菌治疗全身性白色念珠菌感染可以使白色念珠菌增殖减少，提示免疫激活是通过一些相似的模式，因此通过口服生物药品，局部（肠道）和系统反应都与它们的活性有关。

可见伯拉德酵母菌有激活补体、促进单核细胞吞噬功能，还有 s IgA 增殖效应（尽管这点不与伯拉德酵母菌直接相关），但它激发机体对内源性抗原（包括入侵的致病菌的反应），志愿者口服伯拉德酵母菌（1g/d）第 8 天则出现了细胞和体液免疫高度活化，并活化了补体和网状内皮系统，通过免疫机制控制全身性白色念珠菌感染的数量和繁殖速度。

（五）肠黏膜的营养作用

1986 年 Lynue 和 christina 等检测了伯拉德酵母菌与宿主肠黏膜之间的相互作用，给 7 位志愿者口服伯拉德酵母菌（1g/d，共 8 天），黏膜活组织检查结果证实它对肠道形态学无影响，如肠黏膜绒毛密度和腺体长度。同样的，给小鼠伯拉德酵母菌使用电子显微镜观测十二指肠——空肠黏膜，显示伯拉德酵母菌没有进入上皮下黏膜层，肠绒毛、腺管深度无形态变化。采用三维解剖显微镜技术检测人肠活检组织，Jahn 等（1996）确认，经过伯拉德酵母菌治疗，肠黏膜绒毛面积或腺管深度无统计学变化。Gary 等（1999）研究证实，与治疗前初始肠道活检组织相比，志愿者在伯拉德酵母菌治疗 8 天后发现蔗糖酶——异麦芽糖酶（增加 82%）、果糖酶（增加 77%）、麦芽糖酶（增加 75%）活性表现出显著升高。为了确认酵母菌对微绒毛酶的刺激作用，给断奶 30 天后小鼠饲养伯拉德酵母菌 14 天，然后，与生理盐水饲养 9 个月的小鼠做对照，控制空肠黏膜比较酶的活性，治疗组的蔗糖酶、异麦芽酶、单糖酶和麦芽糖酶活性明显升高。在对志愿者的研究中，Jahn 等（1996）采用原位杂交技术检测了快速冷冻活检组织的刷状缘酶的活性，经过伯拉德酵母菌治疗后在肠绒毛尖端和基底都可测到果糖酶，19-糖苷酶、碱性磷酸酶活性升高，基底部酶活性比治疗前幅度升高 22%～55%。因此，对人或小鼠一样，伯拉德酵母菌增加了二糖酶和碱性磷酸酶的表达，从而促进了碳水化合物的吸收，而通常此功能在急、慢性疾病中是缺乏的。

在最近的一个研究报道中，小鼠行 60% 近端肠切除术，在术后第 8 天给予伯拉德酵母菌治疗，不仅二糖酶活性增强，而且钠离子依赖性、D-葡萄糖酶活性也增强，检测刷状缘膜囊泡数作为孵育时间指标和培养基中 D-葡萄糖浓度指标与切除和横断对照做比较，结果显示伯拉德酵母菌能改善小肠吸收功能质量，在上调肠道吸收功能有益的情况下提供一种潜在的治疗作用。

酵母细胞激活刷状缘膜糖蛋白产物的增加机制，这些产物包括水解酶、载体、s IgA、血浆免疫球蛋白的受体，细胞内生物起源与生理总功能有很大差异。最近已得到研究，由于伯拉德酵母菌不能穿透上皮细胞，我们探讨了酵母菌分泌或作为其分解代谢产物的肠腔内营养成分的可能影响。

如表 5.1 所示，我们通过敏感的高压液相色谱（HPLC）方法检测了 1mg 冻干的伯拉德酵母菌制剂含 6.79nmol 胺，主要是亚精胺（占 55%）、精胺（占 45%）以及微不足道的腐胺（1.4‰），理论上这些多胺能够影响肠道中胺的表达，实际上给幼鼠饲养相当于 1000nmol/d 多胺的精胺和亚精胺，其小肠中二糖乳氨基肽酶活性和肠腔中 s IgA 产量显著升高。当给哺乳幼鼠饲养相当于 500nmol/d 精胺的多胺含量的酵母菌（629nmol/d），采用相似方法检测酶的活性，发现蔗糖酶（高 2.5 倍）、麦芽糖酶（升高 24%）以及总活性均显著升高。当精胺总量达到 1000nmol/L，酶活性增长比例也相应增加，蔗糖酶活性增加 4.6 倍，麦芽糖酶增加 70%；相似的断乳小鼠经伯拉德酵母菌或等量精胺（500nmol）治疗后，蔗糖酶（升高 157%）和麦芽糖酶（升高 47.5%）会出现显著或类似的升高。因此含比较 679nmol 精胺的 100mg 冻干伯拉德酵母菌和 500nmol 精胺给予哺乳和断奶小鼠治疗后，酶促反应的方式是相同的。如前所述，口服精胺对蔗糖酶和麦芽糖酶的激活是有剂量依赖性的，比其他微绒毛酶更敏感（要大于 250nmol/g）。应用伯拉德酵母菌和口服精胺给产后 20～50 天的断奶小鼠，显示出小肠多种类免疫球蛋白的产物增多。

表 5.1　伯拉德酵母菌冻干剂中多胺的浓度

种类	伯拉德酵母菌/(nmol/mg)　$n=8$	伯拉德酵母菌蛋白质/(nmol/mg)　$n=8$
腐胺	0.095±0.014	0.28±0.05
亚精胺	3.766±0.328	10.9±0.84
精胺	2.930±0.268	8.42±0.67
共计	6.79	19.6

除了酶的活性变化，口服伯拉德酵母菌治疗会导致多胺浓度相应变化，肠黏膜中多胺浓度升高（21.4%）、空肠（48%～316%）、回肠（60.8%～150%）。测到肠黏膜三种多胺水平的变化［腐胺（7%）、亚精胺（21.9%）、精胺（21.4%）］，与酵母菌制剂的浓度是呈比例的。当多胺总量增多时，精胺和亚精胺的比例可分别达到 44% 和 50%，

相对应与酵母菌中微不足道的腐胺（1.4‰）黏膜中腐胺水平也几乎无变化，不受口服治疗的影响，亚精胺和精胺比例在治疗组和对照组小鼠中是对等的。

　　研究显示，刷状缘膜囊泡摄取腔内多胺是一个有选择性、可饱和的吸收过程，在很大程度上依赖于它的腔内浓度。通过肠刷状缘收集空肠、回肠液样本，过滤掉酵母细胞，伯拉德酵母菌治疗组小鼠与对照组相比，亚精胺和精胺升高48%～316%，而腐胺水平则无显著变化。由于肠腔内多胺有多种来源（尤其是腐胺），包括食物、肠道分泌物、微生物，所以在胃肠道腔内浓度尤其以黏膜层显著。

　　总体来说，上述数据说明，冻干伯拉德酵母菌的应用对小肠黏膜产生营养学效用似乎是通过向肠腔内释放亚精胺和精胺来实现的。这些物质源自酵母菌肠道内的分解代谢的可能性要大于活性细胞在裂解过程的分泌，实际上在酵母培养96h后只能检测到腐胺的痕迹，而没有亚精胺、精胺分泌到培养基的证据。

　　我们的结论在美国两个实验室中得到进一步证实：第一，以活性细胞形式在粪便中回收的酵母菌口服剂量<3%，提示酵母菌在肠腔转运过程发生了进一步的腔内分解代谢；第二，源自伯拉德酵母菌的多胺可以调节黏膜厚度，甚至使肠黏膜过度肥厚，可能出现肠梗阻。

　　本节回顾了外源性多胺对细胞成熟、酶的表达、肠转运机制以及上皮细胞更新起到显著的生理学作用。伯拉德酵母菌具有一定的临床意义，这与其产生相当量的多胺有关，即使伯拉德酵母菌在成人急性胃肠道微生态失衡方面应用已得到很好揭示，其对防治婴儿和儿童慢性持续性和长期肠道感染的潜在营养学作用还需要进一步研究。

　　可见应用活菌（无论是细菌还是酵母菌）作为生物药品的作用机制是多方面的，同时可作用于抵抗疾病的不同环节。

第四节　肠道微生态的作用和影响

　　人类肠胃内微生态是一个稳定的生态系统，其中厌氧菌是重要的原籍菌。原籍菌似乎能保持定植抗力，对抗新的入侵微生物，并阻止潜在致病菌过度定植和生长。原籍菌最主要的生理功能之一是能保持机体定植抗力，对抗致病微生物的入侵和条件致病菌过度增殖，这种功能可能包括对营养肠黏附位点的竞争，或其产生抑菌物质等。

一、肠道微生态系对宿主的重要性

　　（1）正常肠道微生态系是一个复杂的通常保持稳定的系统，肠道微生态在很多方面对宿主具有重要意义。最重要的意义是对抗病原体所致的感染，产生定植抗力。可能的机制最少包括：置换菌对营养和黏附受体的竞争以及产生拮抗病原菌的物质，如细菌素、生物肽、H_2O_2、酶等抑菌物质。

　　（2）另一个对宿主的主要功能是肠道微生态的高代谢活性，这种活性和作用被认为可以与肝脏解毒和代谢活性相媲美。肠道微生态系统将到达结肠，或直接或在胆汁分泌时以结合形式与未消化食物成分，以及与不同种类异源微生物相互作用，部分活性细菌酶类和胆酸可能参与导致癌变形成作用。总之口服生物药品对微生态的作用是提高或降低酶的活性，或改变不同胆盐比例甚至参与肠肝循环等。

（3）对宿主的健康作用。肠道菌群失调，极易导致肠道腐败菌的定植和增殖，产生一定量的有毒的代谢产物，被宿主不断地吸收而损害宿主的健康肠道菌群平衡，但肠道微生态系总是稳定而有序发展，有益原籍菌的增殖和生长能抑制腐败菌和有害菌的生长和繁殖，不仅使有毒代谢产物（如 H_2S、胺、氨、吲哚、酚）产量减少，而且使这些产物被吸收的机会也大大减少，从而保护宿主健康。

二、生物药品对正常胃肠道微生态的影响

（一）乳酸杆菌对肠道微生态的影响

因为生物药品中所含药品种类（益生菌）不同，因此其对肠道微生态影响也不可能是一致的，下面将对几个重要菌种的研究工作进行概述。

（1）首先是给健康患者口服含有嗜酸乳杆菌的发酵牛奶，许多受检者粪便中乳酸杆菌数目升高了两个对数级甚至更高，每日摄入剂量至少相当于 2.5×10^{11} cfu 嗜酸乳杆菌（NCFM1208）。对于需氧菌，大约 60% 受检者中发现大肠杆菌数目减少，在治疗停止 1 周后，乳酸杆菌数目几乎降到治疗前水平。提示持续摄入微生物可使肠道保持高水平。在同一乳酸杆菌菌种中加入酸奶并给予 12 名患结肠癌患者，以相应的剂量 300ml/d 共六周，发现乳酸杆菌数目出现类似的增加，粪便中总的可溶性胆酸溶液出现一个较小但并不显著的下降。

Gvldin 等（1984）报道口服嗜酸乳杆菌后对健康人粪便细菌酶活性的影响，21 名受检者在正常饮食下每日摄入低脂牛奶 500ml 共 4 周，正常饮食无牛奶 4 周，继之 4 周给予添加有嗜酸乳杆菌 N_2 或嗜酸乳杆菌 NCFM（都是从人的粪便分离）的牛奶 500ml，只有在摄入嗜酸乳杆菌的时间内，可检测到葡萄糖醛酸酶、亚硝酸还原酶、氨基还原酶活性降低了 2～4 倍，在给小鼠饮食同时添加含有嗜酸乳杆菌的牛奶 4 周后也获类似结果。

经定植有人粪便菌群的小鼠饲养给予嗜酸乳杆菌 NCFM 和青春双歧杆菌（2204）共 3 天，结果显示嗜酸乳杆菌组 β-葡萄糖苷酶和 β-葡萄糖醛酸酶活性有明显降低，但是双歧杆菌处理组没有显著性改变。

给 6 名志愿者每日服用嗜酸乳杆菌 LA-2（7.5×10^{10} cfu）共 7 天，粪便中乳酸菌和双歧杆菌平均水平均升高，双歧杆菌浓度从 11% 升至 33%，粪便中细菌总数、其他厌氧菌或需氧菌均无变化，口服酸奶后，采用 Ames 检测排泄粪便诱变性也见降低。

Lidbeck 等（1988）也检测到服用乳杆菌者粪便诱变性降低。11 名受检者给予标准化饮食，每日 4 次在牛奶或奶酪中加入 10^{11} cfu 嗜酸乳杆菌 NCFM 1748，约 7/11 受检者可检出乳杆菌数升高。

Lidbeck（1992）在 5 名健康志愿者粪便实验环丝氨素［烯醇素（enoxacin）］或氯林可霉素后，补充嗜酸乳杆菌 NCFB1728 对肠道微生态的影响，在给予抗生素后立即服用 250ml 酸奶，每日 2 次，共 7 天，发现烯醇素对肠杆菌和肠球菌有显著抑制作用，而氯林可霉素对厌氧效果更大，即使摄入嗜酸乳杆菌使得乳杆菌数目增多，但其他强效的肠道抑制性微生物也没有加速肠道菌群正常化。

在一项导向性研究中，Salminen（1988）报道了含有嗜酸乳杆菌的酸奶用于治疗放

射治疗的副作用。12 名女性患者在骨盆区域放疗治疗妇科恶性肿瘤，同时每日摄取至少含 10^9 cfu 活性嗜酸乳杆菌和 6.5% 乳果糖的酸奶，酸奶饮用在放疗前 5 天、放疗期间和放疗结束后 10 天，以正常饮食组作为对照组，结果治疗组放疗后胃肠道副作用在频率和程度都低于对照组，没有检测到微生态发生异常。

在以前的研究中显示嗜酸乳杆菌能够合成天然抗菌物质（如乳酸菌素和其他广谱抗菌素），这些物质在体内对抑制其他固有菌和肠道病原菌的生长有重要意义。也有报道嗜酸乳杆菌能够在体外抑制 HP（后者与胃炎发病有关），因为乳杆菌可耐酸，在胃内存活时间较其他的菌长，有人认为嗜酸乳杆菌可用于治疗胃炎。

嗜酸乳杆菌菌种 LB 最近被发现可在体外产生抑制 G^+ 和 G^- 广谱病原菌的抗菌物质，它能够减少金黄色葡萄球菌、单核细胞增多的利斯特菌、蜡样芽孢杆菌、伤寒沙门氏菌、福氏痢疾杆菌、大肠杆菌、肺炎克雷伯氏菌、绿脓杆菌和肠杆菌等，相反它并不抑制乳酸菌和双歧杆菌等。

Bernet（1994）在培养液中加入 4 种嗜酸乳杆菌菌种，研究它们对人肠上皮细胞如 Caco-2 细胞的黏附力，菌种 LA 在蛋白黏附促进因子存在条件下显示出 Ca^{2+} 非依赖性高黏附特性，这种菌对人杯状细胞系 H729-MTX 分泌的黏液也有较强的黏附性，能够对产肠毒素细胞的黏附起抑制作用，黏附于 *E. coli* 和肠道致病性 *E. coli* 及金黄色葡萄球菌发挥抑制细胞的入侵作用。

2. 干酪乳杆菌鼠李糖亚种［*Lactobacillus casei sp. rhamnosus* GG（53103）］

该菌从健康者分离，给志愿者应用剂量 $10^{10}\sim10^{11}$ cfu 后粪便中细菌数目可以检测。在这些研究中粪便中总的乳酸杆菌数目不受影响。给 76 名志愿者口服冻干粉剂 28 天或酸奶制剂 7 天或乳清 35 天，所有受试者在粪便中都只能够回收到 LGG，而且有 86% 口服冻干粉剂组回收到，5 名示踪细菌生物学分析发现在 5 周给药期间，兼性厌氧菌、厌氧菌、乳酸菌和肠道细菌总数无显著变化，在服药中止后，4 天后 87% 志愿者查有 LGG，7 天后又有 33% 志愿者查有 LGG。给予 37 名志愿者口服氨苄西林，尽管在体外对氨苄西林非常敏感，但是一组给予抗生素，一组不给予抗生素，他们粪便中回收 LGG 活性细胞数相似，给予 LGG 4 周，大约 80% 志愿者粪便中 β-葡萄糖苷酶活性降低。

Sepp（1993）报道研究了 25 名母乳喂养儿 1 月龄的幼儿粪便细菌数，15 名婴儿出生后立即给予 LGG $10^{10}\sim10^{11}$ cfu/g 共 2 周，其中 10 名粪便标本中开始检测到细菌 LGG 的细菌数，与其他细菌总数的相对比例也各有不同，在服药中止后 2 周，8 名婴儿粪便标本中仍能发现细菌。棒球状细菌和乳酸杆菌较多出现于 3~4 天或 5~6 天婴儿中，它们的浓度也超过了未补 LGG 的对照组。在第一月末与对照组相比，添加 LGG 的新生儿居然定植双歧杆菌，研究者认为服用两周 LGG 后肠道中乳酸杆菌浓度增加，但并不影响正常肠道微生态的形成。

Ling（1994）报道了 10 名早产儿（妊娠时间在 33 周或更少）给予减毒的金黄色葡萄球菌和肠球菌 10^8 cfu/g 于 LGG 的标准奶粉，每日两次共 2 周，对照组只给予标准奶粉，8/10 治疗组和 7/10 对照组和婴儿接受蜂胶抗体治疗，口服 LGG 组耐受良好（9/10）。婴儿在开始喂养 7 天后定植了 LGG，其随治疗中止而逐渐减少。即使添加 LGG，治疗组和对照组肠道菌群中凝固酶阴性葡萄球菌、肠球菌和厌氧菌在开始治疗期间或中止后 1 周、2 周、3 周、4 周或 5 周后数量无明显的差异，粪便中短链脂肪酸排泄也无明显改变，只是乙醇排泄有轻度升高。

　　将 64 名低纤维饮食的健康女性分成 3 组，分别服用 3 种酸奶产品之一，每日 2×15ml，共 4 周。第一组口服加有活性 LGG（10^8 cfu/ml）细胞的酸奶；第二组在酸奶中加谷物纤维产品（每日 4g）；第三组使用消毒酸奶加纤维产品，在治疗期间受检者粪便中平均 LGG 是 10^6 cfu/g，28% 受检者在中止治疗 2 周后粪便标本中都持续检出 LGG，加纤维组粪便中检出的尿苷酸化物酶（≈30%）、亚硝酸还原酶（≈30%）和甘氨胆酸水化酶（≈40%）活性都明显下降。在研究期间，β-葡萄糖苷酶和尿素酶活性无明显改变，第 2、第 3 组对酶活性无影响，服用 LGG 组尿液中排泄甲酚蓝显著减少。

　　Ling 等（1994）报道口服加有 LGG（$2×10^{10}$ cfu/d）发酵饮料 2 周对 12 名社区老年人患者的作用，所有受检者都检测有 LGG 定植，甘氨胆酸水解酶和胰蛋白酶活性显著降低，但是粪便检出率、重量和 pH 均无明显改变。

　　一组 8 名健康志愿者应用红霉素，同时每日服用 LGG 酸奶 250ml，与同时服用消毒酸奶做对照，腹痛腹泻、胃痉挛胃肠胀气症状较少，粪便中 LGG 细菌应定植于肠道，但是治疗期间乳酸杆菌总数无明显改变。

　　Elo（1991）及其同事研究了体外 LGG 黏附 Caco-2 细胞能力，冻干 LGG 与其他菌种相比在培养基上有较强的黏附能力，其他乳杆菌或双歧杆菌对 Caco-2 细胞黏附力很弱或无，这个结果也被 Coconnier（1992）证实。

　　3. 格氏乳杆菌（*L. gasseri*）

　　Pedrosa（1995）报道格氏乳杆菌对小肠和粪便细菌特性的影响，该研究有 5 名老年性萎缩肠炎患者和 12 名老年健康志愿者，分三个连续阶段研究，在 2 个 12 天服用无活性细菌阶段中间，服用含有格氏乳杆菌（ADH 细菌，第三组 10g）酸奶 2 次/d，共12 天，回收 3/4 的受检者胃或小肠抽吸格氏乳杆菌 ADH，在服用活菌期间，4/5 的萎缩性胃炎患者的大便中，有 11/12 为正常受检者，ADH 被从粪便分离出来，所有组厌氧菌总数无变化。但是在服用活菌期间，正常受检者服用细菌后乳酸菌总数升高，粪便中细菌酶的活性显著降低，如 β-葡萄糖苷酶、亚硝酸还原酶和偶氮还原酶等，无论正常志愿者还是萎缩性胃炎受检者口服活性 ADH 菌种多为上述情况。

　　4. 鲁特氏乳杆菌

　　15 名受检者服用含有 10^{12} cfu 鲁特氏乳杆菌共 21 天，粪便中乳杆菌增加了 3 个对数级，在服药期间乳酸杆菌总水平没有改变，在中止治疗一周后鲁特氏乳杆菌数目仍然很高，但停止两个月后，定植的鲁特氏乳杆菌消失。

　　鲁特氏乳杆菌能产生一种广谱抗菌物质被称做鲁特菌素，在体外能够抑制多种细菌生长。在本研究中，葡萄球菌、梭状芽孢杆菌、大肠杆菌、沙门氏菌、志贺氏菌、变形杆菌和假单胞菌活性被抑制，而对产乳酸细菌抑制作用较差，如链球菌、小球菌、乳酸杆菌等。

　　5. 乳酸杆菌的混合物

　　对 13 名健康志愿者研究不同乳酸杆菌菌种在人体肠黏膜的定植，同时研究了应用乳酸杆菌对不同固有菌属的影响，使用 19 种乳酸杆菌，其中 17 种源自人体，每种给予 $5×10^8$ cfu 加入发酵燕麦粥中，共服 10 天，活组织检出标本显示在服用期间，上段空肠乳酸杆菌数目明显升高，这种高水平能在给药中止后保持 11 天。在直肠黏膜，中止服用 10 天或 11 天乳酸杆菌有轻微不显著升高，而且厌氧菌总数和革兰氏阳性厌氧菌数检测明显降低。

在一项动物实验中，给小鼠喂养源自人的粪便中分离的干酪乳杆菌和嗜酸乳杆菌（1.5×10^8 cfu/d）活性发酵乳共 8 天，随之口服志贺氏菌、宋内氏痢疾杆菌，治疗组（乳杆菌混合物）存活率 100%，而对照组第 12 天死亡率 16%，到第 20 天达 40%，并观察到志贺氏菌在肝、脾定植能力被明显抑制。

6. 乳酸杆菌对肠道微生态影响的初步结论

健康志愿者或患者应用乳酸杆菌多有报道，最常见是采用 LGG 和 *L. acidophillus* 的研究，许多研究都检测到乳杆菌数目升高，但是这种作用取决于局部剂量，口服乳酸杆菌经常可在停药的标本中被回收到，这提示乳杆菌发生了定植，但是对特定表面定植能力非常依赖于所使用的菌种。补充乳酸杆菌对胃肠道其他细菌的直接影响是微弱的，但是经常检测到其对微生态代谢功能（如细菌酶活性）的影响。

（二）双歧杆菌对肠道微生态的作用

1. 长双歧杆菌

Orrhage（1991）报道了酸奶中添加 *B. longum* BB536 的作用。10 名健康志愿者口服 250ml 含有 $8 \times 10^7 \sim 6 \times 10^8$ cfu/ml 酸奶 2 次/d，共 3 周，需氧菌检测无明显改变，而厌氧菌在整个服药期间，双歧杆菌数目保持恒定，乳酸杆菌数目也只有轻微的改变，在服用长双歧杆菌 3 天后粪便 pH 明显下降。

这些结果与 Benno 和 Mitsuoka（1992）报道相一致，他们给 5 名志愿者服用分离自婴儿粪便的长双歧杆菌 F-6-1-ES 和 69-2bs $2 \times 10^9 \sim 5 \times 10^9$ cfu，每日 3 次，共 5 周，粪便中优势菌群数目无变化，但是发现卵磷脂酶阴性的梭状芽孢杆菌数目降低，在最后一周，氨的浓度、β-葡萄糖醛酸酶活性和粪便 pH 有明显下降。另一方面 12 名志愿者每日加服 2.5g 乳果糖和 5×10^8 cfu 长双歧菌种的酸奶共 3 周后，粪便中排泄其他双歧杆菌数目增加，而口服不含双歧杆菌仅乳果糖组，粪便中双歧杆菌有改变并有显著意义的升高，所有组需氧菌和厌氧菌总数无改变。在摄入长双歧杆菌期间，呼出氢水平升高（乳糖酶升高），口-盲肠转运速度增加，但口-肛门转运时间无改变，粪便重量、pH、粪便中短链脂肪酸浓度、胆酸浓度和中性固醇浓度增加。

10 名志愿者同时服用红霉素和含有长双歧的酸奶或对照剂，每日 3 次，在第 3 天，服菌组（1/10）发现梭状芽孢杆菌芽孢较对照组（7/10）明显减少，肠功能紊乱也出现明显减少。

2. 两歧双歧杆菌

Langhendries 等（1995）报道给 20 名新生儿喂养加有嗜热链球菌和瑞士热乳杆菌并含有 10^6 cfu 两歧双歧杆菌粉的乳清配方奶粉后的反应，与母乳喂养儿相比较，对于厌氧菌而言，在第一个月定植双歧杆菌占绝对优势。情况相似（12/20 和 8/14）而接受不添加细菌的乳清配方奶粉的婴儿，双歧杆菌比例只有 4/20。所有婴儿定植双歧杆菌数目都相似，厌氧菌数无其他显著差异，标准配方奶粉喂养组的粪便的 pH 要明显高于母乳喂养组和添加双歧杆菌组，而后两组之间无差异。粪肠球菌定植婴儿添加双歧杆菌要显著地高于母乳喂养组，在 1～4 周后对其他需氧菌而言无显著差异。

3. 双歧杆菌其他菌种

Pochart（1992）采用肠道灌注技术研究了 6 名禁食的健康成人摄入酸奶后的两歧双歧 BB 株。它们通过消化道存活力强，在摄入含有 10^{10} cfu 双歧杆菌的 400g 酸奶后，测定了回肠中双歧杆菌的流量，双歧杆菌数显著增加，并在摄入（1.7±0.4）h 后达到高峰，在摄入第 8 个小时后，末端回肠回收平均双歧杆菌数为 10^9 cfu 左右。

从市场购买的酸奶产品中分离一种双歧杆菌以 10^{11} cfu/g 加入酸奶和 125g 发酵产品中，给予 8 名健康志愿者，每日 3 餐，口服共 8 天。这些外源性双歧杆菌在摄入期间出现在粪便中（因为它们耐链霉素或利福平，故可用抗生素平板选择），平均水平达到 6×10^8 cfu/g。同样的双歧杆菌加入酸奶中给予 12 名受检者，在第 12 天给予另一组 18g 菊粉/d，结果导致两组双歧杆菌总数升高，但粪便中厌氧菌总数无改变，无菊粉组受检者 β-葡萄糖醛酸酶活性降低，但两组的硝酸盐还原酶、亚硝酸还原酶、叠氮还原酶活性和 pH 都无变化。

在体外的混合培养实验显示婴儿双歧杆菌（NCFB）2205 与大肠杆菌和产气荚膜梭菌一起培养具有抑制作用，这种作用不一定与产酸有关，其他不同的双歧杆菌在实验中也能对抗潜在病原菌，但抗菌活性大小存在差异，能力最强的是婴儿双歧杆菌（NCH₃ 2205）和长双歧杆菌（NCFB 2259），对沙门氏菌、利斯特菌、弯曲菌、志贺氏菌、霍乱弧菌都有作用。

Bennet（1992）研究了 13 种人体的双歧杆菌在体外对人体肠上皮样 Caco-2 细胞的黏附能力，短双歧和婴儿双歧杆菌和 3 种新鲜的人体分离菌在蛋白黏附促进因子存在条件下显示出高水平钙离子依附性，这些菌种对人体杯状细胞系 HT29-MTX 分泌黏液也具有很强的黏附性，短双歧杆菌、婴儿双歧杆菌和人体分离菌具有黏附抑制作用，对抗肠毒素，肠道病原菌大肠杆菌和鼠伤寒沙门氏菌黏附扩散，发挥抑制细菌侵入作用。

4. 双歧杆菌对肠道微生态影响的初步结论

口服双歧杆菌制剂以后，其最常出现于肠道和粪便标本，同时有生长刺激性功能性多聚糖，检测到细菌数目增多，当健康人微生态平衡被破坏时，口服双歧杆菌对其他细菌数影响甚微或难以发现，但在部分研究中，发现有代谢变化。

（三）合用乳酸菌和双歧杆菌对肠道微生态的影响

Marteau（1990）给 9 名健康志愿者摄入含有 10^7 cfu 的嗜酸乳杆菌和 10^8 cfu 双歧杆菌的酸奶 100g，3 次/d，共 1 周。研究人员研究它们对菌群代谢活动的影响，作为提示结肠菌群发酵能力的指标，产氢和产甲烷量以及 β-半乳糖苷酶活性无变化，但粪便中 β-葡萄糖苷酶活性升高，粪便中一些酶的浓度可能还提高结肠致癌能力，β-葡萄糖醛酸酶、偶氮还原酶活性无变化，但硝基还原酶活性降低。

Link（1994）报道将含有嗜酸乳杆菌（LaT）和双歧杆菌 Bb₁₂ 的酸奶以每日 $10^{10}\sim10^{11}$ cfu 剂量给予 10 名健康志愿者共 3 周，在第 8、第 10、第 12 天摄入含有鼠伤寒沙门氏菌胶囊模拟暴露于肠道侵入的致病菌，对照组 14 名志愿者同样口服沙门氏菌胶囊。粪便菌群分析显示，在服酸奶期间，乳酸杆菌和双歧杆菌数目增加。在实验组鼠伤寒沙门氏菌的特异性 IgA 效价比对照组高 4 倍，作者认为实验结果提示产乳酸菌持续定植在胃肠道可以作为人体免疫反应辅助因子,提高机体免疫力。

Nord (1997) 将 30 名健康志愿者分成 3 组,在服用氯林可霉素期间,研究补充长双歧杆菌 BB536 和嗜酸乳杆菌(NCFB 1798)的影响。所有组口服氯林可霉素,每日 4 次,共 7 天。第一组同时每日补充含有长双歧杆菌 BB536($10^7 \sim 10^8$ cfu/ml)和嗜酸乳杆菌(NCFB 1748)10^8 cfu/ml,共 3 周;第二组只补充长双歧;而第三组补充安慰剂。三组需氧菌无明显差异,所有组厌氧菌数目减少,但氯林可霉素对第一组影响最小,该组细菌数减少幅度明显小于对照组,第一组双歧杆菌数目减少幅度也最小,该组胃肠道症状也较少出现。

Black (1991) 报道 11 名健康受检者每日 2 次口服 3 粒含有嗜酸乳杆菌(La-CH₅)3×10^9 cfu 和长双歧杆菌 Bb-12 长达 2 周。在用药之初,同时服用氯林可霉素 7 天,12 名其他健康志愿者口服氯林可霉素和安慰剂。两组受检者厌氧菌数目明显降低,但受试组检测细菌减少有延迟的趋势,且早期双歧杆菌数目增多,受试组难辨梭菌定植率为 18%,而对照组为 41%,菌群恢复速度受试组也要快于对照组。

在使用氨苄西林期间,给 10 名健康志愿者口服 4×10^9 cfu 嗜酸乳杆菌和两歧双歧杆菌活菌胶囊共 7 天,继之 14 天使用氨苄西林,两组受试者肠道菌群只有轻微差异。

Bertaggoni 等(1996)报道应用一种 BTA 对 21 名具有严重经前期综合征(PMS)的青年女性的肠菌群活性和微生态的作用。这些妇女口服含有 3×10^9 cfu 的嗜酸乳杆菌(ATCC4356)和两歧双歧杆菌(NCFD 2203)胶囊共 2 个月,16 名妇女经前期还口服抗抑郁药(S-O-L-M)800mg/d,共 2 周。患 PMS(经前期综合征)妇女需氧菌和厌氧菌浓度均较低,而治疗后需氧菌升高 10 倍,大部分患者从粪便标本中分离出嗜酸乳杆菌和双歧杆菌等,而革兰氏阳性无芽孢厌氧菌在种类、数目和出现频率上均升高,β-葡萄糖苷酶、β-葡萄糖苷酸酶、碱性磷酸酶与健康妇女相似,在中止治疗后对肠道平衡的部分恢复作用很快又消失。

Bennet (1992) 报道了给予口服嗜酸乳杆菌和双歧杆菌冻干菌粉对抗生素治疗婴儿的影响,11 名婴儿(0~8 周)每日 3 次,口服 3×10^9 cfu 长双歧杆菌 BB536,将短双歧杆菌 BB576,嗜酸乳杆菌 LA343 或 3 种菌混合物(包含 2 名儿童)共 5 天。抗生素治疗中止后,没有婴儿缺乏厌氧菌,在治疗最后一天、中止后第 5 天、第 15 天,在 9/11、7/10 和 2/9 样本中分离出这些菌种,未发现副作用。

将短双歧杆菌、两歧双歧杆菌和嗜酸乳杆菌或干酪乳杆菌混合在一起,以不同剂量给予治疗严重感染后患有抗生素相关性腹泻儿童,每日平均剂量为 3×10^9 cfu,在治疗前粪便菌群中以兼性厌氧菌为主,9/13 儿童无双歧杆菌,在腹泻停止后(平均持续 7 天)双歧杆菌 SPP 在 11/13 患儿中成为优势种群。

合用乳酸菌和双歧杆菌对肠道微生态影响的初步结论

给予健康成人应用乳杆菌和双歧杆菌对微生态中其他微生物数目无明显的影响,有报道认为微生态的代谢活性出现一些变化。对于微生态失调的儿童,这些制剂似乎能加速生态恢复正常,当微生态平衡被使用的广谱抗生素所打破,有些研究显示应用产乳酸细菌可产生有益作用,而其他细菌无任何作用。

(四)酵母菌制剂对肠道微生态影响

Blehaut (1989) 等研究了伯拉德酵母菌在人体和小鼠肠内分布的动力学,以探讨对人类摄入伯拉德酵母菌最后结局的有关问题。80 名健康受试者每日 2 次口服 2 粒 250mg 的含有伯拉德酵母菌数为 10^{11} cfu 的胶囊，共 14.5 天。在前两天，粪便中伯拉德酵母菌浓度迅速升高，并于第 3 天到达稳态，在此期间活体细胞平均总浓度为 10g 含 7.19 ± 0.98cfu，死亡细胞是 10g 含 10.22 ± 0.14cfu。在小鼠中也一样，给予 0.8g/kg 伯拉德酵母菌，在第 3 天达到稳态水平，只要不断摄入，此水平可以一直维持。

　　Klein（1993）等研究了摄入伯拉德酵母菌对 80 名健康受试者的影响，含有伯拉德酵母菌冻干粉的胶囊，以每日剂量 0.2g、1.0g 或 3.0g 给予 1 周，随着口服剂量的增加，粪便中伯拉德酵母菌的平均稳态浓度增加显著，投入 3.0g/d 平均粪便回收率是 8.6×10^{8}cfu/g，在 5 个样本中，选择性检测了粪便菌群中其他微生物，发现总的需氧菌和肠杆菌数目轻度升高。总的厌氧菌、类杆菌或梭状芽孢杆菌的浓度无变化，当同时给予伯拉德酵母菌和氨苄西林，真菌在粪便中回收率显著升高。

　　1/3 的抗生素相关性腹泻与难辨梭菌有关。有人研究了伯拉德酵母菌与万古霉素或甲硝唑合用对难辨梭菌首次感染或复发患者的作用。在首次感染和继发感染的 2 项研究中，11/13 复发患者对伯拉德酵母菌和万古霉素反应良好。在第 2 项研究中，患者摄入伯拉德酵母菌和万古霉素或甲硝唑共 4 周，治疗组难辨梭菌感染率复发率是 34.6%，较对照组 64.7% 相比明显下降，但初发难辨梭菌感染患者并非如此。

　　多项研究法案证实：伯拉德酵母菌治疗抗生素相关性腹泻既有效又安全。

　　Buts（1990，1993）等多篇研究报道使用伯拉德酵母菌治疗具有肠道症状且粪便中难辨梭菌毒素 B 阳性的儿童患者，结果肠道症状明显改善，第 25 天，85% 儿童粪便中毒素 B 被消除。

　　有报道证实在使用伯拉德酵母菌后，悉生小鼠和仓鼠粪便中难辨梭菌水平、毒素 A 和 B 的浓度下降。

　　动物实验或体外研究证实伯拉德酵母菌能够抑制白色念珠菌移位以及减少难辨梭菌、肠毒素性大肠杆菌和霍乱毒素的产生。

酵母菌制剂对肠道微生态的初步结论

　　关于口服伯拉德酵母菌对总的正常肠道菌群的影响报道较少，而对其对特定病原菌和某类肠道微生物的过度生长的抑制作用却有更广泛的研究，尤其是体外研究的动物实验，有关健康志愿者的应用也有报道，对于具有稳定肠道微生态和人体菌群无明显作用，临床研究集中在防治各类病因引起的腹泻，伯拉德酵母菌似乎对多种病原菌性腹泻有防治作用。

（五）混合微生物对肠道微生态作用

　　在一项双盲、安慰剂对照的研究中，24 名受检者被给予含有粪肠球菌和长双歧杆菌（6.4×10^{8}cfu/d）以及嗜酸乳杆菌、两歧双歧杆菌（4×10^{9}cfu/d）或对照剂共 1 周，3 个组的空肠引流液细菌学检查显示，许多种益生剂中活菌数目的检测水平如下：在第 1~7 天，肠球菌/双歧杆菌组检测到厌氧菌需氧菌水平下降，但 1 周后恢复到初始水平。

　　关于 BTA 防治结论

　　如果用药之初微生态处于平衡状态，则使用 BTA 对正常微生态影响甚微。但是部分研究发现，补充 BTA 对微生态的微生物数目或代谢活性有改变。一旦微生态平衡被破坏，最常见是由抗菌物质引起，BTA 对微生态的影响十分显著，使用 BTA 的效果很大程度上取决于接种的部位、使用何种菌种和用药时宿主的微生态的状态。

从目前工作来看，还需更多的大样本的对照研究以及明确的菌种来更深入地评价BTA 对正常微生态的影响。

主要参考文献

Bouhnin Y,Pochart P,Martean P et al.1992.Tecal recovery in humans of viable bifidobacterium springested in fermented milk.Gastroenterology,102;875~878

Bousvaros A,Guandalini S,Baldassano R N et al. 2005. A randomized,double-blind trial of *Lactobacillus* GG versus placebo in addition to standard maintenance therapy for children with Crohn's disease.Inflamm Bowel Dis,11;833~839

Elmer G N,McFarland L V,Surawicz C M.1999.Biotherapeutic agents and infections diseases.New Jersey;Humana Press Totowa.139~144

Evalolson G,Heimdahl A,kagger L et al.1982.The normal human anaerobic microflora scand.J Infect Dis suppl,35;9~15

Faubion W A,Sandborn W J. 2000. Probiotic therapy with *E.coli* for ulcerative colitis;take the good with the bad. Gastroenterology,118;630~631

Gionchetti P,Rizzello F,Helwig U et al. 2003. Prophylaxis of pouchitis onset with probiotic therapy;a double-blind, placebo-controlled trial.Gastroenterology,124;1202~1209

Goldin B R,Gorbach S L.1984.The effect of milk and lactobacillus feeding on human intestinal bacterial enzyme activity.Am J Clin Nutr,39;756~761

Gosselink M P,Schouten W R,van Lieshout L M et al.2004.Delay of the first onset of pouchitis by oral intake of the probiotic strain *Lactobacillus rhamnosus* GG.Dis Colon Rectum,47;876~884

Gupta P,Andrew H,Kirschner B S et al.2000.Is *lactobacillus* GG helpful in children with Crohn's disease? Results of a preliminary,open-label study.J Pediatr Gastroenterol Nutr,31；453~457

Guslandi M,Mezzi G,Sorghi M et al.2000.Saccharomyces boulardii in maintenance treatment of Crohn's disease.Dig Dis Sci,45;1462~1464

Holt P R. 2003.Gastrointesstinal disease in the elderly Curr opin clin nutr. Metab care,6;41~48

Hopkins M J,Macfarlane G T. 2002.Changes in predominant bacterial populations in human faces with age and with *C.difficile* infection.J Med Microbiol,448~454

Iwata S,Kamimaki I Isohata E et al.1997.Influence of azithromycin on intestinal bacterial flora.JPM.J Chemother,45；175~188

Iwata S,Kawahara K,Isohata E et al.1992.Effect of meropenem on fecal flora in children.JPM J Antibiotics,45；1385~1402

Korzenik J R,Podolsky D K. 2006.Evolving knowledge and therapy of inflammatory bowel disease. Nat Rev Drug Discov,5;197~209

Kruis W,Fric P,Pokrotnieks J et al. 2004. Maintaining remission of ulcerative colitis with the probiotic *Escherichia coli* Nissle 1917 is as effective as with standard mesalazine.Gut,53；1617~1623

Kuisma J,Mentula S,Jarvinen H et al. 2003.Effect of Lactobacillus rhamnosus GG on ileal pouch inflammation and microbial flora.Aliment Pharmacol Ther,17;509~515

Laake K O,Line P D,Aabakken L et al.2003.Assessment of mucosal inflammation and circulation in response to probiotics in patients operated with ileal pouch anal anastomosis for ulcerative colitis.Scand J Gastroenterol,38;409~414

Mack D R,Ahrne S,Hyde L et al.2003.Extracellular MUC3 mucin secretion follows adherence of lactobacillus strains to intestinal epithelial cells in vitro.Gut,52;827~833

Maria L M,Pavan S,Kleerebezem M . 2006.Towards understanding molecular modes of probiotic action.Cur Opin Biotech,17:1～7

Marteau P,Lemann M,Seksik P et al.2006.Ineffectiveness of *Lactobacillus johnsonii* LA1 for prophylaxis of postoperative recurrence in Crohn's disease:a randomised,double blind,placebo controlled GETAID trial.Gut,55:842～847

Mimura T,Rizzello F,Helwig U et al. 2004.Once daily high dose probiotic therapy (VSL#3) for maintaining remission in recurrent or refractory pouchitis.Gut,53:108～114

Nord C E,Kager L.1984.The normal flora of the gastrointestinal tract,neth.J Med,27:249～252

Ouwehand A C,Vaughan E E.2006.Gastrointestinal microbiology.Taylor & Francis Group New York.London

Pena J A,Versalovic J.2003.*Lactobacillus rhamnosus* GG decreases TNF-alpha production in lipopolysaccharideactivated nurine macrophages by a contact-independent mechanism.Cell Microbiol,5:277～285

Prantera C,Scribano M L,Falasco G et al.2002.Ineffectiveness of probiotics in preventing recurrence after curative resection for Crohn's disease:a randomised controlled trial with *Lactobacillus* GG.Gut,51:405～409

Prantera C. 2006.Probiotics for Crohn's disease:what have we learned? Gut,55:757～759

Rembacken B J,Snelling A M,Hawkey P M et al. 1999.Non-pathogenic *Escherichia coli* versus mesalazine for the treatment of ulcerative colitis:a randomised trial.Lancet,354:635～639

Resta-Lenert S,Barrett K E. 2003.Live probiotics protect intestinal epithelial cells from the effects of infection with enteroinvasive *Escherichia coli* (EIEC).Gut,52:988～997

Saxelin M,Elo S,Salmimen S et al.1991.Dose response colonisation of faeces after oral adminitration of LGG.Microb Ecology Health Dis,4:209～214

Watanabe K,Ueno K,Wada K et al.1995.Impact of a new quinolone,balofloxacin,on human fecal flora.JPN J chemother,43(suppl.5):160～167

第六章　益生剂的药理学研究

Investigations on Biological Therapy Pharmacokinetics of Probiotics

熊德鑫　解放军总医院第一附属医院　姚玉川　解放军一五二医院

引　言

　　益生剂等生物药品曾应用于防治消化道的一些疾病，现成功用于防治抗生素相关的腹泻（AAD）、旅行者腹泻、尿路感染、念珠菌性阴道炎、急性腹泻、难辨梭菌感染性腹泻，但是对这些活的微生物的药理学还知之甚少。本章节重点在回顾它们的药理学特性，尤其是 BTA 在胃肠道和阴道感染的治疗的有效性，本章尽量综述它们的药理学特性，以便对这些"活"的药物有更深入的了解。

　　研究 BTA 的药理学与其他药物遵循同样的原则，但是对这类药因为它能够自我繁殖，故可能达不到群体平衡的原则。①自我繁殖数量受微生物在胃肠道定植能力的影响；②药物的活性部分基本全部在胃肠道（尤其结肠），因此使用途径一般是口服；③与吸收有关的因素，即使通过胃肠壁的吸收一般不会出现，而且由于胃肠道是活性部位，所以并不出现胃肠道消化、吸收，但是仍有关于免疫缺陷、宿主或动物系统感染的零散报道；④与其分布相关，局限于远端的胃肠道，与肠腔内容物相关。此外 BTA 能够黏附于上皮细胞，从而明显增加它们分布的量。最后一个因素是关于清除的，被认为由两个环节组成。第一个环节是消灭，细胞死亡很大程度依赖于胃肠道微生态的组成、酶、去活剂（胆盐）、上消化道的胃酸攻击、抗生素和抗真菌药物的应用、益生原的应用以及药物剂量。第二个环节是排泄，即通过粪便，粪便中回收率是从粪便中回收的活细胞数量部分。

　　BTA 通常采用口服途径（其他方法如阴道给药首次用过，这里不详加讨论）。BTA 应用常包括 4 种：3 种是革兰氏阳性菌（乳酸杆菌、双歧杆菌、类肠球菌），另外一种是真菌（伯拉德酵母菌）。伯拉德酵母菌一般不在胃肠道定植，而其他 3 种菌都可以在胃肠道被发现（但是它们与所应用的菌种并不相同），下面将探讨四种生物药品的药理学信息。

第一节　伯拉德酵母菌的药理学

　　伯拉德酵母菌在世界上许多国家可购买到，主要是冻干的粉剂，相应的剂量为 3×10^{10} cfu/g，另一种剂量为 1g 的胶囊主要用于研究治疗难辨梭菌 *C. difficile* 感染和其他确切感染。在这些临床研究中，250mg/胶囊分别在早晨和晚上服用，也有更高剂量（3g/d）被用于治疗 AIDS 相关性腹泻。

一、伯拉德酵母菌在动物中的研究

（一）在动物胃肠道中定植

不像其他外源性制剂，在实验动物或人的肠道微生态中没有发现伯拉德酵母菌，在正常情况下，口服伯拉德酵母菌不能持续地定植于动物或人的胃肠道。因此如果不再接种的话，它将在 24～72h 内被清除。但是如果胃肠道的微生态出现异常，就有可能出现定植，这就影响药理学的研究，因为群体平衡的原则无法达到。

1. 在小鼠肠道中定植

关于伯拉德酵母菌应用常规小鼠的药理学无详细报道。在应用单一口服剂量伯拉德酵母菌（4.5×10^7 cfu）给无菌小鼠的研究中，Duclugenu（1989）和 Blehaut（1989）发现在限用 24h 内，伯拉德酵母菌能够定植在胃肠道中。粪便菌群中伯拉德酵母菌保持在 3.6×10^7 cfu/g，并在 60 天的观察中维持这一稳定水平，无任何明显变化。如果给同种类型的小鼠饲养含有伯拉德酵母菌饮用水（5×10^9 cfu/ml），粪便中菌的水平则升至 10^9 cfu/g。Elmer（1991）和 Corthier（1992）报道悉生鼠中伯拉德酵母菌对难辨梭菌抑制能力模型以探讨人类难辨梭菌感染。给无菌小鼠单一剂量伯拉德酵母菌（10^{10} cfu/ml），伯拉德酵母菌能够在胃肠内生存，证据是大便持续排泄浓度为 3×10^6 cfu/g。假若持续给予含有伯拉德酵母菌为 10^5 cfu/ml 的饮用水，粪便中稳定的浓度也升高 100 倍，达到 5×10^6 cfu/g。可见持续给予伯拉德酵母菌可以预防难辨梭菌感染，单一剂量只有部分防治作用。

悉生小鼠（单一菌小鼠胃肠中只有一种微生物）通过单一剂量口服 4.5×10^7 cfu 伯拉德酵母菌，事先定植在胃肠道，即便是定植有白色念珠菌（2×10^4 cfu/ml），并不能改变粪便中稳定后的伯拉德酵母菌水平（$3 \times 10^7 \sim 6 \times 10^7$ cfu/g）。在应用的 24h 内，念珠菌在胃肠道内存活，粪便水平达到 $4 \times 10^7 \sim 7 \times 10^7$ cfu/g。

即便在存在一种其他定植微生物的情况下，伯拉德酵母菌也能够定植在小鼠的胃肠道中，但如果存在多种细菌，就无法做到。例如，在单一悉生小鼠内，伯拉德酵母菌被事先定植于胃肠道，而给予人粪便菌群悬浮液后，在 7 天以内，伯拉德酵母菌便在粪便中消失。

2. 在大鼠肠道中定植

在大鼠的正常肠道微生态中没有发现伯拉德酵母菌，在其粪便标本中既无活的也无死的伯拉德酵母菌，也没有从大鼠食道、胃、小肠、大肠或粪便中分离到活的伯拉德酵母菌，它在大鼠中只可能属于过路菌。

3. 在田鼠肠道中定植

在田鼠的正常微生态中没有发现伯拉德酵母菌，在田鼠盲肠中也没有分离出伯拉德酵母菌细胞。

可见伯拉德酵母菌在鼠类肠道中仅属于过路菌性质，非原籍菌群。

（二）消除部位

已证实胃肠道所有部分都能够消除伯拉德酵母菌，但消除的程度取决于在该部位的停留时间。

在对小鼠的研究中，伯拉德酵母菌（3×10^8 cfu）被注入结扎胃肠道片段，显示 9h后，30％～80％的活体细胞被破坏，其中胃是最主要的消除部位（30％的剂量），盲肠被认为是小鼠消除伯拉德酵母菌的主要部位（70％的剂量）。另外，盲肠也被认为是小鼠消除伯拉德酵母菌的重要部位，通过留置套管计（不经过上消化道）直接经盲肠给无纤维饮食（如车前子凝胶），导致小鼠粪便中活的酵母菌回收率大约为 10％。因此通过鼠的实验证实，在鼠完整肠道中每一节段对伯拉德酵母菌的消除取决于在该阶段停留时间。

二、单一剂量应用后的药理学和多剂量应用的药理学

（一）单一剂量应用后的药理学

1. 吸收

给 7 天大小的白鼠喂养单一剂量伯拉德酵母菌（1.5g/kg）和轮状病毒（30ml），用后 48h 用显微镜以及透射、扫描电镜学技术检测小肠中段。轮状病毒处理动物出现了严重的腹泻并伴有绒毛形态学改变，比如基低层分离、上皮空泡增加，在这些动物黏膜组织中鉴定伯拉德酵母菌成分，发现其充斥于相邻上皮细胞之间。

2. 分布与转运

给小鼠口服单一剂量（0.4g/kg）1×10^4 cfu 伯拉德酵母菌之后，通过在食道、胃、十二指肠、空肠、回肠、盲肠、结肠和粪便取样以检测活性，死亡细胞在胃肠道中运动，在上消化道活体细胞运动要快于死亡细胞。但从始至终，死亡细胞通过 GI 要慢于活体细胞，整个胃肠道活体细胞总的回收率从 15min 的 87％ 下降到 24h 的 13％，半数存活期 9h 消失。死亡细胞所需时间非常慢，显著的半数存活时间为 44h。

3. 剂量的相关性

通过对 66 只小鼠采用剂量范围从 4.16×10^7～7×10^9 cfu 的单一口服剂量伯拉德酵母菌（对照为盐水）的一系列研究中，在给予剂量范围内从粪便中回收伯拉德酵母菌的剂量比存在很大差异，但是当菌群回收率以绝对数量表达（伯拉德酵母菌总的粪便回收率，cfu），所有的剂量部分回收率几乎是一个固定值（$\gamma^2=0.736$）。单一一次剂量伯拉德酵母菌的大幅度变异，在最频繁使用剂量中（1×10^8 cfu）是最明显的。

（二）多剂量应用后的药理学

1. 吸收

在给大鼠（75mg/d，5 天）和小鼠（从 30min 到 24h）喂服多剂量伯拉德酵母菌，采用电镜对十二指肠黏膜检查，显示伯拉德酵母菌没有侵入黏膜层，绒毛形态无变化，也没有发现腺管深度变化。因此，这些发现提示伯拉德酵母菌很少运动到胃肠腔之外。但是采用其他手段如光子和扫描电子显微镜发现，当小鼠被给予 1.5g/kg 伯拉德酵母菌 6～48h 后，在肠中段肠上皮细胞浆中发现有酵母细胞侵入。

2. 分布

Buts（1986）和其同事在给予大鼠多剂量的伯拉德酵母菌后研究了其在胃肠道中的

分布。标准饮食的 Wistar 大鼠（30 天）给予伯拉德酵母菌 75mg/d（9.4×10^9 cfu，25mg/次 3 次/d）共 5 天，解剖后用显微镜检测小肠，显示酵母菌细胞栖息于十二指肠腔，与绒毛细胞紧密接触。

3. 排泄

给予大鼠多剂量 0.8g/kg 伯拉德酵母菌悬浮液（$10^{10.28 \pm 0.04}$ 活细胞/g）共 14 天。在第 2 天，粪便中活细胞浓度达到稳定水平。在 4～14 天，粪便中平均稳定浓度为 $10^{7.83 \pm 0.45}$ 细胞数/g，只要口服剂量继续，这种水平就能一直保持。粪便回收率稳定在剂量的 0.35%～1.46%。一旦终止给予伯拉德酵母菌，3h 内粪便中大概半数内细胞会迅速消失（在 24h 内存在三级），死亡细胞的特点与活细胞相似。在 24h 内粪便中达到稳定的浓度，但是粪便中死亡细胞回收率要大得多，其范围从 9.3%～15.8%。终止口服伯拉德酵母菌，粪便中死亡细胞消失的半数时间为 36h。

4. 剂量的相关性

研究剂量对粪便中伯拉德酵母菌回收率的影响。给予 48 只大鼠口服共 8 天的伯拉德酵母菌，剂量范围是 1.7×10^7～1.7×10^{10} cfu/d，相对于不同剂量，粪便中平均每天的伯拉德酵母菌的回收率改变不明显。在第 7 天，粪便回收率与相应剂量呈负对数的线性相关（$\gamma^2 = 0.89$）。但是当研究每日粪便回收率时，很明显，在每个剂量水平，应用的整个疗程（1～8 天）伯拉德酵母菌的每日回收率是稳定的，显示从 3×10^7～1.7×10^{10} cfu/d 的剂量范围，在第 7 天 48 只大鼠伯拉德酵母菌具稳定水平的粪便排泄量。在每日应用量与稳定的粪便排泄量之间无明确的相关性，如消除系数所示（$\gamma^2 = 0.04$）。总体来说，提示 10^7 cfu/d 以上剂量时，伯拉德酵母菌粪便回收率与剂量呈相关性，为负性线性相关性，这种剂量相关回收率不取决于剂量的次数和稳态持续时间。因为从第 3～第 7 天，伯拉德酵母菌平均每日回收率是固定的，尽管给予了大的剂量，在第 7 天还能达到 1×10^7 cfu 的稳定水平。因此，稳定的伯拉德酵母菌粪便排泄量并不随给予剂量的增加而减少。这种剂量非线性相关性，与单一剂量的剂量和回收率的线性相关性可做对照。

5. 持续给药（在饮用水中加入）

1）吸收

在饮用水中加入伯拉德酵母菌（5%混悬液），持续给予 Balb/c 裸鼠和常规小鼠共 70 天，结果仅在盲肠中检测到抗体，伯拉德酵母菌（4.9 ± 0.8 和 5.6 ± 1.01 cfu/g）在肠系膜淋巴结转入肝、脾、肺、心或胃。但是在应用人白色念珠菌治疗的抗生素去污染和免疫缺陷小鼠中，即使非常小量的伯拉德酵母菌（2.8～3.6cfu/g）也能移位到 80% 肠系膜淋巴结，但是在脾、肝、肾上不能检测到。

2）排泄

在持续给予 Balb/c 裸鼠和常规小鼠（5% m/V）的伯拉德酵母菌中加入饮用水后，伯拉德酵母菌在盲肠能够分别保持 $1 \times 10^{4.9 \pm 0.8}$ 和 $1 \times 10^{5.6 \pm 1.0}$ cfu/g 的稳定水平。给田鼠以相同的伯拉德酵母菌液，有效剂量为 8g/（kg·d）（8×10^{10} cfu/d），2h 后，伯拉德酵母菌以 10^9 cfu/ml 的水平出现在盲肠部分，在第 4 天减少到一个 $10^{6.5}$ cfu/ml 的稳定水平。

3）剂量的相关性

粪便中消除的伯拉德酵母菌被发现随着给予剂量而增加。持续给予悉生小鼠伯拉德酵母菌小鼠（3×10^{8} cfu/ml）水溶液，粪便中稳定水平是 4.6×10^{6} cfu/g，每日摄入量是 1.5×10^{4} cfu/d，当饮用水中浓度增加至 3.3×10^{11} cfu/ml 即增加了 100 倍时，也即每日摄入量为 1.7×10^{11} cfu/d，粪便中水平增加至 5×10^{8} cfu/g（增加 10^{9} cfu）。

4）影响伯拉德酵母菌粪便的回收因素

（1）抗生素的应用。抗生素能够改变胃肠道微生态，因此也可能改变伯拉德酵母菌的分布。在饮用水中加入阿莫西林（0.5g/L）能够增加伯拉德酵母菌粪便回收率 7 倍，但新霉素无效。作用视抗生素而异。

（2）抗真菌药的应用。由于伯拉德酵母菌是一种真菌，所以抗真菌药可能会减少其活性。环境湿度大，二性霉素（2.5mg/ml）与伯拉德酵母菌体外孵育 72h，伯拉德酵母菌活性细胞数较处理前减少。氟康唑同样敏感。

（3）纤维饮食。纤维饮食对粪便中稳定伯拉德酵母菌水平有明显的影响，但是这种作用与进食的纤维类型有关。例如，多碳纤维和洋车前子、氢溴膠状体等能使小鼠粪便稳态水平增加 3～4 倍（4×10^{7}～15×10^{7} cfu/g）（$P<0.01$），而其他纤维如果膠和藻酸对粪便回收也有显著作用。

三、伯拉德酵母菌的人体实验

从普通的健康志愿者实验可知，伯拉德酵母菌不是胃肠道天然定植菌，口服后也不被吸收，但是对于一般患者，在已报道的真菌中，伯拉德酵母菌不是人体正常菌群的一部分，因为在预先给予伯拉德酵母菌的对照组志愿者粪便中未检测到活体伯拉德酵母菌细胞。

（一）吸收（移位）

通过对健康志愿者的研究，可能认为伯拉德酵母菌不被吸收，但是有三个案例研究发现经过胃肠道抗生素去污染后，服用伯拉德酵母菌（0.6～1.5g/d）可从患者血中分离出酵母菌，这些穿插在关于 BTA 风险的有关章节阐述，在所有真菌菌血症中，在适当的抗真菌治疗后，患者服用伯拉德酵母菌后未出现其他并发症。

（二）单一剂量的药理学

1. 健康志愿者

健康志愿者给予单一口服剂量伯拉德酵母菌后 36～60h，粪便中达到最高浓度，再过 2～5 天以后，则伯拉德酵母菌浓度已无法测到，在所有研究时间内，粪便中活体细胞总的平均回收率为 $0.12\%\pm0.04\%$。

2. 与抗生素同时应用

当应用阿莫西林后（24h）给予单一剂量伯拉德酵母菌与不同用阿莫西林对照组相比，伯拉德酵母菌的最高粪便浓度和 AUC 时间曲线（AUC 面积与粪便浓度相关时间）都有显著的升高（$P<0.01$），另外与阿莫西林同用后，粪便中剂量回收率从 $0.12\%\pm0.04\%$ 升高至 $2.77\%\pm1.99\%$（即便是并不显著）。

3. 多剂量应用伯拉德酵母菌的药理学

1）排泄

给健康志愿者每天口服伯拉德酵母菌（0.5g，2 次/d），在第 3 天粪便中稳定浓度是 10^8 cfu/g，在第 4～15 天，活性细胞回收的剂量比是 $0.02\%～0.88\%$，中断伯拉德酵母菌治疗后，粪便回收至半衰期 6h 后的速度迅速下降，在同一研究中，发现伯拉德酵母菌的死亡细胞常常跟随活体细胞之后，在 2 天之内迅速升高至稳态水平，死亡细胞稳态回收率达 $17\%～58\%$，为整个剂量的 $32\%\pm12\%$。

即使粪便中检测到伯拉德酵母菌水平在各研究组间有显著的差异（尤其是高剂量 3.0g/d），但在同类个体进行治疗时，组内差异却相当小。

2）剂量相关性

给健康志愿者口服 0.1g、0.5g 和 1.5g 每日 2 次的伯拉德酵母菌，72h 达到粪便稳定水平。随着伯拉德酵母菌口服剂量在增加，粪便中平均伯拉德酵母菌稳态水平有显著的增加趋势，每日剂量 0.2g、1.0g、3.0g 的平均（±SE）粪便水平（10^7 cfu）分别是 3.66 ± 1.44、17.5 ± 8.67、86.1 ± 74.1，服用后 72～120h 平均稳态回收率在所有剂量保持相对稳态，分别是 3.86 ± 1.5、2.44 ± 1.13、4.72 ± 4.08。

3）影响伯拉德酵母菌稳定药理学因素

（1）与抗生素同用。阿莫西林（0.5g，每日 2 次，共用 8 天）与伯拉德酵母菌同用（1～3g/d）的健康志愿者，总的粪便回收率大致增加 2 倍（$0.2\%～0.43\%$，$P<0.05$），粪便稳态浓度升高 2～4 倍（$P<0.01$），粪便中最高浓度大致增加了 3 倍（从 2×10^8 cfu/g 到 6.1×10^8 cfu/g）。但是同一研究显示，伯拉德酵母菌不能持续定植于志愿者胃肠道，即便是与抗生素同用。

（2）与抗真菌药同用。为了分析在健康志愿者中同抗真菌药对伯拉德酵母菌药理学的影响，在应用抗真菌药 1 周之间和 2 周之后，测定粪便中稳态水平，同时每位被测者做自身对照。当伯拉德酵母菌（0.5g，每日 2 次）和氟康唑（50～100mg/d）相隔至少 3h 分别服用。伯拉德酵母菌平均粪便稳态水平没有相应的变化（范围在 $1.5\times10^7～2.50\times10^7$ cfu/d）。对照采用相同的设计，制霉菌素使粪便中酵母菌水平降到可测水平之下（$<10^3$ cfu/g）。对这些发现的可能解释是抗真菌的生物利用度不同。氟康唑生物利用最大，因此在胃肠道浓度较低；制霉菌素生物利用度低，在胃肠道内能保持高浓度，从而影响伯拉德酵母菌。

（3）与纤维饮食。纤维素能够使小鼠伯拉德酵母菌粪便回收率增加至 4 倍以上，在健康志愿者中，伯拉德酵母菌稳态水平与每日粪便总湿重密切相关。提示纤维饮食可以增加人的伯拉德酵母菌粪便回收率。

第二节　乳酸菌的药理学

乳酸菌一般是厌氧或兼性厌氧、无芽孢、革兰氏阳性菌，到目前为止资料显示共有 44 个菌种，它们一般被认为是非致病的，一般属于人体胃肠道正常菌群。在对西方饮食个体粪便微生态的研究中，73% 的个体中粪便干重平均乳酸杆菌菌种量大约为 $10^{9.3}$ cfu/g（$10^{3.6}～10^{12.5}$）。对严格素食主义者，从 85% 个体回收的乳酸菌平均量为

$10^{11.1}$ cfu/g 粪便干重，这些菌类经常对万古霉素、青霉素耐药，最常用于治疗目的菌种包括嗜酸乳杆菌（ *L. acidophilus* ）、干酪乳杆菌（ *L. casei* ）、植物乳杆菌（ *L. plantarum* ）和保加利亚乳杆菌（ *L. bulgaricus* ）。此外关于乳杆菌在动物上的药理学报道极少，因此这里将讨论。乳酸菌用于人体的研究。

存活和定植

（一）口咽部

Lidbeck 等（1987）在研究中指出，乳酸杆菌在人口咽部水平并不增加，除非食用含大剂量嗜酸乳杆菌的酸奶（$5 \times 10^{10} \sim 10^{12}$ cfu/ml）。作者认为嗜酸乳杆菌是不能黏附在上皮或口腔黏膜上，相对照 Menrman（1994）观察到在口腔中能回收 LGG（鼠李糖乳杆菌），即使停止摄入这种源自人体 LGG 的酸乳在 2 周以上。

（二）胃酸体外研究

即便是认为乳酸菌可耐受酸，但不同菌种对胃酸的耐受能力也存在差异。在这些体外研究的菌种中干酪乳杆菌能耐受胃酸，能够在胃酸中存活 3h，嗜酸乳杆菌和植物乳杆菌耐受性相似，而保加利亚乳杆菌耐受力很差，在胃酸中存活不到 1h。一种经过设计的干酪乳杆菌（LGG）和从胃中分离的干酪乳杆菌菌种有差异，但特点相近，在 pH3.0～7.0 人体胃酸中孵育 4h 以上活性毫不降低，但是当 pH 降到 1.0，活性就会迅速消失。这些研究提示，当胃中 pH 升至 3.0 或更高时，LGG 能够在通过胃的过程中存活。

（三）单一剂量的应用

1. 吸收（移位）

有一些实例报道因乳酸菌引起系统感染，包括菌血症、肝下脓肿，由耐万古霉素的融合乳杆菌所致拇指感染，干酪乳杆菌和嗜酸乳杆菌所致心内膜炎（Bantar，1991；Sussman，1986；Sherman，1987）。在一案例中（Griffiths，1992），一个需要主动脉外科置换术的患者由于干酪乳杆菌鼠李糖亚种感染，耐受多种抗生素防治。另外，许多报道关于免疫缺陷患者乳杆菌菌血症（Sherman，1987），一个 HIV 阳性（Horwitch，1995）肾移植后口服免疫抑制剂的患者，在移植后 5 个月出现菌血症；另外有三位患者在 AIDS 晚期（$CD_4 < 55/mm^3$）出现了乳酸菌的菌血症，其中两位在此之前接受过万古霉素治疗。

2. 在胃肠道中的存活

在服用一种 BTA（生物治疗剂）后，培养抽吸出来的（肠液）分析细菌在胃肠道中不同时间的存活情况，给禁食和非禁食志愿者服用嗜酸乳杆菌和保加利亚乳杆菌，在 3h 和 6h 后分别抽取胃和小肠液培养，发现在禁食第 3 小时，非禁食者第 6 小时，胃、小肠抽吸液中都可检测到乳酸菌升高。在一个相似的研究中（针对禁食健康的志愿者），Clements（1983）等采用了嗜酸乳杆菌、保加利亚乳杆菌和婴儿双歧杆菌，在服用第 3 天检测小肠抽吸液，健康志愿者（样本数为 6）摄取含有嗜酸乳杆菌（10^8 cfu/g）

[（8.3±0.2）lgcfu（平均±SE）的酸奶 100g，通过口-回肠插管收集 8h 以上的回肠液，以回收嗜酸乳杆菌，发现占摄入菌的 1.5%。在健康志愿者中嗜酸乳杆菌 N_2（样本数为 3）或含有嗜酸乳杆菌 ADH 和保加利亚乳杆菌（样本数为 2）以乳酸菌混悬液（10^{10} cfu/ml）的形式通过胃管给予，发现细胞存活率（ADH 菌显示出较好的存活率）与pH 和寄居在人回肠细胞的黏附能力都有关，在胃中细菌的添加剂可升高 pH，从而提高乳酸菌在胃酸中的总存活率。

Pettersson（1983）报道一回肠切除患者，通过胃和小肠分析嗜酸乳杆菌存活率大致有 1%，当患者摄取了含有保加利亚亚乳杆菌或嗜酸乳杆菌的酪乳、酸奶，在回肠切除流出物中乳酸菌数量没有增加，但是当它们摄取了源自人体的嗜酸乳杆菌浓溶液大约1.5h 后，回肠的流出物都可检测到乳酸菌水平短暂升高，在 3.5h 达到最高浓度，在4.5h 超过 99.5% 的可测细菌通过胃和小肠。

3. 排泄

通过酸奶摄取大量嗜酸乳杆菌（$5×10^{10}$～$5×10^{12}$ cfu/d）的被研究者，在第 4 天，粪便中嗜酸乳杆菌水平显著升高，并能在摄入期间保持此水平。中断 2 天后粪便水平下降，8 天以上就无法测到。然而 LGG 在停止摄入后 7 天被研究者的粪便中回收率还有33%。志愿者粪便中 LGG 回收率估计 <1%，按每日 $4×10^{10}$ cfu 或 $2×10^{11}$ cfu 剂量可达到报道中的稳态水平（大约为 10^6 cfu/g），估计每天排出大便 200g。

4. 抗生素对乳酸菌药理学的影响

广谱抗生素可能减少或清除肠道菌种中的乳酸菌，如头孢菌素（静脉或口服）、氯林可霉素、氯霉素、红霉素、甲硝唑（口服）均能减少乳酸菌活性细胞数。

1）氨苄青霉素

Goldin（1992）报道在一项针对健康志愿者的研究中（样本数为 37），给予口服氨苄青霉素（250mg，每日 4 次，1～7 天），其后 30min 给予每日口服含有 LGG 的浓溶液（每日剂量 $4×10^{10}$ cfu）或酸奶（每日剂量 $3.6×10^{11}$ cfu），LGG 共给予 10 天，氨苄青霉素对粪便中 LGG 回收率几乎没有影响，因为在 3～7 天粪便中活性细胞数为 10^6 cfu/g，与检测结果相似（在第 7～10 天氨苄青霉素）。而在体外 LGG 对氨苄青霉素非常敏感，所以其机制还有待探讨。

2）广谱抗菌素

为了分析服用依诺沙星后对嗜酸乳杆菌粪便回收率的影响，5 名健康志愿者同时口服依诺沙星（400mg，每日 2 次，共 7 天）和含有嗜酸乳杆菌 NCFB（NCDO 前体）1748 添加剂的酸奶产品（$2×10^4$～$5×10^8$ cfu/ml，250ml，每日 2 次，1～14 天）。在依诺沙星治疗期间（lg3.3～lg7g 粪便）与自然状态 lg3～lg6.5g 相比，乳酸菌排泄量有轻度增加，一名受检者粪便水平明显降低，当单独给予乳酸菌，两名受检者粪便中乳酸菌水平有明显的增加。

3）革兰氏阳性菌的抗菌素

当健康志愿者服用含有嗜酸乳杆菌 NCFB 1748 添加的酸奶产品（$3×10^9$～$5×10^8$ cfu/ml，250ml/次，每日 2 次，样本数为 5）或安慰剂（样本数为 5）共 7 天（第 8～14天），之前服用氯林可霉素（150mg，每日 2 次，第 1～7 天）。在氯林可霉素治疗组与自然状态相比（研究前范围 $10^{3.3}$～10^6 cfu/g 粪便），5 名受检者粪便中乳酸菌水平轻度下降，在补充嗜酸乳杆菌期间，在所有治疗组受检者中，粪便中嗜酸乳杆菌水平显著升高，在第 14 天稳态水平为 $10^{5.5} \sim 10^{7}$ cfu，而对照组粪便中嗜酸乳杆菌水平直到第 21 天仍没回到治疗前水平。

在另一项研究中，23 名健康志愿者随饮食一起服用氯林可霉素（150mg/次，4 次/d，1～7d），受试者服用活菌胶囊 3 粒（含有 3×10^{9} cfu/g 活菌胶囊冻干粉，包括嗜酸乳杆菌 LA-CHS，双歧杆菌 Bb-12、德氏乳杆菌、保加利亚乳杆菌 Lb-127 和嗜热链球菌 ct-31 菌株，相当剂量为总量 2×10^{10} cfu/d，第 1～14 天）和服用 3 粒不含活菌的安慰剂组。在氯林可霉素治疗期间，第 7 天粪便中乳酸菌水平从自然状态 10^{4} cfu/g 降至 10^{2} cfu/g，终止抗生素治疗后，在 7 天之内安慰剂组和乳酸添加治疗组，乳酸菌水平恢复到治疗前的 $1 \times 10^{4.5}$ cfu/g。这些研究提示：在氯林可霉素治疗同时使用非特异性添加剂不能加速乳酸菌水平恢复到自然状态水平。Lidbeck（1988）和 Orrhage（1994）也有同样发现。大环内酯类和其他广谱抗生素对干酪和嗜酸乳杆菌影响还是较明显的。

5. 抗生素耐受

从腹膜炎患者腹膜液中分离的干酪乳杆菌鼠李糖亚种对万古霉素有耐受性，其他有乳酸菌血症患者显示对万古霉素有较高敏感性 MIC（$\geqslant 160$ mg/ml），对作用于细胞壁的抗生素的耐受性，比如 β-内酰胺抗生素也经常遇到此类细菌。

6. 抗生素对粪便中内源性乳酸菌水平的整体影响如第二节所述

其他人群的研究

在对新生儿败血症或脑膜炎患者完成抗生素治疗 1 天后（这名新生儿 0～8 周），服用消毒后母乳加入嗜酸乳杆菌（3×10^{4} cfu）每日 3 次，共 5 天，在 5 天治疗期间，所有新生儿粪便中都能分离出嗜酸乳杆菌。但是在第 15 天，只有一名婴儿粪便中还能检测到，因此，无毒的嗜酸乳杆菌不能在新生儿胃肠道定植。但是已经证实出生后胃肠道中不断出现一种乳酸菌替代另一种乳酸菌。

第三节　双歧杆菌的药理学

双歧杆菌是结肠中人类主要的糖分解细菌，分别占成人和新生儿胃肠道中总的微生态的 25％ 和 95％。双歧杆菌属革兰氏阳性厌氧杆菌，无芽孢，被认为是低毒性，像其他细菌一样，偶尔可使免疫缺陷患者出现血液感染。短双歧杆菌和该属的其他一些细菌显示出对青霉素耐受，但双歧杆菌属（BDSK）长双歧杆菌的一些菌株对链霉素和利福平有耐药性。

一、关于双歧杆菌在动物中的研究

（一）小鼠

1. 定植部位

把两歧双歧杆菌 B₁₁ 加入饮水中饲养小鼠 4 周，在盲肠和结肠组织中两歧双歧杆菌超过 10^{8} 细胞数/g。把母乳喂养婴儿粪便接种给小鼠 [0.1ml 悬浮液，大约 10^{7} cfu/mL [两歧双歧杆菌和其他菌种（类杆菌、双酶梭菌、屎肠球菌、大肠杆菌和表皮葡萄球菌）]，使得双歧杆菌在盲肠和小肠都能定植，给出生的小鼠喂养人乳和牛乳（除外 14 天乳糖酶和 6.19 ± 0.52lgcfu/g±SFM，结果在小肠中乳酸菌粪便为 7.17 ± 0.18 和 6.19 ± 0.52lgcfu/g±SFM，盲肠中分别是 9.33 ± 2.50 和 7.89 ± 0.79lgcfu±SFM）。此研究提示粪便中微生态特点与饮食无关。采用相似的方法给无菌小鼠（成熟）接种人类粪便（含有双歧杆菌），双歧杆菌和其他几种人类菌种不能在小鼠肠腔中定植。可见菌种定植具有宿主特异性，人的菌种不易在其他动物体内定植。

2. 吸收

在给无菌和普通小鼠口服 ^{3}H-亮氨酸和 ^{3}H-蛋白胨标记的两歧双歧杆菌 8h 后，可检测到血清中有放射性活性，发现源自小鼠肠道的这些微生物的氨基酸被吸收。

（二）大鼠

1. 定植部位

双歧杆菌和乳酸杆菌在大肠、小肠（回肠）内容物中分离的菌群中占绝对优势，双歧杆菌在盲肠和结肠中也有定植，但是比例不是很高。

2. 影响药理学的因素

给大鼠喂养含有 20% 人乳固体食物共 4 周，发现盲肠（$P<0.0006$）和结肠（$P<0.04$）的双歧杆菌浓度分别增加了 7 倍和 2 倍，与含有牛、羊乳成分食物喂养大鼠相比，用母乳喂养的婴儿粪便接种无菌小鼠并喂养母乳、牛乳和乳清，发现在小肠和盲肠中有高水平的双歧杆菌。在饮食中添加牛乳酸菌素，可使双歧杆菌数增高得更多。

二、双歧杆菌在人体中的研究

（一）单一和多剂量的应用

1. 吸收

与其他 BTA 治疗相似，双歧杆菌的吸收有限，但它也可能是条件致病菌。有不少关于双歧杆菌导致严重感染的报道，比如菌血症、腹膜炎、肺脓肿、肉芽肿、骨盆脓肿、硬膜外脓肿、脑膜炎。两例短双歧杆菌感染的新生儿脑膜炎能够被抗生素有效的控制，但是不经过长期有效治疗，两例患者都会复发。另外最近有两例分别由青春双歧杆菌和长双歧杆菌作为病原菌导致败血症的报道。

2. 在胃肠道中存活

一般来说，外源性双歧杆菌通过酸奶摄入后能够在健康志愿者的胃肠道存活。Pochart（1992）及其同事的一项研究显示健康志愿者在 400g 酸奶中摄取了 10.0 ± 0.2lg cfu 双歧杆菌 8h 后，末端回肠回收率是 $23.5\%\pm10.4\%$。当 6 名健康志愿者摄入含有双歧杆菌（10^7lg cfu/g）酸奶 100g，8h 后通过口-回肠插管发现收集回肠液中双歧杆菌有 8.8 ± 0.1lg cfu/g，占摄入量细菌的 37.5%。

3. 排泄

健康志愿者摄入含有 BOSR（一种对链霉素和利福平耐菌的双歧杆菌）和标志物的发酵奶制品（$10^{9.2}$ cfu/g），其标志物为 BSS（$10^{5.4}$ cfu/ml）（125g，每日三次，8 天），发现在第 2 天标志物 BSS 和 BOSR 均出现在粪便中，并在第 5 天达到稳定水平。BOSR

在第 3 天粪便浓度是 9.0 ± 0.1lg cfu/g，在第 3~8 天，稳定水平是 8.8 ± 0.1lg cfu/g，至第 10 天在粪便中活菌水平开始下降，到第 10 天不能测到。在研究期间，总的 BOSR 在粪便中活菌回收率是 $29.7\%\pm6.0\%$，对于总双歧杆菌量（自然产生和同源性摄入），在治疗期间，粪便中浓度从治疗前的 8.3 ± 0.21g cfu/g 到治疗后的 9.2 ± 0.11g cfu/g，在停止摄入 BOSR7 天后回到原来的基础水平。因此，30%摄入后 BOSR 能够在胃肠道生存，在总剂量为 $125\times10^{9.2}$ cfu 的情况下，能够使每日平均排泄的双歧杆菌升高 20 倍。

Bouhnik（1996）及其同事也有类似的发现，健康志愿者摄入含有"抗生素耐药"的双歧杆菌（10^{9} cfu/g）的酸奶（125g，3 次/d，8 天）。在摄入期内，粪便中稳定水平是 $10^{6.8\pm0.3}$ cfu/g，在终止治疗 8 天后，不再能测到外源性双歧杆菌，8 天期间平均粪便回收率是 10^{12} cfu/g，摄入细菌数大约是 29.7%。

（二）特殊人群

新生儿：在对新生儿（0~6 周岁）败血症、肺炎、脐炎或上感患者完成抗生素治疗（最常用庆大霉素和氨苄青霉素）1 天后，在母乳或配方奶粉中加入长双歧杆菌 BB-536（3×10^{4} cfu）或短双歧杆菌 BB-576（9×10^{9} cfu），即使其他双歧杆菌菌种在婴儿胃肠道细菌中占绝对优势，BB-536 和 BB-576 也常出现，5 天治疗期间，所有婴儿粪便中都能分离到短双歧杆菌，但是到第 5 天其在婴儿粪便中已无法测知，长双歧杆菌是唯一在研究期间能在一名婴儿粪便中检测到，而在治疗后所有婴儿粪便中无法检测到的菌种。通过新生儿胃肠道时，短双歧杆菌生存能力要优于长双歧杆菌。相似的发现也有报道，给出生 13 天的新生儿，长期应用长双歧杆菌和短双歧杆菌（5×10^{8} cfu，每天一次共 8 周）治疗，在 2~4 周时，两种细菌都可在粪便中测到，16 周后，长双歧杆菌不能测到，但短双歧杆菌出现在粪便中，它只是婴儿正常菌群的一种。可见由新生儿胃肠定植实验证实，短双歧杆菌优于长双歧杆菌。

三、影响双歧杆菌药理学因素

（1）对自然水平的双歧杆菌的抗生素治疗。广谱抗生素包括青霉素 G、氯林可霉素、万古霉素和杆菌肽，体外显示有抗双歧杆菌的活性，而在体内是否有活性取决于其在胃肠中的抗菌浓度，因此抗生素的药代动力学和药效学都需要考虑。

（2）以胃肠道外途径给予抗生素，以相对低浓度在胆汁中排泄。比如氨苄青霉素和头孢他啶，由于胃肠道中浓度一般较低，对肠道菌群影响较少。相反，在胆汁中大量排出的抗生素（如头孢哌酮和头孢嘧啶）或口服给予的抗生素，能够达到较高的胃肠道浓度，通常对肠道菌群有显著作用，包括双歧杆菌。在较小剂量（1/4）时，口服氨苄青霉素能够比静脉注射更大幅度降低粪便中双歧杆菌水平，表 6.3 小结了不同剂量、途径、范围的抗生素对自然水平双歧杆菌的作用。

（3）抗生素对外源性双歧杆菌的影响。在一项健康志愿者的研究中，在服用含有嗜酸乳杆菌和两歧双歧杆菌（细菌总数 4×10^{9} cfu/d，共 21 天）胶囊之前 2h，有 10 名受试者口服氨苄青霉素（500mg，每日 3 次，共 7 天）。氨苄青霉素在治疗期间使粪便中总双歧杆菌回收率下降，但是在中止氨苄青霉素（500mg，3 次/d）7 天之内，粪便中双歧杆菌水平恢复到治疗前水平，大约 $1 \times 10^5 \, cfu/g$。

四、乳酸菌、双歧杆菌对抗生素的敏感性小结表

（一）乳杆菌对大环内酯抗生素的敏感性

列于表 6.1 中。

表 6.1　干酪乳杆菌和嗜酸乳杆菌对大环内酯抗生素的敏感性

大环内酯抗生素	MIC（mg/L）	
	干酪乳杆菌（*L. casei*）	嗜酸乳杆菌（*L. acidphilus*）
红霉素（erythromycin）	0.5	0.06
螺旋霉素（spiramycin）	2	0.25
阿奇霉素（azithromycin）	1	0.12
克林霉素（clarithromycin）	0.25	0.03

（二）粪便菌群中乳酸杆菌对使用抗生素的影响

列于表 6.2。

表 6.2　使用抗生素对粪便中乳酸杆菌一些菌种活性水平一般性影响作用记录

分类	抗生素种类	剂量/(g/d)	给药途径	每日分次	期间（以日为单位）	患者年龄/年	对乳酸菌作用评价
青霉素类	氨苄青霉素	1.5	PO	t.i.d.	7	21～44	次要的
	氨苄青霉素	40～50	PO	3～4	5～14	6.2±2.3	一般的
	甲氧青霉素	150～200	iv	4	5～14	3.2±3.0	中等的
	青霉素 V	50 000	PO	3～4	5～14	8.4±2.4	一般的
头孢菌素类	头孢甲肟	4	iv		3		显著的
	拉氧头孢	0.5	iv	3	10		显著的
	拉氧头孢	2	iv	3	10		显著的
	头孢氨苄	2	PO		6～7		一般的
	头孢地嗪	10～23	iv	4	5～15	0.6±9.5	显著的
	头孢哌酮	4	iv		12～30		显著的
	头孢咪唑	60	iv	3	5～14	4.9±3.6	显著的
	头孢拉定	80	iv	4	5～14	4.8±1.8	一般的
	头孢克咯	40～50	PO	3～4	5～14	5.8±2.3	中等的
	庆大霉素	60	PO	3～4	5～14	6.3±3.7	显著的
	克林达霉素	0.6	PO	4	7	21～54	显著的
	阿奇霉素	0.1～0.5	PO	1	3～5	1～9	次要的
	阿奇霉素	0.5	PO	1	3	20～25	显著的
	新霉素	4	PO				一般的
大环内酯	红霉素	40～50	PO	3～4	5～14	6.2±2.9	一般的

PO：口服；iv：静脉给予；t.i.d.：每日 3 次。

(三) 实验抗生素对粪便菌群中双歧杆菌的影响。

列于表6.3中。

表6.3 使用抗生素对粪便中双歧杆菌一些菌种活性水平一般性影响记录

分类	抗生素种类	剂量/(mg/kg)	给药途径	每日分次	期间(以日为单位)	患者年龄	粪便中浓度	对双歧杆菌作用评价
青霉素类	氨苄青霉素	40~50	PO	3~4	5~14	6.2±2.3	ND	显著的
	氨苄青霉素	150~200	iv	4	5~14	5.8±3.1	ND	中等的
	青霉素 V	50 000	PO	3~4	5~14	8.4±2.4	ND	显著的
	甲氧青霉素	150~200	iv	4	5~14	3.2±3.0	ND	中等的
头孢菌素类	头孢他啶	80	iv	4	5~14	4.8±1.8	ND	一般的
	头孢咪唑	60	iv	3	5~14	4.9±3.6	ND	显著的
	头孢曲松	30~54	PO	1	7~15	儿童的	ND	次要的
	头孢哌酮	20~50	iv	3~4		0.3~3.2	1.4~29.7	次要的
	头孢地嗪	10~23	iv	4	5~15	0.6~9.5		显著的
	头孢匹罗	19~40	iv	1	6~12	0.1~5.1	1.2~22.4	显著的
	头孢曲松	15~23	iv	1~2	2~3.5	1d~0.3	12~210	显著的
		40~50	PO	3~4	5~14	5.8~2.3	ND	中等的
	头孢克咯	6~12	iv	3	7~11	0.1~7.6	0.24~2.22	显著的
	帕尼培南	10~40	iv	3~4	6~12	0.3~8.8	0.35~66	一般的
	美罗培南	10	PO	3~4	4~7	1.2~10.7	ND	显著的
	哌拉西林混合物	60	PO	3~4	5~14	6.3±3.7	ND	中等的
	庆大霉素	400	PO	2	7	成人的	ND	次要的
	巴诺沙星	10~20	PO	1	3~5	1.2~9.1	0.6~2116	次要的
大环内酯	阿奇霉素	500	PO	1	3		ND	中等的

PO:口服;iv:静脉给予,ND:未检测到。

五、几种肠道微生态制剂药理学小结

(一) 首先谈谈生理性真菌制剂——"亿活"伯拉德酵母菌

伯拉德酵母菌是一种真菌制剂,现在被用来治疗伪膜性肠炎和抗生素相关性腹泻。伯拉德酵母菌不是肠道微生态的组成部分,一般情况下,当口服应用时,伯拉德酵母菌不能持续定植动物和人类的胃肠道,如果不持续给药,伯拉德酵母菌在24~72h内就会被清除。但是如果动物肠道微生态被清除(如去污染),定植就可能出现,这就影响了药代动力学研究。因为菌群平衡不再出现,胃肠道所有部分显示能够破坏伯拉德酵母菌,破坏的程度取决于那个部位的定植时间。在大鼠或小鼠摄取单一剂量后伯拉德酵母菌不被吸收(该动物存在严重免疫缺陷除外),甚至胃肠道分布也随着长度增加,活细胞总数随时间而减少,死亡细胞比活细胞移动速度慢,粪便中伯拉德酵母菌回收率存在很大差异，但是与所用的剂量存在着直接关系。

大鼠的多剂量应用，经过胃肠道黏膜的吸收仍十分有限，细胞在胃肠道中移动缓慢，粪便中浓度在 2 天左右迅速达到稳定水平，并在反复口服期间保持不变。在稳定水平时粪便回收活体和死亡细胞分别是 0.4％～1.5％ 和 9％～16％，粪便回收率随剂量而增加，但不成比例，一旦停止应用，粪便水平迅速降低。

通过饮用水给大鼠或小鼠持续给药，正常动物不出现伯拉德酵母菌活体细胞易位，小鼠和仓鼠粪便排泄达到稳定水平。但是如果多剂量应用，粪便回收率并不与剂量成比例的增长。

许多因素可以影响伯拉德酵母菌的粪便回收，包括与抗生素（扰乱肠道菌群）、抗真菌药同用（伯拉德酵母菌是一种真菌），纤维饮食（含改变肠道动力的菌群）。一般来说，健康志愿者中，伯拉德酵母菌并不能定植于胃肠道，口服应用也不被吸收，但是曾有报道几例免疫细胞缺陷患者出现真菌血症。

单一剂量口服后，大约 0.12％剂量（活体细胞）最终可回收。与抗生素同用时，粪便回收率增加至大约 7.8％，人类多剂量应用后，粪便回收程度存在很大差异，但是在服用后第 2 或第 4 天，活体细胞和死亡细胞达到稳定水平。如同活体细胞的药物片段（＜1％）比死亡细胞（大约 32％）回收率要低得多。在啮齿动物，总的细菌的回收率随剂量增加而增加，在应用剂量范围（0.2～3.0g/d）占相对恒定的部分（大约 3％）。伯拉德酵母菌与抗生素（具有抗厌氧菌活性）同用，粪便中伯拉德酵母菌的浓度会显著地增加，但并不出现稳定的定植。抗真菌药取决于它们在胃肠中的浓度，即为生物利用度，只有生物利用度较低的抗真菌药才能显著地减少伯拉德酵母菌水平，增加纤维饮食可能增加伯拉德酵母菌粪便回收率。

因此，伯拉德酵母菌在小鼠、大鼠以及人类中的药代动力学基本相似。一些因素比如肠道微生态的状态与同时应用药物如抗生素、抗真菌药、纤维对伯拉德酵母菌的生物利用度有很大程度的影响。

（二）关于乳酸杆菌的药理学

乳酸杆菌不同的种可以是兼性厌氧菌或专性厌氧菌，革兰氏阳性无芽孢杆菌是正常栖息在人的胃肠道的非致病菌。乳酸菌在胃酸和通过胃时的生存能力取决于菌种（如 LGG 或干酪乳杆菌能够耐酸）、环境（尤其是 pH，在胃液中存活率一般随 pH 增加而增加）。口服乳酸菌后如为免疫缺陷患者可能会出现易位而导致菌血症。在口服 3～6h 后可从胃和小肠中检测到不同乳酸杆菌菌种，通过这些器官后存活率也约占摄入细菌的 1％，其存活依赖于菌种、食入方式和胃酸 pH。在服用期间，嗜酸乳杆菌粪便水平持续升高，但停用后下降迅速，据检测＜1％的摄入量能最终回收。一般来说，抗生素能够使乳酸杆菌回收率降低。正常健康志愿者，同用氨苄青霉素几乎无影响，而依诺沙星（enoxncin）和氯林可霉素可使正常内源性乳酸杆菌粪便水平降低。对新生儿应用嗜酸乳杆菌不能定植于其胃肠道。

（三）关于双歧杆菌的药理

双歧杆菌是胃肠中主要分解糖的细菌，属于原籍菌，占成人或新生儿胃肠道细菌总数的 25％或 95％。两歧双歧杆菌能够定植于无菌小鼠的胃肠道，但是成人胃肠道细菌不能定植于无菌小鼠（可能具有物种特点）。在大鼠中，双歧杆菌和乳杆菌占绝对优势。天然菌种可定植于空肠组织，服用人乳（或益生原物质）可以增加盲肠和粪便中双歧杆菌的浓度，对人类而言，两歧双歧杆菌可以作为一种条件致病菌，当其随酸奶被摄入，它能在人类胃肠道中存活，8h 回肠存活率为 20％～40％，粪便回收率大约为 30％，总的粪便排泄量增加大约 30 倍。但是双歧杆菌排泄增加，只能在持续给药的条件下维持。在新生儿短双歧杆菌通过胃肠道存活率要优于长双歧杆菌，可见对人类来说种的定植能力是有差异的。在体内抗生素减少，双歧杆菌定植的能力不仅取决于它们自身活性，而且与局部达到浓度有关。增加胆汁排泄和口服抗生素能增加胃肠道浓度，也即增强对双歧杆菌的作用。

（四）关于屎肠球菌的药理学

屎肠球菌（*Enterococcus faecium*）原来叫粪链球菌，是人或动物肠道微生态中一种产乳酸的球菌。在体外，它在 36～37℃和 pH7.0 条件下生长最好，但是它能够短时间耐受低 pH 条件，尤其是抗生素耐受，已在体内外研究证实，它可以成为对万古霉素耐受的菌种，口服 SF68 能够在人或动物肠道中定植。

就以上对益生剂的药代动力学特性的研究说明此类研究仍处在初始阶段，仍需要大量工作以更好地研究动物和人体内时间-浓度和时间一致效用关系。关于最佳剂量和剂量应用时间还有许多因素要确定，比如代谢部位与不同食物类型的相互作用，与药物效应的相互作用，尤其是抗菌药物和抗真菌药物以及在胃肠道移动时间等。

第四节　益生剂调节胃肠道菌群的机制研究

一、作为益生剂的基本微生物

乳酸杆菌和双歧杆菌属于益生剂的基本种类，此外，还有许多不同的微生物被用作益生剂，这些微生物中部分已得到较为深入而广泛的研究。但是不同的菌属和菌种的微生物作为益生剂，其应用还是有区别并受到一定的限制，即使同一菌属的其他菌种大多数特性相同，但益生剂的不同菌种可能在一些开拓特性上存在差异。

二、益生剂中微生物应用的特性

乳杆菌或双歧杆菌（或其他真菌微生物）作为食品添加剂应用于胃肠道和相应的保健作用的许多特性已被不同的研究者所揭示。这些微生物应当在胃酸和通过小肠时保持活力，这些微生物也应该具备在胃肠道中繁殖或定植的能力，即使这是并不常有的重要特性。实际上这些微生物应具备的特性取决于益生剂定植的宿主。益生菌常定植于宿主的解剖位置（最多是胃肠道），在原生境中，益生菌一般是不致病的。

三、益生剂的保健作用

益生菌的保健作用可以直接或间接通过调节原籍菌的组分或活性或免疫系统而被实现。许多保健作用与益生菌潜在能够抑制或有助于恢复胃肠疾病和相关的失调有关，包括促进乳糖吸收和其他的直接酶反应、预防或治疗胃肠道炎症、抗生素相关性腹泻、旅行者腹泻、便秘、肠道感染抑制胃肠道病原微生物在胃肠道中的定植、肠易激综合征（IBS）、不同情况的腹泻、高胆固醇血症、泌尿生殖道的感染、变应性疾病、皮肤病、胃肠道功能、炎症性肠病和结肠癌。

这些微生物具有许多免疫学功能，即促进有丝分裂活性/辅助增殖、提高巨噬细胞活性、促进抗体产生、介导 γ-干扰素产生及抗肿瘤作用（促 TNF-α）等，许多研究提示特定益生菌的细胞壁（如双歧杆菌）、细胞质可介导脾细胞有丝分裂。

（一）使用益生剂对抗胃肠感染

益生剂已经显示可用于治疗一系列胃肠道疾病，减少这类疾病在小肠和（或）大肠中的炎性成分。越来越多的人体研究显示，益生剂在儿科胃肠道疾病中特别有用，对鼠李糖乳杆菌、鲁特氏乳杆菌、植物乳杆菌、动物双歧杆菌和啤酒酵母均已进行过深入的研究，益生剂能够减轻轮状病毒肠炎的程度，减轻抗生素相关性腹泻（儿童）以及成人难辨梭菌性腹泻的危险性。目前已经证实部分益生菌能够预防病毒性腹泻和旅行者腹泻，即便是所有作用都相同，使用益生菌可能对小肠细菌过度增长有效。此外益生菌可通过外源性抗原降解，减少其炎症介质分泌，通过排斥病原菌来维持胃肠健康。

（二）使用益生剂减少腹泻病程的可能作用机制

益生剂如何防治缩短轮状病毒引起的腹泻已有多个可能机制，但还没有一个得到证实，每个理论都有其局限性。

（1）受体部分竞争性拮抗。益生剂与受体结合从而阻止了病毒的黏附和侵入，如有特定受体竞争的证据，这个概念可能是合理的，但在许多病例中，在摄入益生菌的时候，患者可能已经腹泻超过 12h 了，病毒已经感染了小肠中上段成熟的上皮细胞，病毒或肠毒素 XX 已经破坏了水盐电解质转运，导致液体和电解质吸收减少，毒素可能激活分泌反应，造成大量水盐电解质丢失而导致腹泻，理论上的解释为益生剂对病毒的竞争性排斥，并对后面的病毒黏附有效，但还不明确这种机制能否能够减轻腹泻，除非益生剂在一定程度上拮抗从绒毛内分泌细胞释放的毒素或肽类物质。

（2）益生剂增强了免疫功能，产生可以观察到的临床效果。支持此观点的证据是局部免疫球蛋白抗体能够对抗轮状病毒，但是此理论面临的一个重要问题是给予益生剂后患者腹泻可在 1～3 天内终止，而其他情况要维持 4～6 天。益生菌可迅速激发机体反应，从而进一步影响病毒活性，虽然动物实验确实提示摄入益生菌可以刺激 S_{IgA} 分泌，但其效率无法确定，而且从理论上也达不到如此迅速的程度。且通过分泌型细胞膜对终止体液的丢失的影响也不清楚。调节一个人细胞因子整体水平，促进抗炎细胞因子或减弱病毒活性或毒素对肠道神经系统的作用，可减少上皮细胞分泌和迅速终止腹泻。另外刺激 T 细胞产生 γ-干扰素，可潜在抑制氯化物的分泌，也就可能抑制了腹泻。免疫理论的另一方面是需要明确为什么乳酸杆菌被认为在儿童肠道中不能预防感染，而在于缓解腹泻。

（3）益生剂作用于宿主可以下调防治的 PO 等分泌和动力，清除可观察到的毒性物质，加上肠道糖基蛋白机制作用轮状病毒，在益生菌的刺激下，MUC_2 和 MUC_3 的 mR-

NA 表达，增强保护细胞抵御病原菌的黏附。但是这是否是益生剂菌细胞与分泌细胞对宿主细胞的直接作用呢？目前尚无此方面研究报告。病毒黏附导致肠上皮细胞释放 PGF 和 NO（前列腺素和一氧化氮），此两者均可影响肠道动力，而益生剂可改变其释放。宿主的肠道防御机制是由复杂系统组成，包括先天性和获得性免疫反应以及原籍菌的保护作用，定植于肠道的共生菌群具有对抗病原菌的屏障作用，通过对生境的占领、对营养物质的竞争以及产生抗菌物质等实现，益生剂还被认为能够调节宿主免疫机制，包括先天和后天的免疫功能。

（4）最后一个假设是"益生菌产生使病毒粒子失活的物质"，这可在体外实验中证实。Cadieux 等（2004）使用鼠李糖乳杆菌 GR-1 和发酵乳杆菌 Re-14 悬浮液可在 10min 内使浓度为 10^9 cfu/ml 的腺病毒双螺旋 DNA 和无链的 RNA 疱疹性口腔炎病毒失活，这种结果似乎是由于酸的作用，但更多特异性抗病毒特性尚未被发现。当然病毒失活是否能够抑制腹泻仍需明确。

（三）通过摄入益生菌调节肠道菌群组成

人体胃肠道中，胃、小肠和结肠存在的细菌数目和组成是有一定差异的，如胃组织细菌总数通常低于 10^3 cfu/g，小肠大致为 10^4 cfu/g，而末段回肠大约为 $10^6\sim10^7$ cfu/g，相对于胃肠道其他部位，人体结肠是一个复杂的、数量众多和不断变化的微生态系统。人体大肠（结肠）中细菌数目范围为 $10^{11}\sim10^{12}$ cfu/（g 肠组织），结肠菌群会因抗生素使用和生化改变而发生改变。

右侧或近端结肠的特性是存在相对高的食物残渣等（由于饮食摄入），pH 在 5.5～6.0（由于发酵菌产酸）以及比远端更快的转运速度，而左侧或远端结肠存在底物浓度较低，尤其是碳水化合物，pH 大约为 6.5～7.0，食物转运速度较慢。近段结肠更侧重于糖代谢环境，而远段结肠具更高的细菌蛋白代谢。已知在结肠中存在有数量和种类不同的各类细菌，如脆弱类杆菌（*Bacteroides fragilis*）。革兰氏阴性杆菌在结肠可培养细菌中占绝对优势，其他主要菌群为不同革兰氏阳性杆菌和球菌，如双歧杆菌、梭状芽孢杆菌等，这些细菌参与糖代谢、蛋白质代谢并且在代谢中产生气体，除了大肠中大量的不同的细菌（估计超过 1000 种），可以肯定，直到现在大量的优势菌群尚未得到鉴定和培养。

（四）不断增加有益细菌数量

益生剂发挥保健作用的重要特征之一是能够黏附于肠道黏膜，这样它们才能够耐受肠道中的有害微生物并在肠道中占据一个生境。益生剂已经广泛应用于人体胃肠道中，有大量证据证实这些细菌对宿主有益，现在已很好地认识到益生剂能够短时间定植于胃肠道，并抑制肠道病原菌黏附和繁殖。

（五）抑制潜在有害菌的数目

通过摄入大量益生剂来人为调节人体肠道菌群，可导致小肠出现大量产乳酸细菌，任何糖类都会迅速被有机酸或乙醇酵解，这样可能较明显削弱不同肠道产生的不同的低分子毒性代谢产物和大分子抗原以及潜在病原菌带来的环境变化以及毒素反应。所有其他类型的非肠道病原菌在小肠中部的生长受到大量益生菌发酵作用的强烈抑制，病毒性传染的减弱是由于乙醇或代谢酸介导的病毒包裹蛋白的失活，另外有机酸、细菌素（如乳酸素 F 和一些益生剂合成的未知化合物）具有其他的抑制生长作用。但是，尚未确定这些物质是否在人体小肠内产生和有效。

（六）调节微生物代谢活性

由于数量和分类学的多样性，肠道菌群具有巨大的代谢能力，这些细菌的代谢活性相当于肝——我们机体内代谢最活跃的器官，这些代谢活性对宿主的健康和功能有显著影响。益生剂已经证实能够改变肠道菌群的代谢活性，有可能与直接改变其组成有关，或者是改变菌群中某些成分的代谢，而改变肠道环境。益生剂产生影响的主要代谢标志物是短链脂肪酸（SCFA）和粪便酶的活性。

1. 短链脂肪酸代谢产物

结肠中细菌酵解的基本终产物是 SCFA，比如乙酸盐、丙酸盐和丁酸盐，其他酵解产物包括乙醇、乳酸、丁二酸、甲酸、戊二酸和己酸，长链脂肪酸（如异丁酸、2 甲基酸、异戊二酸）也可能从色氨酸的代谢中产生。

2. 短链脂肪酸

肠道菌群的 SCFA 产物在食物中可被宿主利用转变成能源，丁酸盐是肠道上皮细胞的一种重要能源，丙酸盐在肝中代谢，它有可能是一种糖原异生作用的底物，乙酸主要被肌肉组织摄取，可能被脂肪细胞用于脂肪的形成。乳酸也被肌肉组织代谢，但是肠上皮细胞只是缓慢吸收乳酸，一般在消化道中只有较低的浓度，在很大程度上被肠道菌群利用，只有在疾病状态下才被积聚。

3. 益生菌和短链脂肪酸

益生剂在肠道中代谢产生的有机酸主要是乳酸和乙酸。另外，这种代谢活性将影响肠道中已有的微生物代谢，通过对营养成分的竞争和代谢产物，但是未确切清楚益生剂在人体肠道代谢活性达到什么程度，尤其是在结肠中，以及益生剂是否产生和体外细菌素一样的抗菌物质，此外提高定植菌群的代谢活性，对于益生剂作用的提高肯定有一定价值。

从以上数据提示大多数益生剂对粪便中短链脂肪酸成分并无影响，这也许可以解释益生菌在结肠中缺乏代谢活性，但似乎更说明结肠对脂肪酸的高效吸收，因此要分析益生菌以及益生原的影响，取决于 SCFA 的回收率。受测样本最好取自近端结肠，那里底物更丰富，细菌活性更高。

（七）参加调节宿主新陈代谢活动

1. 粪便酶的活性

人体肠道菌群的有害作用之一是从未消化成分和原来菌种中产生促肿瘤生长物，诱发突变和促进癌变的成分。细菌酶类与 β-葡萄糖苷酶、偶氮还原酶、硝基还原酶和硝酸盐还原酶的形成有关。这些酶类的减弱有可能减少结肠或直肠癌的发生，但是目前还未在人体中得到验证。

2. 益生剂和粪便酶的活性

绝大多数益生剂都可能减少粪便中酶的活性，这提示益生剂的更普遍和再生特性，和其对宿主的健康作用，但是由于粪便酶活性并不是癌症危险因素中十分明确的生物标志，人们应当注意何时把动物试验结果推断到人。作为 SCFA 产物其主要机制可能是对营养成分的竞争和抑制代谢的产物。

通过摄入益生菌调节胃肠道菌群，对预防和治疗病原菌介导的胃肠道疾病有较好的前景。消费者越来越认识到，在食物中加入的益生菌对健康有促进作用。将益生菌广泛应用于临床实验中的时间并不长，所以给予如 VSL♯3 这类复合菌组成的产品还是要慎重。但是，相应资料说明，对特殊菌种的研究不能推广到所有益生菌微生物。分子生物学工具将继续被用来研究和调节益生菌以及制备疫苗和新制品，要想制备品被医生和消费者接受，具有特定的配方、证实安全、有效是进一步推广的关键，另外还需要有系统的、随机的、双盲的安慰剂进行对照研究，以探讨益生剂和胃肠道菌群的科学性。技术上的进展，如保护性包裹、微胶囊加入益生菌复合物将提高菌群在摄入者胃肠道中的存活率，以进一步弄清楚这些微生物在肠道微生态系统中的功能。

主要参考文献

Berg R，Bernasconi P，Fowler D et al. 1993.Inhibition of candida albicans translo cation from the gastrointestinaltract ofmice byoral administration of *S.bouladii*.J Infect Dis，168：1314～1318

Blehaut H，Massot J，Elmer G W et al. 1989.Disposition kinetics of saccharomyces boulardii in man and rat biopharm. Drug Dispos，10；353～364

Buts J P，Bernascon P，Van-craynes M P et al.1986.Response of human and rat small intestinal mucosa to oral adminis-tration of *S.boulardii*.Pediat Res，20(2)；192～196

Cartwright-shamoom J，Dickson G R，Dodge J et al.1996.uptake of yeast（sacchromyces boulardii）in normal and rota-virus treated intestine.Gut，39；204～209

Elmer G W，Corthier G.1991.Modulation of clostridium difficile induced mortality as a function of the dose and the vi-ability of the saccharomyces boulardii used as a preventative agent in gnotobiotic mice.Can J Microbio，37；315～317

Elmer G W.McFarland L V，Surawicz C M.1999.Biotherapeutic agents and infection diseases.Humana Press，Totowa，New Jersey

Gibson G R，Roberfroid M B.1995.Dietary modulation of the human colonic microbiota；introducing the concept of pre-biotics.J Nutr，125；1401～1412

Guarner f₁₁ Malagelada J R.2003.Gutflora in bealth and disease.Lancet，361；512～519 discussion 63～65

Iwata S，Ikeda M，Isohata E et al.1991. influence of cefpirome on intestinal bacterial flora，Jpn，J. Antibiotcs，44：62～83

Iwata S，Kamimaki I，Isohata E Y et al.1994.Influence of cefozopran on in testinal bacterial flora.Cfhemotherapy，4；1021～1035

Lidbeck A，Nord C E.1993.Lactobacilli and the normal human anaerobic microflora.Clin Infect Dis，16（suppl.4）；S181～S187

Meurman J H，Antila H，Salminen S.1994.Recovery of *Lactobacillus* strain GG（ATCC 1253103）from Saliva of healthy volunteers.after consumption of yogurt prepared with the bacterium.Microb Eclogy in Health Dis，7；295～298

Ohkusa T Ozaki，Y Sato C et al.1995.long term ingestion of lactosucrose increases *Biffidobacterium* sp.in human fe-cal flora.Digestion，56；415～420

Watanabe K，Ueno K，Wada K et al.1995. Impact of a new quinolone，balofloxacin on human fecal flora.J Chemother，

43(suppl,5)160～167

Zhong Y,priebe M G,Vonk R J et al.2004.the role of colonic microbiota in lactose into lerance.Dig Dis Sci,49;8～83

Znnic P,Lacotte J,Pegoix M et al.1991.*S.boulardii* fungemia A description of a case (Fongemie a *S.boulardii*, A propos d'um cas) (letter).Therapie,46;498～499

第七章 益生剂在防治腹泻及其相关疾病中的应用
Application of Probiotics in Preventing and Curing Diarrhea and Associated Diseases

熊德鑫 解放军总医院第一附属医院 姚玉川 解放军一五二医院

第一节 感染性腹泻的生物防治

感染性腹泻是由明确的病原微生物所致的急性或慢性腹泻。

一、感染性腹泻的病原学

（一）病毒

常见的有轮状病毒、诺沃克病毒、类诺沃克病毒、腺病毒、杯状病毒、星状病毒、肠道冠状病毒和细小病毒等。

（二）致病菌

最常见病原菌如志贺氏菌、沙门氏菌、空肠弯曲菌、霍乱弧菌、副溶血性弧菌、致病性大肠杆菌［包括肠产毒性大肠杆菌（ETEC）、肠致病性大肠杆菌（EPEC）、肠侵袭性大肠杆菌（EIEC）、肠黏附性大肠杆菌（EAEC）、肠出血性大肠杆菌（EHEC）、产志贺氏毒素且具侵袭力的大肠杆菌（ESIEC）等］、梭状芽孢杆菌、金黄色葡萄球菌、肠炎耶尔森氏杆菌、难辨梭菌及毗邻气单孢菌等，还有嗜盐杆菌和变形杆菌等。

（三）寄生虫

常见的有溶组织阿米巴、兰氏贾定鞭毛虫、结肠纤毛虫、贝氏芽孢子球虫和弓形体虫。

（四）真菌

常见的有白色念珠菌、曲霉、毛霉菌等。

二、发病机制相关因素分析

（一）病原菌的直接损害作用

像致病性大肠杆菌或志贺氏痢疾杆菌等病原菌可以直接侵袭小肠或结肠壁细胞，引起肠黏膜充血、水肿、炎症渗出，甚至溃疡从而出现黏液脓血便等。

（二）毒素作用

细菌不但侵袭肠壁细胞，而且分泌毒素，如志贺氏菌产生强烈内毒素、霍乱弧菌释放肠毒素，肠毒素促进前列腺素在肠道的合成，使前列腺素（PGE_2、$PGF_{2\alpha}$）在肠壁含量增多，从而激活肠腺苷环化酶引起环磷酸腺苷（cAMP）增加，而cAMP促进肠黏膜细胞分泌功能亢进，向肠腔释放大量水和电解质，加上肠液，引起米泔稀水便。

（三）病毒作用

病毒抑制双糖酶活力，食入的碳水化合物不能被分解和吸收，使肠腔内形成高渗状态，引起液体和电解质排出形成水稀便。

（四）肠道微生态失调与这类腹泻互为因果

（1）一般可见致病菌数和肠杆菌数升高，肠球菌多数也升高，仅有约60%的病例中双歧杆菌等原籍菌下降，宿主定植抗力（CR）下降，不少检查发现宿主一些代谢酶包括β-葡萄糖苷酶、硝酸盐还原酶等代谢酶的活性下降。宿主的定植抗力下降可通过粪便中短链脂肪酸浓度下降测定得知。易观察到肠道菌群紊乱和宿主免疫功能改变。

（2）霍乱弧菌感染腹泻除米泔样腹泻外，粪便中霍乱弧菌达$3×10^7$cfu/ml，肠道类杆菌明显下降（由10^9～10^{10}cfu/ml下降至10^5cfu/ml），宿主CR下降。常合并肠道中氧化还原电势下降。

三、主要感染性腹泻临床诊断要点

（一）病毒性腹泻

1. 轮状病毒肠炎

潜伏期1～3日，起病急，先吐后泻，水样便，常有发热、吐泻严重者多，常合并脱水、酸中毒，40%～60%患儿伴咳嗽、呼吸道症状，病毒感染性强、传播快，幼托或家里数人发病。据统计是儿童腹泻最常见病原，约占婴幼儿腹泻的12%～71%，在轻型腹泻中约占10%左右。

2. 诺瓦克病毒性肠炎

病毒主要侵犯十二指肠和空肠，发病机制基本上与轮状病毒类同，也以粪便传播为主，其潜伏期为12～48h，突然出现恶心、呕吐、钠差，继而水样腹泻，主诉腹痛、腹胀，伴发热头疼，肌肉痛，粪便黄色水样，无黏液脓血，每日4～8次，全身中毒症状不重，也很少脱水、酸中毒，病程1～2日。

（二）细菌性腹泻

细菌性痢疾常由痢疾杆菌包括致病性大肠杆菌引起的急性炎症性肠道传染，临床上表现以结肠化脓性炎症为主要病变，伴有全身中毒症状、腹泻、腹痛、里急后重、黏液脓血便等。

（1）急性菌痢。潜伏期数小时至数天，多数为24h或48h，以志贺氏菌感染最为严重。临床上急性菌痢多为普通型，起病急骤、畏寒、寒战伴高热，继之以腹痛、腹泻，每天排便十余次或数十次，多为黏液脓血便，量不多，里急后重感，可有右下腹压痛，肠鸣音亢进，经过治疗后1～2周恢复或转为慢性。最为严重的为中毒型，好发于学龄前儿童，起病急骤，起病可有高热、四肢冰冷、呼吸微弱、神志不清、皮肤花纹，甚至呼吸和循环衰竭，可见脓血便，镜下见大量脓细胞和红细胞。按临床表现可分为脑型、休克型及混合型，以混合型最为凶险。

（2）慢性菌痢。病程超过2个月者，当机体抵抗力减弱或急性治疗不及时或不妥当时，都可以转为慢性。还应强调一些营养不良合并慢性痢疾患者，它们往往又合并胃酸减低，机体免疫机制障碍，sIgA 缺乏，加之患者长期使用抗生素导致胃肠道菌群失调，定植抗力降低，极易导致由急性转变为慢性菌痢。

（3）致病性大肠杆菌肠炎。肠道中栖息着中等数量的大肠杆菌，这些大肠杆菌（还包括肠球菌）处在与生境中厌氧菌的相互作用、相互依赖的生态格局中，它们是非致病的，并产生大量的细菌素可以排除种内细菌和入侵的大肠杆菌以确保原籍菌在机体的定植能力，当然其先决条件是它们保持稳定细菌数量和几乎不产毒，而作为正常菌群共同构成菌群的生态格局，致病性大肠杆菌被普遍认为是旅行者腹泻的主要病原，其致病机制为释放毒素、弥漫性黏膜黏附和侵袭性损害，几种常见类型归纳如下：

①肠产毒性大肠杆菌（ETEC）约占致病性大肠杆菌腹泻的50%，是旅行者腹泻最常见的原因，它能产生肠毒素（包括ST、LT等）。

②肠致病性大肠杆菌（EPEC）是除ETEC之外腹泻的主要病因，其能黏附于肠上皮细胞表面的微绒毛上而发挥损伤等作用。

③肠侵袭性大肠杆菌（EIEC）能入侵上皮细胞并在其中生长繁殖，主要产生菌痢样腹泻，常被误认是菌痢。

④肠出血性大肠杆菌（EHEC）定植后大量繁殖产生志贺氏毒素，能引起肠出血以及溶血性尿毒综合征，是引起少儿出血性肠炎的主要原因。

⑤肠黏附性大肠杆菌（EAEC）是大约15%旅行者腹泻的原因，它能产生集聚性黏附，进而引起肠黏膜损害，并产生VT毒素。

⑥产志贺氏毒素且具侵袭力的大肠杆菌（ESIEC）能产生SLT_2样毒素，而产生典型的腹泻症状。

⑦尿道致病性大肠杆菌（UPEC）是一种引起人们肾盂肾炎、腹膜炎和尿路感染的大肠杆菌。

大多数ETEC、EPEC和EAEC感染的患者临床症状并不严重，往往表现为水样便、恶心和腹痛，大便次数往往少于5次/d，症状持续3～5天，具有局限性，不留明显后遗症。约1/3患者可发热或有黏液便，但少有脓血便。而肠出血性大肠杆菌（EHEC）起病急，常不发热或有低热伴腹痛、腹泻，但腹泻较前述几种严重，初为水样，继之血性。鲜红色，每天大便量大，可达10～12L，1/3患者可出现恶心呕吐，部分病例有严重的并发症，甚至肠功能紊乱或中毒型巨结肠，肠镜可见肠黏膜充血水肿、非特异溃疡、肠壁活力低下。

（三）寄生虫性腹泻

一般有接触传播寄生虫等，潜伏期长，腹泻不甚但绵绵不断，数月反复发作，时好时坏，尤其是免疫功能低下的 HIV 患者易发生由隐孢子或贝氏等孢子球虫引起的腹泻，病程 2~4 年，20 天至两月占多数，由于腹泻伴营养不良，是 HIV 患者死亡的原因之一。

（四）真菌性腹泻

以白色念珠菌性肠炎多见，其发病前曾有接受肾上腺皮质激素、抗菌药物、抗代谢药物和其他免疫抑制剂，免疫功能低极易导致真菌性肠炎，主要症状是腹泻水样便，常有发酵气味，老年患者易出现血便。腹痛常伴吞咽疼痛。

四、感染性腹泻的常规处理和生物防治

（1）明确诊断、确定病因，尽可能做好致病菌的药敏，以便选择用药。

（2）针对病因的重点治疗，如细菌性痢疾，可选用氨苄青霉素、复方新诺明或氟哌酸等抗菌药物治疗。最好根据药敏实验结果选择敏感的抗生素。

（3）积极处理危及生命的并发症，如腹泻性脱水性休克、中毒性休克、心衰、电解质严重紊乱、酸中毒等。

（4）其他支持治疗，如口服、静脉补液，增强免疫力等对症治疗措施。

（5）关于生物防治。

Hania 博士于 2005 年的综述报告认为益生剂对感染性腹泻有良好的防治作用，尤其是对无合并症效果更肯定，注意防治合并症，加水盐电解质补充效果更理想。对益生剂在防治感染性腹泻方面总的评价：

①益生剂防治感染性腹泻具适应性，对发病早期无严重合并症者效果普遍较为理想。

②益生剂防治感染性腹泻有一定菌种的依赖性，比如阿米巴原虫感染或霍乱弧菌或白色念珠菌感染的腹泻，目前世界上普遍主张选用伯拉德酵母菌制剂。

③剂量的依赖性：活菌数多比少效果好，一般剂量以大于 $10^{10} \sim 10^{11}$ cfu/g 较好。一般患者发生感染性腹泻选共生菌制剂效果较理想，其主要机制在于一般共生菌制剂的活菌数量较高。

④关于病因。对于一般胃肠炎（多病毒性）或病毒性腹泻，疾病早期疗效比较肯定，像 LGG 或 BB 制剂。对治疗病毒性腹泻的伯拉德酵母菌制剂，国内的金双歧、四联活菌片、常乐康、美常安及整肠生制剂都获得较好的疗效。而对志贺氏痢疾杆菌或致病性大肠杆菌，似乎疗效不十分肯定，建议复合原籍菌制剂与共生菌制剂合用，这样对宿主的保护性更好。

初步结论：根据 WHO 和 FAO 有关益生剂专家意见，对于腹泻治疗主张使用益生菌＋ORS（口服盐溶液）。无论哪类腹泻越早期应用益生剂疗效会越肯定，因为到了中后期会出现合并症，则患者的致病机制也会有所改变。

（6）生物防治的实施。

①对患者粪便菌群进行分析，一般进行 3~4 次或使用直接涂片法；将粪便标本薄

薄涂于玻片上，干燥后以改良革兰氏染色染片，干燥，观察（显微镜）结果。

正常的粪标本：革兰氏阴性杆菌占优势，为总菌群的 70%～80%；其中以多形态，染色不均，并见菌体空泡；而革兰氏阳性杆菌占 20%～30%，革兰氏阳性球菌约占 5%，一般小于 10%；革兰氏阴性球菌 2%～3%，酵母菌＜3%，芽孢菌或革兰氏阳性粗大杆菌＜3%，以上情况属于正常标本。

另外需注意观察病原微生物情况并尽量与药敏测定一起进行，以便选择敏感药物使用。根据直接粪便标本观察以"缺则补之，过则抗之"的原则进行防治。

②注意营养支持治疗。

③对于感染性腹泻（早期），原则上选一原籍菌制剂（如金双歧或常乐康，二者择一即可）加一共生菌制剂（如美常安或整肠生）为好，这样既达到补充双歧杆菌或乳杆菌的目的，又能拮抗过度生长的大肠杆菌。

④对于病毒性肠炎比如轮状病毒性肠炎，选用金双歧或常乐康与美常安或整肠生即可。据报道，它们对病毒性腹泻效果较稳定。

⑤对于霉菌性肠炎可选氟康唑 400mg（首次），以后 200～400mg/d，或选伊曲康唑或氟胞嘧啶（5-FC）或二性霉素 B 等，根据自己习惯选择用药，在使用抗真菌药同时可加用共生菌制剂（如美肠安或整肠生），后期宜补充原籍菌制剂，如金双歧或六联活菌制剂等。

关于益生剂防治真菌性肠炎，如白色念珠菌肠炎等，虽然目前资料还不足以证明益生剂对真菌性肠炎有肯定的疗效，但在防治真菌性肠炎方面具肯定的作用。如 Dudujean（1998）使用悉生大鼠喂服伯拉德酵母菌，用至大于 10^9 cfu/g 时其肠道中白色念珠菌浓度下降 50%。伯拉德酵母菌对白色念珠菌有直接抑制作用，并具有种的特异性。伯拉德酵母菌对嗜热念珠菌、布鲁氏及伪膜念珠菌等几乎无作用，而主要对白色念珠菌有效。

有报道［Nachado（1986）］伯拉德酵母菌可刺激机体的免疫系统尤其是可活化补体增加单核细胞的吞噬作用，活化网状内皮系统并产生 s IgA，故认为伯拉德酵母菌对真菌性肠炎有肯定疗效。

结论：服用 LGG（鼠李糖乳杆菌）可以缩短患儿轮状病毒感染性腹泻持续时间，但对其他病因腹泻的持续似无影响。干预措施可缩短静脉内再水化作用时间，可见益生剂有助于病毒性腹泻的防治。

关于感染性腹泻的防治建议：

①对感染性腹泻早期无明显合并者，即可选用敏感抗生素防治或共生菌制剂加原籍菌制剂（如美常安加金双歧合用），早期可考虑加大剂量使用；②对出现危及生命并发症者宜积极防治，如脱水性休克、中毒性休克、心力衰竭、电解质紊乱和酸中毒的纠正。③对中度急性菌痢，视患者病情可先选用共生菌和原籍菌制剂合用，对原虫或霍乱弧菌引起急性菌痢在注意补充水盐电解质同时可试用伯拉德酵母菌制剂（可适当加大用量，视病情而定）。④对病程长、病情重或反复发作者，除了追踪加强抗生素敏感试验的测试外，注意适当选择敏感的抗生素，可联合益生剂用药，如金双歧加常乐康再加美常安等合用，如果有六联活菌制剂则最好选用六联活菌制剂，加强生态监测，随时调整益生剂的用药和用量。

五、关于肠结核和腹泻

由肠结核引起的腹泻。主要是由结核分枝杆菌和半分枝杆菌引起，但前者占 90% 左右。其分型可根据病理所见分为溃疡结肠炎型和结核结节即肉芽增生型，两者兼而有之为混合型肠结核，如炎症波及腹膜则形成结核型腹膜炎，根据病理它可以分成渗出型（腹水型）干酪型和粘连型，其中粘连型最多见，其次为混合型。

1. 主要临床表现

1）腹痛

因病变所在部位不同而异。

①狭窄性小肠结核，多为增生型、间隙性轻微腹痛，尤在饭后明显，当发生不完全肠梗阻时则出现阵发性腹绞痛，腹痛逐渐加重，反复发作。②溃疡小肠结核，疼痛较重，如阑尾炎发作时绞痛，但局部有压痛而无反跳痛，常可扪及条素状包块（软）。③腹膜型小肠结核，在脐周或右下腹疼痛，并伴反射性呕吐，肠鸣音亢进，可见肠型、局限性压痛和反跳痛。④回盲部肠结核：疼痛在脐上或右穹隆部。增生型患者回盲部常可扪及固定腹部包块或有轻压痛。

2）大便习惯异常，以腹泻常见或腹泻与便秘交替出现

由于病变肠曲的炎症和溃疡而使肠蠕动加快，肠排空过快，因此而引起继发性吸收不良。腹泻是溃疡型结核的主要临床表现之一。腹泻具小肠性特征，呈糊状或水样，不含黏液或脓血，不伴里急后重，从数次到数十次不等。溃疡涉及结肠后则大便有脓血、黏液并有恶臭味或所谓"鸡鸣泻"。无腹泻或有便秘占 25%，多具增生型，约 8.5%～30.2% 患者会出现腹泻和便秘交替。

3）全身症状和肠外结核的表现

溃疡型结核常出现结核毒血症，表现轻重不一，多为午后低热或不规则发热、盗汗，患者多乏力、消瘦和贫血。

4）因腹部体征病变发生部位不同而表现出不同体征

最常见有腹部肿块约占 30% 左右，主要见增生型肠结核，少数溃疡型肠结核合并局限性结核性腹膜炎者，常因病变肠曲和周围粘连，也可在右下腹扪及肿块。肿块质地中等硬、有轻压痛、多数固定或稍可推动。有肠梗阻、穿孔、局限性腹膜炎时，可出现相关性体征，如肠鸣音亢进、肠型、局限性压痛与反跳痛。

5）关于结核性腹膜炎

结核性腹膜炎是由结核杆菌感染引起的一种慢性、弥漫性腹膜炎，可发生于任何年龄段。多见于 20～30 岁青年人。结合性腹膜炎都是继发于体内其他部位的结核病，如肺结核、肠结核。因此，发现腹膜外结核病灶是诊断结核性腹膜炎的主要依据，其感染的主要途径多是肠系膜淋巴结、输卵管结核病灶直接蔓延成干酪病灶溃破所致，约占 80%，其次为血行播散形成"弥漫性结核性腹膜炎"和多脏器受累。

2. 临床症状

结核毒血症常见，明显腹部体征压痛、腹胀和腹水或肿块；其他症状以腹泻常见，一般不超过 3～4 次，粪便多呈糊状。实验室检查特点：轻、中度贫血，白细胞数偏高，血沉一般较快，PPD 试验（苯基苯磺酰二亚胺）或 PPD-S（结核菌素）强阳性有助于

诊断，腹水涂片和培养或抗酸染色阳性有助于诊断。

3. 临床诊断

临床符合肠结核表现或抗结核治疗有效患者，X射线钡剂造影检查对肠结核有重要诊断价值：①肠蠕动过快，钡剂通过迅速。②有间隙性张力亢进，形成肠管分节过多，病变部位黏膜皱裂、僵硬和增厚。③回肠部病变处钡剂不停留，病变两端有钡剂停留。④当钡剂通过小肠结核病变部位时可出现激惹现象，小肠动力加强出现狭窄征象。⑤小肠有梗阻时，出现肠管扩张、钡剂排泄缓慢和分节现象，钡剂呈雪花状分布，边缘锯齿状。⑥单纯致盲肠不充盈是结核常见的表现，双重对比造影，可见盲肠部位扭曲，回盲瓣可出现裂隙，为瓣膜收缩引起，回肠末端出现宽低三角形，底面有盲肠，被称为Fleischner征，结核多见。

4. 治疗建议

①支持疗法：合理休息与营养应作为治疗基础，营养充分、少吃刺激性食物、补充高蛋白、高维生素物质。②抗结核治疗：化疗原则早用、联用、适量、规律、合理，以第一线药物（异烟肼、利福平、吡嗪酰胺、链霉素或乙胺丁醇）为首选药，当一线药产生耐性时，应以药敏为依据选择敏感药物治疗。③对症处理，缓解痛苦，提高信心等。④抗结核治疗会因抗生素使用而加重腹泻症状，目前认为这类腹泻最理想的防治方法是使用益生剂，益生剂选择原则是用多联原籍菌制剂，可与共生菌制剂合用，如四联活菌片加整肠生，或者金双歧片加常乐康加美肠安，效果非常理想，一旦症状控制，还要继续与抗结核药同用一段时间（2～3个月）。⑤手术治疗选择：肠梗阻经内科治疗未见好转者、肠穿孔出现腹膜炎者、大量肠出血经积极内科治疗无效者、结核性肛瘘经抗结核无效者与腹腔肿瘤等鉴别困难者宜选择手术治疗为好。

第二节　其他有关腹泻的相关性疾病

本节将讨论乳糖不耐症和旅行者腹泻等有关疾病。

一、乳糖不耐症

乳糖是一种只存在于哺乳动物乳中的双糖，每100ml人乳中约含7g乳糖，而100ml牛奶中含乳糖为4.8g，世界上约70%的人其小肠乳糖酶的活性从儿童早期以后就开始下降，一直降至其断奶前水平的5%～10%，这种发生在不同人群和不同年龄的下降被称为"乳糖酶缺乏"。摄取大量乳糖后可引起乳糖不耐受症状（如腹痛、腹胀、肠鸣、腹泻），本节将讨论这种与遗传有关的乳糖酶缺乏以及肠道疾病（如感染）引起酶缺乏即所谓继发性乳糖酶。

乳糖酶（位于肠黏膜刷状缘上）活性的持续存在只限于世界人口的很少一部分，这部分人主要包括北欧人群及其他们海外的后代（白种人）与散在分布的非洲人和印度部落的人，约80%～100%乳糖酶缺乏的个体对实验用的50g乳糖这一非生理负荷量会出现不耐受症状，这些症状由微生物酵解未消化的碳水化合物引起的。这类双糖的水解是在小肠中进行的，一旦乳糖酶缺乏就不能在小肠分解吸收，进入结肠后经细菌作用产生乳酸和SFCA，可刺激肠蠕动。而未被吸收的糖使肠腔内渗透压升高，从而引起一系列胃肠道症状。

（一）发病和病理

先天性乳糖不耐症较少见，但成人的后天性乳糖不耐受较为普遍，小肠黏膜的乳糖酶活力随年龄的增长而减弱，这类酶的缺乏与遗传有关，与环境和其他因素无关，因此各国发病率差异很明显，我国属于乳糖酶缺乏民族，一般高达 75%～80%。

一般患者进食乳糖后，仅有微量的双糖被吸收，剩余的都进入小肠下段，肠腔中其他细菌将乳糖发酵，产生乳酸、有机酸、二氧化碳和氢气，其中氢气可通过呼吸系统排出体外（呼氢实验），未吸收的双糖使肠腔内渗透压增加，肠内水分吸收减少，就造成腹泻。有机酸对肠黏膜也有刺激作用，使水和电解质的吸收进一步减少，排出酸性大便，由于产气过多，故此病易腹胀、矢气、反复腹泻。

（二）分型和临床

1. 先天性乳糖吸收不良症

此型系常染色体显性遗传性疾病，同胞或双亲中也有同时发病的。小肠黏膜内乳糖酶活力低，乳糖对于具有乳糖吸收障碍的儿童是有害的，对肠黏膜有损伤性。婴儿哺乳后即出现明显的腹泻，水样泡沫状大便，大便呈酸性，可伴有腹胀，停止哺乳后，腹泻很快消失，并出现无乳糖尿与无氨基酸尿，患儿男性多于女性。

我国杨月欣教授等（1998）在一个大型调查中对四个城市 1168 名儿童（或在托儿所中，或为在校学生，全部为本地出生身体健康儿童）进行调查，调查中发现乳糖酶缺乏组3～5岁为 38.5%，7～13 岁为 87.6%，11～13 岁组为 87.8%。儿童乳糖酶缺乏的发生率有随年龄升高而增长的趋势。乳糖酶缺乏大致在 38.5%～87.8% 之间，各城市间乳糖酶缺乏趋势大致相似，基本上无南北地方区别（表 7.1）。

表 7.1　我国不同城市儿童乳糖酶缺乏发生率　　　　　　（单位：%）

年龄组	北京	哈尔滨	广州	上海	平均数
3～5 岁	33.3	38.6	30.9	51.3	38.5
7～8 岁	83.6	82.1	87.7	94.9	87.6
11～13 岁	91.3	86.3	91.4	81.3	87.8

儿童出现乳糖不耐受症状多以腹泻腹胀或矢气、肠痉挛为主，其次为腹胀、稀便和腹泻，约有 6% 的儿童出现严重的不耐受症，以腹泻、难忍的肠痉挛为主要症状，我国儿童乳糖不耐症发生率约为 22%，似乎北方城市高于南方城市，可能与我国北方喂养以哺人乳或牛乳为主，而南方则与哺以米汤、稀饭等哺乳习惯有关（表 7.2）（杨月欣，1998）。

表 7.2　我国不同城市儿童乳糖不耐症的发生率比较　　　　（单位：%）

年龄组	北京	哈尔滨	广州	上海	平均数
3～5 岁	16.7	11.0	13.6	7.5	12.2
7～8 岁	53.5	37.5	25.9	16.5	33.2
11～13 岁	50.0	37.5	22.2	12.5	29.0

2. 家族性乳糖不耐症

婴儿出生后，进服母乳或牛乳后不久即出现呕吐、腹泻、脱水、酸中毒、乳糖尿或氨基酸尿症。患儿和其父母乳糖耐量试验都正常，此型可能是由于小肠对乳糖的吸收异常引起的，为常染色体隐性遗传疾病，本型预后较差，即便给予无乳糖饮食，有时难免死亡。

3. 原发性乳糖不耐症

本型是最常见的一种双糖缺乏症。患者平素健康，一旦食用牛乳或含乳糖食品后即可出现腹痛、腹胀、肠鸣和腹泻症状，临床上不易引起注意。有时反复检查仍未见消化道器官性病变，而常被误诊"肠易激综合征"或"功能性腹泻"，除非在治疗时需要进食较多牛奶时，才会引起注意。

4. 继发性乳糖不耐症

本型不是由遗传原因引起，而继发于若干累及肠黏膜病变如乳糜泻、短肠综合征、Whipple病、克罗恩病或感染性腹泻等，多为可逆性，随原发病治愈，乳糖酶活性也转为正常。

5. 主要合并症

主要合并症包括：①骨质疏松：常见继发性乳糖不耐受又伴吸收不良或胃部分切除后呈现的乳糖不耐受，使膳食钙摄入减少及小肠吸收钙减少；②伴发的软骨病：是由于乳糖对骨基质的骨化作用缺失，并由于快速通过空肠而使维生素 D 吸收降低，并加上脂肪泻；③75%患者诉排便后肛门口有烧灼感，因排酸性便刺激之故。

（三）诊断

乳糖不耐症的常见症状是对牛奶不耐受，如喝完牛奶后会出现腹部饱胀、矢气、腹痛和腹泻，停服牛奶后腹泻就消失。粪便酸性 pH5.0～6.0（正常大便 pH7～8），粪便内出现还原酶（用班氏试剂测定，补充试验）。

1. 乳糖耐量试验

空腹服下乳糖 25g(溶于 200ml 温水中)，于服前和服后采血测血糖 15min、30min、60min、90min、120min，进行乳糖耐量试验测定并绘制曲线图。如曲线低平，表示为乳糖吸收不良，其结果易受胃排空及葡萄糖代谢等因素的影响。

2. 小肠黏膜活检作乳糖活力测定

对双糖酶缺乏症患者，幼儿为 0.1U/g 以下，成人为 0.04～0.043U/g，此法是最直接的方法，若酶活性降低，即可确诊。由于测定影响因素较多，往往一个标本测定不是很准确，所以应进行群体测量。

3. ^{14}C 乳糖负荷和呼气内^{14}CO₂ 测定

口服^{14}C 标记的乳糖及为标记的乳糖的一定量，测定服前和服后 30min、1h、2h、4h 呼出^{14}CO₂ 的活性，平均为 22.8L，本病患者为 10.0L 以下。

4. 小肠 α 射线检查

将 25g 乳糖混以硫酸钡口服，做 α 射线检查，可见肠液分泌过多，引起稀释及肠蠕动亢进，但属非特异性。

5. 呼氢试验

由于小肠的乳糖酶不足或缺乏，所摄入的乳糖未能充分水解为半乳糖和葡萄糖，因此不能被小肠吸收，而迅速进入结肠，在细菌酵解下产生的氢气增多，并较恒定地（14%～21%）由肠壁弥散入血循环，并由肺呼出。一般仅随饮食（牛乳及乳制品）摄入，由于呼氢试验测出酵解产氢量判定乳糖酶缺乏状况极为敏感，因此目前有人仅采用12.5g生理剂量乳糖（相当于一杯牛乳中乳糖的含量）作为试验剂量（如研究小肠应激能力或研究其遗传学机制时，仍应采用50g作为试验用量）。本试验被公认为目前诊断乳糖不耐症研究最好的方法，灵敏、准确、简便、无外伤性。

受试者禁食12h，收集早晨基础呼气为基础空白管，然后空腹服200ml乳糖水溶液（含乳糖25g），分别在60min、120min、180min和240min收集0～4h呼气（即肺部1/3处的尾气）。

判定：服用乳糖后，受试者氢气值比基础数值上升并大于0.02mg/L为乳糖酶缺乏，出现腹胀、气多等上述临床症状两项以上为乳糖不耐症。

（四）治疗建议

一般尽量避免饮食中含牛乳及乳制品，通过饮用去乳糖的乳或者在饮用的牛乳及乳制品中加入乳糖酶，治疗并发症。

我国约87%的儿童在7～8岁时体内乳糖开始下降，乳糖酶缺乏发生率较高，地区差别不明显。这类人群既可食用无乳糖粉，或在饮用牛奶时加服乳糖消化酶制剂，以保证儿童生长发育的营养需要。

使用益生剂的防治是有肯定的作用。国外主张饮用含长双歧杆菌、短双歧杆菌、保加利亚乳杆菌、嗜热链球菌发酵的酸奶，因为双歧杆菌和乳酸杆菌都含有β-半乳糖酶和乳糖酶，它们能自动消化乳糖以弥补内源性乳糖酶的缺乏，帮助机体自动消化乳糖等。

国内制剂比较主张使用内蒙古双奇药业股份有限公司生产的金双歧，开始每日3次，每次1片，以后（3日后或一周后）逐渐加量，每日3次，每次2片，并可以开始饮用牛奶，并逐渐加大牛奶饮入量；或者使用金双歧每日1次，每日从1片到第2日2片，第3日3片，第4日4片，从第4日开始可以饮用牛奶，也采取饮用量逐增的办法，国内有不少儿童和老人由此受益。

对于合并症的防治，如骨质疏松可以给钙、少量维生素D、氟化钠并辅以运动，并尽可能在饮食中加入益生原（如水苏糖、低聚果糖、大豆低聚糖等），尽可能促进体内双歧杆菌生长，调整肠内菌群平衡，借助微生物的酶来消化乳糖并促进钙的吸收等。

二、旅行者腹泻

旅行者腹泻是指患者去某些国家和地区旅行期间感染发病的一种急性腹泻病症，或者由于饮食起居变化、气候环境改变而引起肠道菌群产生相应改变，引起急性腹泻的病症。按Merson的定义，每日3次或3次以上水样便或者次数不定即为旅行者腹泻，水样便伴有发热、腹痛及呕吐者，一般在旅游开始第3～7天发病，平均持续3～5天，腹泻发生率为0.6%～9.4%。

1. 病原学

对多数旅行者腹泻进行病原分析，检出率依次为产毒性大肠杆菌（ETEC）50%～75%，黏附性大肠杆菌（EAEC）40%～60%，沙门氏菌和志贺氏菌（约占 15%），轮状病毒和微小病毒占 13%，贾第鞭毛虫和溶组织阿米巴原虫占 5%，原因不明占22%～25%。此外，去不同地区国家可能导致其旅行者病原组成也不同，如泰国或印度尼西亚一带以副溶血弧菌常见，占 31%，而孟加拉国以空肠弯曲菌感染多见（15%）。

2. 发病机制

以产毒性大肠杆菌而言，其可产生 1～2 种肠毒素：①不耐热肠毒素与霍乱毒素有交叉免疫反应。②耐热毒素为一种小分子质量的肠毒素，无抗原性。上述毒素诱使（刺激）环磷酸腺苷（cAMP）和环磷酸乌苷（cCMP）激活，并改变细胞内钙离子浓度，由于电解质中钠离子回收减低，氯离子分泌增加或小肠的运动发生改变，肠腔渗透压和组织内液静力学压力增高，从而导致肠腔分泌增进，超出了肠管吸收能力，前列腺素和胃肠道激素刺激肠管分泌，抑制肠道吸收而产生水样排便。

而病毒感染是由于病毒抑制双糖酶活力，食入的碳水化合物不能被分解吸收，在肠腔内形成高渗，故大量水分从肠壁排出而形成水样便，可见病毒性肠炎主要是吸收功能障碍。

像贾弟鞭毛虫引起的腹泻有以下三种发病机制：①大量原虫寄生肠道，覆盖黏膜而影响吸收；②原虫吸附黏膜可造成机械性损伤，微绒毛萎缩甚至导致刷状缘破坏引起双糖酶缺乏，而引起腔内高渗性水样腹泻；③贾弟鞭毛虫感染后易引起患者胆盐减少，进而引起胰脂肪酶活力降低和脂肪消化受损。总之贾弟鞭毛虫感染引起肠吸收降解，双糖酶缺乏，肠上皮细胞不成熟，脂肪酶和胰蛋白酶受抑制等吸收障碍性腹泻。

此外沙门氏菌、痢疾杆菌、溶组织阿米巴等可以侵袭肠黏膜引起炎症甚至溃疡等。

3. 临床表现

腹泻发生在抵旅游地带第 3～7 天，多数症状轻微，每日泻 3～5 次稀便或水样便，重者频繁水泻，可达 20～30 次。20%～40%患者活动受限制，本病一般为自限性疾病，病程 1～10 天，腹泻持续 2～5 天后逐渐恢复。

1）发病时间

一般到目的地第 1 天开始，在热带地区 62%患者在一周内发病，并以第 3 天发病率最高。有时在第 10 天到第 20 天发病率再次上升，这可能是人群中潜伏期者，尤其是两次感染。

2）病程

腹泻期通常短暂，在低发病区，55%以上患者症状在 48h 内消失，热带地区腹泻期平均为（3.6±1）天，而排稀便者平均为（2.9±0.3）天，一般不伴有腹痛、呕吐、发热、黏液或血便等症状者为 3.2 天。

3）腹泻

腹泻通常较轻，75%以上热带旅行者腹泻，每日腹泻不超过 5 次，72%主诉水样便，其余为大便不成形，25%以上患者排便增加 2～3 次而已，旅游区域、旅游史、性质在腹泻次数上无显著差异。病程长短与腹泻次数都与旅游区域无关联。水样便与不成形便往往提示出现轻症患者。每日排便多次的重症腹泻者，其病程并不比轻型者更长，况且病程长者症状不一定重。

　　肠毒素性大肠杆菌所致腹泻常不伴发热及严重腹痛，以频繁水泻而无脓血便为特征，志贺氏痢疾杆菌等侵袭性病原感染多为黏液血便，镜检有较多红细胞、脓细胞，伴有发热。肠黏附性大肠杆菌、病毒、贾弟鞭毛虫所致腹泻也呈糊状或水样便，缺乏特异性。

　　4）腹痛

　　在女性患者中更多见此症状，并常伴剧烈呕吐。

　　5）其他

　　约70％患者观察到大便有黏液，15％混有血液，发热和呕吐平均发生率低于15％。

4. 诊断和鉴别诊断

　　根据旅游期间发病临床表现为腹泻，大便镜检或培养结果可明确诊断。

　　（1）ETEC腹泻通常排便频繁、水样便、无高热及严重腹痛；

　　（2）志贺氏菌则有30％～50％患者发热、严重腹泻或里急后重，50％有黏液便，40％有脓血便；

　　（3）沙门氏菌感染，常见发热，较少出现腹绞痛和黏液便；

　　（4）病毒性腹泻，多为水样便，时而伴上呼吸道疾病；

　　（5）贾弟鞭毛虫引起腹泻具有较长病程，如长达1～3周潜伏期和2周以上病程；

　　（6）葡萄球菌食物中毒，有不洁食物史，群体发生，呕吐为主要症状而无发热或腹泻；

　　（7）梭状芽孢杆菌，常出现严重腹绞痛，伴腹泻、较少发热等。

5. 关于防治建议

　　关于旅行者腹泻的治疗，作者还是倾向于选择益生剂作为首选药，这是因为：①有不少报道指出旅行者腹泻约有90％患者会出现菌群失调，虽然多数是轻度，为Ⅰ°或Ⅱ°；②从目前分析资料看引起旅行者腹泻的主要病原是肠毒性大肠杆菌或黏附性大肠杆菌，而益生剂在拮抗致病性大肠杆菌方面一般都具有效性。所以一般旅行者腹泻，首选药应该是益生菌制剂如美肠安（或整肠生）加原籍菌制剂金双歧片或常乐康，对轻、中型旅行者腹泻一般都有较好的疗效。

　　关于旅行者腹泻还应注意辅助性治疗如补液疗法，包括ORS口服补液以及水盐电解质的平衡。

　　必要时也可选择抗菌药物应用，如使用TMP-SMZ，对志贺氏菌或寄生虫性腹泻来说它可列为首选药，此外还可选次水杨酸铋（30～60ml/次），可较好的中和大肠杆菌素，缓解恶心、腹痛、腹泻等临床症状，上述药物推荐每30min一次，病初期服用6～8次即可控制住。其他敏感的抗生素也可以选择使用。

　　作为微生态学专业工作者还是呼吁，对旅行者腹泻这类疾病还是尽量不使用抗生素（以尽量减少其副作用），提倡使用益生剂，即probiotier＋ORS为好。

　　Black（1995）报道，165名去埃及旅游者使用Bb-12预防旅游者腹泻。使用Bb-12腹泻发生率为32.5％，而对照组为60％，可见Bb-12等益生剂有预防旅游者腹泻的作用，值得推荐，一般以选用原籍菌制剂为好。此外还顺便介绍婴幼儿肺炎继发性腹泻，这是临床较为常见的疾病，在一项预防和治疗小儿继发性腹泻的随机、多中心（296）

研究中，使用益生剂能明显有效降低小儿肺炎继发性腹泻的发生率（5d，10.7%，对照组为73.9%）和重症发生率（5d，3.3%，对照组为15.7%），不仅对婴幼儿肺炎继发性腹泻有明显的预防作用，并且对治疗小儿肺炎继发性腹泻有明显的效果。

第三节 抗生素相关性腹泻的防治

抗生素相关性腹泻（antibiotic associated diarrhea，AAD）是由于服用抗生素而引起的一系列严重程度不同、以腹泻为主要症状的胃肠道疾病群的总称。此病一般来说是使用广谱抗生素造成肠道菌群失调或优势种群更替（由致病菌如难辨梭菌或金黄色葡萄球菌或产气荚膜梭菌成为优势种群）而引起腹泻，其疾病谱从轻度的自限性腹泻到严重的、威胁生命的伪膜性肠炎（psrudomem-branous colitis，PMC）。后者发生率约为15%～25%。

腹泻是使用抗生素后的一种常见副反应，而抗生素相关性腹泻不是一个普通的问题，其发生率虽然视不同抗生素而异，差不多为5%～39%，有统计说其可以在29%以上的住院患者中发生，更重要的是它会引起包括社区医院在内的感染死亡率增加3～5倍。

从理论上说所有抗生素都有腹泻的副作用，但是据报道，最严重的抗生素有青霉素、氯林可霉素、头孢菌素和氨苄西林等。对于头孢菌素可能部分是由于高度抑制了肠杆菌和类杆菌，腹泻既可能常出现轻度自限性腹泻，也可能出现严重伪膜性肠炎（PMC），其死亡率可高达24%～50%。

从病因学研究来看，抗生素尤其是广谱抗生素可抑制肠道内正常菌群生长，使肠道菌群正常格局被破坏，从已报道资料来看一种可能是肠道菌群失调，甚至出现"无菌状态"，肠道功能紊乱而出现腹泻。另一种可能是肠道优势种群更替，原来属于肠道菌群的条件致病菌（如难辨梭菌、金黄色葡萄球菌或产气荚膜梭菌等）成为优势种群。由于生态环境改变，它们也可能从无毒株转变成产毒株，例如，难辨梭状芽孢杆菌（clostridium difficile），它能产生两种毒素，毒素A为肠毒素，毒素B为细胞毒素，这两类毒素都引起肠道黏膜损伤和炎症。据报道老年人使用抗生素易引起产气荚膜梭菌（Clostridium perfringens）成为优势种群，它的A型产气荚膜梭菌易产生食物中毒毒素或C型产气荚膜梭菌B型坏死性毒素，易引起肠黏膜坏死和出血，此外使用抗生素，可能引起肠道菌群失调，正常肠道细菌或受抑制或杀灭，但少数具有抗力的肠道细菌如金黄色葡萄球菌则更可以繁殖，产生肠毒素、溶血毒素、凝固酶或溶杀白细胞素或DNA酶或耐热核酸酶等，也可引起肠黏膜炎症和腹泻。

（1）从发病机制来看，肠道菌群平衡是肠道功能发挥的重要条件，胃肠道黏膜尤其是结肠从出生后不久就有大量正常菌群序贯性定植，正常结肠黏膜含有 10^{11}～10^{14} 个菌细胞，有30～40个菌属，500～1000个菌种，其中专性厌氧菌占98%，多属于原籍菌或优势种群，如双歧杆菌、乳酸杆菌等。它们与肠道环境、需氧菌、宿主之间形成一个相互依存、相互制约的微生态系，和宿主共同组成动态的生态平衡的生态系统，这种稳定的动态平衡的微生态系第一生理作用就是形成定植抗力，因此抗生素由于杀灭肠道中正常菌群，从而其引起菌群失调，定植抗力降低，生态平衡失调，此外由于耐药株或不敏感株而引起肠道优势种群更替，难辨梭菌、金黄色葡萄球菌或产气荚膜梭菌可能变成优势种群，并成为产毒株，由于产毒而引起相应的抗生素相关性肠炎（antibiotic ass-coeiated eolitis，AAC）。

以难辨梭菌为例综述其引起伪膜性肠炎（PMC）作用机制的研究近况。难辨梭菌能产生的致病物质不少于 5 种，其中最主要是 A 毒素（肠毒素）和 B 毒素（细胞毒素）。A 毒素基因（$tldA$）为 9770bp，有两个可读框（ORF），编码 A 毒素的 ORF 长 8130bp，产物为 2710 个氨基酸。B 毒素基因（$tCdB$）的 ORF 长 7098bp，编码 2366 个氨基酸。A、B 毒素的 N 端 63%～64% 的氨基酸残基具有同源性，由此推断，两者同源性强，可能是在进化过程中经过基因复制、重组及突变而演变为 A、B 两种不同毒素。编码毒素的序列片段为 19.6kb，其中包括 tCdA、tCdB，而无毒菌株仅被长 127bp 的短小片段所替代。难辨梭菌产生一种或两种毒素，表明其由基因型的表型转化过程中出现差异形成的，当然目前尚不了解基因及其不表达的原因。难辨梭菌的毒素 A 可引起肠黏膜发生病变，并使肠液过度分泌，水分和电解质大量丧失，这可能是毒素 A 在低浓度时刺激肠黏膜上皮细胞的 c-AMP，使之活化，导致细胞内 C-磷酸鸟嘌呤核苷增加。毒素 A 和毒素 B 的作用是协同的，先是毒素 A 引起肠道组织病变，毒素 B 作用于损伤组织细胞。难辨梭菌的肠毒素（A 毒素）和细胞毒素（B 毒素）必须与人肠上皮细胞受体结合，可通过葡萄糖基化修饰属于 Rho 家族的小分子 GTP 连接蛋白，使 Rho 蛋白失活，肌纤蛋白解聚，导致细胞骨架的破坏。蛋白激酶 C 途径和磷脂酶 A_2 血小板活化因子参与了 A 毒素作用受体后信号传递。另外 A 毒素可刺激 T-84 细胞、PMNL 产生 IL-8 而导致炎性反应，并可减少中性粒细胞（凋亡），加强中性粒细胞在 A 毒素反应中的作用。

而人结肠上皮细胞表面存在唾液酸可能成为 B 毒素，作用于受体连接部分，缺失神经激肽-1 受体的小鼠能预防 A 毒素的毒性作用，提示该受体在 A 毒素的致病疗程中起重要作用。从临床表现来看：①本病多发于 50 岁以上人群，女性多于男性，患者多有胃肠手术或其他严重疾病史。②尤其是近期内实验抗生素病史。本病一般发生在抗生素治疗4～10 天内或之后 1～2 周。③起病多急骤，或仅见有轻度腹泻（宜高度警惕），重者为大爆发型腹泻（或有脓血便或有斑块状假膜）。④主要症状：a. 腹泻，腹泻次数有轻度自限性腹泻（每日 2～3 次，停用抗生素可自愈），重者可大量水样腹泻，每日 30 余次或有脓血或有斑块样假膜。b. 腹痛，下腹部绞痛、胀痛或痉挛性疼痛，有时剧烈或有恶心、呕吐多伴有腹胀，腹部甚至有压痛、反跳痛；c. 患者易出现毒血症群，部分患者还可能有严重并发症（如中毒性结肠炎、麻痹性肠梗阻、肠穿孔等）。至于诊断方面除了实验室检查白细胞数升高，分类左移，病原学检查包括：①难辨梭菌病原菌检测；②组织细胞培养，使用酶联免疫法（EISA）检测 CD 毒素可作为检测金指标；③其他分子生物学方法，如斑点杂交、REA、RFLP、PCR、地高辛标记 B 毒素基因探针等诊断，值得推荐的方法之一是患者粪便直接涂片染色法。在玻片上薄薄涂一层粪标本（可用少许生理盐水湿润标本），然后使用改良革兰氏染色法染好标本后，仔细观察标本：a. 标本中优势种群是否改变，一般是以革兰氏阴性多形态杆菌为主，占标本 80%，其他形态菌为 15% 左右，如果粗大的阳性杆菌或革兰氏阳性球菌为优势种群则可以判定发生了抗生素相关性腹泻（AAD）；b. 一般从涂片上可以看见某一类菌群明显减少，如使用青霉素类菌物后往往粪标本中球菌减少或消失，而革兰氏阳性杆菌比例有所增加。一旦粪标本涂片中出现较大量革兰氏阳性杆菌，或见有芽孢，可预报发生抗生素相关性肠炎（AAC），若再加上酶联免疫法（EIA）检测 A 或 B 毒素阳性则二项相加定为 AAC。此外还可以进行结肠镜检查，及时进行结肠镜检查不仅能早期明确诊断，还能了解病变的范围和程度，只是在伪膜性结肠性（PMC）急行期应注意肠黏膜充血水肿、组织变脆，易造成出血和穿孔，检查宜特别谨慎，有时重复结肠镜检有利发现PMC（伪膜），结肠镜下 PMC 的病变特点概括地说包括：①早期病变，在正常结肠黏膜上可见散在的出血斑，微隆于黏膜。②典型病变，早期充血斑呈现点状伪膜，继而相互融合成数毫米到数厘米的圆形或椭圆形伪膜。病变早期常见散在病灶，伪膜呈黄白色、灰色、灰黄色、黄褐色不等，稍隆起于黏膜，周围常绕以红晕，伪膜不易脱落，早期散在病灶间可见正常黏膜，重症或后期融合成片，甚至呈管型，伪膜不易脱落，如剥下黏膜缺损处成糜灶，常有渗血。③修复期，伪膜脱落，隐窝内储留分泌物排除，再生修复上皮细胞呈红色斑样，十几天后黏膜完全恢复而无疤痕遗留。病变处还可取活组织做镜检，伪膜早期肉眼不一定看到，组织镜检可见典型病变，一般不主张做钡剂灌肠平片检查。本病宜与溃疡性肠炎、克隆氏病、真菌性肠炎、缺血性肠炎或艾滋病结肠炎相鉴别。

最后谈谈建议。常规治疗包括一般治疗（如停用抗生素），注意支持疗法，如水盐电解质及酸碱平衡，输入血浆。白蛋白等纠正低蛋白血症，或严重营养不良者可施予胃肠外营养，有低血压体质者可在补充血容量基础上应用血管活性药物，不宜应用抗肠蠕动药物如咯哌丁胺（loperamide），以免影响毒素排出或诱发中毒型巨结肠症。一般选用抗生素甲硝唑 $200\sim400$mg/次，每天 3～4 次，饭后服用。

（2）关于 AAD 生物防治方法实施。本书稍加详细讨论。在防治 AAD 方面最经得起验证的恐怕还是使用伯拉德酵母菌生物治疗方案。Adam 在 1977 年的一项安慰剂对照、双盲防治的研究中，法国 338 名非临床患者，应用四环素或β-内酰胺类抗生素至少5 天，结果应用伯拉德酵母菌防治组腹泻发生率仅为 9/199、4.5％，而对照组为33/189、17.5％，从腹泻发生率来看两组差异显著（$P<0.01$）。另一项在美国医院中针对接受抗生素治疗和安慰剂对照的双盲研究中，Surawicg（1989）在应用抗生素期间及结束后 7 天给予伯拉德酵母菌制剂（国内名称"亿活"）冻干粉剂每日 2 次，每次1×10^{10}cfu 或对照剂。伯拉德酵母菌组出现 AAD 率为 11/116、9.5％，而对照组为14/64、22％，两组相比有差异（$P<0.04$），伯拉德酵母菌防治 AAD 的有效率为56.7％。此外，McFarland（1995）针对 198 名接受一种或多种广谱β-内酰胺类抗生素患者的报告中指出，AAD 的发病率（7/97、7.2％）要小于对照组（14/96、14.6％），有效率为 61％，在所有已见报告中没有发现明显的副反应。

此外关于 PMC 复发的治疗，伯拉德酵母菌因具有拮抗难辨梭菌的毒 A（肠毒素）和毒素 B（细胞毒素）的作用而具保护性（Czerucka 1991），同时服用抗生素（万古霉素或甲硝唑）和伯拉德酵母菌，死亡率将明显的降低（Toothaner 1984）。在至少有过一次复发病情的患者身上效果特别显著（McFarland 1994）。到实验最后，伯拉德酵母菌组中患者的难辨梭菌仍然呈阳性或仍有毒性的人数明显减少（8.6％，对照组26.8％），本次随机双盲实验确认了早期的 19 个多次复发的 PMC 患者，进行了伯拉德酵母菌的两次开放性研究结果（Surawicz 1989；Kimmey 1990），伯拉德酵母菌疗效研究开始是在 19 个病患儿童中进行，他们的平均年龄为 8 个月，都有至少两周慢性腹泻，无肠炎症状，粪便培养证明唯一的病原是难辨梭菌，治疗一周后 95% 患者症状（排便次数、疼痛持续时间和频率）消失，两周后毒素 B 消失，一个月后 73% 患者粪便中检验不到 CD（Buts 1993）。

关于伯拉德酵母菌防治 AAD 的作用机制从目前报道来说还不是很清楚，但总的来说：①伯拉德酵母菌能提升肠细胞刷状缘的 β-葡萄糖醛酸酶活性，并对白色念珠菌有拮抗作用。②伯拉德酵母菌能对黏膜免疫产生强烈刺激，动物实验证实其能产生 s IgA 和免疫球蛋白分泌，从而拮抗 CD 等作用，此外它还升高精胺和亚精胺浓度，从而对小肠发挥营养作用，尤其是伯拉德酵母菌分泌一种蛋白酶能使小鼠毒性 A 受体失活。

（3）关于乳酸杆菌在防治 AAD 应用也有不少报道，用在防治 AAD 主要是 LGG（鼠李糖乳酸杆菌）和乳酸杆菌合剂（商品名 Lactinex），即嗜酸乳杆菌和保加利亚乳杆菌的合剂。

LGG 主要放入酸奶和奶酪中，Siitonen（1990）报道 LGG 在防治 AAD 中的作用，健康志愿者口服红霉素 400mg/次，每日 3 次，共 1 周，全体志愿者分成两组，一组服用加有 LGG 的酸奶，一组添加安慰剂的酸奶。LGG 组只腹泻 2 天，而对照组为 8 天，每天大便量也少，且粪便中含有乳酸菌，没有发现难辨梭菌。在另一项研究中，婴儿口服阿莫西林，并以酸奶产品方式服入 LGG，与安慰剂相比，腹泻发生少，大便量少，且多为成形便。

关于乳酸杆菌混合剂（lactinex），它是嗜酸乳杆菌和保加利亚乳杆菌混合制剂，Clements 于 1983 年报道一组使用氨苄西林介导的腹泻的防治，治疗组腹泻发生率为 3/36（8.3%），而对照组为 9/43（21%），这种差异在统计学上不显著（样本数过少）。当排除了氨苄西林无关性腹泻，对照组为 14%，而治疗组为 0。在一项对儿童前瞻性的研究中，服用阿莫西林患儿给予 lactinex 或安慰剂，腹泻发生率对照组为 16/25（69.5%），而治疗组为 10/15（即 66%），两者之间 $P=0.563$，几乎无差异。5 名安慰剂患者腹泻呈持续性，8 名在研究早期发生腹泻，治疗组 4/10 早期有腹泻，2 名发展为持续性腹泻，4 名为复发性腹泻，两组发生腹泻趋势相似，即使是治疗组在治疗后期发生的腹泻也较少。作为生物药品，在不同剂量或批次之间可能存在一定差异，这样能解释批次不同效果不一的现象。

乳杆菌的可能作用机制：①LGG 对病毒性腹泻治疗效果较好，可能与其可增强对轮状病毒的局部和血清免疫反应有关。②还可能与 β-葡萄糖醛酸酶活性改变有关，粪便中 β-葡萄糖醛酸酶和 β-葡萄糖苷酶是微生态系正常菌群标志性酶类，这些酶类可能有降解肠道保护性黏液作用，它们也可能释放毒性化合物，当这些化合物在肠腔合成时，可以和油脂结合，直接使肠道菌群失去黏附力。Coldin（1992）给志愿者连续服用 LGG 4 周，结果其粪便菌群中 β-葡萄糖醛酸酶活性降低 80%。③另一可能机制嗜酸乳杆菌和保加利亚乳杆菌或干酪乳杆菌彼此间有协同作用，在体外还可抑制链球菌等。

（4）关于双歧杆菌防治 AAD 的报道，双歧杆菌是母乳喂养儿肠道菌群中的绝对优势种群，最常见菌种有两歧双歧、长双歧、短双歧、婴儿双歧和动物双歧。在新生儿中坏死性肠炎具有显著的发病率和致死率，新生儿另一常见感染是病毒性胃肠炎。Sac-wedra（1994）的研究中，口服双歧杆菌复合菌制剂（两歧双歧和嗜热链球菌）可以减少轮状病毒排毒的症状，该研究也分析了医院病房中新入住的 5 周至 2 个月婴儿，婴儿分成 2 个组（服用标准配方奶粉组和奶粉中添加两歧双歧和嗜热链球菌组），腹泻发生率标准奶粉组为 8/26（31%），而加双歧、链球菌组为 2/29（7%），两组有显著差异。双歧杆菌作用机制可能与黏附上皮细胞和免疫促进作用有关，也可能与产酸、分泌抗菌物质以及促进吞噬细胞作用有关，还可能使胃肠黏液流保持完整性，与这类屏障保护作用有关等。

（5）国内制剂用于 AAD 或 AAC 的建议。对于因氨苄青霉素或青霉素类甚至头孢要素类抗生素引起的相关性腹泻（或肠炎），早期除了停用抗生素外，可以选常乐康制剂，因为它对因上述抗生素应用而引起腹泻有较好的保护作用（一般为 80%～93%左右）；此外由邻氟青霉素或头孢霉素引起的 AAC 或 AAD，可在不停用抗生素（如头孢噻吩）的情况下选美常安；如果是第三代头孢霉素、庆大霉素或氧哌嗪青霉素引起的 AAD 或 AAC，也可在不停止使用抗生素的情况下选择整肠生一类制剂。国内制剂对于抗生素相关性腹泻（或肠炎）的防治，效果也较肯定，但对于重症建议选择伯拉德酵母菌即"亿活制剂"，这是目前世界公认防治 AAD 或 AAC 的生物制剂，尤其它可以中和毒素保护机体。以上意见仅供参考。

（6）关于难辨梭菌相关疾病的抗菌治疗。Jodlowski（2006）报道使用利福昔明、硝唑尼特，静脉用免疫球蛋白（IVIG）、Tolevamer 和替硝唑等治疗难辨梭菌相关性疾病（CDAD）。硝唑尼特是新的噻咪烷类药物，可抗寄生虫病，与甲硝唑具有相似的结构，无论是治疗肠道原虫感染还是治疗肠道蠕虫感染，硝唑尼特都有很好的活性。硝唑尼特的适应证包括隐孢虫引起的腹泻和贾第鞭毛虫感染患者对硝唑尼特耐受性好，最常见不良反应为头痛、恶心、腹痛和腹泻，过敏反应罕见。而 Tolevamer 是一种非抗体性高分子阴离子聚合物，口服给药用于治疗 CDAD，主要是它可以结合并中和毒素 A 和毒素 B，在不影响正常菌群生长重建的情况下可预防 CDAD 对胃肠道的相关损伤。此药还能降低细菌耐药的选择压力，尤其是在出现万古霉素耐药肠球菌的情况下。在健康志愿者中进行试验结果显示 Tolevamer 最大耐受量可达 15g/d，主要不良反应为胃肠胀气和低血钾。在治疗 CDAD 时，这种药也是很好的抗生素替代药物，而 IVIG 的适应证包括原发性免疫缺陷和特发性血小板减少性紫癜。尽管有证据证明 IVIC 治疗难治性 CDAD 病例，对缺乏自身免疫力的重症患者有益，或可作为传统治疗的辅助治疗，但尚无这方面随机临床试验报告。IVIG 一方面由于价格不菲，另一方面可能的不良反应包括急性肾功能衰竭、血栓形成、过敏反应、注射相关反应，因此 IVIG 用于治疗 CDAD 仍需临床随机双盲对照试验来确立其治疗地位。FAD 批准利福昔明可用来治疗12 岁以上儿童及成人因大肠杆菌引起的旅行者腹泻。但少数使用利福昔明治疗 CDAD 的经验表明，当其他药物治疗 CDAD 无效或有其他药物禁忌时，利福昔明显示有较好的疗效，但对该药物的使用仍需要有更多的证据支持。但是利福昔明不失为一个有效的 CDAD 的替代治疗药物。

替硝唑为甲硝唑的结构类似药物，目前尚无该药物治疗 CDAD 的临床试验报告，当然此药在体外试验中表现出良好的抗菌活性，尤其是对耐药菌。此外 2004 年 FDA 批准替硝唑用于治疗滴虫病、贾第鞭毛虫病、阿米巴病、阿米巴肝脓肿等。此药不良反应为恶心、腹部不适、厌食、呕吐、一般用量为口服 500mg（每日两次），最大剂量不超过每日 2g，目前尚未确定用于治疗 CDAD 的最适剂量。

本资料特提供难辨梭菌相关性疾病抗菌疗法，目的在于扩大临床工作者的视野，掌握更多的治疗手段来对付此挑战。

以下是对国内部分微生态制剂防治腹泻及相关性疾病的介绍。

（一）金双歧

金双歧属复合原籍菌制剂，是长双歧杆菌、保加利亚乳杆菌、嗜热链球菌三联活菌片，由内蒙古双奇药业股份有限公司生产，其商品名为"金双歧"。其中长双歧含 0.5×10^8 cfu/g，不低于 5×10^7 cfu，保加利亚乳杆菌和嗜热链球菌不低于 5×10^6 cfu。

目前，金双歧投放市场已近 10 年，临床实验病例也超过千万例数，迄今无毒副作用报道，综合地评价金双歧对防治腹泻及相关疾病的疗效是肯定的，有效率一般在 80％以上，其见效也较快，一般在 48h 左右，其防治腹泻的机制大致归纳有如下几个方面：①它可以调整肠道菌群拮抗致病菌的定植和生长以提高机体的定植抗力。②作为生物抗原它可以有效刺激机体的黏膜、体液和细胞免疫，提高机体的免疫功能；但从其组成上看，长双歧杆菌是机体最常见的双歧杆菌，为机体常住菌，而保加利亚乳杆菌和嗜热链球菌都不是机体常住菌，可作为共生菌存在，它们在机体内停留时间一般在 48h 之内，但它们作为外来生物抗原效果是较肯定的。③金双歧能拮抗致病性大肠杆菌的主要机制在于黏附肠黏膜，对致病性大肠杆菌产生空间位阻作用，对广谱细菌素起拮抗作用，还有营养争夺作用等因素在内（包括生物、化学、免疫屏障在内）。④金双歧中长双歧杆菌、保加利亚乳杆菌即嗜热链球菌的协同作用，这种协同作用不仅表现在对致病菌或条件致病菌的拮抗作用方面，而且表现在对宿主代谢作用如乳糖不耐症腹泻防治，因为长双歧杆菌和保加利亚乳杆菌中含 β-半乳糖和 β-乳糖苷酶，在防治乳糖不耐症方面发挥代谢协同作用，故金双歧对此类疾病防治的效果非常肯定。⑤我个人认为金双歧是目前国内外益生剂中最安全的制剂之一，其理由是长双歧杆菌是我国人群中最常携带的双歧杆菌菌种之一，此外，保加利亚乳杆菌和嗜热链球菌是酸奶制备中必需的两个活菌，酸奶已被人类饮用了数千年，可见就安全性来评价金双歧，它是目前国内外最稳定且几乎无副作用，安全系数较大的一个益生剂，值得在临床治疗上推广应用。

（二）常乐康

常乐康属复合原籍菌制剂，由山东科兴生物制品有限公司生产，是双歧二联菌活菌片，由酪酸梭菌和婴儿双歧杆菌组成，前者不低于 10×10^7 cfu/g，后者有 10×10^6 cfu/g，胶囊或散剂包装。

此外从山东科兴常乐康研究报道可知，常乐康安全性高，耐受性好，几乎无毒副作用。动物实验表明给小鼠喂服常乐康 40g/kg，连续 7 天后观察一切正常。此剂量相当于成人临床日用量的 1666 倍剂量。大鼠喂服肠乐康 3g/kg，连用 45 天，被观察大鼠一切正常。此剂量相当于成人日服量约 100 倍，对大鼠血压、血象、心功能、肝肾功能等都无影响，可见常乐康也是国内较安全的益生剂。

此外对常乐康的体外抑菌试验表明，它对 01 群 RO139 群霍乱弧菌有明显抑制作用，对肠出血性大肠杆菌 O157 及志贺氏痢疾杆菌、霍乱沙门氏菌及非致病性大肠杆菌都有一定的抑菌作用，因此可用于治疗感染性腹泻。

前面在摘录报告（国内）中可知常乐康对小儿腹泻（包括真菌性腹泻及病毒性腹泻）的效果还是不错的，这与它的生产配方密切相关，它既选择了婴儿双歧杆菌等原籍菌，又组合了丁酸梭菌这类共生菌。它可协助双歧杆菌通过宿主的胃肠道生物屏障如抗酸或抗胆碱等，此外丁酸梭菌又具有耗氧和降低局部 Eh 的作用，而利于双歧杆菌的黏附和定植，此外其产生浓度非常有利于修复黏膜表面，促进上皮细胞再生。总之这两个菌相加既具有免疫协同，又具有营养协同及生态协同作用。

（三）丽珠肠乐

丽珠肠乐属单一原籍菌制剂，由青春双歧杆菌组成的单一活菌制剂，其活菌数为 0.5×10^8 cfu/g，即 5000 万 cfu/g，由珠海经济特区丽珠医药集团股份有限公司生产。

丽珠肠乐是我国较早期的单一原籍菌制剂，拮抗试验证明它对伤寒杆菌、变形杆菌（即金黄色葡萄球菌、白色念珠菌、难辨梭菌）有一定的拮抗作用。我国的肠道益生剂应用于临床近十二年历史，且无副作用报道。

（四）整肠生

整肠生属共生菌制剂，是由沈阳第一制药厂生产的另一类共生菌制剂——地衣芽孢杆菌制剂，一般含 2.5×10^8 cfu/粒，即每克含 10^5 cfu 活菌。

共生菌制剂整肠生是选育地衣芽孢杆菌的无菌菌株，经发酵工程和微生态工程制备的共生菌制剂，其疗效较好，效果较肯定，尤其是发挥作用较快，值得临床推荐使用。

（五）妈咪爱和美常安

妈咪爱和美常安是常见的共生菌制剂，由枯草杆菌和屎肠杆菌二联活菌胶囊（即成人制剂）和散剂（并加有多种儿童需要维生素）组成，含枯草杆菌 5.0×10^7 cfu/g 及屎肠杆菌 4.5×10^8 个，是韩国上市十余年的一个二联活菌制剂，由北京韩美有限公司引进到我国。

妈咪爱或美常安制剂属于共生菌制剂，主要有屎肠杆菌、枯草杆菌两种人体肠道中的共生菌组方，具有拮抗致病菌，并分泌多种消化酶参与分解碳水化合物、脂肪、蛋白质等物质消化和吸收，且由于该制剂采用了先进的肠溶胶囊技术，能够保证活菌通过生物屏障，直达结肠，降低局部 Eh 和氧分压，促进双歧杆菌等生长，迅速起调节肠道菌群的作用。美常安等药物经首都医科大学、北京友谊医院及解放军总医院等临床研究证实，其对急性腹泻在服药 3 天内有 75% 患者缓解，第 5 天有 91.67% 患者缓解；对于慢性腹泻，3 天后有 37.5% 缓解，疗程结束（14 天）有 91.67% 患者缓解，与对照组有显著差异。其机制可能主要是促进双歧杆菌生长，从而调整肠道菌群作用，可见妈咪爱或美常安在防治儿童或成人急慢性腹泻是安全、有效的。

我国被批准的制剂还是很安全的，对腹泻及相关疾病治疗也具有肯定的效果，这里就不再一一重复了。

主要参考文献

杨月欣,何梅,崔红梅等,1998.我国儿童乳糖不耐发生率的研究.营养健康新观察,1:6~8

Ballongue J,Shumann C,Quignon P.1997.Effects of lactulose and lactitol on colonic microflora and enzymatic activity. Scand J Gastroenterol suppl,222:41~44

Cetina-sauri G,Sierra B G.1994.Evaluation therapeutique de saccharomyces boulardii checdes enfants souffrant de diarrhea aiquë,Ann pediatr,41:397~400

Collinder E,Bjornhag G,cardona M et al.2003.Gastrointestinal hostmicrobial interactions in mammals and fish,comparative studies in man,mice,rots,pigs,horse,cow's,elks,reindecrs,salmon,and microb E. coli. Health Dis,15: 66~78

Elmer G W,Mc Farland L V,Surawicz G M.1999.Biotherapentic agents and infectious diseases.Humana press,Totowa,New jerey

Fuller R.1989.Probiotics in man and animals.Jappl Bacteriol,66:365~378

Ganczarski A,Srocziski K,Brozik H et al.1960.Modifications de la flore intestinale parle *Bacillus subtilis*(SP 5832). Gaz Med Frannce,67:2115~2125

Isolanri E,Majamaa H,Arvola T et al. 1993. *Lactobacillus casei* strain GG reverses increased intestinal permeability induced by cow milk in suckling rats.Gastroernterology,105:1643~1650

Isolauri E,Toensucc J,Suomalainet H et al.1995.Improved immunogenicity of oral DXRRV reassortant rotavirus vaccine by *Lactobacilus casei* GG.Vaccine,13:310~312

Kaila M,Isolauri E,Soppi E et al.1992.Enhancement of the cikculating antibody secreting cell response in human diarrhea by a human *Lactobacillus* strain.Pediatr Res,32:141~144

Kaila M,Onnela T,Isolauri E.1977.Treatment of acutediarrhoea in practice.Acta paediatr,86:1340~1344

Larse B,Galak R P.1982.Vaginal microbial flora:composition and influences of host physiology.Ann Intefn met,96: 926~930

Pediatr J.2001.Reduced their risk of getting diarrlea.Gastroenterol Nutr,Aug,39:147~152

Prescott S L. 2003. Allergy:when dose in begin and where will in it end? Allergy,58:864~867

Reid G,Jass J,Sebulsky M T et al.2003.potential uses of probiotics in clinical practice.Clin microbiol Rev,16: 658~672

Ribeiro H,Vanderhoof I A.1998.Reduction of diarrhead illness following administration of *Lactobacillus plantarium* 299V in a daycare facility.J pediatr Gastroenterol Natr,26:561(A)

Rokbi B,Seguin D,Guy B et al.2001.Assessment of H.P.Infect Immum,69:4759~4766

Sarawak C M,McFarland L V,Greenbeng R N et al.2000. The search for a better treatment for cecurent clostridium difficile disease:use of high-dose van comycin combined with *Saccharomyces boulardii*. Clin Infect Dis,31: 1012~1017

Shanahan F.2000.Probiotics and inflammatory bowel clisease:is there a scientific rationale inflamm. Bowel Dis,6: 107~115

Shanahan F.2000.Theraneutic manipulation of the gutflora.Sciensce,289:1311~1312

Shanahan F.2002.Crohn's disease.Lancet,359:62~69

Shorniko va A V,Cases I A,Isolauri E et al.1997.*Lactobacillus reuteri* as a therapeutic agent in acute diarrhea in young children.J.Pediatr Gastroenterol Nutr,24:399~404

Shornikova A V,Cases A I,Mykkänen H et al.1997.Bacteriotherapy with *Lactobacillus reuteri* in rotavirus gastroenteritis.Pediatr Infect Dis J,16:1103~1107

Siigur U,Norin K E,Allgood G et al.1996. Effects of olestra on fecal water and short-chain fatty acids. Microb Ecol Health Dis,9:9~17

第八章　益生剂在 IBD 防治中的应用
Effectiveness of Probiotics in Preventing and Curing IBD

王立生　暨南大学第二临床医学院　熊德鑫　解放军总医院第一附属医院

炎症性肠病（inflammatory bowel disease，IBD）从广义上讲是以肠道炎症为主要表现的不同疾病的总称，如感染性肠炎、中毒性肠炎、缺血性肠炎、放射性肠炎、自身免疫性肠炎以及慢性非特异性肠炎等。本章中所述的狭义上的 IBD 是一组病因尚不十分清楚的慢性非特异性肠道炎症性疾病，包括溃疡性结肠炎（ulcerative colitis，UC）和克罗恩病（Crohn disease，CD）两种疾病，二者在病因、发病机制及临床表现有许多相似之处。大约 10% 的结肠炎症尚不能区分是 CD 还是 UC，这在西方国家称为不明确的结肠炎（indeterminate colitis）。虽然激素、氨基水杨酸制剂以及免疫抑制剂对控制 IBD 的发作较为有效，但鉴于长期应用免疫抑制剂的毒副作用以及该病的反复发作特性，深入探讨其发病机制以及寻找新的治疗手段一直是该病研究领域中的热点问题。近年来随着微生态学的发展，应用对人体无害的益生菌治疗 IBD 逐渐受到人们的关注。

第一节　炎症性肠病

IBD 具有终生复发倾向，分布于世界各地，在西方发达国家患病率较高，UC 的发病率稳定在 10/100 000，CD 的发病率呈上升趋势，目前为 5/100 000～7/100 000，亚非拉等国家少见。UC 可见于任何年龄，但以 20～30 岁最为多见，男性略多于女性。CD 在任何年龄均可发病，男女间无显著差别，20～30 岁和 60～70 岁是两个高峰发病年龄段。在我国，过去 IBD 患者并不多见，且 UC 较 CD 患者多见。但近年来随着人们生活水平的提高以及饮食结构的变化，本病在我国的发病率呈逐年上升趋势，已严重危害我国人民的健康。随着 IBD 的研究不断深入，其在病因、发病机制、诊断与治疗等方面均取得了一定进展。

一、病因与发病机制

IBD 的病因与发病机制一直是医学界的研究热点，迄今未完全明确，目前认为是多因素相互作用所致，感染和饮食等因素作用于易感人群，使肠免疫反应过度亢进导致肠黏膜损伤，属肠道免疫炎症性疾病。

（一）环境因素

流行病学显示，IBD 的发病同种族和地理位置有关，不同种族及不同地理位置 IBD 的发病率有很大的差别。亚洲居民及其后代移居欧美后，其 IBD 的易感性增加。

1. 微生物因素

感染是环境因素中研究最多的因素。微生物特别是细菌及其产物作为一种启动因子引起肠道的炎症,详见本章第三节。

2. 吸烟

在相关的环境因素中,吸烟与 IBD 的关系较明确。在 CD 患者的发病过程中,曾观察到吸烟可改变肠内的微环境。最近的研究表明,那些戒烟至少一年以上的 CD 患者较那些不戒烟的患者而言,会有一个较为平和的疾病发展过程。这意味着在这些 CD 患者中,吸烟是一个重要的病原学因素,而其他的环境因素对疾病的影响可能处于较次要地位。与此相对照,UC 在吸烟者中的发病率较不吸烟者低,相反戒烟后还会增加患 UC 的风险。也有证据表明吸烟使 UC 发病过程较为平缓,与不吸烟的 UC 患者相比,吸烟的 UC 患者住院率和手术并发症均较低,并且疾病的发作年龄延后,不吸烟者和戒烟者与此相反。在同一个患者的家庭中也存在着这种现象,在仅有 CD 的家庭中,吸烟者患 CD 的比例达 64%,而仅有 UC 的家庭中,吸烟者中 UC 的比例是 32%。这表明,在有 IBD 家族聚集史的家庭中,CD 患者吸烟的比例偏高,而健康人及 UC 患者中吸烟的比例偏低。但吸烟与 CD 的关系在居住在以色列的犹太人身上未得到验证,原因可能是犹太人存在着对 IBD 更高的遗传易感性。

3. 其他

包括饮食、精神心理因素、口服避孕药、长期服用 NSAID 等。

(二) 遗传因素

IBD 具有一定遗传易感性,是涉及多基因的疾病。

1. IBD 发病有一定的家族聚集性

5%～10%的患者中有 IBD 阳性家族史。IBD 患者的一级亲属发病率是普通人群的 30～100 倍,其子女、同胞和父母的发病率分别为 8.9%、8.8% 和 3.5%。家族聚集现象可提示遗传和环境因素对 IBD 的影响,其中最可靠的依据是对双胞胎的研究。Orholm (2006) 对丹麦 29 421 对双胞胎进行研究发现,单卵双生双胞胎的 CD 共同发病率为 58.3%,UC 共同发病率为 18.2%,而双卵双胞胎的 CD、UC 发病率分别为 0 和 4.5%。由此可见,在 IBD 发病中,尤其是 CD 发病中,单卵双生双胞胎发病率高于双卵双生双胞胎,印证遗传因素对 IBD 发病有一定作用。此外,单卵双生的 CD 共同发病率为 50%,因此,非遗传因素在 IBD 的发病中也具有重要作用。

家族成员患 IBD 的种类 (UC 或 CD)、疾病的严重程度和肠外表现的发病率都有非常高的一致性,且女性患 IBD 的比例明显高于男性,其后代患病概率增加,发病年龄比上一辈更早。此外,IBD 患者常伴发某些与遗传基因相关的疾病,如多发性硬化症、强直性脊柱炎、原发性硬化性胆管炎、银屑病及自身免疫性溶血性贫血等。这些疾病与 *MHC* 基因相关联,而 IBD 也与 *MHC* 基因密切相关。

2. IBD 的易感基因

在遗传病因学研究中,人们确定了多个连锁基因。采用遗传连锁分析和候选基因关联研究,于第 1、3、5、6、7、12、14、16 和 19 号染色体上发现 IBD 的易感位点 (表8.1)。采用非参数连锁分析法,对 IBD 患者进行基因位点微卫星标记研究,发现 CD 的易感位点位于第 16 号染色体的着丝粒附近，称为 IBD1 位点，人类 CD 的第一个易感基因是 IBD1 位点的 *NOD2* 基因，现命名为 *CARD15*（caspase activation and recruitment domain）。这一易感位点已被 IBD 国际基因学会（IBD internation genetics consortium）所证实。

表 8.1 染色体的易感位点和相关基因

IBD 位点	染色体定位	疾病诊断	相关基因
IBD1	16q12	CD	*NOD2*
IBD2	12q13	UC	*VDR*、*IFN-γ*
IBD3	6p13	CD、UC	*MHC I* 和 *MHC II*、*TNF-α*
IBD4	14q11	CD	TCRα/β 复合体
IBD5	5q31～33	CD	*IL-3*、*IL-4*、*IL-5*、*IL-13*、*CSF-2*
IBD6	19p13	CD、UC	*ICAM-1*、*C3*、*TBXA2R*、*LTB4H*
其他位点	1p36	CD、UC	*TNF-R* 家族、*CASP9*
	7q	CD、UC	*MUC-3*
	3p	CD、UC	*HGFR*、*EGFR*、*GNAI2*

NOD2/CARD15 主要在外周血单核细胞中表达，在淋巴细胞和粒细胞呈低水平表达，主要介导机体对病原微生物的抵抗。该基因的 N 端包含两个 CARD 区域，参与蛋白质之间的相互作用。中央的核苷酸结合区可在基因活化时自身寡聚化，C 端富含亮氨酸重复序列（leucine-rich repeat，LRR），该区域与识别各种微生物成分有关。CD 患者的 NOD2/CARD15 编码区域存在多态性。Cuthberl 等（2006）发现 NOD2 突变杂合子的患病危险性增加 3 倍，而突变纯合子可增加 23.4 倍。Ilisamatsu 等（2006）将野生型和突变型 *NOD2/CARD15* 基因分别转染 Caco-2 细胞（NOD2/CARD15 缺陷型肠上皮细胞），结果发现转染野生型 *NOD2/CARD15* 基因的细胞能加速细菌产物的清除，而突变型细胞不能清除病原体。NOD2/CARD15 可作为 LPS 等细菌成分的细胞内受体，活化 caspase-9 进而激活 NF-κB，从而诱导细胞凋亡。此外，Parkes 等（2005）检测了 581 个 IBD 家系，提示第 2 号染色体可能含有 CD 与 UC 的易感基因，位于 12q13 即 IBD2，此区的主要候选基因有 INF-α、自然防御相关巨噬细胞蛋白（MRAMP2）和维生素 D 受体基因等。

HLA（human leukocyte antigen）复合体位于第 6 对染色体短臂上，它编码的基因产物 HLA-Ⅰ、HLA-Ⅱ和 TNF-α 在免疫和炎症反应中发挥重要的作用。连锁分析发现，与炎症相关的位点就在主要组织相容性复合体（major histocompatibility complex，MHC）基因组附近。HLA 系统的 6 种抗原 HLA-A、B、C、DR、DQ 和 DP 都与 UC 有关，但研究最深入和广泛的是 *HLA-DR* 基因及其表达的抗原，慢性持续性 UC 的 *DR2* 基因携带者明显增加，提示 HLA-DR2 可能会影响疾病进程。

Rioux 等（2007）通过连锁不平衡分析发现，5 号染色体上某个区域存在的细胞因子基因能增加 CD 的易感性，这些基因包括 *IL-3*、*IL-4*、*IL-5*、*IL-13* 和 *CSF-2* 基因。中山大学第一医学院采用 PCR 限制片段长度多态性方法和序列特异性引物 PCR 方法分别对 81 例 UC 患者和 114 名健康者进行检测，结果提示中国汉族 UC 患者与 IL-4 内含子 3 的基因多态性相关联，UC 患者 IL-4 PR1 基因频率明显降低，而 PR2 基因频率明显增加。

NF-κB 是一种广泛存在的核转录因子，其激活或抑制 NF-κB，可促进或降低致炎细胞因子的分泌，它的激活可能参与了 IBD 患者中上皮细胞、吞噬细胞、B 细胞和 T 细胞的激活以及它们分泌大量的细胞因子，如 TNF-α、IL-1β、IL-6、IL-8、IL-12，都在转录水平上为 NF-κB/Rel 所调控，而 NOD2/CARD15 被称为 IBD 第一易感基因，IBD 患者存在 NOD2/CARD15 基因突变，这一基因突变又可导致结肠黏膜 NF-κB 表达增加，启动并介导炎症反应。

（三）免疫因素

正常肠道免疫系统对肠道内正常菌群耐受良好，肠道黏膜固有层仅保持一定的前炎症状态。IBD 患者的肠道菌群发生改变，肠道免疫系统对肠道内已发生变化的菌群不再耐受。Duchmann 等 (1996) 发现，将活动性 IBD 患者炎症肠段的黏膜固有层单个核细胞（LPMC）在体外与自身肠道内细菌裂解液共同孵育后，LPMC 发生强烈的增殖反应，伴有大量的细胞因子的分泌，如 IL-2、IFN-γ 和 IL-10 等，而正常人 LPMC 对自身肠菌裂解液不发生增殖反应，说明正常人对自身的肠菌存在耐受，IBD 患者的这种耐受被打破。

Th1/Th2 细胞因子平衡（炎症因子平衡）是肠道黏膜免疫要素。消化道黏膜本身是一个重要的免疫器官，在免疫屏障和抗黏膜损伤等方面起重要的作用。消化道中存在很多病毒、细胞和其他潜在的有害抗原物质，这些物质大部分被胃液及消化酶破坏，以原形排出体外，余下的有害物质由于消化道黏膜免疫防御而不致引起病变。正常消化道黏膜存在 T 辅助细胞亚群（Thelper，Th），可以启动针对细胞外致病原的免疫与炎症反应。它主要通过分泌细胞因子（cytokine）和化学趋化因子（chemokine）造成其他类型细胞如中性粒细胞的浸润，直接或间接造成肠上皮细胞的损伤。凋亡相关分子也参与了炎症的调控。细胞因子是免疫细胞（如单核/巨噬细胞、T 细胞、B 细胞和自然杀伤细胞等）和某些非免疫细胞（如血管内皮细胞、表皮细胞及成纤维细胞等）经刺激而分泌的一类生物活性物质。Th 细胞按其功能分为 Th1 和 Th2 两个亚型。

IBD 免疫因素的损伤机制多认为是促发因素作用于易感者，促使肠黏膜免疫炎症反应亢进并释放出抗体、细胞因子及炎症介质，从而导致组织破坏与炎性病变。致炎细胞因子与抗炎细胞因子的平衡失调为 IBD 的一个重要发病机制。CD 患者的 T 细胞常显示效应功能增强，是一种 Th1 细胞优势应答的疾病，即 Th1 型炎症；而 UC 患者的 T 细胞反应趋于低下，倾向于 Th2 型炎症。

IBD 中促发免疫炎症反应的原因目前的观点不同，主要有：

（1）微生物病原：迄今未能完全证实；

（2）结肠黏膜可能存在与遗传有关的异常上皮细胞：正常结肠黏膜的通透性发生改变，使肠内黏物一般不易通过正常黏膜、使正常人无害的肠道共生菌及食物等抗原进入肠黏膜，引发抗原特异性免疫反应；

（3）自身免疫性疾病：某些侵犯肠壁的病原体与结肠上皮细胞抗原簇间存在共同抗

原性，患者经病原体重复感染后可诱导机体对自身结肠上皮的交叉免疫反应。但迄今尚未发现自身免疫反应致病的确切证据。

在 IBD 患者血清中相继发现了针对结肠上皮细胞、内皮细胞、中性粒细胞、胰液蛋白和热休克蛋白等一系列的自身抗体，并发现了一些针对细菌、病毒抗原及食物抗原的抗体。其中核旁型抗中性粒细胞质抗体（perinuclear antineutrophil cytoplasmic antibody，pANCA）在 UC 患者血清中的检出率为 70%～80%，CD 患者及正常人小于30%。目前尚未发现 pANCA 致病的明确证据，多认为 pANCA 可能不参与致病，为肠炎的结果或遗传易感性的标志物，其真正意义尚待阐明。

二、临床表现

（一）溃疡性结肠炎

1. 症状

1）腹部症状

①血性腹泻：为最主要的症状，粪中含血、脓和黏液。较轻者每日 2～4 次，严重者可达 10～30 次/d，粪便呈血水样。

②腹痛：疼痛性质常为阵发性痉挛性绞痛，局限于左下腹或下腹部。疼痛后可有便意，排便后疼痛可暂时缓解。

③里急后重：因直肠炎症刺激所致。常有骶部不适。

④其他：有上腹饱胀不适、嗳气、恶心和呕吐等。

2）全身症状

一般体温正常，可有轻度贫血。急性期可有发热。重症时出现全身毒血症，水、电解质、维生素和蛋白质等从肠道丢失致体重减轻，体力下降。偶尔出现恶心、呕吐和钠差等。

2. 体征

除有发热、脉速和失水的表现外，左下腹或全腹部常有压痛，伴有肠鸣音亢进，常可触及如硬管状的降结肠或乙状结肠，提示肠壁增厚，炎症加重。如果患者出现腹部膨隆、叩诊鼓音，触诊腹肌紧张和压痛，并伴有发热、脱水、心动过速与呕吐，应考虑中毒性巨结肠，应积极抢救治疗。轻型病例或在缓解期可无阳性体征。直肠指检常有触痛，肛门括约肌常痉挛，但在急性中毒症状较重的患者可松弛，指套染血。

3. 并发症

1）肠道并发症

①中毒性巨结肠：见于急性暴发型，病情极为凶险，多累及横结肠或全结肠，受累结肠大量充气致腹部膨隆，肠鸣音减弱或消失。在结肠扩张基础上易引起溃疡穿孔并发急性弥漫性腹膜炎。中毒性巨结肠可能由于钡剂灌肠（于检查前肠道准备）、低钾或应用抗胆碱能药物或麻醉剂等因素诱发，也可自发产生。

②结肠狭窄和肠梗阻：修复过程中的大量纤维组织形成的瘢痕可引起结肠狭窄和肠梗阻，多见于结肠远端。

③结肠息肉：由于反复结肠炎症刺激，使肠黏膜细胞增生，形成息肉。炎症息肉一般不需要摘除，而腺瘤样息肉一旦经确诊应摘除。腺瘤与结肠癌有密切关系，对长期发

作者须注意有无其他腺瘤或癌的存在。

④结肠癌：是溃疡性结肠炎的重要并发症之一，与溃疡性结肠炎病变的范围和时间长短有关，而且恶性程度较高，预后较无结肠炎的癌症患者差。据估计，病程 20 年者癌变率约 7%，25 年为 7%～14%，35 年可高达 30%。由于溃疡性结肠炎患者常将出血或腹泻视为结肠炎复发，往往确诊时已较迟。

2）全身并发症

①皮肤、黏膜表现：可有结节性红斑、多型红斑、口疮性溃疡和坏疽性脓皮病等。

②眼损害：可有结膜炎、虹膜炎和眼色素层炎等。

③一过性游走性关节痛：偶尔有强直性脊椎炎。

④肝病：可有脂肪肝、慢性活动性肝炎、坏死后性肝硬化、胆管周围炎以及硬化性胆管炎等。

⑤血液系的表现：可有贫血和血栓性栓塞等现象。

⑥肾病变：肾盂肾炎和肾石病在本病中发生较多。

⑦儿童患者的生长和发育可受影响。

（二）克罗恩病

1. 症状

1）肠道症状

①腹痛：绝大多数患者有腹痛，性质多为隐痛、阵发性加重或反复发作。以右下腹多见，与末端回肠病变有关，其次为脐周或全腹痛。少数首发症状以急腹症手术发现，为阑尾克罗恩病或克罗恩病肠梗阻。

②腹泻：为本病常见症状。多数每日大便 2～6 次，可为糊状或水样，一般无脓血或黏液。如直肠受累可有脓血或里急后重感。

③便血：与溃疡性结肠炎相比，便鲜血者少，量一般不多。

④腹块：部分病例出现腹块，以右下腹和脐周多见，肠粘连、肠壁和肠系膜增厚、肠系膜淋巴结肿大、内瘘形成及腹内脓肿等均可引起腹块。易与腹腔结核和肿瘤等混淆。

⑤肛门症状：偶有以肛门内隐痛、肛旁周围脓肿和肛瘘管形成为首发症状。

⑥其他表现：有恶心、呕吐和钠差等并发症引起的临床表现。

2）全身症状

①发热：活动性肠道炎症及组织破坏后毒素的吸收等均能引起发热。1/3 患者可有中等度热或低热，常间歇出现。急性重症病例或伴有化脓性并发症时，多可出现高热和寒战等毒血症状。

②营养不良：因肠道吸收障碍和消耗过多，常引起患者消瘦、贫血以及低白蛋白血症等表现。

③其他表现：全身性表现有关节痛（炎）、口疮疹性溃疡、结节性红斑、坏疽性脓皮病、炎症性眼病、慢性活动性肝炎、脂肪肝、胆石症、硬化性胆管炎、胆管周围炎、肾结石、血栓性静脉炎、强直性脊椎炎、血管炎、白塞病、淀粉样变性、骨质疏松和杵状指等。年幼患病者可有生长受阻表现。

2. 体征

重症患者消瘦，贫血，呈营养不良体征。部分患者脐周或右下腹部压痛或触及肿块。

3. 并发症

（1）肠梗阻：40％以上病例有程度不等的肠梗阻，且可反复发生。

（2）急性肠穿孔：占 10％～40％。

（3）其他：可有肛门区和直肠病变、瘘管、中毒性巨结肠和癌变等，国内相对少见。

三、辅助检查

（一）溃疡性结肠炎

1. 血液检查

（1）贫血：常见，主要由失血和缺铁引起，也可能与溶血有关。急性期常有中性粒细胞增多。

（2）高凝状态：由于血浆 V、VII、VIII 因子的活性增加和纤维蛋白原增加，而且血小板数可明显升高，常引起血栓性栓塞现象，尤以肺栓塞和内脏血栓形成较为多见。

（3）血清蛋白电泳：严重者血清蛋白降低，α_1 和 α_2 球蛋白明显升高。缓解期如 α_2 球蛋白增加时，常为复发的信号。本病发作时，如 γ 球蛋白下降常提示预后不良。白蛋白下降与疾病活动有关。

（4）免疫学检查：血清中抗中性粒细胞质 IgG 抗体是诊断 UC 较特异性的指标，阳性率约 50％～70％，明显高于正常人群的 3％～4％，能监测病情和判断预后。其他炎症细胞因子（IL-1、IL-6、IL-8 等）也常增高。

（5）其他：在严重病例，常有明显的电解质紊乱，尤以低血钾为突出，活动期患者血沉常加快。

2. 粪便检查

肉眼检查常见血、脓和黏液。涂片镜检可见红、白细胞。粪便的病原学检查目的是要排除感染性结肠炎，应至少连续 3 次行大便常规与培养及有关寄生虫检查以排除痢疾杆菌、沙门氏菌等细菌感染及阿米巴、血吸虫等寄生虫感染。

3. 内镜检查

对本病检查有重要价值，但急性期重型患者应暂缓进行，以防穿孔，急性期可见黏膜呈细颗粒状，并有弥漫性充血、水肿、易脆出血、糜烂及多数形状不规则大小深浅不同的溃疡，覆盖有黄白色或血性渗出物。晚期有肠壁增厚、肠腔狭窄、假息肉形成，甚至癌变。结肠镜及活组织检查可明确诊断并确定病变范围和摘除较大的假性息肉。

4. X 射线检查

钡剂灌肠检查在早期可见结肠黏膜紊乱，结肠袋形加深，肠壁痉挛，溃疡所引起的外廓小刺或锯齿形阴影。晚期可见结肠袋形消失，管壁强直呈水管状，管腔狭窄，结肠缩短，息肉所引起的充盈缺损等。低张气钡双重结肠造影则可更清晰地显示病变细节。但急性期及重型患者应暂缓进行，以免穿孔。

（二）克罗恩病

1. 血液检查

白细胞常增高。红细胞及血红蛋白降低，与失血、骨髓抑制以及铁、叶酸和维生素 B_{12} 等吸收减少有关。红细胞沉降率（血沉）增快，C 反应蛋白升高，可随治疗疾病稳定后显著下降。可有黏蛋白增加，白蛋白降低。血清钾、钠、钙和镁等也下降。

2. 粪便检查

可见红、白细胞。隐血试验可阳性。

3. 免疫学检查

血清中抗酿酒酵母菌细胞壁的磷肽甘露聚糖的抗体是 CD 的较特异的血清学标志物。抗中性粒细胞质 IgG 抗体阳性率约 $5\% \sim 10\%$，高于正常人群 $3\% \sim 4\%$。血清 TNF-α 升高与疾病的活动性相关，其他细胞因子（IL-1、IL-6、IL-8 等）在血清检测中增高。

4. 影像学检查

全消化道和结肠气钡双重造影能了解末端回肠或其他小肠的病变和范围。其表现有胃肠道的炎性病变，如裂隙状溃疡、黏膜皱壁破坏、鹅卵石症、假息肉、瘘管形成等，病变呈节段性分布，单发或多发性不规则狭窄和扩张。X 线腹部平片可见肠袢扩张和肠外块影。腹部 CT、磁共振检查对确定是否有肠壁增厚且相互分割的肠袢、腹腔内脓肿等诊断有一定价值。腹部 B 超检查见不等程度的肠蠕动减弱、肠壁增厚与狭窄、近端肠腔扩张。

5. 内镜检查和活检

可见黏膜充血、水肿，伴有圆形、线形溃疡，呈鹅卵石样改变，肠腔狭窄僵硬或炎性息肉样表现，病变之间黏膜正常或轻度充血，呈跳跃式分布。超声内镜检查有助于确定病变范围和深度，发现腹腔内肿块或脓肿。活检见裂隙状溃疡，非干酪样坏死性结节病样肉芽肿，固有膜和黏膜下层淋巴细胞聚集，隐窝结构正常，杯状细胞不减少。

四、诊断

IBD 无特异性诊断指标，需排除各种可引起类似肠道炎症的病因后才能做出诊断。

诊断标准

中华医学会消化病学分会曾先后于 1978 年（第一次全国消化病学术会议，杭州）及 1993 年（全国慢性非感染性肠道疾病学术研讨会，太原）制定出关于 IBD 的诊断标准。2000 年全国 IBD 学术研讨会（成都）对 IBD 的诊断标准作了进一步修改。

1. UC 的诊断标准（2000 年成都会议）

临床表现：有持续或反复发作的腹泻、黏液脓血便伴腹痛、里急后重和不同程度的全身症状。可有关节、皮肤、眼、口及肝胆等肠外表现。

结肠镜检查：病变多从直肠开始，呈连续性和弥漫性分布。表现为：①黏膜血管纹理模糊、紊乱，充血，水肿，质脆，出血及脓性分泌物附着，常见黏膜粗糙，呈细颗粒状；②病变明显处可见弥漫性多发糜烂或溃疡；③慢性病变者可见结肠袋变浅、变钝或消失，假息肉及桥形黏膜等。

钡剂灌肠检查：主要改变为：①黏膜粗乱及（或）颗粒样改变；②肠管边缘呈锯齿状或毛刺样，肠壁多发小充盈缺损；③肠管短缩，结肠袋消失呈铅管样。

黏膜病理学检查：活动期表现为：①黏膜固有膜内淋巴细胞、浆细胞、中性粒细胞和嗜酸性粒细胞浸润，且呈弥漫性分布；②隐窝急性炎性细胞浸润，尤其上皮细胞间中性粒细胞浸润，隐窝炎，甚至形成隐窝脓肿，可有脓肿溃入固有膜；③隐窝上皮增生，杯状细胞减少；④黏膜表层糜烂，溃疡形成，肉芽组织增生。缓解期表现为：①中性粒细胞消失，慢性炎性细胞减少；②隐窝大小形态不规则，排列紊乱；③腺上皮与黏膜肌层间隙增大；④潘氏细胞化生。

手术切除标本病理检查：可发现肉眼及组织学上 UC 的上述特点。

在排除细菌性痢疾、阿米巴肠炎、慢性血吸虫病和肠结核等感染性结肠炎及结肠 CD、缺血性肠炎和放射性肠炎的基础上，可按下列标准诊断：

（1）根据临床表现和结肠镜检查 3 项中之 1 项及黏膜活检支持，可诊断。

（2）根据临床表现及钡灌肠 3 项中之 1 项，可诊断。

（3）临床表现不典型而有典型结肠镜或钡灌肠典型表现者，可临床拟诊为本病，并观察发作情况。

（4）临床有典型症状或典型既往史，而目前结肠镜和钡灌肠检查并无典型改变者，应列为"疑诊"随访。

（5）初发、临床表现和结肠镜改变均不典型者，暂不诊断，可随访 3～6 个月，观察发作情况。

一个完整的诊断应包括临床类型、严重程度、病变范围、病情分期及并发症。

（1）临床类型：可分为慢性复发型、慢性持续型、暴发型和初发型。初发型指无既往史而首次发作；暴发型指症状严重，伴全身中毒性症状，可伴中毒性巨结肠、肠穿孔和脓毒血症等并发症。

（2）临床严重程度：可分为轻度、中度和重度。轻度：患者腹泻每日 4 次以下，便血轻或无，无发热、脉搏加快或贫血，血沉正常；中度：介于轻度和重度之间；重度：腹泻每日 6 次以上，明显黏液血便，体温＞37.5℃，脉搏＞90 次/min，血红蛋白（Hb）＜100g/L，血沉＞30mm/h。

（3）病变范围：可累及直肠、直乙状结肠、左半结肠、全结肠或区域性结肠。

（4）病情分期：分为活动期和缓解期。

（5）肠外表现及并发症：肠外可有关节、皮肤、眼部以及肝胆等系统受累。并发症可有大出血、穿孔、中毒性巨结肠及癌变等。

2. CD 的诊断标准（2000 年成都会议）

临床表现：慢性起病、反复发作的右下腹或脐周腹痛、腹泻，可伴腹部肿块、肠瘘和肛门病变，同时可有发热、贫血、体重下降和发育迟缓等全身症状。阳性家族史有助于诊断。

影像学检查：可见多发性、节段性炎症伴僵硬、狭窄、裂隙状溃疡、瘘管、假息肉形成及鹅卵石样改变等。B 超、CT、MRI 可显示肠壁增厚、盆腔或腹腔脓肿等。

肠镜检查：可见节段性、非对称性的黏膜炎症、纵行或阿弗他溃疡、鹅卵石样改变，可有肠腔狭窄和肠壁僵硬等，病变呈跳跃式分布。超声内镜有助于确定范围和深度，发现腹腔内肿块或脓肿。

黏膜病理学检查：可见裂隙状溃疡、结节病样肉芽肿、固有膜底部和黏膜下层淋巴细胞聚集，而隐窝结构正常，杯状细胞不减少，固有膜中量炎性细胞浸润及黏膜下层增宽。

手术切除标本：可见肠管局限性病变、跳跃式损害、鹅卵石样外观、肠腔狭窄和肠壁僵硬等特征。镜下除以上病变外，更可见透壁性炎症、肠壁水肿、纤维化以及系膜脂肪包绕病变肠段等改变，局部淋巴结也可有肉芽肿形成。

在排除肠结核、阿米巴痢疾以及耶尔森菌感染等慢性肠道感染、肠道淋巴瘤、憩室炎、缺血性肠炎以及白塞病等的基础上，可按下列标准诊断：

（1）根据临床表现，若影像学、内镜及病理符合，可以诊断本病。

（2）根据临床表现，若影像学或内镜符合，可以拟诊为本病。

（3）临床表现符合为可疑，应进一步检查。

（4）初发病例、临床与影像或内镜及活检改变难以确诊应随访观察 3～6 个月。与肠结核混淆不清应按肠结核作诊断性治疗，以观后效。

此外，世界卫生组织（WHO）结合 CD 的临床、X 射线、内镜和病理表现，推荐了 6 个诊断要点（表 8.2）：①非连续性或区域性肠道病变；②肠黏膜呈铺路石样表现或有纵行溃疡；③全壁性炎症病变，伴有腹块或狭窄；④结节病样非干酪性肉芽肿；⑤裂沟或瘘管；⑥肛门部病变，有难治性溃疡、肛瘘或肛裂。

表 8.2　WHO 推荐的 CD 诊断要点

项　目	临床表现	X 射线表现	内镜表现	活检	切除标本
①非连续性或区域性肠道病变		+	+		+
②肠黏膜呈铺路石样表现或纵行溃疡		+	+		+
③全壁性炎症病变	+	+	+		+
	（腹块）	（狭窄）	（狭窄）		
④非干酪性肉芽肿				+	+
⑤裂沟、瘘管	+	+			+
⑥肛门部病变	+			+	+

注：凡具备 WHO 诊断要点①②③者为疑诊，再加上④⑤⑥三项中任何一项者可确诊；如具有第④项者，再加上①②③三项中的任何两项也可确诊。

诊断成立后，应列出疾病的活动度、严重度、病变范围、全身表现及并发症。

（1）活动度：CD 活动指数（CDAI）可正确估计病情及评价疗效。临床上采用较为简便实用的 Harvey 和 Bradshow 标准（简化 CDAI 如表 8.3 所示）。

表 8.3　简化 CDAI 计算法

	条　件
A	全身健康状况（0＝好、1＝稍差、2＝差、3＝很差、4＝极差）
B	腹痛（0＝无、1＝轻度、2＝中度、3＝重度）
C	每日稀便次数（每日一次记 1 分）
D	腹部包块（医师认定，0＝无、1＝可疑、2＝明确、3＝明确且触痛）
E	并发症：关节痛，葡萄膜炎，结节性红斑，阿弗他溃疡，坏疽性脓皮病，肛裂，新瘘管，脓肿（每项 1 分）

注：<4 分为缓解期，5～8 分为中度活动期，9 分以上为重度活动期。

（2）严重度：CD 的严重度可参考 CDAI 作出。轻度：无全身症状、腹部压痛、包块及梗阻者；重度：有明显腹痛、腹泻、全身症状及并发症；中度：介于两者之间。

（3）病变范围：参考影像学及内镜检查结果确定。肠道病变可分为小肠型、结肠型及回结肠型。

（4）全身表现及并发症：肠外可有口、眼、关节、皮肤、泌尿及肝胆等系统受累。并发症可有肠梗阻、瘘管、炎性包块或脓肿、出血和肠穿孔等。

3. 诊断标志物

目前尚无理想的实验指标能替代临床常用的综合因素评估方法。

1）确立 IBD 诊断的标志

（1）血清学标志：核旁型抗中性粒细胞质抗体 pANCA 和抗酿酒酵母菌抗体（anti-*Saccharomyces cerevisiae* antibody，ASCA）。

pANCA 对 UC、ASCA 对 CD 有相对较高的疾病特异性。研究显示 70%～80% UC 患者 pANCA 阳性，CD 患者和正常对照仅 20%～30%，对 UC 的特异性为 65%～97%，高滴度（>100EU/ml），pANCA 对 UC 特异性更高；CD 患者 ASCA 阳性率为 55%～80%，UC 和非 IBD 患者阳性率均小于 10%。对 CD 的特异性为 100%。pANCA 和 ASCA 联合测定鉴别 IBD 可获得较高的敏感性（71%）和特异性（84%），有助于确立 IBD 诊断及鉴别 UC 和 CD。pANCA 或 ASCA 的阳性率与病变部位、病期、活动性、并发症和治疗无显著相关性。

（2）粪便标志物。乳铁蛋白为中性粒细胞颗粒蛋白成分，对 IBD 的诊断及活动性判定具有敏感性和特异性。Fine 等（2006）对慢性腹泻患者进行乳铁蛋白的检测，结果显示正常对照全部阴性，IBD 对照 100% 阳性；103 例原因不明的腹泻患者经评估后 12 例诊断为 IBD，其中 11 例乳铁蛋白阳性。在这个小样本研究中，粪便乳铁蛋白的敏感性和特异性分别为 90% 和 98%。

（3）影像学诊断。对 IBD 的诊断及复发有一定的帮助，更适用于探测回肠和结肠病变，结果缺乏疾病特异性，因此有阳性发现后应进行更敏感和特异的检查。

2）确立 IBD 活动度的标志物

（1）生化标志物。

血清：ESR、CRP、α_1 酸性糖蛋白水平与 IBD 活动度相关；α_2 巨球蛋白、β_2 微球蛋白增高。

粪便：α_1 抗胰蛋白酶（α_1AT）在肝脏合成后迅速释放入血。IBD 活动期血清 α_1AT 升高。CD 活动期粪便中 α_1AT 的排泄量也增加，计算 α_1AT 清除率（粪便排泄量/血清浓度×100%）可更准确地评估 IBD 的活动性。

（2）肠通透性的标志物。通过粪便 α_1AT 清除率、[51]Cr-EDTA 同位素检查、用高效液相测定尿乳果糖/L-鼠李糖或甘露醇排泄率、[111]In 或 [99]Tc 标记蛋白质（白蛋白或转铁蛋白）排泄试验、气相色谱测定呼气中的烷烃等方法以确定肠通透性。

与非活动期 IBD 相比，活动期 CD 和大范围 UC 的肠通透性显著增加；主要累及左半结肠的 CD 和 UC 则不增加。肠通透性改变为非活动期 IBD 所特有。

（3）同位素扫描。[111]In 或 [99]Tc 标记自体白细胞排泄试验：主要依据是白细胞能在炎症区域积聚和游走。将 [111]In 或 [99]Tc 标记自体白细胞注入患者体内，通过测定粪便中同位素标记的白细胞，或者比较炎症肠管与肝或脾摄取的同位素标记的白细胞来估计病变的活动性。

（4）影像学检查。超声等影像学检查显示与静止期 CD 相比，活动期 CD 的受累肠袢变厚，血管密度增加；肠系膜上动脉平均血流比率显著增高。液相 MRI、PET 处于研究中。

（5）免疫学标志物。

①细胞因子及其受体。细胞因子是许多细胞产生的小分子质量的可溶性多肽，参与机体广泛性的生物活动，如免疫、炎症、损伤、愈合、造血等反应。主要有两种分类方法，根据大体作用分为三类：促炎细胞因子有 IL-1、IL-2、IL-6、IL-8、IL-12、TNF-α、TNF-β、IFN 等，多由单核及巨噬细胞产生，参与细胞介导的免疫反应；抗炎细胞因子或免疫调节因子有 IL-4、IL-5、IL-10、IL-13 等，主要由 T 细胞产生，参与体液免疫反应；生长因子有增殖刺激因子、EGF 等，参与细胞介导的免疫反应。

根据 T 细胞因子的来源和免疫功能分为两类：TH_1 类因子（IL-2、IL-12、TNF-α及 INF-γ），参与细胞介导的免疫反应；Th2 类因子（IL-4、IL-5、IL-6、IL-10、IL-13），产生体液免疫反应或过敏反应。

IL-1 及受体拮抗剂（IL-1ra）：活动期 IBD，病变部位肠黏膜 IL-1α、IL-1β、IL-1ra 表达均增加，血清 IL-1ra/IL-1 值下降，提示内源性 IL-1ra 产生不足；IL-1 和 IL-1ra 的浓度在活动期 IBD 患者粪便中显著升高，缓解后显著下降。

IL-2：活动性 CD，血清和组织中 IL-2R 水平均明显增高，治疗缓解后下降。

IL-6：IBD 患者组织中 IL-6 多增高；活动性 CD 患者血清 IL-6 水平增高，但 UC 不增高。血清中 IL-6 受体（sIL-6R）在活动期 IBD 中均较缓解期高。

IL-8：活动性 UC 患者粪便直肠透析液中 IL-8 明显增多。

TNF-α及其受体：IBD 患者病变肠黏膜中 TNF-α分泌细胞增多，从 IBD 患者炎性肠黏膜中分离出来的单核细胞分泌 TNF-α明显增加，且与黏膜炎症程度密切相关；活动期血浆 TNF-α增加，并与疾病活动性明显相关，治疗后明显降低。血尿中 TNF-α可溶性受体 TNF-RI 和 TNF-RII 水平增高，与 IBD 活动性也明显相关。

血管内皮生长因子（VEGF）是炎症细胞释放的一种细胞因子，能增加血管通透性和促进血管新生。VEGF 水平在 CD 患者中最高，在 UC 患者中也显著高于对照组。平均血清 VEGF 水平与疾病活动度呈正相关，在非活动性 CD 中也显著高于对照组，但在 UC 中并非如此。

②细胞黏附分子（cell adhesion molecule，CAM）是一类介导细胞与细胞、细胞与基质间相互作用的糖蛋白，由免疫细胞、内皮细胞表达，其受体包括免疫球蛋白超家族受体、整合素、选择素。循环 CAM 包括细胞间 CAM、血管 CAM、sE 选择素、sP 选择素。活动性 IBD 循环中可溶性 ICAM-1、可溶性血管间黏附分子 1、sE 选择素、L 选择素增高。CAM 在 IBD 缓解期、活动期及与正常对照有很大重叠，应用受限。

③其他，包括直肠灌洗液测定 PGE_2、$PGF_{2\alpha}$、TXB_2、LTB_4 及组织测定一氧化氮等。

（6）其他。白细胞黏附-聚集实验、粪便中血小板活化因子的排泄量测定等。

（7）UC 及 CD 临床及病理特点见表 8.4。

表 8.4　UC 及 CD 临床及病理特点

项目	UC	CD
病变分布	结肠	消化道任何部位，回肠及近端结肠最多
临床特点		
症状	脓血便多见	腹泻，脓血便少见
梗阻	少见	常见
瘘管形成	罕见	常见
肛周病变	不太多见	常见
内镜及放射检查		
病变特点	病变连续	节段性
直肠受累	绝大多数受累	少见
末段回肠受累	少见	多见
溃疡	溃疡浅，溃疡间黏膜弥漫充血水肿、颗粒状，脆性增加	纵行或匍行溃疡，溃疡深，周围黏膜正常或鹅卵石样改变
假息肉	常见	
肠腔狭窄	少见，中心性	不常见
病理改变	病变主要在黏膜层，有浅溃疡、隐窝脓肿、杯状细胞减少等	多见，偏心性节段性全壁炎，有裂隙状溃疡、非干酪性肉芽肿等

五、鉴别诊断

临床上需与 IBD 相鉴别的疾病见表 8.5。

表 8.5　需与 IBD 鉴别的疾病

感染性	非感染性
细菌性：沙门氏菌、志贺氏菌、空肠弯曲菌、耶尔森氏菌、致病性大肠杆菌、抗菌药物相关性肠炎、结核、急性阑尾炎 病毒：单纯疱疹性直肠炎、巨细胞病毒感染原虫性：阿米巴病、血吸虫病	血管性：缺血性结肠炎、放射性直肠炎、血管畸形、痔疮 特发性：白塞病、胶原性结肠炎 药物性：非甾体类抗炎药 肿瘤性：结肠癌、淋巴瘤、消化道类癌、白血病、结肠息肉病 其他：憩室炎、嗜酸细胞性胃肠炎、自身免疫病、麦胶性肠病

六、治疗

治疗原则：尽早控制发作，维持缓解，预防复发。

中华医学会消化病学分会曾先后于 1978 年（第一次全国消化病学术会议，杭州）及 1993 年（全国慢性非感染性肠道疾病学术研讨会，太原）两次结合我国国情制定出 IBD 的疗效标准，起到了很好的规范作用。2000 年全国炎症性肠病学术研讨会（成都）对这些标准多年来的实施情况结合国内外研究进展加以讨论并作进一步修改，增加了"治疗建议"部分，详见下述。

（一）溃疡性结肠炎（UC）

UC 处理的原则性意见：

（1）确定 UC 的诊断：从国情出发，应认真排除各种"有因可查"的结肠炎。对疑诊病例可按本病治疗，进一步随诊，但建议先不用类固醇激素。

（2）掌握好分级、分期、分段治疗的原则：如诊断标准所示，分级指疾病的严重度，分为轻、中、重度，采用不同药物和不同治疗方法；分期指疾病的活动期和缓解期，活动期以控制炎症及缓解症状为主要目标，而缓解期应继续控制发作，预防复发；分段治疗指确定病变范围以选择不同给药方法，远段结肠炎可采用局部治疗，广泛性及全结肠炎或有肠外症状者则以系统性治疗为主。

（3）参考病程和过去治疗情况确定治疗药物、方法及疗程，尽早控制病情，防止复发。

（4）注意疾病并发症，以便估计预后、确定治疗终点及选择内、外科治疗方法。注意药物治疗过程中的毒副作用，随时调整治疗。

（5）判断全身情况，以便评估预后及生活质量。

（6）综合性、个体化处理原则：包括营养、支持、心理及对症处理；内、外科医师共同会诊以确定内科治疗的限度与进一步处理的方法。

活动期 UC 的治疗目标是尽快控制炎症，缓解症状；缓解期应继续维持治疗。

1. 活动期 UC 的处理

轻度 UC 的处理：①可选用柳氮磺胺吡啶（SASP）制剂，每日 3～4g，分次口服；②用相当剂量的 5-氨基水杨酸（5-ASA）制剂。病变分布于远段结肠者可酌用 SASP 栓剂 0.5～1g，每日 2 次；③氢化可的松琥珀酸钠盐灌肠液 100～200mg，每晚 1 次保留灌肠；④用相当剂量的 5-ASA 制剂灌肠。也可用中药保留灌肠治疗。

中度 UC 的处理：可用上述剂量水杨酸类制剂治疗，反应不佳者适当加量或改服皮质类固醇激素，常用强的松龙 30～40mg/d，分次口服。

重度 UC 的处理：重度 UC 一般病变范围较广，病情发展变化较快，做出诊断后应及时处理，给药剂量要足，治疗方法如下：

①如患者尚未用过口服类固醇激素，可口服强的松龙 40～60mg/d，观察 7～10 天，亦可直接静脉给药；已使用类固醇激素者，应静脉滴注氢化可的松 300mg/d 或甲基强的松龙 48mg/d；未用过类固醇激素者亦可使用促肾上腺皮质激素（ACTH）120mg/d，静脉滴注。

②外应用广谱抗生素控制肠道继发感染，如氨苄青霉素、硝基咪唑及喹诺酮类制剂。

③应使患者卧床休息，适当输液、补充电解质，以防水盐平衡紊乱。

④便血量大、Hb<90g/L 和持续出血不止者应考虑输血。

⑤营养不良，病情较重者可用要素饮食，病情严重者应予肠外营养。

⑥静脉类固醇激素使用 7～10 天后无效者可考虑环孢素每日 2～4mg/kg 静脉滴注；由于药物的免疫抑制作用、肾脏毒性作用及其他副作用，应严格监测血药浓度。因此，从医院监测条件综合考虑，主张该方法在少数医学中心使用；亦可考虑其他免疫抑制剂，剂量及用法参考药典和教科书。

⑦如上述药物疗效不佳，应及时内、外科会诊，确定结肠切除手术的时机和方式。

⑧慎用解痉剂及止泻剂，以避免诱发中毒性巨结肠。

⑨密切监测患者生命体征及腹部体征变化，及早发现和处理并发症。

2. 缓解期 UC 的处理

症状缓解后，应继续维持治疗。维持治疗的时间尚无定论，但至少应维持 1 年，近年来愈来愈多的研究者主张长期维持。一般认为类固醇激素无维持治疗效果，在症状缓解后应逐渐减量，尽可能过渡到用 SASP 维持治疗。SASP 的维持治疗剂量一般为口服 $1\sim3g/d$，亦可用相当剂量的新型 5-ASA 类药物。6-巯基嘌呤（6-MP）或硫唑嘌呤等药物不能维持治疗，对类固醇激素依赖者，也不能用上述药物进行维持治疗。

3. 外科手术治疗

绝对指征：大出血、穿孔、明确或高度怀疑癌肿及组织学检查发现重度异型增生或肿块性损害轻中度异型增生。

相对指征：重度 UC 伴中毒性巨结肠，静脉用药无效者；内科治疗症状顽固、体能下降、对类固醇激素耐药或依赖者；UC 合并坏疽性脓皮病、溶血性贫血等肠外并发症者。

4. 癌变的监测

对病程 8～10 年以上的广泛性结肠炎、全结肠炎患者及病程 30～40 年以上的左半结肠炎、直乙状结肠炎患者应行监测性结肠镜检查，至少两年 1 次。对组织学检查发现有异型增生者，更应密切随访，如为重度异型增生，应即行手术治疗。

5. 疗效标准

完全缓解：临床症状消失，结肠镜检查发现黏膜大致正常。

有效：临床症状基本消失，结肠镜检查发现黏膜轻度炎症或假息肉形成。

无效：经治疗后临床症状、内镜及病理检查结果均无改善。

（二）克罗恩病（CD）

1. CD 处理的原则性意见

（1）CD 治疗的目的是控制发作，维持缓解。由于治疗时间长，应注意长期用药的不良反应。

（2）确定 CD 的诊断：从国情出发，应尽量排除"有因可查"的感染性肠炎、肠道淋巴瘤、Behcet 病及缺血性结肠炎等；与肠结核混淆不清时，应先按肠结核作诊断性治疗 1～3 个月，观察疗效；拟诊为 CD 者，可按 CD 的原则处理。

（3）掌握分级、分期、分段治疗的原则。应使用 CDAI 确定病期和评价疗效。分段治疗指根据病变范围选择不同药物和治疗方法，肠道 CD 一般分为小肠型、回结肠型和结肠型等。

（4）参考病程和过去治疗情况选择药物、确定疗程及治疗方法，以尽快控制发作，防止复发。

（5）注意疾病的并发症及患者的全身情况，确定适当的治疗终点及内、外科治疗界限，提高患者的生活质量。

（6）除新的药物治疗外，还包括支持、对症、心理治疗及营养治疗的综合应用，对具体病例则十分强调个体化的处理原则。

2. 内科治疗方法概要

（1）CD 的基本治疗是内科性的，外科手术主要用于致命性并发症，如解除肠梗阻、治疗腹腔内化脓性并发症、难治性瘘或窦道形成以及顽固性 CD 和生活质量极差者。应尽量推迟手术时间、缩小切除范围。手术后亦需维持部分或全胃肠道外营养，以利早期控制发作，提高生活质量。

（2）局部治疗对 CD 作用有限，主要作为一种辅助治疗措施用于左半结肠受累者。

（3）新的生物制品，如抗肿瘤坏死因子（TNF）-α 单抗主要用于顽固性 CD、瘘管形成及免疫抑制剂治疗无效者。

（4）由于 CD 有复发倾向和癌变的危险性，应长期随访，并及时控制发作，维持缓解，防治并发症。药物维持治疗时间多需 2 年以上甚至终生维持治疗。

3. 疗效标准

临床缓解：经治疗后临床症状消失，X 射线或结肠镜检查发现炎症趋于稳定。

有效：经治疗后临床症状减轻，X 射线或结肠镜检查发现炎症减轻。

无效：经治疗后临床症状、X 射线、内镜及病理检查结果无改善。

第二节　益生菌概述

一、益生菌的定义

益生菌的英文是"probiotical bacteria"，来源于希腊语，pro-biotics 意思是"为了生命"（for life）。Lilly 和 Stillwell 首先在 1965 年提出，描述为"由一微生物分泌的物质能够促进另一种微生物的生长"，随后又有许多人对益生菌一词的进行描述。1989 年 Fuller 进一步完善了益生菌的概念，提出了"一种活的微生菌通过喂饲来调节肠道微生菌的平衡，对宿主产生有益的影响"。该定义强调益生菌的可以成活的要求和对宿主有健康的作用。1992 年 Fuller 对益生菌做了更为详细的描述，指出益生菌作为制剂应符合以下几个标准：①益生菌必须具有存活能力，并能进行工业化规模生产；②在使用和存储期间，应保持存活状态和稳定；③在肠道内或其他生存环境中具有存活能力（不一定能繁殖）；④必须对宿主产生有益的作用；⑤无毒、无害、安全、无副作用。Arameo 等（1996）对益生菌做出进一步的定义：益生菌是含有生理性活菌或死菌（包括其组分和代谢产物），经口服或其他途径投入，旨在改善黏膜表面的微生物群或酶的平衡，或刺激机体特异性或非特异性免疫机制，提高机体定植能力或免疫力的微生物制剂。该定义已被多数国内外学者所接受。

二、益生菌的分类

正常肠道菌群是人体的重要防御系统，其在生理状态下是良好的刺激原，能够促进肠相关淋巴组织（GALT）的成熟。寄生于肠道的 500 余种微生物中，类杆菌、乳酸杆菌、梭状芽孢杆菌、梭杆菌、双歧杆菌、真菌、蜡样芽孢杆菌、地衣芽孢杆菌、枯草杆菌、消化球菌、消化链球菌、埃希杆菌、韦荣球菌等均属肠道益生菌，目前最常用的益生菌是乳酸杆菌属和双歧杆菌属以及某些种类大肠杆菌和肠球菌。某些非致病性微生物，如酵母菌，虽然不是活菌，但是由于其对健康具有良好的促进作用，现在也归于益生菌范畴。

益生菌所采用的菌种主要来源于宿主正常菌群中的生理性优势菌、非常驻的共生菌和生理性真菌三大类。生理性共生菌多为产乳酸性细菌，大致包括 7 个菌属的上百个菌种；非常驻的共生菌在宿主体内的占位密度低，是具有一定的免疫原性的兼性厌氧菌或需氧菌，它们可以是原籍菌、外籍菌群或环境菌群，如芽孢菌属、梭菌属等；生理性真菌包括一些酵母菌。目前益生菌的分类主要是根据《伯杰氏系统细菌学手册》（第九版）并结合细菌分类的一些新进展进行的，主要包括乳酸杆菌属（*Lactobacillus*）、双歧杆菌属（*Bifidobacterium*）、链球菌属（*Sterptococcus*）、芽孢杆菌属（*Bacillus*）、梭菌属（*Clostridium*）、明串珠菌属（*Leuconostoc*）、片球菌属（*Pediococcus*）、乳球菌属（*Lactococcus*）、丙酸杆菌属（*Propionibacterrium*）、类杆菌属（*Bacteroides*）、酵母菌（yeast）、真菌等。

三、益生菌的作用

（1）生物屏障作用：利用益生菌具有的定植性、排他性和繁殖性，通过磷壁酸与肠黏膜上皮细胞相互作用而密切结合，与其他厌氧菌一起占据肠黏膜表面，共同形成一道生物学屏障，提高上皮细胞的防御能力，而其代谢产物如小分子酸、过氧化氢和细菌素等活性物质形成了一个化学屏障，阻止致病菌、条件致病菌的定植和入侵。如双歧杆菌通过与肠黏膜上皮细胞相结合，形成生物屏障，阻止致病菌侵入和繁殖。

（2）免疫赋活作用：肠道炎症通常伴随着肠道菌群失衡，可诱发人体免疫系统对肠道菌群产生强烈的免疫应答，后者又进一步诱导菌群失衡。口服益生菌可打断上述恶性循环，恢复肠道正常菌群。同时增强体液免疫和细胞免疫，提高巨噬细胞的吞噬活性。如双歧杆菌全菌及表面分子能增强机体的非特异性和特异性免疫反应，提高 NK 细胞和巨噬细胞活性，提高局部或全身的抗感染和防御功能。同时双歧杆菌具有诱生 NO 的功能，NO 与各种细胞因子交互作用，调节了 $CD4^+$ Th1 细胞/Th2 细胞间平衡，并影响 NO 自身的产生，使机体的免疫调节水平处于恰当的水平。

（3）抑制或拮抗致病菌：益生菌在肠道可产生有机酸、游离脂肪酸、氨和过氧化氢，具有降低酸度（pH）和抗菌作用。国外已证明唾液型乳酸杆菌 UCC118 可产生 ABP-118，后者是一种对热稳定的抗生素，具有抗菌活性。另外，复方嗜酸乳杆菌、乳酸菌、乳酸菌素在肠内可抑制腐败菌的繁殖，防止肠内蛋白质的发酵，减少产气；地衣芽孢杆菌可拮抗葡萄球菌、酵母菌的生长，但抑菌力微弱。双歧杆菌通过细胞内酶分解肠内结合胆酸，产生游离胆酸，从而抑制和杀灭有害菌；同时产生细胞外糖苷酶，降解肠黏膜上皮细胞上作为潜在致病菌和内毒素受体的复杂多糖，从而阻止潜在致病菌及其毒素在肠黏膜上皮细胞的黏附；此外，它还能够调节和协同其他肠道菌群，促进肠蠕动，减少致病菌黏附到肠黏膜上的机会。

（4）生态平衡作用：动、植物体表和体内寄居着大量的正常微生物群。宿主、正常微生物群和外环境构成一个微生态系统。正常条件下，这个系统处于动态平衡状态。它一方面对宿主有利，能辅助宿主进行某些生理过程；另一方面它对微生物有利，使之保持一定的微生物群落组合，维持其生长繁殖。在微生物及其所栖生的宿主和内外环境构成的微生态系统内微群落水平中，少数优势种群对整个群落起着决定作用，而在微种群内部中优势个体对整个群落起着控制作用。一旦失去优势种群，微群落就会解体。例如，由于抗生素、放射治疗、化学治疗、手术和过敏性疾患等因素引起正常菌群变化，微生态平衡遭到破坏即微生态和菌群失调，引起一系列临床症状。益生菌可通过对酶促作用，增强乳糖消化和刺激肠黏膜乳糖酶的活性；双歧三联活菌胶囊、酪酸梭菌双歧二联活菌胶囊、蜡样芽孢杆菌等在肠内补充正常的生理细菌，维持肠道正常菌群的平衡，抑制腐败菌或致病菌的生长，减少肠道内毒素的生成和与之受体的结合，达到止泻目的。

（5）营养作用：益生菌可参与多种维生素代谢，产生维生素 B、生物素、叶酸、烟酸、泛酸等，促进机体对蛋白质的消化和吸收，促进机体对钙、铁、维生素 D 的吸收，具有帮助消化、增进食欲的功能。例如双歧杆菌在肠道内发酵后可以产生乳酸和乙酸，提高钙、磷和铁的利用率，并促进铁和维生素 D 的吸收；它还可以产生维生素 B_1、B_6 等多种维生素供人体所需；同时双歧杆菌还能通过抑制某些维生素分解菌来保障维生素的供应；它还具有磷蛋白磷酸酶活性，能分解 α-酪蛋白，促进蛋白质吸收，提高氮蓄积率。双歧杆菌还可明显改善乳糖消化不良症状，使乳酸酶缺陷的成人消化乳糖，减少乳糖不耐症带来的副作用。所以补充微生态制剂可增加肠道内正常菌群浓度，从而预防或纠正机体营养不良，与之相关的微生态免疫营养学也应运而生。

（6）抗肿瘤作用：益生菌对多种肿瘤的发生与发展具有一定的抑制作用，它通过抑制将前致癌物转化为活性致癌物的细菌生长，直接抑制肿瘤细胞的生长；或使结肠癌有关酶（硝基还原酶、β-葡萄糖苷酸酶）活性降低或与活性致癌物结合而抑制其吸收等方式抑制肿瘤的发生等。

（7）保护肝脏功能：益生菌可利用、吸收肠道内含氮有害物质，抑制产胺的腐败菌，减少内毒素来源和对肝脏的损害，并降低肠道内酸度，从而达到降低血氨保护肝脏的功能。

（8）降低血脂：乳酸菌可产生 3-羟基-3-甲基戊二酸，抑制羟甲戊二酰辅酶 A 还原酶（3-hydroxy-3-methylglutaryl coenzyme A reductase）的活性。同时发酵乳中的乳清酸衍生的代谢物可降低胆固醇（CH）浓度，或由于乳酸菌可将胆固醇有效的同化而使之不能进入血液中。同时，双歧杆菌可以降低血清胆固醇和三酰甘油，具有改善脂质代谢紊乱的作用，主要通过以下途径降低血胆固醇含量：细菌对胆固醇的吸收；将结合型胆酸盐降解为去结合型胆酸盐；通过酶解作用使肠内胆固醇水平降低，阻断肝肠循环。

四、益生菌制品的临床应用

随着对益生菌与人和动物相互关系的研究的不断深入，益生菌对任何动物生理意义的不断揭示，使益生菌在治疗医学领域的应用面不断扩大。主要运用于以下几种疾病：

（一）腹泻

腹泻（diarrhea）病因复杂，来势凶猛且类型多，一般可分为感染性、炎症性、消化性、应激性、激素性和菌群失调性腹泻，后者多因长期口服广谱抗生素、肾上腺皮质激素而诱发。益生菌制剂通过增加腹泻者肠道内有益菌的数量和活力抑制致病菌的生长，以恢复正常的菌群平衡，达到缓解腹泻症状效果，对成人或小儿细菌性腹泻、菌痢、顽固性难治性腹泻均有良好的预防和治疗作用。国外研究显示，嗜酸性乳杆菌治疗可使儿童轮状病毒感染性腹泻迅速恢复，患者的平均病程及平均住院天数均明显缩短。国内将 132 例真菌性肠炎者随机分成 2 组，治疗组使用微生态制剂治疗，对照组使用抗真菌药治疗，两组霉菌性肠炎者在疗程结束后总治愈率分别为 97.1% 和 100%，治疗组和对照组不良反应发生率为 1.5% 和 23.4%，微生态制剂对真菌性肠炎疗效确切，且无明显的不良反应。

近年来，由于抗生素的滥用，抗生素相关性腹泻（AAD）也渐被临床所重视，益生菌制剂可有效地防治 AAD。国外学者所做的 Meta 分析也表明微生态制剂可防止 AAD 的发生。益生菌制剂用于广谱抗生素所致及危重病者中存在的肠道菌群失调，同时使用抗生素和益生菌制剂是否会影响活菌制剂的功效，以及活菌制剂中是否会有耐药因子传递给人体中其他细菌，造成耐药因子扩散是益生菌制剂对抗生素耐受性的两个关键问题，如金双歧、培菲康、妈咪爱不宜与抗菌药配伍，整肠生可与庆大霉素、头孢噻肟配伍，不宜与环丙沙星、氧氟沙星、呋喃妥因、四环素配伍。

（二）肠应激综合征

肠应激综合征（irritable bowel syndrome，IBS）为伴有腹痛和结肠功能紊乱的常见病，其特征是无感染或炎症的存在，但原因不明确，饮食、生活方式、感染和无关的炎症均被认为是潜在的致病因素，尤其与痢疾、受寒、进食过凉有直接的相关性。IBS 发病率高，为胃肠疾病的 10%～20%，西方人群为 8%～23%，中国人群为 7.2%，其中女性约占 75%。依据症状的表现，IBS 分为数种类型，一类以便秘为主，另一类以腹泻为主，再一类两者症状兼而有之，3 种类型的比例分别为 28%、29% 和 33%，其中 58% 的女性的主要症状为腹泻，50%～60% 存在菌群失调。国外报道，40 例 IBS 者分成 2 组，治疗组 20 例服用乳杆菌制剂，对照组 20 例口服安慰剂，连续 4 周。结果治疗组 20 例腹痛消失，6 例便秘正常化，95% 症状改善，而安慰剂组仅有 11 例腹痛消失。

（三）炎症性肠病

炎症性肠病（inflammation bowel disease，IBD）包括克罗恩病和溃疡性结肠炎，这两种疾病可能与肠道微生态菌群紊乱有关。国外观察非致病性酵母菌对克罗恩病的治疗作用，对临床缓解期的 32 例患者使用 5-氨基水杨酸或 5-氨基水杨酸加用酵母菌治疗 6 个月，结果显示，单独使用 5-氨基水杨酸组复发率为 37.5%，而与益生菌制剂合用的患者中克罗恩病的复发率仅为 6.25%，提示益生菌制剂可作为溃疡性结肠炎和克罗恩病维持治疗。另一途径在缓解期给予患者口服益生菌制剂，可与 5-氨基水杨酸一样起到防止溃疡性结肠炎复发的效果。详见本章第三节。

（四）幽门螺杆菌感染

体外研究显示，唾液乳杆菌在体外可抑制 Hp 的黏附作用及 IL-8 的分泌，在预先接种唾液乳杆菌的大鼠胃内 Hp 不能定植到胃黏膜表面。另一方面，三联疗法被认为是治疗 Hp 的金标准，但胃肠道的不良反应是主要问题。益生菌制剂可减少或阻止这些药物相关性临床表现。国外对 60 例无症状 Hp 感染者随机应用克拉霉素、替硝唑、雷贝拉唑治疗 1 周及乳酸杆菌或安慰剂治疗 2 周，并随访 3 周，结果显示，乳酸杆菌可明显减轻腹泻、恶心、味觉障碍等不良反应。

（五）结肠癌

益生菌可使与结肠癌（colon cancer）有关的酶（如 7α-羟化酶、β-葡萄糖苷酸酶、硝基还原酶等）的活性显著降低，从而降低肿瘤发生的危险性。国外发现保加利亚杆菌和嗜热链球菌可能降低粪便中酶类、诱变剂、次级胆盐等致癌因子作用。

（六）肝硬化

肝硬化（cirrhosis of the liver）者存在菌群失调并伴有不同程度的内毒素血症，且这种菌群失调与肝功能损害程度成正比。益生菌制剂可减轻肝硬化时细胞损伤及细胞器变形程度，减慢假小叶的形成速度以及改善肠黏膜功能，改善肝硬化患者症状，促进黄疸消退，降低患者 AST 并增高白蛋白，消除内毒素血症，同时可升高双歧杆菌与大肠杆菌比值，对肝硬化的并发症如肝性脑病、自发性腹膜炎也有一定的防治作用。国内研究了嗜酸乳杆菌制剂对肝硬化者肠道症状、血氨及血浆内毒素的影响，认为嗜酸乳杆菌能显著改善肝硬化者肠道症状，并降低血氨及血浆内毒素的水平。

（七）感染性变态原哮喘及慢性支气管炎的防治

Polosu Rhina 于 1999 年报道，在 119 例感染性变态原哮喘患者中，频繁发作的支气管哮喘者中有 79.8% 发现肠道菌群紊乱，并对解痉药效果越来越不敏感，使用益生菌制剂后，肠道菌群紊乱和免疫指标恢复正常，哮喘得到控制，效果明显，经治后症状消失。国内也有对慢性支气管炎进行微生态防治的报道。

（八）各种便秘

对于功能性便秘，采用微生态制剂调整治疗效果较好。通过口服活菌制剂，一方面可以补充大量的生理型细菌，纠正便秘时的菌群改变，促进食物的消化吸收，另一方面，益生菌在代谢过程中产生多种有机酸，使肠腔内 pH 下降，调节肠道正常蠕动，缓解便秘。同时可减少毒素及代谢产物的吸收，加速血氨的分解，起延年益寿保健作用。

（九）高胆固醇血症

前文已述，益生菌可以降低血脂。人体试验表明，食用含有保加利亚乳酸杆菌和嗜热链球菌的酸奶可降低血中胆固醇含量的 5%～10%，这对于治疗和缓解胆固醇血症具有一定的疗效。傅晓莉等于 1994 年经肠道分离一株屎肠球菌活菌，对高胆固醇血症具有明显的预防和治疗作用。

（十）败血症和肺炎的继发感染

Oirawa 在 1999 年报道指出，用益生剂治疗 15 例败血症和肺炎患者，症状改善，疗效明显。Tolkacheva 在 1999 年报道，发现 127 例急性白血病合并感染患者肠道菌群紊乱，用益生剂后，肠道菌群恢复正常，感染得到控制，取得相当好的效果。

（十一）某些皮肤病

用痤疮丙酸杆菌和表皮葡萄球菌制剂治疗青春型痤疮和黄褐斑等皮肤病。有报道服用乳酸杆菌制剂治疗青春型痤疮并取得良好疗效。国内研制的枯草芽孢杆菌制剂可治疗和预防各种创、烧伤感染，使创面快速愈合。

（十二）泌尿生殖道感染疾病

国内外已研制出多种治疗泌尿生殖道感染疾病的益生菌制剂，如利用乳酸杆菌防治细菌性阴道病、性病、子宫糜烂、盆腔炎、宫颈炎及防治产褥期感染等。

（十三）动脉硬化、老年性痴呆症

对动脉硬化、高胆固醇血症、糖尿病、老年性痴呆等患者进行肠道检查发现有菌群失调，用双歧杆菌等复合制剂治疗肠道菌群紊乱，取得了一定的疗效。

（十四）自身免疫性疾病

现已证实，风湿性关节炎、强直性脊柱炎与肠道菌群失调有关。风湿性关节炎患者血中变形杆菌的抗体较健康人高得多，并认为是与变形杆菌所引起的自身免疫性疾病有关。强直性脊柱炎根据报道也为自身免疫性疾病，该患者血清中克雷伯菌的抗体增高，特别是急性期尤为明显。患者大便中该菌的定量已超出正常范围。进一步研究证明，肠道内的过路菌与人体某些类型组织有共同抗原。在肠道微生态失调时，这些菌增加，刺激免疫系统产生抗体，进而攻击自身组织，引起自身免疫性疾病。属于这类疾病的还有恶性贫血、重症肌无力、红斑性狼疮、运动性神经元疾病等。英国伦敦皇家医学院 Alan Ebringer 于 1990 年利用干酪乳酸杆菌制剂对上述自身免疫性疾病进行治疗并已取得满意疗效。

（十五）内分泌性疾病

骨质疏松症在女性中发病率很高，在西方工业化国家，是一个使妇女遭受痛苦或残废的原因之一，是突然发生大腿骨折或脊柱骨折的原因。当雌激素在血清中下降时，骨的代谢遭到破坏，不能正常吸收钙质。骨质疏松就是由于血液内的雌激素及甲状旁腺激素下降，不能保持骨质内钙质所致，而雌激素的下降是肠菌群失调的表现之一。在此时，如补充肠菌群、双歧杆菌或乳酸杆菌，就可以保持骨质中的钙或促进钙的吸收。另外，对于甲状腺机能亢进综合征（Grave 病），单纯补充钙或镁不能奏效。欧洲多提倡饮用沃格特和酸奶，也可用乳酸杆菌和双歧杆菌的胶丸或片剂。在肠道菌群失调时常可出现一种细菌肠结肠炎耶氏菌。该菌是禽类的正常菌群，它通过宿主转移进入人体，是典型的路过菌。该菌在肠道菌群失调时就可定植于人的肠道。肠结肠炎耶氏菌一旦在肠道内繁殖可产生一种物质，作用于甲状腺细胞，并导致甲状腺激素增加，进而形成 Grave 病。其中 80% 以上的患者血清中有耶氏菌抗体。高水平的抗体也可导致自身免疫性疾病，如关节炎等。

五、益生菌制剂的应用原则

（1）益生菌制剂对由细菌或病毒引起的感染性腹泻的早期其无合并症者的效果要好。

（2）依照临床特征来合理选用，如需尽快建立一个肠道正常菌群，宜选用以双歧杆菌为主的复合原籍菌制剂，复合原籍菌制剂可尽快定植在肠道上、中、下部位，并迅速繁殖，作用快而持久，在整个肠道形成一道屏障。如选用金双歧，也为长双歧杆菌、保加利亚乳杆菌、嗜热链球菌的三联活菌制剂，其中长双歧杆菌更适宜国人。对痉挛性和功能性便秘者，可选用双歧杆菌、嗜酸乳杆菌、乳酸菌、乳酸菌素等，其成分为乳酸菌、双歧杆菌，在繁殖中会产生有机酸，使肠管水分的分泌增加，同时使肠道的酸性降低，促使大便中水量增多而使粪便易于排出。对伪膜性肠炎或食物中毒，可首选酪酸菌，其耐酸且抗腐蚀性强。

（3）益生菌制剂大多数为细菌或蛋白质，在服用时宜注意过敏反应。另外益生菌制剂口服后对抗生素的耐药性是否会转移，目前的研究暂时表明，除少数乳酸菌的抗药基因由编码而可在远源细菌转移外，大多数乳酸菌、双歧杆菌的耐药性为非转移的。但鉴于缺乏大样本循证医学的研究结论，迄今仅为推论。

（4）有些益生菌制剂要求冷藏（2～10℃）。

（5）有些活菌不耐酸，宜在餐前 30min 服用。

（6）一般不宜与抗生素、抗菌药、黄连素、活性炭、鞣酸蛋白、铋剂、氢氧化铝同服，以免杀灭菌株或减弱药效，可间隔时间约 2～4h。但死菌制剂和地衣芽孢杆菌、酪酸菌可与抗生素等联合应用。

第三节　益生菌与炎症性肠病

人体肠道是一个巨大的细菌库，在人体构成微生态平衡。若这种平衡破坏，出现菌群失调，将会引起许多相关疾病。炎症性肠病（IBD）的病因和发病机制尚不明确，肠道微生物与 IBD 发病关系密切。临床研究发现，炎症性肠病患者肠道内存在菌群失调，正常细菌的数量减少，正常人群的肠黏膜免疫系统对肠道正常菌群存在耐受，而某些具有 IBD 遗传易感性人群的肠黏膜免疫系统对其肠道菌群失去耐受，表现为黏膜免疫系统对肠腔内的抗原物质应答反应异常，此类抗原很可能就是共生菌。在 IBD 中，菌群失调和黏膜炎症之间的相关性已被大量临床和基础观察所证实。若给 IBD 患者补充正常细菌即益生菌，使肠道内菌群失调得到纠正，可使病情缓解。益生菌在炎症性肠病治疗中的应用取得了重要进展。

一、胃肠道正常菌群

人的胃肠道栖息着大约 30～40 个菌属，500～1000 多种细菌，主要由厌氧菌、兼性厌氧菌和需氧菌组成，其中专性厌氧菌占 98％以上，而仅类杆菌及双歧杆菌就占细菌总数 90％以上。胃、十二指肠、空肠细菌的种类及数量极少，主要由于胃酸、胆汁作用及小肠液流量大，蠕动节奏快，细菌在繁殖前即被冲洗到远端回肠及结肠，细菌浓

度 $<10^3$ cfu/ml，主要为革兰氏阳性需氧菌，如链球菌、葡萄球菌和乳酸杆菌。而回肠末端由于肠液流量少，蠕动减慢，细菌数逐渐增加到 $10^5 \sim 10^8$ cfu/ml，主要含乳酸杆菌、大肠杆菌、类杆菌和梭状芽孢杆菌等。至结肠，细菌数明显增加，浓度 $10^9 \sim 10^{12}$ cfu/ml，主要为厌氧菌，双歧杆菌、类杆菌、乳酸杆菌占绝对优势，为优势菌群，而有潜在致病性的梭状芽孢杆菌和葡萄球菌仅少量。肠内菌群保持共生或拮抗关系，维持微生态平衡，与宿主健康及疾病有密切关系。肠道个体菌群分为三个部分：①生理性细菌是宿主的原籍种群，为专性厌氧菌，是肠道的优势菌群，如双歧杆菌、类杆菌、优杆菌和消化球菌等，它们是膜菌群的主要构成者，具有营养及免疫调节作用；②条件致病菌与宿主共栖，以兼性需氧菌为主，多半是共生菌为肠道非优势菌群，如肠球菌、肠杆菌，在肠道微生态平衡时是无害的，在特定的条件下具有侵袭性，对人体有害；③病原菌多为过路菌，长期定植的机会少，生态平衡时，这些菌数量少，不会致病，如果数量超出正常水平或变异产毒，则可引起人体发病，如变形杆菌、假单胞菌和常为韦氏梭菌等。

二、菌群失调

菌群失调是指肠道正常菌群的种类、数量和比例发生异常变化，偏离正常的生理组合，转变为病理性组合状态。致病菌、条件致病菌的数量增多，而双歧杆菌、乳酸杆菌等对人体有益的正常细菌数量减少。临床上以腹泻为最明显症状，其他如肠道菌群中潜在致病菌引起的内源性感染和一些过敏性疾病如特异性反应性湿疹、过敏性皮炎和炎症性肠病等，被认为与菌群变化致肠黏膜屏障功能损害及免疫紊乱有关。随着抗生素的广泛应用，特别是抗菌谱过广，应用时间长，是引起菌群失调的主要诱发因素。同位素、激素及放射治疗和化疗均可在治疗疾病的同时降低抗体免疫力，影响益生菌，使人体潜在的致病菌定植。手术、外伤、感染和肿瘤以及环境恶化等均可引起菌群失调。

三、炎症性肠病发病机制中的微生物因素

IBD 的病因和发病机制尚不明确，但肠道菌群对 IBD 发病的触发作用日益为人们所接受。肠道感染是炎症性肠病病因与发病机制中环境因素中研究最多的一个因素。目前已经明确：①肠内细菌的存在是 IBD 发病的必要条件；②肠内细菌通过人体内 Toll-like 受体（TLR）介导的自然免疫系统而致病。UC 和 CD 是两种不同的疾患，其机制之一可能与小肠和大肠的解剖学和细菌学（肠内细菌）的异同有关。最近 Grimes（1987）提出副结核分枝杆菌（MP）与 CD 有关。更为引人注目的是肠腔内环境改变，特别是菌群改变可能通过抗原刺激、肠上皮细胞代谢、肠壁通透性及对黏膜免疫系统的影响对肠道炎症发生重要作用。

1. 肠道致病微生物的感染

IBD 的发病部位是结肠、直肠、回肠等肠道接触细菌最多的部位，并且 IBD 的一些临床特征与一些肠道感染性疾病类似。虽然目前研究资料不支持某一特异性致病微生物的感染导致 IBD 发病，但临床观察发现，这些微生物所致的肠道感染能诱导缓解期 IBD 复发。肠道感染使一些条件致病菌和（或）致病菌损害肠黏膜屏障，肠腔内抗原移位至肠黏膜固有层，并激活肠黏膜免疫系统，诱导 IBD 发病。

1）副结核分枝杆菌

长期以来，肠道副结核分枝杆菌感染与 IBD 发病的关系是 IBD 病因学的研究热点，副结核分枝杆菌是否是 IBD 的病原菌，目前存在很大的争议。目前检测组织中副结核分枝杆菌较常见的方法是免疫组织化学法、PCR、血清免疫学和细菌的分离培养技术。1984 年 Chiodini 等自 CD 患者手术切除的肠组织中成功分离出副结核分枝杆菌，随后他们将 CD 患者手术切除的肠组织培养了 18～30 个月，培养液中有菌壁缺失的分枝杆菌菌体，该细菌见于 61％的 CD 患者，而 UC 和其他肠道炎症则没有该菌。他们认为，这种杆菌能转变成有菌壁的副结核分枝杆菌。Sanderson 等（1992）用 PCR 技术检测了副结核分枝杆菌特异性 IS900 片段，他们发现 65％的 CD、4％的 UC 和 13％正常人的肠组织能检测出副结核分枝杆菌 IS900 片段。Kreuzpaintner 等（1995）检测了不同人群血清中副结核分枝杆菌特异性抗原的抗体，发现该抗体在 CD 患者检出率为 64.7％，UC 为 10％，结肠癌为 5％，而正常人皆阴性，并且 CD 患者病变肠段被切除后，抗体的滴度明显降低。不过，其他学者用同样的方法未能在 CD 患者炎症肠组织中检测出分枝杆菌。

2000 年，Collins 等在美国和丹麦对 439 例 IBD 患者及 324 例正常人进行了多中心实验研究，结果显示，9％ CD 患者和 26％ UC 患者副结核分枝杆菌高特异性的 IS900 抗体为阳性，而 6％正常人阳性；美国 CD 患者副结核分枝杆菌血清抗体阳性率高于 UC 和正常人，而丹麦 CD 患者副结核分枝杆菌血清抗体阳性率与 UC 和正常人无差别；美国 CD 患者的阳性率高于丹麦 CD 患者，这可能是因为欧洲的卡介苗接种率高于美国，他们推测卡介苗的接种能减少副结核分枝杆菌的感染。然而令研究者很难解释的是美国和欧洲 IBD 的发病率没有差异；对 IS900PCR 阳性的 IBD 和正常人肠组织进行培养，都未发现有副结核分枝杆菌的生长。

其他研究结果也显示，副结核分枝杆菌的感染与 IBD 发病没有明显的联系。例如，在副结核分枝杆菌高感染率的农场，农场家庭的 IBD 发病率并不高。一些实验试图用副结核分枝杆菌感染动物来诱导出肉芽肿性结肠炎，但实验并没有成功。尽管有报道称部分 IBD 患者的乳汁中可能会发现副结核分枝杆菌，并且这种可能性高于正常人，但这些患者经乳汁喂养的后代 IBD 发病率并不比 CD 患者非乳汁喂养的后代高。

到现在为止，尚没有发现 IBD 患者针对副结核分枝杆菌的细胞免疫学证据，而且针对副结核分枝杆菌的抗生素治疗并不能完全缓解 IBD 患者病情。因此，目前尚不能认为分枝杆菌的感染与 IBD 发病存在一定的联系。

2）麻疹病毒

Wakefield 等（1993）认为，人体对麻疹病毒抗原存在耐受，麻疹病毒在体内能持续感染，当其他麻疹病毒或病原微生物再感染时，机体对该病毒的耐受被打破并诱发持续的炎症。一些麻疹病毒如副黏液病毒持续感染肠系膜血管内皮细胞，引起肉芽肿性血管炎，造成肠系膜血管灶状缺血，可能会诱发 CD 的病理改变。他们同时用免疫组织化学法、原位杂交和电镜等技术在 CD 的肠组织尤其是肉芽肿组织中发现了麻疹病毒样的病毒颗粒。但近几年来，探讨麻疹病毒感染与 IBD 发病间关系的研究所得出的结果相互矛盾。有研究认为，麻疹病毒流行感染高峰后 3 个月内出生的人群患 CD 的危险性要明显高于预期的患病率。但其他对照研究未能发现麻疹病毒流行感染与 CD 发病率间有任何联系。Robertson 等（2001）认为没有证据证明麻疹病毒感染是 CD 的病因。麻疹病毒是否是 CD 的病原体目前仍有争议，目前不推荐使用麻疹疫苗来预防 CD 发病。

　　3）其他可能的病原微生物

　　一些学者对 IBD 其他可能的病原菌进行了研究（表 8.6）。Liu 等（1995）报道，75%CD 患者肠道病变组织黏膜固有层、肠系膜淋巴结内巨噬细胞中含有利斯特菌抗原，而 13% UC 患者为阳性，正常人群没有发现该抗原。不过，利斯特菌是一种普遍存在的细菌，通常 80%以上 CD 患者能同时检测出该菌及大肠杆菌、链球菌的抗原，说明该菌可能是 IBD 发病后的继发感染菌，而不是病原菌。其他学者在 CD 患者肠组织中没有检测出利斯特菌。

表 8.6　IBD 中可能有致病作用的病原体

疾病	病原体
溃疡性结肠炎	双链球菌（*diplostreptococcus*）
	坏死腐尸拟杆菌（*Bacteroides necrophorum*）
	志贺氏菌（*Shigella*）
	RNA 病毒（RNA virus）
	致病性大肠杆菌（enteropathogenic *escherichia coli*）
克罗恩病	衣原体（chlamydia）
	L 型嗜麦芽假单胞菌（L form *Pseudomonas maltophilia*）
	RNA 呼吸病毒（RNA reovirus）
	堪萨斯分枝杆菌（*Mycobacterium kansasii*）
	副结核分枝杆菌（*Mycobacterium paratuberculosis*）
	副黏液病毒-麻疹病毒（paramyxovirus-measles）
	单核细胞增多性利斯特菌（*Listeria monocytogenes*）

　　巨细胞病毒感染与 IBD 复发可能存在一定的联系（表 8.7）。临床上巨细胞病毒感染常见于免疫缺陷的患者，如 HIV 感染患者，或接受化疗药物治疗的患者出现 CD4$^+$ T

表 8.7　炎症性肠病复发相关的病原体

病毒	细菌	其他病原体
巨细胞病毒	难辨梭菌	溶组织阿米巴
轮状病毒	沙门氏菌	肠兰伯鞭毛虫
诺福克物质	志贺氏菌	人酵母菌
呼吸状合胞病毒	弯曲杆菌	
流感病毒 A、B	耶尔森氏菌	
副流感病毒	大肠杆菌	
风疹	气单胞菌	
EB 病毒		
单纯疱疹病毒		
腺病毒		

细胞减少。不过，巨细胞病毒感染常导致 IBD 复发，并且病情进展很快，及时行抗病毒治疗能很好地缓解 IBD 病情。因此，当对皮质激素抵抗的 IBD 患者出现发热、淋巴细胞减少、肌肉疼痛和肝脏转氨酶升高症状时，要进行巨细胞病毒血清学检测以诊断巨细胞病毒感染。

2. 肠道菌群失调

一些学者认为，IBD 的发病涉及遗传、肠菌失调和免疫异常等因素，发病的触发点是肠道内致病菌与正常菌群比例失调所致。IBD 患者的肠道菌群存在失调，活动性 CD 患者肠道厌氧菌，尤其是拟杆菌明显增多，UC 患者肠道菌群中需氧菌增多。

很多实验证实，肠道细菌参与了实验性结肠炎的发病。很多转基因动物在无菌环境中不发生结肠炎，而在有菌环境中则出现慢性结肠炎。例如，将先天性 IL-10 缺陷小鼠置有菌环境中时，2 周龄的基因缺陷小鼠肠道尚未有损伤表现，肠道通透性即有增高，并且肠黏膜内 IFN-γ、TNF-α 的浓度也开始增高，肠道通透性增高与 IFN-γ、TNF-α 的浓度相平行。而置无菌环境中的基因缺陷小鼠肠道通透性正常，肠黏膜内 IFN-γ、TNF-α 的表达也正常。该实验说明先天性 IL-10 缺陷小鼠对肠道菌群的黏膜免疫反应发生异常，导致肠通透性增加，并且肠通透性的增加先于肠道炎症的发生。IBD 患者肠道通透性存在异常，但其原因目前尚存有争议，可能与遗传、肠道炎症、环境因素如吸烟等有关。肠道细菌在人 IBD 肠道通透性增高中的作用是否与动物结肠炎模型类似需要更多的研究来探讨。

3. 肠道细菌参与 IBD 发病可能的机制

目前研究认为，肠道细菌可能通过如下一种或多种途径参与 IBD 发病。

（1）肠道菌群失调，触发 IBD 发病。IBD 患者肠道菌群失调，肠道内致病菌增多，分泌的肠毒素使肠上皮通透性增高；病菌分泌免疫抑制性蛋白，导致黏膜免疫失调；增多的致病菌直接侵袭、损伤肠上皮细胞、破坏肠黏膜屏障。

肠道致病菌分泌的异常肠毒素能使肠道细菌和产物发生移位。有学者发现，HT-29 细胞与脆弱拟杆菌分泌的肠毒素共育时，拟杆菌分泌的肠毒素不影响 HT-29 细胞的活力，但再加入一些肠道其他细菌，如沙门氏菌、利斯特菌、大肠杆菌、肠球菌等，肠毒素能明显增加这些致病细菌侵入 HT-29 细胞内的数量。

肠道菌群失调时，条件致病菌数量增多，并产生一些能诱导肠道炎症的物质，这些物质能激活肠黏膜免疫系统。例如，细菌的脂多糖（LPS）、糖蛋白-多糖（PG-PS）能诱导易感动物发生结肠炎，PG-PS 浆膜下注射能诱导慢性肉芽肿性肠炎复发，并伴有肠外病变（如关节炎、肝炎等）。肠道细菌产生的甲酰寡肽如甲酰甲二磺酰亮氨酰苯基丙氨酸（FMLP）参与了肠道炎症的病理生理机制，并可导致肝胆并发症。FMLP 在大鼠体内存在肠肝循环，给大鼠结肠灌注 FMLP 后，结肠炎大鼠胆道分泌 FMLP 是正常大鼠的 10 倍，这是由于结肠炎时肠黏膜通透性增高，增加了 FMLP 肠肝循环的量。细菌的这些产物能激活肠黏膜巨噬细胞，诱导 NF-κB 激活，并分泌大量细胞因子。

最近研究发现，细菌 DNA 的 CpG 基序能刺激一些免疫细胞产生一种 Th1 型为主的免疫反应。DSS 动物结肠炎发生后，用细菌 CpG 处理动物会加重动物急慢性结肠炎的病情。而在诱导结肠炎开始前，用细菌 CpG 处理动物可能会诱导免疫耐受，并明显减轻结肠炎病情。肠道细菌诱发肠道炎症的具体机制尚不清楚。目前对于以下问题尚存在争议：与肠黏膜免疫系统存在异常相互作用的肠道细菌及菌体成分（如糖蛋白、脂多糖、细菌 DNA 基序等）直接诱发了肠道和肠外炎症，还是这些细菌仅仅是在炎症肠黏膜出现溃疡等病变后侵入病变组织，加重肠道炎症。

（2）肠黏膜屏障功能缺陷，肠道通透性增高，肠腔内成分诱发异常免疫反应维持肠黏膜屏障的重要因素包括肠上皮细胞间的紧密连接和上皮细胞表面的黏液。N-cadherin 转基因小鼠肠上皮细胞间紧密连接存在缺陷，导致肠道局部炎症和腺瘤的发生。例如，先天性 IL-10 缺陷小鼠置有菌环境中时，2 周龄的基因缺陷小鼠肠道尚未有损伤表现，肠道通透性即有增高，并且肠黏膜内 IFN-γ、TNF-α 的浓度也开始增高，肠道通透性增高与 IFN-γ、TNF-α 的浓度相平行。而置无菌环境中的基因缺陷小鼠肠道通透性正常，肠黏膜内 IFN-γ、TNF-α 的表达也正常。该实验说明先天性 IL-10 缺陷小鼠对肠道菌群的黏膜免疫反应发生异常，导致肠通透性增加，并且肠通透性的增加先于肠道炎症的发生。人类 IBD 和实验性结肠炎的相关实验结果说明，肠道炎症的发生与肠黏膜屏障存在缺陷有关。肠道屏障功能受损，通透性增高，肠腔内的抗原、内毒素等促炎症物质进入肠黏膜固有层，诱发免疫反应。肠黏膜通透性增高可以导致肠道细菌和细菌产物移位，细菌产物如 LPS、PG-PS、FMLP 等进入肠肝循环后，进一步损坏肠黏膜屏障。

不过，目前对于 IBD 患者是否存在先天性肠黏膜屏障功能缺陷尚存有争议。Hilsden 等（1996）报道，IBD 患者健康的直系亲属肠黏膜通透性较正常人增高，而其他学者并没有发现 IBD 患者直系亲属肠黏膜通透性增高。

（3）肠道免疫功能异常，对肠道内物质失去耐受。正常肠黏膜免疫系统对肠道内正常菌群耐受，肠黏膜固有层仅保持一定的前炎症状态。在发生 IBD 时，肠道菌群发生改变，肠黏膜免疫系统对肠道内已发生变化菌群的耐受被打破。

Duchmann 等（1995）研究发现，从正常小鼠脾、小肠和大肠提取的单个核细胞与自体肠菌的裂解液共育时，不会发生增殖反应，但与异体肠菌的裂解液共育时则发生强烈的增殖反应。并且，TNBS 结肠炎小鼠肠黏膜局部和机体系统免疫对肠道细菌的免疫耐受被打破，如果用 IL-10 或者抗 IL-12 抗体治疗，小鼠的免疫耐受会恢复，结肠炎也会减轻，这说明 TNBS 结肠炎为 Th1 型免疫反应。但抗炎细胞因子的治疗只能使机体对自身肠道细菌恢复耐受，而对异体细菌所引发的增殖反应没有作用。Duchmann 等进一步研究发现，将活动性 IBD 患者炎症肠黏膜固有层单个核细胞（LPMC）在体外与自身肠道内细菌裂解液共育后，LPMC 发生强烈的增殖反应，伴有大量的细胞因子如 IL-12、IFN-γ、IL-10 等的分泌，而正常人 LPMC 对自身肠菌裂解液不发生增殖反应，说明正常人对自身的肠菌存在耐受，而 IBD 患者的这种耐受被打破。

（4）肠道细菌功能的异常。IBD 患者肠道正常细菌的种类、数量和功能发生了改变。某些过度生长的细菌能影响肠上皮细胞能量代谢，导致上皮细胞受损伤，诱发肠道炎症的发生。丁酸盐和其他短链脂肪酸（SCFA）是厌氧菌在肠道内发酵难于被消化吸收的食物成分，如碳水化合物和蛋白质等。由于肠道细菌的种类和功能发生了改变，IBD 患者肠腔内 SCFA 的量明显减少。SCFA 是结肠上皮细胞的主要能量来源，具有一定的抗炎特性。UC 炎症肠道内丁酸盐的浓度明显下降，因此 UC 被认为是一种能量饥饿性疾病。最近 Luhrs 等（2002）观察了丁酸盐灌肠的临床效果，实验中 11 例 UC 患者分别接受丁酸盐或安慰剂灌肠，治疗 4～8 周后丁酸盐治疗组患者临床症状明显缓解，炎症肠道中 NF-κB 激活的单核细胞数量明显减少，而对照组患者的临床症状没有明显改善，说明丁酸盐对 UC 具有一定的临床治疗效果。

肠腔内氢化硫与丁酰辅酶 A 反应，所生成的过硫酸盐能抑制上皮细胞内短链甲酰辅酶 A 脱氢酶功能和细胞代谢，导致结肠细胞能量缺乏，使肠黏膜炎症持续。UC 患者肠道内氢化硫浓度明显升高，在肠道内能迅速增殖的脱硫酸盐菌如脱磺弧菌是肠腔内产氢化硫的主要细菌。不过，国内外有关脱磺弧菌的研究比较少，脱磺弧菌与 IBD 发病的关系尚需进一步研究。

总之，目前大量的实验和临床资料显示，肠道菌群参与了 IBD 的发病。某些具有遗传易感性的人群肠道菌群失调，细菌及产物等抗原可能诱导肠黏膜免疫功能失衡，使肠黏膜免疫系统对肠腔内抗原失去耐受，引发肠道炎症。

四、益生剂防治炎症性肠病的作用机制

人们从应用益生剂治疗 IBD 的效应中受到启发，开始探讨益生剂治疗 IBD 的机制。其中肠道微环境的改变和免疫学机制在发病中的作用越来越多的为人们所关注。大量的临床试验和研究都证明了细菌和肠道炎症反应有着相当密切的关系。通过免疫细胞及上皮细胞可以对不同种群的微生物进行鉴别，这使我们对益生剂防治机制有了更进一步的了解。可见 IBD 发病与肠道微生态即肠道正常菌群变化密切相关，肠道菌群变化可能是肠黏膜损伤的一个重要因素，很可能是肠道免疫系统对肠道已发生变化的菌群不再耐受，从而启动炎症反应，刺激上皮细胞分泌趋化性细胞因子使黏膜免疫系统发生改变，产生以 Th 为主的肠道炎症反应。这种反应的中心是 NF-κB 激活，由于转录因子是氧化应激（coxidative stress）核心反应的元素之一，提示氧化应激参与了肠炎的发生和复发。很多学者探讨了益生菌对于炎症性肠病防治的作用机制，可以分为以下几点：

1. 促进肠道菌群平衡

IBD 的发病部位多位于肠腔细菌浓度较高的部位，如结肠、直肠和回肠。实验动物在无菌环境中不发生结肠炎症，提示肠道细菌可能是 IBD 潜在的病因。其参与 IBD 发病的可能途径有：①肠道菌群失调；②肠黏膜屏障功能缺陷，肠道通透性增高，肠道内成分诱发异常免疫反应等。IBD 患者存在肠道菌群失调。UC 患者急性期肠杆菌、肠球菌和小梭菌增加，而双歧杆菌和乳酸杆菌减少，缓解期拟杆菌和双歧杆菌较急性期明显上升，而小梭菌数量下降；急性期 CD 患者肠杆菌和酵母菌增加，而双歧杆菌和乳杆菌下降，缓解期双歧杆菌有回升，但仍明显低于正常，缓解期与急性期相比双歧杆菌的数量有明显差异。予 IBD 患者补充益生菌能增加肠道内的有益菌，减少有害细菌，促使失调的肠道菌群正常化，有助于 IBD 病情的恢复。用含 8 种细菌的制剂 VSL♯3（干酪乳杆菌、植物乳杆菌、嗜酸乳杆菌、保加利亚乳杆菌、长双歧杆菌、婴儿双歧杆菌、短双歧杆菌和一种链球菌株）治疗 CD 患者后，患者粪便中的乳杆菌、双歧杆菌和嗜热酵母含量增加，提示肠道菌落正常化，减少有害细菌是一个符合逻辑的治疗方法。

2. 益生菌调节肠道屏障功能和通透性

益生菌能调节肠道上皮细胞间的联结，改善肠上皮的物理屏障功能。Madsen 等（2001）在先天性 IL-10 缺陷小鼠第 8 周结肠炎性损伤达到高峰时，给小鼠服 VSL♯3，4 周后检测结肠上皮细胞屏障功能、肠黏膜中促炎性细胞因子的水平等。未治疗组小鼠

结肠上皮细胞屏障功能受损，VSL♯3 治疗组小鼠结肠上皮细胞屏障功能较未治疗组明显改善，结肠损伤指数明显降低，肠黏膜中促炎性细胞因子（如 TNF-α、INF-γ）的表达下调。有学者研究了益生菌对肠道通透性的调节作用。Fabia 等（1993）对益生菌在乙酸诱导大鼠结肠炎的治疗作用进行了对照研究，在乙酸诱导大鼠结肠炎后即分别予鲁特氏乳杆菌和生理盐水灌肠，每天一次，诱导结肠炎后第 4 天检测肠组织 MPO 值和肠道通透性，鲁特氏乳杆菌灌肠组的大鼠肠组织 MPO 值和肠道通透性较生理盐水灌肠组明显降低，说明鲁特氏乳杆菌能减轻肠道组织的损伤，降低肠道通透性。

3. 益生菌的抑菌作用

1）受体竞争

不同的致病菌的致病途径并不相同，如沙门属肠伤寒杆菌是通过与上皮生长因子受体结合，参与受体信号传导机制达到致病的目的。由于它黏附在微绒毛的表面，可以激活炎性因子的转录和表达。与之相反，大肠杆菌则分泌一种受体进入肠上皮细胞的微绒毛表面，破坏微绒毛及改变其肌动蛋白的结构，形成一个圆形样的定植点。而弗氏志贺菌是通过肠上皮细胞间的 M 细胞（M 细胞是一个抗原进入肠道淋巴组织的生理通道）而穿透上皮屏障致病。然而，有关益生菌与肠上皮间如何相互协同达到抵抗致病菌侵入的分子水平上的基础研究很少。仅从临床研究了解到益生菌可以增强上皮紧密连接以阻止致病菌侵入。益生菌可以通过与致病菌竞争肠上皮微绒毛上的脂质和蛋白质上的相同复合糖（glycol-conjugate）受体来达到阻止致病菌的定植。有资料显示，益生菌通过对底物和肠上皮微绒毛上的脂质和蛋白质多糖受体结合位点的竞争排除病原，拮抗致病菌的黏附定植，减少了肠上皮细胞受损的机会，阻止细菌移位。

2）抑制细菌黏附、迁移

微生态学理论认为益生菌可以通过定植抗力阻止致病菌的定植和入侵，减少肠上皮细胞受损伤的机会，并且通过与肠黏膜上皮细胞紧密结合，促进上皮细胞分泌黏液，使其在黏膜和微生物之间形成保护层，防止栖生菌易位。

致病菌黏附在黏膜表面被认为是消化道感染的第一步，因此，通过对特殊受体的阻止可以抑制其黏附作用。有证据表明，一些益生菌通过黏附在肠道黏膜上而产生对肠道致病菌定植的抵抗作用，益生菌黏附能够阻止致病菌进一步的黏附的现象称为"竞争排斥"。有文献报道，当持续服用足够量的益生菌（10^{15} cfu/L）2 周以上时，益生菌能够与肠道常居菌融为一体。如口服益生菌如乳酸杆菌和双歧杆菌属后机体就具有防止疾病和增强免疫功能。某些乳酸杆菌有抑制大肠杆菌在猪的肠黏膜细胞上的黏附，且乳酸菌的终末代谢产物也有抑制致病菌的黏附和侵入。在体外研究发现，益生菌乳酸杆菌也可抑制致病性大肠杆菌和沙门属肠伤寒杆菌的黏膜黏附能力。Ingrassia 等（2005）发现有 36.4％的 CD 患者由于被致病性大肠杆菌黏附并侵袭回肠黏膜造成损害，将干酪乳杆菌 DN-114 001 和大肠杆菌分别与肠 407 细胞系、Caco-2 肠上皮细胞系共同孵育，前者对后者的黏附抑制率可达 75％～84％，证明干酪乳杆菌 DN-114 001 可通过抑制致病菌大肠杆菌黏附来达到防治目的。Llopis 等（1999）发现干酪乳杆菌 DN-114 001 可以修复三硝基苯硫酸（TNBS）诱导的 IBD 大鼠肠黏膜损伤及被破坏的黏膜屏障。

益生菌在肠道内定植后，能使失调的肠道菌群正常化，抑制肠道内致病微生物对肠上皮细胞的黏附，减少了肠上皮细胞受损伤的机会，阻止细菌移位。并且益生菌在肠道内与致病微生物竞争生长，抑制病菌繁殖。Bernet 等（2005）分离了 4 种正常人的 *L. acidophilus* 菌株，发现这些菌株可以通过其分泌的黏附因子 *LA*1 黏附培养的 Caco-2 细胞，并阻止致病性大肠杆菌、沙门氏菌等黏附侵入 Caco-2 细胞。益生菌尚能诱导肠黏膜上皮细胞表达黏蛋白（MUC）。Mack 等（1999）发现向 HT-29 细胞的培养液中加入 *L. plantarum*299V 和 LGG，HT-29 细胞表达 MUC2、MUC3 增加，并且所表达的 MUC2、MUC3 能抑制致病性大肠杆菌生长，阻止致病性大肠杆菌侵入 HT-29 细胞。益生菌诱导肠上皮细胞表达黏蛋白，抑制了致病菌黏附肠上皮细胞及向肠黏膜内移位，避免了肠道免疫细胞的激活和炎症因子的释放。

益生菌在消化道产生乳酸、乙酸等，降低了肠道内酸度，抑制了有害微生物的生长繁殖。乳杆菌产生细菌素、H_2O_2、生物表面活性剂等抗病原微生物物质，可阻止或杀灭病原微生物。益生菌通过糖类、蛋白质和脂壁磷酸黏附于肠黏膜上皮细胞微绒毛的刷状缘和黏膜层，或与肠黏膜上皮 Caco-2 细胞黏附形成紧密结合，构成菌膜屏障，提高内源性防御屏障。VSL♯3 诱导黏液素在肠道上皮细胞表达，VSL♯3 及其释放的可溶性蛋白质增加上皮通透阻力（TER）、预防病原菌诱导的 TER 降低、稳定紧密连接。乳酸杆菌增加肠道上皮细胞 MUC3 黏蛋白分泌，减少致病性大肠杆菌的黏附。植物乳杆菌 299V 可促进肠上皮细胞分泌黏蛋白，既提供益生菌合适的生长环境，又抑制致病菌的定植。增加的肠道黏膜通透性可促进 CD 患者肠道炎症，益生菌通过平衡黏膜屏障、降低肠道通透性而限制病原的损害。非致病性大肠杆菌（*E. coli* Nissle 1917，EcN）通过与大肠杆菌竞争肠道上皮的黏附从而阻止其入侵，减少 CD 的复发。

从 CD 患者体内分离出具有黏附和侵入性的大肠杆菌进行体外培养，而后再与益生菌菌株 *E. coli* Nissle 1917 共同培养，则该株大肠杆菌对肠道上皮细胞株（intestine-407）的黏附和侵入能力减弱或受到抑制（黏附力降低 97% 以上），该现象可能是益生菌制剂维持 UC 缓解的作用机制之一。

Shiba 等（2001）发现，将普通拟杆菌（*Bacteroides vulgatus*）与婴儿双歧杆菌 1222（bifidobacterium infantis 1222）共同培养，结果显示婴儿双歧杆菌 1222 可以抑制普通拟杆菌生长。将此种婴儿双歧杆菌 1222 导入定植有普通拟杆菌的限菌小鼠体内，则该类小鼠对普通拟杆菌的体液反应显著下降。但是，在这个试验中没有观察到有实际意义的组织学改变，因而无法明确益生菌的确切疗效。该项研究仅仅说明益生菌对 T、B 细胞介导的免疫反应有潜在的调控作用。

3）益生菌分泌抗病原微生物的物质

益生菌能分泌某些抗病原微生物的物质，抑制病原微生物生长、繁殖，阻止致病菌损伤肠上皮细胞。Kim 等（1998）发现，取长双歧杆菌（HY8001）培养液的上清给小鼠灌胃，能明显缓解一种分泌细胞毒素的大肠杆菌所引起的小鼠腹泻症状，小鼠外周血 TNF-α、IL-1 浓度明显下降，并且大肠杆菌所分泌的细胞毒素与肠上皮细胞表面的受体结合力下降，鼠肠上皮细胞表达的该受体也减少。Lievin 等（1995）对培养双歧杆菌的上清液进行了分析，发现该上清液中含有一种相对分子质量小于 3500 的亲脂性分子，该分子具有抗病原微生物特性，能杀灭致病菌，并阻止致病菌侵入肠上皮细胞。

4. 加速损伤上皮的修复

益生菌通过损伤的上皮修复，防止致病菌在肠道上皮细胞间的移位。口服益生菌嗜酸乳酸杆菌可以改善骨盆放射治疗的患者的腹泻情况，可能是通过防止或修复放射损伤的肠道上皮细胞达到目的。此外，研究还发现，在哺乳期的小鼠用含有干酪乳杆菌（*Lactobacillus casei* GG）的牛奶喂养后，因牛奶引起肠道大分子的通透性增加，使得完整的蛋白质移位的情况得以改善。这种由益生菌引起的黏膜功能的变化无疑是需要在微生物和黏附肠细胞之间存在一个生化交换作用。例如，益生菌细菌可以诱导一个具有增强肠细胞之间紧密连接的信号传导通路，从而减少引起炎症的抗原在细胞间的转运。

5. 益生菌降解肠道内某些抗原物质

IBD 患者可能对肠道内某些食物等抗原成分存在不耐受，益生菌能降解肠道内这些抗原物质，下调人体免疫系统对肠道内抗原的高反应性。Sutas 等（1999）培养了对牛奶过敏的婴儿外周血单个核细胞（PBMC），并向 PBMC 的培养液中加入抗 CD3 抗体，以诱导 PBMC 分泌 IL-4。若同时于培养液中加入未经水解的酪蛋白，细胞分泌 IL-4 增加，而加入经鼠李糖乳杆菌水解的酪蛋白后细胞分泌 IL-4 水平明显下降。说明益生菌能修饰有害抗原物质的结构，降低抗原的免疫原性。

6. 益生菌调节肠黏膜免疫功能

随着分子生物学、免疫学的发展，越来越多的证据表明益生菌能够通过多种信号转导途径对机体的天然和获得性免疫系统进行调节，抑制异常的自身免疫反应，维持肠道稳态。实验证实，双歧杆菌在胃肠道中能够刺激 B 淋巴细胞活化增殖和分泌抗体，来发挥体液免疫功能，使机体具有抗感染和抑制肿瘤的作用。Gately 等（1994）给小鼠喂短双歧杆菌发酵乳，发现小鼠的肠黏膜下淋巴结增生，在机体外实验中，短双歧杆菌能够促进小肠黏膜下淋巴结细胞增殖。经检验发现，这些淋巴细胞主要是 B 淋巴细胞。Desimone（1992）则从临床方面论证了双歧杆菌对 B 淋巴细胞功能的影响，他在实验中给健康老人服用含两歧双歧杆菌的胶囊，四周后，发现结肠黏膜炎性湿润明显减轻，同时，受试者外周血 B 淋巴细胞数量显著增加，说明双歧杆菌可能增加 B 淋巴细胞的数量并激活其功能，参与机体的免疫反应调节。

近年来发现 Toll 样受体（Toll like receptor，TLR）是天然免疫系统中的细胞跨膜受体及病原模式识别受体，可以识别病原微生物共同的高度保守结构，称为病原相关的分子模式（pathogen associated molecular pattern，PAMP）。迄今为止已发现了 11 种 TLR 分子，其中 TLR-9 能特异性结合细菌非甲基化 CpG DNA，在胞内招募衔接蛋白-髓样分化标志物 MyD88，使 IL-1R 相关激酶 IPAK 磷酸化。磷酸化的 IPAK 通过肿瘤坏死因子受体相关因子 6（TRAF6）激活 IκB 激酶，释放并活化核因子 κB 信号转导通路，从而诱导某些细胞因子基因的表达，产生免疫协同效应，减轻炎症反应。Jongdae 等（2003）将活的、死的和照射灭活的益生菌饲于 *TLR-2*、*TLR-4*、*TLR-9* 和 *MyD88* 的基因敲除 IBD 模型小鼠，研究表明，益生菌能够减轻 *TLR-2*、*TLR-4* 基因敲除小鼠结肠炎症的严重程度，而对于 *TLR-9*、*MyD88* 基因敲除小鼠则无这种作用。并且这种保护作用主要是其自身 DNA 介导的，与其代谢产物和定植能力关系不大。由此认为是细菌 DNA 通过 TLR-9 诱导免疫细胞产生 I 型干扰素，而 I 型干扰素则可以阻止肠上皮屏障的破坏，起到抗炎的作用。Rachimilewitz 等（2001）也观察到分别皮下和灌胃给予一定剂量的 CpG DNA，可以减轻由 DSS 或 DNBS 诱导的 *IL-10* 基因敲除小鼠的结肠炎症，其机制可能在于降低肠内 INF-γ 的产生。其他的 TLR 也可以通过特异的识别

PAMP 激活天然免疫反应，比如 TLR-2 可识别细胞壁肽聚糖，TLR-4 则识别脂多糖，但其与益生菌治疗 IBD 机制的关系尚未明确。通过对肠黏膜免疫系统耐受肠道菌群的机制进行研究，Groux（2006）报道肠道中的某些抗原在 IL-10 存在的条件下能够使 GALT 来源 CD4$^+$ T 细胞激活分化成为 CD4$^+$ 调节性 T 细胞（regulatory T cell，Trl），然后通过其分泌的效应因子 IL-10、TGF-β 抑制抗原呈递细胞的活性，调节 Th1/Th2 的平衡，进而抑制肠道免疫病理损伤。这种通过非相关抗原激活 Tr1 细胞进而发挥调节功能，达到诱导黏膜免疫耐受目的的免疫学理论称为旁观者抑制效应。旁观者抑制效应的诱导是以某种已知抗原为前提，而抑制效应的发挥则是非特异性的。这一重要发现提示旁观者抑制效应的存在既可能是肠道抵御致病抗原的重要保护机制，同时也可被发展成为人们治疗 IBD 的新途径。

Zheng（2006）已通过观察证实从盲肠获取的益生菌可诱导 CD4$^+$ T 细胞向 IL-10 及 TGF-β 产生细胞转化，通过旁观者抑制效应诱导免疫耐受的产生，避免了炎症的发生。一些相关研究也表明某些益生菌可提高肠道中 IL-10 的浓度，不过到目前为止研究仅限于为数较少的实验室和对某些特定菌株的研究。

UC 小鼠结肠黏膜中白细胞介素（IL）1β 的表达量较对照组增加，对葡聚糖硫酸钠（DSS）诱导的 BALB/c 小鼠 UC 模型，口服双歧杆菌后小鼠的症状、组织损害较对照组减轻，结肠黏膜中的 IL-1β 的表达较对照组低。UC 患者经双歧杆菌治疗后其结肠黏膜内 IL-1β 的表达也降低。IBD 时肠道黏膜肿瘤坏死因子（TNF）α 含量增加。乳酸杆菌 GG（LGG）抑制巨噬细胞释放 TNF-α。干酪乳杆菌、长双歧杆菌、保加利亚杆菌能使与其共同孵育的 CD 黏膜表达的 TNF-α 减少。对 DSS 诱导的 BALB/c 小鼠 UC 模型，口服双歧杆菌，结肠黏膜中的 TNF-α 的表达较对照组降低，同时小鼠的症状、组织损害较对照组减轻。活动期 UC 患者 TNF-α 水平升高，UC 患者治愈组的 TNF-α 水平明显降低并与正常对照组相比无显著差异，TNF-α 升高的水平与病情的轻重和病变范围有关。与对照组相比，30 例 UC 患者经双歧杆菌治疗后，双歧杆菌明显抑制肠黏膜内 TNF-α 的表达。用植物乳杆菌 299V 治疗小鼠结肠炎，肠系膜淋巴结产生的 TNF-α、IL-12 水平降低。UC 鼠模型和 UC 患者的结肠黏膜中巨噬细胞和上皮细胞核因子（NF）-κB 表达较正常对照明显增强，且其表达与炎症严重程度呈正相关。NF-κB 可能是免疫调节的中心环节，TNF-α、IL-1β、IL-8 的表达是由 NF-κB 调控的。对 DSS 诱导的 BALB/c 小鼠 UC 模型，口服双歧杆菌能够减少小鼠结肠黏膜中 NF-κB 的表达。30 例 UC 患者经双歧杆菌治疗后，NF-κB 与 DNA 结合活性与对照组相比明显降低。UC 鼠类模型结肠黏膜中 IL-10 表达明显降低。将 IL-10 基因敲除鼠从无菌环境转移到有菌环境前，补充植物乳杆菌 299V 可以预防结肠炎的发生。对 5%DSS 诱导的 BALB/c 小鼠结肠炎，连续 14 天，每天胃管内注入可产生少量 IL-10 的乳酸乳球菌的实验组的病理评分较对照组为低。大鼠结肠炎用抗生素治疗后易复发。Dieleman 等（2006）发现在抗生素治疗后再口服 LGG 继续治疗 4 周，大鼠肠黏膜的病理改变优于抗生素治疗后未再口服 LGG 组，反映炎症程度的髓过氧化物酶、TNF-α 较对照组明显降低，IL-10 水平升高，表明益生菌能预防其复发。用 VSL♯3 治疗时肠道黏膜组织 IL-10 水平增加，减少黏膜分泌 TNF-α 和干扰素-γ，小鼠结肠上皮细胞屏障功能较未治疗组明显改善，结肠损伤指数明显降低。30 例 UC 患者经双歧杆菌治疗后 IL-10 的表达较对照组高。

应该强调，虽然人们对益生菌诱导肠道黏膜免疫耐受机制的认识还只是刚刚开始，但是利用益生菌的内源性防御屏障和免疫性防御屏障作用拮抗致病菌治疗 IBD 应该是近年来该研究领域的新思路。

7. 阻断促炎性细胞因子

已有多个研究表明益生菌可以下调 IBD 炎症肠段组织中致炎细胞因子的表达，Matsumoto 等于 2004 年发现干酪乳杆菌 Shirota（LcS）可以抑制慢性 IBD 模型鼠的肠固有层单核细胞（LI-LPMC）分泌 IL-6 等致炎细胞因子，对慢性 IBD 有治疗作用，即有可能是旁观者抑制效应作用的结果。Borruel 等（2002）取 10 例回肠 CD 患者炎症肠段切除的活检黏膜，并与几种肠道正常细菌共孵育 24h，*L. casei* 和 *L. bulgaricus* 共育的活检黏膜分泌 TNF-α 明显减少，黏膜上皮细胞层内 CD4 淋巴细胞数目也减少。他们推论，肠道正常细菌如乳酸杆菌、双歧杆菌等下调炎症肠组织表达促炎性细胞因子，可能是由于这些细菌与肠道组织中免疫细胞之间存在信号传导，并能调节免疫细胞的功能。Neish 等（2000）用一种非致病性的沙门氏菌（*S. pullorum*）与培养的 T84 细胞共育，发现向培养的细胞加入该菌 1h 后再加入 TNF-α，T84 细胞内 IκB 泛素化受抑制而不能被降解，NF-κB 不能被激活，促炎症性细胞因子的表达减少。他们推测，益生菌下调上皮细胞促炎症性细胞因子的表达，可能是通过抑制上皮细胞内 NF-κB 的激活来实现的。

实验证实，乳酸杆菌对 IL-10 敲除大鼠具有保护作用。给 IL-10 缺陷大鼠预先喂饲鲁特氏乳杆菌（*Lactobacillus reuteri*）和干酪乳杆菌（*L. casei*）能减轻肝螺旋杆菌（*Helicobacter hepaticus*）诱发的结肠炎，该疗效与结肠的 TNF-α 和 IL-12 减少有关。应用另一种婴儿双歧杆菌（*Bifidobacterium infantis*）也可达到减轻 IL-10 敲除大鼠结肠炎的效果。在这两项试验中，促炎性细胞因子即 TNF-α 和 IFN-γ 生成减少。其中，双歧杆菌降低 IFN-γ 的作用更为有效，提示不同的益生菌菌株可能产生不同的抗炎作用。Braat 等（2004）在体外培养树突状细胞，使其在乳杆菌存在的条件下成熟，作用于 CD4⁺ 细胞，观察到 CD4⁺ 细胞产生细胞因子 IL-2、IL-4 的能力下降，正常的外周 CD4⁺ T 细胞的 IL-4 降低更为常见。从 CD 患者体内分离出的外周 CD4⁺ T 细胞，其 IFN-γ 和 IL-2 生成减少，进一步支持益生菌的抗炎作用：它不仅对 Th1 和 Th2 免疫反应均起作用，而且可通过肠道的抗原呈递细胞发挥间接作用。说明乳杆菌可以下调 CD4⁺ 细胞的反应性，可能是这种乳杆菌起到治疗 IBD 作用的原因所在。

在实验动物结肠炎模型中，大肠杆菌（*E. coli* Nissle 1917）诱导黏膜分泌的抗炎细胞因子减少。无论是右旋葡萄糖硫酸钠盐（DSS）诱发的结肠炎，还是慢性 CD4⁺ CD62L⁺ 过继移植性（adoptive transfer colitis）结肠炎，IFN-γ 和 IL-6 生成均显著减少。在 CD4⁺ 移植性结肠炎中 IL-5 分泌量亦减少。此外，实验研究证实：*E. coli* Nissle 1917 菌株可以移位定植于肠系膜淋巴结（MLN），并参与调控免疫反应。

8. 影响吞噬功能

双歧杆菌作为机体消化道内的优势菌群，能够明显激活作为机体天然抵抗力的一个重要组成部分——吞噬细胞的活性，进而增强机体的非特异性免疫功能。Guarino 等在 1997 年研究发现，健康人摄入两双歧杆菌，可以提高粒细胞和单核白细胞的吞噬活性。

熊德鑫等（1998）也曾用青春双歧杆菌测定植瘤后小鼠的免疫学指标，结果发现吞噬细胞的消化能力得到增强，非特异性乙酸活性也有所提高，在生物学上说明具有抗肿瘤作用。

　　特殊细胞吞噬、杀灭和消除已侵入的微生物的能力和（或）防御细胞消除毒素、诱变原和其他有毒物质的能力对健康是极其重要的。现代人过多接触的化学和药物似乎改变了吞噬细胞的吞噬功能，包括杀菌功能和产生分泌细胞因子的功能，而给予抗生素会产生抑制各种吞噬细胞的吞噬功能等副作用，如化学发光反应、化学趋化活动、杀菌和淋巴细胞增殖。益生菌细菌作用后产生的低分子质量多肽具有促进淋巴细胞增殖，而后者能恢复吞噬细胞的吞噬功能。口服干酪乳杆菌（*Lactobacillus casei*）和保加利亚乳杆菌（*Lactobacillus bulgaricus*）激活巨噬细胞的产物，服用干酪乳杆菌和嗜酸乳杆菌（*L. acidophilus*）激活小鼠的吞噬作用。在人体中，服用嗜酸乳杆菌增强吞噬作用也有报道。

9. 增强免疫应答

　　在黏膜表面的适应性免疫代表了机体的体液免疫，提供了抵抗异物尤其是致病微生物、过敏性食物蛋白和致癌原的免疫屏障。机体产生免疫球蛋白的细胞大约 80% 局限于肠道的固有层，每天有大量的免疫球蛋白分泌到肠道内，免疫球蛋白 A 和一定程度的免疫球蛋白 M 是肠道分泌物中免疫球蛋白的主要成分。IgA 的分泌主要依赖于 T 细胞，活化的淋巴组织产生的几种细胞因子影响着 IgA 分化途径的不同环节（如 TGF-β、IL-2、IL-5、IL-10）。分泌型 IgA 抵抗肠腔内的蛋白质水解，不激活补体或炎症反应，因而是肠黏膜理想的保护剂。而 IgM 是通过结合抗原来预防细菌或病毒在肠黏膜上定植和侵犯而行使功能。IgA 的缺乏与创伤后（烧伤和大手术后）机会菌感染所致的脓毒症（sepsis）发生率和死亡率增加明显有关。实验研究发现，益生菌细菌中双歧杆菌和乳酸杆菌 GG 能明显增强克罗恩病的 IgA 免疫应答。

　　在无菌动物用于实验之前，人们并不十分清楚肠道微生态的正常产物是否影响宿主的防御功能。例如，抗生素破坏了小鼠体内的微生态平衡后会抑制骨髓内的粒细胞的成熟，说明微生物或微生物产物具有刺激宿主的某一白细胞系的产生。此外，当新的细菌菌种移植到断奶期的无菌小鼠身上后，整个消化道的浆细胞的数目并没有相应地增加。进一步的研究发现，定植在哺乳动物消化道的共生菌可以提高体液和细胞免疫功能。肠黏膜免疫系统与肠道的微生菌相互协作，维持对炎症的生理性控制和激活肠道相关性淋巴组织。数十年来，人们已了解到定植在哺乳动物肠道的共生菌能够提高循环中的特异的和天然的抗微生物抗体的浓度。存在于派尔集合淋巴结生发中心的优先产生 IgA 型特异性抗体的 B 细胞，其反应依赖于肠道细菌性抗原的持续或新的刺激。由微生菌刺激肠道免疫系统的发展和宿主对同种微生菌的耐受，提示存在着一个复杂的共生机制，而人们仅仅才开始去探讨其机制，这种机制似乎与细菌-肠上皮间的相互协作相关。在无菌动物的研究显示，当肠道微生菌缺乏时，肠道免疫系统发育不良，肠道形态学被破坏。与正常动物相比，在无菌动物中，免疫细胞的结构发生了改变，包括派尔集合淋巴结的发育不良，肠系膜淋巴结缺乏生发中心和浆细胞，巨噬细胞趋化性降低，细胞内的杀死致病菌的能力下降，无菌动物肠系膜淋巴结的数量明显下降。在大多数情况下，无菌动物具有分泌 IgM、少量 IgG、无 IgA 的特点。当无菌动物转变为常规的喂养或喂食益生菌后，它们的肠道的形态学和免疫系统迅速发展，并开始产生大量的不同的抗体表型，包括针对肠道常居菌的特异性抗体。

近年来，人们在研究中已发现肠道内双歧杆菌能够增加机体免疫监视的功能，尤其是通过口服可增加抗体的产生。Black 等在 1991 年研究发现，饲喂单联双歧杆菌的小鼠，其盲肠内容物中 IgA 的滴定度为 2.30，而无菌小鼠相同部位的 IgA 滴定度为 0.33，这些分泌到肠黏膜表面的黏液中的 IgA 抗体在黏膜局部免疫中起重要作用。Gately 等 1989 年证实，口服短双歧杆菌能够刺激派尔集合淋巴结，使之产生抗短双歧杆菌的抗体。

双歧杆菌等益生剂用于防治 IBD 的可能机制是：双歧杆菌分泌型黏附素能够特异性介导双歧杆菌与上皮细胞黏附，并具有浓度和时间效应。黏附素是双歧杆菌重要的功能蛋白之一，它能抑制脂多糖和过氧化氢对肠上皮细胞的损害，维持上皮细胞增殖与凋亡的平衡，进而维持肠黏膜屏障结构，还能竞争难辨梭菌与致病性大肠杆菌等有害细菌对肠上皮的黏附，从而阻断有害细菌对肠黏膜屏障的损害，下调 IBD 炎症肠黏膜组织中炎性细胞因子表达，包括 TNF-α、IL-1β、IL-10 等炎症因子，且抑制 NF-κB 的激活，下调肠黏膜炎性反应。

10. 调控对肠道功能有重要影响的营养物质的生成

在 DSS 之前 7 天预防性给予植物乳酸杆菌（*Lactobacillus plantarum*）DSM 9843 以及双歧杆菌的两个菌株长双歧杆菌 sp3B1 和婴儿双歧杆菌（*B. infantis*）DSM 15158，之后再持续应用 7 天，就能减轻大鼠 DSS 结肠炎的炎症反应程度。细菌移位进入肠系膜淋巴结和肝脏的数量也减少。但是，在同一试验中，其他乳酸杆菌和双歧杆菌菌株的抑制炎症作用则较弱。指明了在粪便胆汁酸中短链脂肪酸（SCFA）也有差异，随着 DSS 结肠炎病变进展肠道微生态菌群也发生改变，提示上述调控结果可能是益生菌菌株起到的有益作用。丁酸梭菌（*Clostridium butyricum*，专性厌氧菌）是一种富产 SCFA 的菌株，实验研究证实该菌株可以减轻 DSS 结肠炎大鼠的肠道活动性病变以及肉眼可见的胞膜损伤。

给 HLA-B27——微球蛋白转基因大鼠喂饲由多种益生菌菌株（乳酸杆菌、双歧杆菌）制成的混合制剂以及益生原——菊粉（prebiotic inulin）之后，结肠炎症减轻，同时盲肠菌群种类增加，特别是双歧杆菌增殖。令人感兴趣的是，直到试验结束，在盲肠也没有检测到益生菌菌株，提示细菌的定植并非必需。乳酸杆菌是重要的益生菌，Pena 等（1999）对从不同遗传背景的小鼠中提取的乳酸杆菌进行了研究，将 IL-10 敲除小鼠的乳酸杆菌进行筛查、分析并与非结肠炎小鼠（Swiss Webster 和氧化氮合成酶缺陷小鼠 C57BLJ6）进行比较，结果发现 IL-10 敲除小鼠体内分离出的酸乳杆菌优势菌株是约翰逊氏乳杆菌。该菌株在体外试验中无抗 TNF-α 特性。反之，从结肠炎小鼠体内分离出的乳酸杆菌优势菌株是鲁特氏乳杆菌，该菌株抑制脂多糖激活的巨噬细胞分泌 TNF-α。

总之，益生菌治疗的众多机制主要表现在两个方面，一方面是提高肠道内源性防御屏障，提高肠道非免疫防御屏障包括恢复肠道通透性和改变肠道微生态，并激活内源性细菌的代谢；另一方面是肠道稳定性作用，通过改善肠道免疫防御屏障，尤其是肠道 IgA 反应和消除肠道炎症反应。

五、益生菌治疗炎症性肠病的实验研究及临床应用现状

IBD 患者肠道内菌群发生失调，正常菌群中的某些细菌如乳酸杆菌、双歧杆菌等数量明显减少。Favier 等 1999 年发现活动性 CD 患者大便中双歧杆菌量明显减少。Fabia 等（1993）也发现 UC 活动期时患者大便中乳酸杆菌等厌氧菌含量明显减少，而恢复期时大便中乳酸杆菌的量增多，与正常人差别不大。一些学者设想，如果给 IBD 患者补充益生菌，纠正肠道内菌群失调，IBD 患者的病情可能会缓解。

20 世纪初，俄国诺贝尔奖获得者梅契尼柯夫（Laureate Elie Metchnikofl）推测，肠道内的高浓度乳酸杆菌对人体的健康与长寿具有重要意义。同时，Tissier 等（1899）也展望过，婴儿腹泻可通过口服大剂量双歧杆菌而治愈。首先创用"促生素"（probiotic）的是 Lilly 与 Stiwell 两人（1965）。他们在对农场动物进行研究时指出，促生素就是那些可用来调整肠道微菌群平衡的物质或细菌。1974 年，Parker 首先提出了"微生态制剂"的概念，当时定义为可以促进肠道菌群平衡的微生物和物质。1991 年，Fuller 将上述定义细化为可促进肠道菌群平衡的活的细菌性食物添加剂。而最新的研究又对微生态制剂的定义进行了扩充，包括基因工程菌种及失活菌。益生菌是微生态制剂之一，微生态制剂作为一种新的治疗手段，在其问世初未得到应有的重视，直到 20 世纪 90 年代才逐渐被人们所认识和应用。应用微生态制剂来重建人体菌群平衡，控制某些感染性疾病及菌群失调相关的多种胃肠道疾病，目前已被广泛接受。

由于考虑到肠道菌群失调和肠内抗原刺激是 IBD 触发和复发的重要原因，专家们不仅注意到短程抗生素治疗，以遏止细菌启动的炎症反应，而且开始应用微生态制剂（probiotic preparation）以改善肠道微环境，恢复机体正常菌群和免疫调节功能，以达到控制肠道炎症及维持缓解的目的。

1. 益生菌疗法在动物炎症性肠病模型中的实验研究

近年来人们应用益生菌治疗 IBD 实验动物已经取得了比较令人满意的结果。Madsen 等（2001）通过提高结肠内乳酸杆菌浓度阻断了小鼠结肠炎的发生。Schultz 等 2001 年发现将 IL-10 基因敲除鼠从无菌环境转移到有菌环境（无特定致病菌）之前，补充植物乳杆菌 299V，可以预防结肠炎的发生。随之该研究组应用植物乳杆菌 299V 治疗小鼠结肠炎，发现肠黏膜病理组织学明显改善，肠系膜淋巴结产生的 IL-12、TNF-α、免疫球蛋白 G2a 水平降低。Dieleman 等（1996）应用抗生素治疗大鼠结肠炎，症状很快消失，但易复发。而另一组模型在接受抗生素治疗后，再口服 GG 型乳酸杆菌继续治疗 4 周，结果表明该组大鼠肠黏膜病理改变优于对照组，反映炎症程度的髓过氧化物酶、IL-1β、TNF-α 较对照组明显降低，炎症反应负向调节因子 IL-10 水平升高。以上研究结果表明益生菌不仅可以治疗结肠炎，而且能预防其复发。

Herias 等（1995）应用右旋糖酐钠硫酸盐诱导溃疡性结肠炎的小鼠模型，在诱导前 10 天、诱导过程中及诱导后 10 天分别饲以干酪乳杆菌，结果发现干酪乳杆菌虽然不能预防疾病的发生，但实验组小鼠贫血指数、体重和器官重量等指标都好于 PBS 缓冲液对照组，在慢性炎症期实验组可观察到结肠上皮细胞的再生，证明干酪乳杆菌对于小鼠溃疡性结肠炎具有一定的治疗作用。Kamada 等（2004）发现非病原性的大肠杆菌菌株 Nissle 1917 对于急性、慢性结肠炎有治疗作用，分别将活的、加热灭活的 Nissle

1917 菌株及其基因组 DNA 饲于急性、慢性结肠炎模型小鼠，使用磷酸盐生理盐水作为对照，结果发现急性实验组小鼠体重减轻，疾病活动指数和宏观及微观的肠黏膜破坏情况等指标多有所改善，而活菌、加热灭活的菌株和基因组 DNA 在治疗作用上无差别，可以说明并非只有活的菌株有效，另两种成分也可以作为治疗成分加以研究。

Peran 等（2001）使用能释放谷胱甘肽的发酵乳杆菌治疗 IBD，发现其主要通过降低结肠内 TNF-α 水平和诱导氮氧合酶的表达调节 NO 等炎症反应介质产生，改善炎症症状。Pena 等（1999）筛选了一株具有直接免疫调节剂活性的副酪乳杆菌，它可以在体外抑制被地线缠绕杆菌激活的巨噬细胞产生 TNF-α，将其喂饲于地线缠绕杆菌引起的 IL-10 基因敲除结肠炎模型鼠，10 周后使用实时定量 PCR 法和免疫法检测致炎细胞因子 IL-12、TNF-α，同时使用实时定量 PCR 法检测地线缠绕杆菌的数量。结果发现，尽管实验组与对照组地线缠绕杆菌的数量差异无显著性，但是实验组致炎细胞因子的产生少于对照组，说明副酪乳杆菌在体内可以发挥直接的免疫调节作用。

Schultz 等（2005）使用混合合生原制剂 SIM（含有乳酸杆菌、双歧杆菌和菊糖）作用于 HLA-B27-β 转基因大鼠，实验组转基因大鼠和非转基因大鼠给予 SIM 或水，对照组单独或混合 SIM 给予甲硝唑。8 周后，通过 PCR 和变性梯度凝胶电泳检测肠内容物，实时定量 PCR 检测结肠髓过氧化物酶活性和 IL-1β RNA 水平，结果发现给予 SIM 的大鼠结肠炎症反应明显弱于未经处理的大鼠，给予 SIM 的大鼠肠道微生态区系多样化明显增强，双歧杆菌的含量显著增加，但未检测到 SIM 中投入的菌株，说明该制剂中起主要作用的是菊粉。Rumi 等（2002）使用乳果糖治疗糖酐酯钠诱导的大鼠 UC 模型，也取了明显的效果。

最近，Madsen 等（2001）报道乳酸杆菌株（Lactobacillus sp.）在白介素 10（IL-10）基因缺陷小鼠模型中可预防结肠炎发生。已知，在转基因 HLA-N28/3z-微球蛋白大鼠 [transgenic HLA-N28/（3z-microglobulin rat）] 或 IIr2、10 及 T 细胞受体缺陷小鼠中可发生类似于克罗恩病患者中所见炎症特点的"自发性"结肠炎，其组织学损伤始于出生 4 周之内，而在 8 周后达到高峰。在 IL-10 缺陷小鼠动物模型中，值得注意的是在该小鼠出生 2 周内，以及出现肠组织损伤之前，其肠内细菌定植（colonization）可发生改变，即黏膜黏附及易位的细菌（translocated bacteria）增加，直到组织学损伤达高峰前 1 个月为止。尤为令人注目的是，肠内乳酸杆菌株浓度在出生 2 周内明显减少，2～4 周时最明显，其减少程度与黏膜损伤程度相平行。现知，这种乳酸菌株具有竞争病原菌，可阻止其黏附，从而发挥肠黏膜损伤保护作用。因此，当这些小鼠摄入乳酸杆菌（直肠内给予鲁特氏乳杆菌（L. reuteri），3×10^7 cfu/d）使其肠内浓度恢复正常后，其结肠炎明显改善。此外，通过补充乳果糖（Lactulose，即 1,4 β-半乳糖 2-果糖，在小鼠饮用水中按 0.06% 浓度加入），间接提高肠内乳酸杆菌浓度后，也取得了改善结肠炎的效果。Schultz 等（1999）报道，给 IL-10 缺陷小鼠补充植物乳酸杆菌（L. Plantarum）后也可使结肠炎明显减轻。此外，通过从婴儿胃肠道常驻菌中分离出来的双歧杆菌 CA 及 Fg 株，可证明在体外实验中有抑制细菌进入细胞的能力，即阻止伤寒杆菌毒力株 SL1344 进入 CaCq 细胞（一种结肠癌细胞株，实验中常用于作为体外肠细胞模型），并可在细胞内进一步杀死部分进入的细胞。体内实验也证明这两株双歧杆菌具有抗菌能力，可使已感染致死性伤寒杆菌 CS 株小鼠的死亡率明显下降，并进一步分离出一种相对分子质量小于 3500 的亲脂性抗菌物质。

近年来有研究组通过构建编码 IL-10 的基因工程益生菌以达到治疗 IBD 的目的。Steidler 等（2000）构建了可产生 IL-10 的基因工程细菌——乳酸乳球菌（*L. Lactis*-IL-10），该菌在胃酸性环境中不被破坏，并可在结肠内释放 IL-10，增加了局部 IL-10 的浓度。每天胃管内注入 *L. Lactis*-IL-10，连续 14d，治疗由 5% 葡聚糖硫酸钠（dextran sulfate sodium，DSS）诱导的 Balb/c 鼠慢性结肠炎，病理组织学评分比较治疗前后肠道病理改变。慢性结肠炎鼠肠道病理评分为 5 分，健康鼠肠道病理评分为 1 分，而用该基因工程益生菌治疗的慢性结肠炎组织学评分为 3 分，表明黏膜病理炎症减轻了 50%。应用 IL-10 腹腔内注射治疗 DSS 诱导的结肠炎，结肠炎症也减少了 50%。但是值得强调的是基因工程益生菌仅可产生少量的 IL-10，远远低于达到同样治疗效果腹腔内注射 IL-10 所需的最小剂量，故血清中 IL-10 的浓度相应降低，并且不增加全身的副作用。

2. 益生菌防治炎症性肠病的临床应用研究

虽然益生菌治疗 IBD 动物实验取得了一定的结果，不过迄今为止，设计周密的双盲的临床对照试验为数尚不多，但目前的研究仍能提示益生菌治疗 IBD 具有良好的前景。

1）益生菌制剂在溃疡性结肠炎中的应用

轻-中度活动期 UC 患者在药物治疗的同时每日服用 100 ml 含有 1×10^{10} cfu 的双歧杆菌发酵奶（BFM）能减轻其临床症状。在持续 12 周的试验中，BF11 组的临床活动指数较安慰剂组明显降低，BFM 组的内镜下活动指数和组织学积分在治疗后明显降低。服用 BFM 1 年后其复发较对照组少、累计加重率较对照组轻，BFM 可维持 UC 的缓解和防止复发。予 18 例活动期 UC 患者双歧杆菌和菊粉寡果糖治疗 1 个月后，治疗组的乙状结肠镜评分降低（4.5±1.4 对 3.1±2.5），而安慰剂组无改善，治疗组临床症状改善。予传统药物治疗无反应的 34 例轻中度活动期 UC 患者 6 周的 VSL♯3 治疗（1.8×10^{12} cfu，每天两次），缓解率为 53%，24% 患者有反应，说明 VSL♯3 对 UC 有一定的治疗作用，但例数较少。此 4 项研究表明，对于活动期的 UC 患者，VSL♯3 和双歧杆菌对缓解临床症状有一定的作用。

Rembacken 等（1999）在 116 例活动性 UC 患者中采用随机对照双模拟法比较了美沙拉嗪和大肠杆菌的疗效和维持缓解的效果。将患者随机分为 2 组，美沙拉嗪组 59 例，大肠杆菌组 57 例，所有患者均接受皮质激素和庆大霉素治疗，疗程 1 周。缓解后维持治疗 12 个月。结果美沙拉嗪组的缓解率为 75%，大肠杆菌组为 68%；达到缓解的天数美沙拉嗪组为 44d，大肠杆菌组为 42d；复发率美沙拉嗪组为 73%，大肠杆菌组为 67%；平均缓解天数美沙拉嗪组为 206d（中位数为 175d），大肠杆菌组为 221d（中位数为 185d）。故提示在维持缓解方面，非致病性大肠杆菌与美沙拉嗪同样有效。Kruis 等（1997）也采用多中心双盲法在 120 例 UC 患者中比较美沙拉嗪（mesalazine）和益生菌治疗效果。两组患者分别口服美沙拉嗪 500mg 3 次/d 和大肠杆菌 Nissle 1917 1 次/d，疗程 12 周，复发率分别为 11.3% 和 16%，美沙拉嗪组的缓解天数为（103±4）d，而大肠杆菌组为（106±5）d，两组的复发率、缓解天数及疾病活动指数（UCAI）相接近，提示益生菌治疗可取得与抗炎药物相似的疗效，且无药物副作用。Madsen（2001）尝试应用以双歧杆菌为主的 3 种活菌的微生态制剂治疗 UC 患者，其作用也得到了肯定。Guslandi 等（1999）使用酵母菌治疗 UC，他给予激素治疗无效的患者在使用美沙拉嗪的同时使用酵母菌，治疗的 24 例患者中 17 例获得了临床缓解，提示酵母菌能有效的治疗 UC。Furrie 等（2006）用合生原对 18 例活动期 UC 患者进行随机双盲试验，使用合生原 1 个月后，试验组乙状结肠镜评分（范围 0～6）由用药前的 4.5 变为结束时的 3.1；而对照组由用药前的 2.6 变为结束的 3.2。同时 UC 患者的浓度会明显升高，人 β 防御素 2、3、4 在试验组中显著降低；炎症因子 TNF-α、IL-1α 有显著降低（P 值分别为 0.018 和 0.023）；活检上皮细胞的炎症及再生也有明显的减少。可见短期应用合生原对于活动期的 UC 患者有较好的疗效。

　　Campieri 等（2006）对意大利 Sigma-tan 公司研制的由 4 株不同乳酸杆菌，即干酪乳酸杆菌（L. casei）、植物乳酸杆菌（L. plantanun）、嗜酸性乳酸杆菌（L. acidophilus）及德氏乳杆菌保加利亚亚种（L. delbruekii subsp. bulgaricus），3 株不同双歧杆菌即长双歧杆菌（B. longum）、短双歧杆菌（B. breve）与婴儿双歧菌（B. infantis）以及 1 株唾液链球菌（Streptococcus salivarius subsp. themophilis）8 株细菌共同组成的新微生菌制剂 VSL♯3 进行了临床研究。这种新制剂不但所含细菌量大，且由多种不同细菌复合物组成，具有协同性病原体抑制作用。目前认为不同株的微生菌具有不同的特异性代谢活性，相互间并不一定能互相替代。因此，采用由多株促微生菌组成的复合物可能具有更大的临床效果。该项研究的试验对象为 20 例对水杨酸偶氮磺胺嘧啶过敏或不耐受或已服用过美沙拉嗪但疗效不明显的患者，经每天服用 6g VSL♯3 12 个月，10d 后就显示乳酸杆菌、双歧杆菌与唾液链球菌浓度明显增高，并持续整个疗程。其他细菌浓度则无明显改变，大便 pH 明显降低，75% 患者仍维持缓解。此外，还进行了安慰剂对照试验，比较了 VSL♯3 与安慰剂两者作为慢性复发性囊袋炎维持疗法的疗效。40 例经抗生素（Rifaximin 1g/次，2 次/d，及环丙沙星 0.5g/次，2 次/d）治疗 1 个月后，临床与内镜已缓解的克罗恩病患者按随机方式服用 VSL♯3 6g/d 或外观相同的安慰剂，9 个月后，20 例采用安慰剂治疗者贮袋炎均在 2～4 个月内复发。相反，20 例采用 VSL♯3 治疗者，17 例在 9 个月后仍保持缓解。该 17 例患者在 4 个月内暂停治疗时均复发。在 VSL♯3 开始治疗 1 个月之内，患者大便内乳酸杆菌、双歧杆菌与链球菌的浓度均明显增高，且在研究期内一直保持稳定。

　　Madsen 等（2001）报道混合益生菌制剂 VSL♯3（含 4 种乳酸菌、3 种双歧杆菌、1 种链球菌）可增强肠道屏障功能、抑制肠道致病菌黏附并可帮助修复黏膜通透性缺陷。口服 VSL♯3 6g/d 对维持 UC 缓解、防治 CD 术后复发均有一定作用。2005 年新的研究使用 16S RNA 方法检测 VSL♯3 菌株存于患者体内，在每日口服相当于 3.6×10^{12} 个细菌的剂量下，对于轻、中度的 UC 患者的临床治疗缓解率达到 77%，且无任何副作用，同时对于 IBD 患者由于免疫调节失常而导致的关节疼痛也有一定的治疗作用。Laake 等（2003）应用乳酸杆菌和双歧杆菌活菌治疗接受回肠带-肛管吻合术的 UC 患者（IPAA）术后的局部微生态失调，起到明显减轻腹部疼痛痉挛的作用。由于慢性脂肪代谢障碍，IBD 患者患肠性高草酸盐尿症的可能性是正常人的 10～100 倍，Lieske 等（1995）发现乳酸杆菌合剂可以降低其尿中的高草酸盐含量，从而减少尿石的发生概率。

　　2）微生态制剂在克罗恩病维持治疗中的应用

　　Guslandi 等（2000）研究了酵母菌对克罗恩病维持缓解治疗中的作用，他将 32 例患者分成两组，试验组给予美沙拉嗪1g（每天2次）＋酵母菌1g（每天1次），对照组给予美沙拉嗪1g（每天3次）。结果试验组中有61.25%患者临床复发，而对照组中有37.5%的患者临床复发，显示其对克罗恩病的维持缓解有较好的协同疗效。Guandalini等（2000）对乳酸杆菌GG在儿科领域中对克罗恩病的治疗作用进行了研究，发现其同样具有显著效果。尽管由于样本过小，无法做出统计学结果，但认为乳酸杆菌GG仍是改善儿童克罗恩病临床症状的有效方法。然而Prantera等（2006）则认为益生菌对于CD患者并无明显作用，经对45例患者进行为期12个月的研究，发现给予乳酸杆菌GG组和安慰剂组的内镜下表现及临床缓解水平并无明显差异。

3）初步结论

总之，现有的临床资料表明，益生剂对防治IBD有一定的作用，对维持UC缓解和预防囊袋炎发生效果肯定，对CD的复发也有一定的作用，但对治疗活动性UC和CD以及维持CD的缓解作用，目前报告研究结果不一致，疗效尚不能肯定，但是益生剂防止UC复发和CD这一方向是肯定的，从理论上益生剂不但能调整肠道微生态失衡，还能抑制NF-12β激活，抑制炎细胞因子分泌，即通过竞争性黏附拮抗致病菌黏附是可以有效防治IBD的。

六、益生菌的选择标准及安全性评价

益生菌首要具备的特性是黏附与定植，但由于黏附性强在某些情况下有可能使益生菌从原定植部位向肠黏膜深处转移，导致益生菌的移位，而恰巧IBD患者由于肠道屏障功能受损、通透性增加使益生菌移位变得更容易，这样的话，不但未起到治疗效果，反而加重了病情。因此有效的益生菌应具有对抗上皮损害的特性，能够修复损伤的肠道黏膜，减少移位的危险。其次益生菌必须来源于人体，因为某些治疗效应具有菌种特异性，只有源于人体的益生菌才可在肠腔中生存，耐酸和胆汁，且代谢活跃，并能够产生抗菌物质、降低结肠内pH、拮抗致病菌的生存。更重要的是可用于治疗的益生菌必须安全、无毒、无害、无副作用，而且在加工、储存、培养过程中继续保持其活力及其他有益的作用。在实际应用中能够进行准确的数量测定和菌株鉴定。临床常用的益生菌制剂主要有单一原籍菌制剂——双歧杆菌活菌制剂（丽珠肠乐、回春生）、复合原籍菌制剂——双歧杆菌三联活菌制剂（培菲康、金双歧等）、共生菌制剂——地衣芽孢杆菌活菌制剂（整肠生）、蜡样芽孢杆菌活菌制剂（促菌生）、枯草杆菌和粪球菌二联活菌制剂（美常安）等。

另外，近年来发现口服灭活的益生菌不仅可以促进体内原有益生菌的繁殖、恢复益生菌的数量，而且具有更好的安全性、更长的保质期、与其他食物成分相互作用少的优点。但通常无活性的益生菌临床疗效略逊于活菌制剂，如治疗轮状病毒腹泻时，虽然死菌制剂在缩短腹泻持续时间方面，与活菌制剂有相同的效果，但刺激宿主免疫防御的能力却较弱。在某些特殊情况下，死菌制剂可能比活菌制剂更为有效，如在应用抗生素的条件下，其疗效优于不耐药的活菌制剂。故在治疗IBD应用抗生素时，可选择对该抗生素不敏感的益生剂同用。益生剂用于防治IBD是目前临床值得研究的重要方向。

七、结论与展望

目前由于 IBD 的发病机制还未能得到十分明确的解释，多种临床常用的治疗方法还存在着各种各样的缺陷，或有较强的副作用或是复发率较高，迫切需要新的安全有效的治疗办法。而益生菌制剂作为一种安全有效无副作用的治疗方法，应用于临床治疗 IBD 的前景充满希望，但同时也存在着许多亟待解决的问题。

（1）目前尚无益生菌制剂的药代动力学的系统描述，益生菌在肠道发挥作用的有效剂量及定植所需剂量无法明确。

（2）尚没有一种益生菌制剂长期在肠道定植。停用益生菌后，其作用只能维持 1~2d，最长作用维持一周即消失。

（3）选择和评价具有益生菌功能的细菌的科学方法有限，缺乏对益生菌制剂的认识和使用经验，尤其是大规模、多中心、随机、双盲和前瞻性临床试验少，评价种类也少。

（4）益生菌制剂发挥作用的确切机制尚有待于进一步阐明，益生菌作用机制需进一步研究。

（5）大部分益生菌制剂不能与抗生素合用，部分限制其临床应用。如果与抗生素合用，活菌也会产生耐药性，耐药因子是否被传递。

（6）对需要特殊预防的高危人群和免疫抑制的人群和老年人，使用益生菌的安全性尚无确切结论。有学者认为，这些患者使用益生菌是安全的，这方面有待进一步观察。此外，由于 CD 和 UC 的发病机制、病理特征及临床表现截然不同，因此同一种益生菌不可能适合对所有患者的治疗，甚至同一患者在病程不同阶段也可能需要不同的益生菌株或同一益生菌株的不同剂量治疗。因此，对不同的患者，在不同的发病阶段，选择何种细菌治疗、治疗的剂量、时间，如何与其他药物联合使用等仍有待于进一步的观察。而且人们对益生菌诱导黏膜免疫耐受机制的认识还刚刚开始，哪些益生菌具有激活调节性 T 细胞的功能，不同益生菌激活的调性 T 细胞对 Th1 及 Th2 介导免疫反应的抑制效用有何不同等都是目前尚不清楚而又具有探讨价值的热点问题。只有通过对肠道菌群产生免疫协同效应的分子机制及黏膜免疫耐受机制进行深入透彻的研究，对 Toll 样受体调节机体天然免疫反应机制深刻理解，在此基础上严格评价关于益生菌在治疗疾病时的确切疗效及安全性等方面的问题，全面地了解益生菌在肠道内尤其是在炎症肠道内的生物学行为和特性，才能针对 CD 和 UC 不同的发病机制、病理特征及临床表现，充分发挥益生菌治疗作用。

我们相信随着对益生菌治疗炎症性肠病实用价值的深入研究，人类终究会发现应用便捷、安全而有效的微生态治疗方法。随着实验研究和临床的应用，益生菌促进健康的作用必定会越来越被认可。相信在不久的将来，益生菌会为人类健康做出应有的贡献。

主要参考文献

中华医学会消化病学分会.2003.对炎症性肠病诊断治疗规范的建议(2000 年).现代实用医学,15:656~659

Borody T J,Warren E F,Leis S et al.2003.Treatment of ulcerative colitis using fecal bacteriotherapy.J Clin Gastroen-
　terol,37:42~47

Borruel N, Carol M, Casellas F et al. 2002. Increased mucosal tumour necrosis factor alopha productionin Crohn's disease can be down regulated ex vivo by probiotic bacteria. Gut, 51: 659~664

Braat H, van den Brande J, van Tol E et al. 2004. *Lactobacillus rhamnosus* induces peripheral hyporesponsiveness in stimulated CD4$^+$ T cells via modulation of dendritic cell function. Am J Clin Nutr, 80(6):1618~1625

Chiodini R J, Van Kruiningen H J, Thayer W R et al. 1986. Spheroplastic phase of mycobacteria isolated from patients with Crohn's disease. J Clin Microbiol, 24: 357~363

Collins M T, Lisby G, Moser C et al. 2000. Results of multiple diagnostic tests for *Mycobacterium avium* subsp. paratuberculosis in patients with inflammatory bowel disease and in controls. J Clin Microbiol, 38: 4373~4381

Cottone M, Pietrosi G, Martorana G et al. 2001. Prevalence of cytomegalovirus infection in severe refractory ulcerative and Crohn's colitis. Am J Gastroenterol, 96: 773~775

Cummings J H, Macfarlane G T, Macfarlane S. 2003. Intestinal bacteria and ulcerative colitis. Curr Issue Intest Microbiol, 4:9~20

Danese S, Fiocchi C. 2006. Etiopathogenesis of inflammatory bowel diseases. World J Gastroenterol, 12:4807~4812

Duchmann R, Kaiser I, Hermann E et al. 1995. Tolerance exists towards resident intestinal flora but is broken in active inflammatory bowel disease(IBD). Clin Exp Immunol, 102: 448~455

Duchmann R, Schmitt E, Knolle P et al. 1996. Tolerance towards resident intestinal flora in mice is abrogated in experimental colitis and restored by treatment with interleukin-10 or antibodies to interleukin-12. Eur J Immunol, 26: 934~938

Elmer G W, McFarland L V, Surawicz C M. 1999. Biotheryeutic agents and infectious diseases. Hamana Press, Totowa New Jersey, 69~144

Fabia R, Ar. Rajab A, Johansson M L et al. 1993. The effect of exogenous administration of *Lactobacillus reuteri* R2LC and oat fiber on acetic acid-induced colitis in the rat. Scand J Gastroenterol, 28,155~162

Fuller R. 1992. The scientific basis. London: Chapman & Hall

Gionchetti P, Rizzello F, Venturi A et al. 2000. Oral bacteriotherapy as maintenance treatment in patients with chronic pouchitis: a double-blind, placebo-controlled trial. Gastroenterology, 119: 305~309

Hawiger J. 2001. Innate immunity and inflammation: a transcriptional paradigm. Immunol Res, 23:99~109

Hermiston M L, Gordon J I. 1995. Inflammatory bowel disease and adenomas in mice expressing a dominant negative N-cadherin. Science, 270:1203~1207

Hilsden R J, Meddings J B, Sutherland L R. 1996. Intestinal permeability changes in response to acetylsalicylic acid in relatives of patients with Crohn's disease. Gastroenterology, 110: 1395~1403

Hisamatsu T, Suzuki M, Reinecker H C et al. 2003. CARD15/NOD2 functions as an antibacterial factor in human intestinal epithelial cells. Gastroenterology, 124:993~1000

Hobson C H, Butt T J, Ferry D M et al. 1988. Enterohepatic circulation of bacterial chemotactic peptide in rats with experimental colitis. Gastroenterology, 94:1006~1013

Ingrassia I, Leplingard A, Darfeuille-Michaud A. 2005. *Lactobacillus casei* DN-114 001 inhibits the ability of adherent-invasive *Escherichia coli* isolated from Crohn's disease patients to adhere to and to invade intestinal epithelial cells. Appl Environ Microbiol, 71(6):2880~2887

Kim S H, Yang S J, Koo H C et al. 1998. Inhibitory activity of *bifidobacterium longum*. FEBJ, 12:5278~5279

Kreuzpaintner G, Das P K, Stronkhorst A et al. 1995. Effect of intestinal resection on serum antibodies to the mycobacterial 45/48 kilodalton doublet antigen in Crohn's disease. Gut, 37: 361~366

Kuhbacher T, Ott S J, Helwig U et al. 2006. Bacterial and fungal microbiota in relation to probiotic therapy (VSL3) in pouchitis. Gut, 55:833~841

Laake K O, Bjorneklett A, Aamodt G et al. 2005. Outcome of four weeks' intervention with probiotics on symptoms and endoscopic appearance after surgical reconstruction with a J-configuratied ileal-pouch-analanastomosis in ulcerative colitis. Scand J Gastroenterol, 40:43~51

Lakatos P L, Fischer S, Lakatos L et al. 2006. Current concept on the pathogenesis of inflammatory bowel disease-

crosstalk between genetic and microbial factors: pathogenic bacteria and altered bacterial sensing or changes in mucosal integrity take "toll" ? World J Gastroenterol,12; 1829~1841

Liu Y,van Kruiningen H J,West A B et al.1995.Immunocytochemical evidence of Listeria, *Escherichia coli*,and Streptococcus antigens in Crohn's disease.Gastroenterology,108; 1396~1404

Luhrs H,Gerke T,Muller J G et al.2002.Butyrate inhibits NF-kappaB activation in lamina propria macrophages of patients with ulcerative colitis.Scand J Gastroenterol,37; 458~466

Madsen K,Cornish A,Sope R P et al.2001.Probiotic bacteria enhance murine and human intestinal epithelial barrier function.Gastroenterology,121;580~591

Madsen K L,Malfair D,Gray D et al.1999.Interleukin-10 gene-deficient mice develop a primary intestinal permeability defect in response to enteric microflora.Inflamm Bowel Dis,5; 262~270

Mathew C G,Lewis C M.2004.Genetics of inflammatory bowel disease: progress and prospects.Hum Mol Genet.13; 161~168

Naser S A,Schwartz D,Shafran I.2000.Isolation of *Mycobacterium avium* subsp.paratuberculosis from breast milk of Crohn's disease patients.Am J Gastroenterol,95;1094~1095

Neish A S,Gewirtz A T,Zeng H et al.2000.Prokaryotic regulation of epithelial responses by inhibition of Ikappa B-alpha ubiquitina- tion.Science,289;1560~1563

Ouwehand A C, Vanghan E E et al. 2006. Gastrointestinal microbiology. New York;Taylor & Francis Group

Obermeier F,Dunger N,Strauch U G et al.2005.CpG motifs of bacterial DNA essentially contribute to the perpetuation of chronic intestinal inflammation.Gastroenterology,129; 913~927

Pitcher M C,Cummings J H.1996.Hydrogen sulphide: abacterial toxin in ulcerative colitis? Gut,39;1~4

Robertson D J,Sandler R S.2001.Measles virus and Crohn's disease: a critical appraisal of the current literature.Inflamm Bowel Dis,7; 51~57

Roediger W E,Duncan A,Kapaniris O et al.1993.Sulphide impairment of substrate oxidation in rat colonocytes: a biochemical basis for ulcerative colitis? Clin Sci(Lond),85; 623~627

Rogler G.2004.Update in inflammatory bowel disease pathogenesis.Curr Opin Gastroenterol,20;311~317

Ross A S,Cohen R D.2004.Medical therapy for ulcerative colitis; the state of the art and beyond.Curr Gastroenterol Rep,6; 488~495

Sanderson J D,Moss M T,Tizard M L et al.1992.Mycobacterium paratuberculosis DNA in Crohn's disease tissue. Gut,33; 890~896

Stimpson S A,Esser R E,Carter P B et al.1987.Lipopolysaccharide induces recurrence of arthritis in rat joints previously injured by peptidoglycan-polysaccharide.J Exp Med,165; 1688~1702

Strober W,Fuss I,Mannon P.2007.The fundamental basis of inflammatory bowel disease.J Clin Inves,117;514~521

Subramanian S,Campbell B J,Rhodes J M.2006.Bacteria in the pathogenesis of inflammatory bowel disease.Curr Opin Infect Dis,19;475~484

Teahon K,Smethurst P,Levi A J et al.1992.Intestinal permeability in patients with Crohn's disease and their first degree relatives.Gut,33; 320~323

Wakefield A J,Pittilo R M,Sim R et al.1993.Evidence of persistent measles virus infection in Crohn's disease.J Med Virol,39; 345~353

Wells C L,van de Westerlo E M,Jechorek R P et al.1996.Bacteroides fragilis enterotoxin modulates epithelial permeability and bacterial internalization by HT-29 enterocytes.Gastroenterology,110; 1429~1437

第九章 益生剂在肠易激综合征防治中的应用
Effectiveness of Probiotics in Preventing and Curing IBS（irritable bowel syndrome）

郑跃杰　深圳市儿童医院　熊德鑫　解放军总医院第一附属医院

肠易激综合征（irritable bowel syndrome，IBS）是一组包括腹痛、腹胀、排便习惯改变和大便性状异常、黏液便等表现的临床综合征，这些症状持续存在或反复发作，经检查可以排除引起这些症状的器质性疾病。IBS最主要的临床表现为腹痛与排便习惯和粪便性状的改变，主要表现分为腹泻型、便秘型和腹泻便秘交替型。本病是最常见的一种功能性肠道疾病，在普通人群中进行问卷调查，欧美报道有IBS症状者为10%～20%，我国北京一组报道为8.7%。患者以中、青年居多，50岁以后首次发病少见，男女比例约1：2。IBS的病因和发病机制目前尚未明确，可能与多种因素有关，包括精神心理因素、内脏感觉异常、胃肠动力学异常、脑肠肽、免疫异常等。近年来流行病学研究发现胃肠道细菌感染和应用抗生素与IBS的发病密切相关。对患者的实验研究提示，IBS患者中较普遍地存在着小肠细菌过度生长及结肠发酵异常，这些作用的进一步机制均可能涉及肠道菌群的变化。目前的研究也直接证实了在IBS患者中存在肠道菌群紊乱。

IBS的治疗有一般治疗、药物治疗和心理及行为疗法。药物治疗主要为对症性，包括解痉药、缓解腹痛药、止泻药、缓泻药等。由于病因和发病机制不清，目前缺乏有效的特异性治疗和预防药物。上述的关于感染、使用抗生素、小肠细菌过度生长、结肠发酵异常和肠道菌群失调与IBS发病的流行病学和实验研究为临床上使用益生剂治疗IBS提供了依据。益生菌（probiotics）是指给予一定数量的、能够对宿主健康产生有益作用的活的微生物，由于其具有对致病菌和其他微生物的拮抗或抑制、免疫调节、营养及代谢等作用，已在临床上得到了广泛的应用，如腹泻病的治疗和预防、乳糖不耐受、炎症性肠病、肝脏疾病等。关于益生剂对IBS治疗的报道日益增多，并且取得了可喜的结果，这为临床预防和治疗IBS提供了新的思路。

第一节　肠道菌群在IBS发病中的作用

1. 感染、应用抗生素与IBS

越来越多的流行病学研究发现，部分急性肠道感染缓解后会发生慢性或持续性的胃肠功能异常症状，出现所谓的感染后肠易激综合征（postinfectious irritable bowel syndrome，PI-IBS），并且IBS的发病与应用抗生素的时间有一定相关性。细菌性胃肠炎在IBS发病中的作用已有很多的研究报道，前瞻性研究证实约7%～32%的急性胃肠炎患者发展成IBS。Neal等（1997）对544例经微生物学检验证实的细菌性胃肠炎患者进行的队列研究发现，急性胃肠炎 6 个月后 25％的患者仍有排便习惯改变。Borgaonkar 等（2006）对 191 例大便阳性肠炎患者进行了 3 个月随访，结果 7 例出现 IBS，发病率为 3.7％。急性胃肠炎期间发热为主要危险因素，其优势率（OR）为 11.96（$P=0.02$）。Gwee 等（2001）报道，接受问卷调查的 70 例急性胃肠炎住院的患者中，22 例后来出现了符合 IBS 的症状，并且 6 个月后这些患者症状仍然存在。Rodriguez 等（1997）的研究则首次纳入了正常人群作为对照组，他们对 318 例胃肠炎患者和 584 308 名正常人群进行了 1 年的随访研究，发现 1 年后胃肠炎患者 IBS 发病率为 4.4％（14/318），正常人群 IBS 发病率为 0.3％（2027/584 308），显示胃肠道感染后发生 IBS 的几率增加了 10 倍，并认为细菌感染是 IBS 发病的一个独立的危险因素。最近 Ruigómez 等（1999）对社区中大量的 IBS 患者进行了长达 4 年的流行病学调查，结果发现急性细菌性胃肠炎发作后 IBS 的发病率每年为 98.2/10 000 人，而对照组每年为 45.3/10 000 人，细菌性胃肠炎并发 IBS 的相对危险性是对照组的 2.2 倍。作者还发现抑郁、焦虑或睡眠障碍、既往胃肠道疾病或长期使用抗生素也是 IBS 发病的独立的危险因素。Parry 等（2003）对细菌性胃肠炎出现 IBS 进行了病例对照研究，结果表明细菌性胃肠炎后随访 6 个月，病例组 IBS 发病率为 16.7％（18/108），对照为 1.9％（4/206），优势率（OR）为 10.1（95％CI：3.32～30.69）。另有两项研究对细菌性胃肠炎暴发流行后的 IBS 发病情况进行了随访观察。一项为大肠杆菌（O157：H7）和空肠弯曲菌胃肠炎暴发流行研究，结果显示随访 2 年时，在流行地区健康对照组、自述胃肠炎组和临床可疑胃肠炎组的 IBS 发病率分别为 10.1％（71/701）、27.3％（249/904）和 36.2％（168/464），各组间均有显著差异。另一项为沙门氏菌感染胃肠炎暴发流行研究，结果发现在肠炎暴发流行前病例组（271 例）和对照组（335 例），IBS 的发病率分别为 2.9％和 2.3％（$P>0.05$），而肠炎流行后 1 年时，沙门氏菌感染胃肠炎组的 IBS 发病率达 10％，相对危险性达 7.8（95％CI：3.1～19.7）。

　　抗生素能够杀灭肠道中大量的敏感菌，使条件致病菌或耐药菌增加，因此使用抗生素是造成肠道正常菌群破坏的最常见的原因之一。目前已有几项前瞻性研究评价了使用抗生素在 IBS 发病中的作用，提示使用抗生素可能参与了 IBS 的发病。Barbara 等（2000）在一次沙门氏菌感染胃肠炎暴发流行中（1543 例）观察了使用抗生素对患者粪便排菌和感染后持续出现胃肠道症状的影响，随访 3 个月后发现，在感染急性期间使用抗生素组（327 例，占 21.2％）与未使用抗生素组的患者在粪便排菌方面没有明显差异，但使用抗生素组出现持续性胃肠道症状明显增多（抗生素组：9.5％，未使用抗生素组：2.9％；$P=0.003$）。Maxwell 等（2002）前瞻性地研究了治疗胃肠疾病时使用抗生素与功能性肠病症状之间的关系，结果显示 4 个月时使用抗生素组出现两个以上肠病症状的概率明显高于未使用抗生素组（抗生素组：24％，未使用抗生素组：6％），优势率（OR）为 4.79。

2. 小肠细菌过度生长，结肠发酵异常与 IBS

　　呼气氢试验已被广泛地应用于小肠细菌过度生长的检测。1991 年 Galatola 等应用 C-木糖呼气试验，发现 29％的非腹泻型 IBS 患者和 56％的腹泻型 IBS 患者存在小肠细菌过度生长。2000 年 Pimentel 等对 202 例 IBS 患者应用乳果糖氢呼气试验检查，结果发现 78％的 IBS 患者存在小肠细菌过度生长，经抗生素治疗后，53％的患者呼气试验转阴，且症状改善。此后同一作者采用随机双盲安慰剂对照再次对 111 例 IBS 患者和正常人进行了观察，结果证实 84％的患者呼气试验阳性，而正常对照组 20％呼气试验阳性，两组有显著差异（$P<0.01$）；在 IBS 患者中，新霉素治疗组有 35％呼气试验转阴，症状改善；安慰剂组仅有 11.4％呼气试验转阴（$P<0.05$），以上结果说明在 IBS 患者中呼气试验异常很普遍，呼气试验转阴能够显著改善 IBS 症状。Lupascu 等（2005）进行的病例对照研究也表明，在 65 例 IBS 患者中乳果糖氢呼气试验阳性占 35％，而 102 例正常对照者中阳性为 4％，提示 IBS 与小肠细菌过度生长有密切的关系。

结肠发酵是肠道细菌对进入结肠内未被消化和吸收的碳水化合物、蛋白质和氨基酸的厌氧性分解过程，酵解产物包括短链脂肪酸、其他有机酸、乙醇、氢、二氧化碳和甲烷等。已有研究证实 IBS 患者存在着结肠发酵的异常，发酵异常产生的过量气体是 IBS 症状的重要原因，因此，发酵异常可能是 IBS 发病的重要因素。King 等（1998）通过标准饮食和膳食成分剔除疗法的交叉对照试验对 6 例 IBS 患者和 6 例对照者进行研究，发现在正常饮食下，尽管 IBS 患者总的产气量并不比对照组高，但 IBS 患者的最大气体排出量显著高于对照组，并且产氢量明显增加。在膳食成分剔除疗法后，IBS 患者症状减轻，最大气体排出量降低。作者认为这可能是由于 IBS 患者结肠发酵异常引起的，特别与耗氢细菌的活性有关。结肠发酵涉及摄入食物的成分和肠道中的菌群，其中肠道中产气细菌的过度生长可能是其发酵异常的主要原因。

3. IBS 中的肠道菌群改变

以上流行病学及实验研究提示了胃肠道细菌感染、应用抗生素、小肠细菌过度生长及结肠发酵异常在 IBS 发病中的作用，这些作用的进一步机制均可涉及肠道菌群的变化。目前已有研究直接证实，在 IBS 患者中存在着肠道菌群紊乱。早在 1982 年，Balsari 等采用常规微生物学技术对 20 例 IBS 患者的粪便微生物进行了观察，发现与正常对照人群相比，IBS 患者粪便中大肠杆菌和乳杆菌明显减少，并且双歧杆菌的数量也有减少，提出了肠道菌群紊乱在 IBS 发病及加重中可能起一定作用。Si 等（2004）也采用细菌培养技术观察了 IBS 患者和健康对照者粪便菌群的变化，发现 IBS 患者粪便中双歧杆菌数量明显减少，肠杆菌数量明显增加，并且 IBS 患者的定植抗力（CR）明显降低，而两种类型的 IBS 患者的粪便菌群无明显差异。另外有较多的研究显示 IBS 患者在使用益生菌治疗后粪便菌群得到改善，并伴随着临床症状的缓解。

肠易激综合征（IBS）的发病机制尚未明了，有证据表明肠蠕动功能紊乱，内脏的高度敏感性和脑-肠神经突触调节障碍等可能是该病的主要致病因素；还有证据表明 IBS 可能与消化道菌群改变有关。

肠道菌群失调首先可能引起低度肠黏膜炎症病变，并可见局部黏膜炎性细胞增加，可证明炎症存在。IBS 患者黏膜活检中观察到黏膜炎性细胞增加，动物模型研究中证明与肠蠕动功能紊乱和内脏高敏感性一样，黏膜炎症病变也能导致 IBS 样症候群。低度肠黏膜炎症病变在 IBS 中扮演的角色近来引起了人们很大的注意。在 IBS 患者黏膜活检中观察到黏膜炎性细胞增加，可以证明炎症的存在。在动物模型研究也可以清楚得出 IBS 与黏膜炎症病变、肠蠕动功能紊乱和内脏高敏感性存在因果关系。

早期用普通研究方法将 IBS 患者与健康人群做对照比较，发现 IBS 患者象致病性大肠杆菌等特定的病原微生物增加，而乳酸菌和双歧杆菌减少，但因病例较少而缺乏说服力。而 Korpela 等（2005）对 27 例根据罗马Ⅱ标准诊断为 IBS 的患者，对其中 22 名患者进行随机双盲对照实验，6 个月内取了 3 次粪便标准（0、3m、6m），涵盖 300 种细菌的定量 PCR 测定细菌总的 DNA 含量。除此之外还使用了变性梯度凝胶电泳（DGGE）和培养技术表明 IBS 患者与健康人的消化道菌群存在明显的个体差异，并根据被分析的对象得出 IBS 病情差异：①腹泻型的患者粪便中乳酸菌数量减少；②便秘型患者韦荣氏球菌增加；③在 3 份样品中都得到了 IBS 患者和健康对照的芽孢杆菌和双歧杆菌的差异的结果；④IBS 患者的优势菌群不稳定，而健康对照者肠道菌群相对稳定。

第二节　肠易激综合征临床表现和诊断

肠易激综合征（irritable bowel syndrome，IBS）是一种消化道功能紊乱疾病，在西方国家人口患病率大约为 5%～20%。我国出现 IBS 症状的比率与国外相似，也约占胃肠门诊量的 50%，患者年龄在 20～50 岁，老年后初次发病者极少，女性多见（女：男约 2：1～5：1），还有家族聚集倾向。IBS 的主要症状是腹痛、腹胀和排便习惯改变等。IBS 既不会威胁生命也不会导致其他疾病，但它在很大程度上影响了人们的生活质量。

一、临床表现

1. 症状

腹痛为主要症状，可伴有排便异常或排便后缓解，或进食后诱发，腹痛多见于下腹部或腹部其他部位，腹痛在工作或睡眠中很少发作，或一般不加重。

腹泻为另一症状，粪量较少，或为稀烂便、水样便，一般无脓血便，大便次数增多，但总量不超过正常排便量。禁食 2～3 天后，往往腹泻停止，而且夜间不出现腹泻。

另有不少患者可出现腹泻与便秘交替状况，甚至大便有未尽感，伴有黏液。有些更严重者往往需依赖泻药治疗才能使上述症状缓解。一些患者伴有腹胀，往往白天明显，夜间似有减轻情况，且腹围并不增大。

可见 IBS 的主要症状是腹痛、腹胀和排便习惯改变（即便秘与腹泻交替）等。

2. 体征

一般无阳性体征，但当腹痛时部分患者可有压痛，可能波及盲肠和乙状结肠，可呈充气样或条管样感觉，在行结肠镜检时患者痛觉反应剧烈，对注气反应敏感，肠道极易痉挛而影响操作（这种现象对诊断有提示性），在黏膜活检中观察到黏膜炎性细胞的增加，并可见炎症存在。

二、诊断

凡具有肠功能疾病的症状，在排除各种器质性病变后，可考虑肠功能性疾病，目前诊断肠易激综合征国际上普遍采用 2005 年罗马标准：

（1）症状持续存在或反复发作，时间超过 3 个月，或既往 12 个月内至少累及有 12 周（可以不连续）。

（2）必须具备以下症状：①腹痛或腹部不适，并具有下述特征：排便后缓解，或伴有大便性状改变。②排便不正常至少每日排便多于 3 次或以上，或者每周少于 3 次，且至少具有以下几种大便性状改变：大便频率改变（＞3 次/d 或＜3 次/周）；大便性状改变（团块/硬或稀/水便）；排便过程改变（费力、排便不畅或便急）；排黏液，伴有肠胀气或腹胀感，一般便后腹痛缓解。

鉴别诊断包括溃疡性肠炎、克罗恩病结肠癌、慢性细菌性痢疾、憩室炎、甲亢及其肠道吸收不良综合征等。

最近使用分子生物学技术对 IBS 患者粪便菌群进行了三项研究，结果均显示出 IBS 患者存在肠道菌群紊乱。Malinen 等（2005）采用实时定量聚合酶链反应（Q-PCR）技术对 27 例 IBS 患者和 22 名健康志愿者进行了粪便中 DNA 定量检测，发现在肠道菌群的组成和数量方面，IBS 患者各亚型之间及其与健康人之间存在广泛的个体差异。腹泻型 IBS（12 例）患者肠道乳杆菌数量显著降低，便秘型 IBS 患者肠道的韦荣球菌属的计数显著增加；球形梭菌和双歧杆菌数量在 IBS 患者与健康对照组之间存在明显差异。这一结果提示 IBS 患者与健康人之间及 IBS 各亚型之间肠道菌群紊乱的情况不同。Mätto 等（2005）采用细菌培养和 PCR-DGGE 技术对 IBS 患者和健康对照者的粪便菌群组成及其稳定性进行了观察，结果显示 IBS 患者的大肠杆菌数量和需氧菌与厌氧菌的比例轻度升高，而类杆菌、双歧杆菌、产芽孢细菌、乳杆菌、肠球菌和酵母菌在两组间无明显差异，PCR-DGGE 显示 IBS 患者的菌群稳定性比健康对照差。Kassinen 等（2007）采用 16S RNA 基因克隆及测序和定量 PCR 技术观察了 24 例 IBS 患者和 23 名对照者粪便菌群，研究表明肠道菌群的克隆文库在 IBS 患者与正常对照者存在明显的差别，作者认为这是由于 IBS 患者肠道菌群发生改变的结果。

尽管上述常规微生物学和分子生物学技术的研究均证实 IBS 患者存在肠道菌群紊乱，但菌群紊乱的具体类型在各研究之间仍不完全一致，并且根据目前研究结果尚不足以说明肠道菌群紊乱与 IBS 之间的因果关系。

第三节　益生剂在 IBS 治疗中的应用

流行病学研究表明部分 IBS 患者发生在急性肠道感染之后，并且 IBS 的发病与抗生素使用有关。IBS 患者存在小肠细菌过度生长、结肠发酵异常和肠道菌群失调，这些研究为使用益生剂治疗 IBS 提供了理论基础和依据。关于使用益生剂治疗 IBS 的报道很多，但设计严谨的随机对照临床试验（RCT）的研究有限，并且使用的菌株涉及范围较广。由于益生剂的作用有严格的菌株依赖性，以下分别介绍各菌株在 IBS 治疗中的应用。

1. 乳杆菌

在使用乳杆菌治疗 IBS 的报道中，应用最多的菌种为植物乳杆菌，其他菌种尚有鼠李糖乳杆菌 GG（LGG）、鲁特氏乳杆菌等。

Niedzielin 等（2001）观察了植物乳杆菌 299V（*Lactobacillus plantarum* 299V，LP299V）对 IBS 患者的影响，作者将 40 例 IBS 患者分成 2 组，各 20 例，进行了随机双盲安慰剂对照研究，疗程 4 周。结果治疗组腹痛全部减轻，安慰剂组仅有 11 例减轻（$P=0.0012$）。在有便秘的患者中，治疗组 6 例（6/10）排便频率正常，而安慰剂组仅有 2 例（2/11）（$P=0.17$）；治疗组患者总的 IBS 症状改善率为 95%，明显高于安慰剂组（15%）（$P<0.0001$）。这一结果提示植物乳杆菌能有效缓解 IBS 的症状。Saggioro 等（2004）将 70 例符合 IBS 罗马 Ⅱ 诊断标准的患者分为三组，分别给予植物乳杆菌（LP 01）和双歧杆菌（BR 03），植物乳杆菌（LP 01）和嗜酸性乳杆菌（LA 02）及安慰剂治疗 28 天，结果显示，治疗 14 天时三组腹痛评分的下降率分别为 42%、49% 和 25%（$P<0.05$）；28 天后下降率分别为 45%、49% 和 29.5%（$P<0.001$）；IBS 症状严重度评分在治疗组也显著降低，14 天时分别为 49.3%、55.6% 和 8%（$P<0.001$）；28 天时分别为 56%、55.6% 和 14.4%（$P<0.001$）。Sen 等（2002）采用双盲对照交叉方法研究植物乳酸杆菌 299V 对 12 例 IBS 患者症状和结肠发酵的影响，发现患者服用植物乳酸杆菌 299V 后，尽管治疗组在摄取乳果糖后 120min 时呼气氢水平显著减少（$P=0.019$），但结肠发酵（氢总产量）和临床症状在治疗组和安慰剂组之间无明显差异。Nobaeck 等（2000）采用随机方法，给 60 例符合 IBS 罗马诊断标准的患者服用含有植物乳酸杆菌（DSM 9843）或不含该菌（对照）的野玫瑰果饮料，发现治疗 4 周后服用含植物乳酸杆菌组患者肠胃胀气明显减轻，而腹痛在两组均明显减轻；治疗后 12 个月随访时，治疗组患者肠功能仍好于对照组。Floch（2005）对 1975～2004 年发表的有关益生剂在 IBS 治疗中作用的文献进行了综述，主要以植物乳杆菌为对象进行 6 项研究。结论为益生剂能够缓解 IBS 的症状，但仍需要进一步的临床实验。

　　Bausserman 等（2005）观察了鼠李糖乳杆菌 GG（*Lactobacillus rhamnosus* GG，LGG）对儿童 IBS 的疗效，该研究中纳入的 50 例患儿符合 IBS 罗马 Ⅱ 诊断标准，随机分为治疗组和安慰剂组，使用 6 周。研究发现两组腹痛评分改善率分别为 40.0% 和 44.0%（$P=0.774$）。在改善其他胃肠症状上两组也无统计学差异。O'Sullivanet 等（2000）通过随机双盲交叉试验观察（LGG）治疗 IBS 患者的疗效，24 例患者符合 IBS 罗马 Ⅱ 诊断标准，随机给予 LGG 或安慰剂，结果显示，尽管 LGG 组有减轻患者腹泻次数的趋势，但在其他症状如腹痛、排便急迫感和腹胀的改善方面与安慰剂比较无显著差异。作者结论为单独给予 LGG 对治疗 IBS 无效，对 IBS "腹泻型" 亚型的价值值得进一步研究。Niv 等（2005）使用鲁特氏乳杆菌（*Lactobacillus reuteri*）和安慰剂治疗 IBS 患者，进行了为期 6 个月的随机双盲安慰剂对照研究，结果表明治疗组和安慰剂组的 IBS 症状严重度评分和生活质量评分均有明显改善，但两组无差异。作者认为这可能与安慰剂的较强作用和 IBS 患者缺乏一致性有关。

　　根据现有研究结果，目前尚不能明确 LGG 和鲁特氏乳杆菌对 IBS 的治疗效果。

2. 双歧杆菌

　　Fanigliulo 等（2006）观察了使用利福昔明（rifaximin）治疗 1 个月后添加长双歧杆菌（W11）对 IBS 患者的症状改善效果，结果显示，添加长双歧杆菌 1 个月能够明显改善症状（$P=0.010$），特别是肠道习惯相关症状及排便次数。国内胡品津等（2003）报道一组多中心随机双盲双模拟对照试验显示，采用青春双歧杆菌（丽珠肠乐）治疗符合罗马 Ⅱ 诊断标准的 60 例患者 4 周后，患者的总体症状评分和腹泻症状评分均明显降低（$P<0.01$），并且随疗程延长，疗效呈增加趋势。樊宇靖等（2004）也观察到双歧杆菌（丽珠肠乐）治疗 IBS 患者的总有效率为 83.3%，同时观察到治疗后大便中双歧杆菌和乳杆菌明显增高。

3. VSL♯3

Brigidi 等（2001）发现使用 VSL♯3（含乳杆菌、双歧杆菌和唾液链球菌）可明显改善 IBS 或功能性腹泻患者的临床症状，并且改变粪便微生物的组成和生物化学特性。VSL♯3 治疗后粪便中乳酸杆菌、双歧杆菌和嗜热链球菌显著增加，而肠球菌、大肠菌、拟杆菌和产气荚膜梭菌无显著变化。另外治疗后粪便中 β-半乳糖苷酶增加，尿素酶活性降低。Kim 等（2003）也报道了使用 VSL♯3 对符合 IBS 罗马Ⅱ诊断标准，以腹泻为主的 IBS 患者的临床症状和胃肠传输时间的影响，发现使用 VSL♯3 治疗 8 周，仅能显著改善腹胀，而其他症状如腹痛、产气和排便急迫等和胃肠传输时间在治疗组和安慰剂组无明显差异。

4. 其他

1996 年，Halpern 等报道了采用随机双盲交叉试验方法使用乐托尔（热灭活的嗜酸乳酸菌）治疗 18 例 IBS 的结果，发现乐托尔能改善 50% 的 IBS 患者的胃肠道症状，与安慰剂比较具有统计学上的意义（$P=0.018$）。

Kajander 等（2005）观察了乳杆菌和双歧杆菌混合制剂改善 IBS 症状的效果，共有 103 例符合罗马Ⅰ或Ⅱ诊断标准的患者纳入了为期 6 个月的随机双盲安慰剂对照研究，结果表明治疗组症状评分为 7.7，明显低于安慰剂组（$P=0.015$）。治疗组症状评分下降的中位数为 42%，而安慰剂组仅为 6%（$P=0.008$）。

Fan 等（2006）对 74 例 IBS 患者进行了开放式研究，观察了双歧杆菌、嗜酸性乳杆菌及粪链球菌混合制剂改善 IBS 症状的效果及大便菌群的变化，结果表明，服用益生剂后 2 周、4 周和 6 周，症状改善率分别为 56.8%、74.3% 和 73.0%，特别是腹痛和大便性状改善尤其明显，粪便中双歧杆菌和乳杆菌明显增高，而类杆菌和肠球菌明显降低。作者认为症状改善与菌群变化有关。国内余颖聪等（2004）分别报道了双歧杆菌、嗜酸乳酸杆菌和粪肠球菌三联活菌（贝飞达）对符合罗马Ⅰ诊断标准的 IBS 患者的临床疗效观察，结果均显示治疗 4 周后治疗组的总有效率为 80% 以上，明显高于对照组，贝飞达能明显改善患者的腹痛、腹泻、腹胀和便秘等症状。

张达荣等（1999）采用酪酸菌制剂对 21 例 IBS 患者进行治疗，结果显示，酪酸菌治疗后腹泻次数明显减少，总有效率为 83.4%，并且大便中双歧杆菌和乳酸杆菌明显升高，其机制为酪酸菌能抑制肠道内腐败菌、病原菌的过度生长，并能促进双歧杆菌、乳酸菌等肠道内的有益菌的发育，从而改善症状。

Bittner 等（2005）观察到使用益生菌和益生原混合制剂能改善 IBS 患者的症状。

目前对益生剂治疗 IBS 的确切作用机制尚不完全清楚，可能与其增强肠黏膜屏障和调节肠道菌群，抑制腐败菌的过度生长和发酵异常，调节肠道运动等作用有关。最近的研究还发现 IBS 患者肠道中存在炎症细胞因子的过度释放，而益生剂能够抑制宿主体内起过度的炎症反应。

主要参考文献

樊宇靖,姒健敏.2004.肠易激综合征与肠道微生态关系探讨.国外医学(消化系疾病分册),2;99～102

胡品津,林金坤.2003.广州双歧杆菌协作组.双歧杆菌治疗腹泻型肠易激综合征疗效观察.胃肠病学,8(增刊):

　　A11～23

上海市双歧三联活菌协作组.2004.双歧三联活菌治疗肠易激综合征的临床多中心研究.上海医学,27(10):728～730

王伟岸,胡品津.2004.益生菌和肠易激综合征.世界华人消化杂志,12:172～176

余颖聪,奴健敏,樊宇靖等.2004.肠易激综合征患者肠道微生态对照研究.中华消化杂志,24:427

张达荣,董晓旭,包幼甫.1999.肠易激综合征患者服用酪酸菌制剂前后肠道菌群状况.中国微生态学杂志,11(3):164～166

Balsari A,Ceccarelli A,Dubini F et al.1982.The fecal microbial population in the irritable bowel syndrome.Microbiologica,5:185～194

Barbara G,Stanghellini V,Berti-Ceroni C et al.2000.Role of antibiotic therapy on long-term germ excretion in faeces and digestive symptoms after Salmonella infection.Aliment Pharmacol Ther,14:1127～11231

Bausserman M,Michail S.2005.The use of *Lactobacillus* GG in irritable bowel syndrome in children:a double-blind randomized control trial.J Pediatr,147:197～201

Bittner A C,Croffut R M,Stranahan M C.2005.Prescript-Assist probiotic-prebiotic treatment for irritable bowel syndrome:a methodologically oriented,2-week,randomized,placebo-controlled,double-blind clinical study.Clin Ther,27:755～761

Borgaonkar M R,Ford D C,Marshall J K et al.2006.The incidence of irritable bowel syndrome among community subjects with previous acute enteric infection.Dig Dis Sci,51:1026～1032

Brigidi P,Vitali B,Swennen E et al.2001.Effects of probiotic administration upon the composition and enzymatic activity of human fecal microbiota in patients with irritable bowel syndrome or functional diarrhea.Res Microbiol,152:735～741

Fanigliulo L,Comparato G,Aragona G et al.2006.Role of gut microflora and probiotic effects in the irritable bowel syndrome.Acta Biomed,77:85～89

Fan Y J,Chen S J,Yu Y C et al.2006.A probiotic treatment containing *Lactobacillus*,*Bifidobacterium* and *Enterococcus* improves IBS symptoms in an open label trial.Journal of Zhejiang University Science B,7:987～991

Floch M H.2005.Use of diet and probiotic therapy in the irritable bowel syndrome:analysis of the literature.J Clin Gastroenterol,39(4 Suppl 3):S243～S246

Gwee K A.2001.Postinfectious irritable bowel syndrome.Curr Treat Options Gastroenterol,4:287～291

Halpern G M,Prindiville T,Blankenburg M et al.1996.Treatment of irritable bowel syndrome with Lacteol Fort:a randomized,double-blind,cross-over trial.Am J Gastroenterol,91:1579～1585

Kajander K,Hatakka K,Poussa T et al.2005.A probiotic mixture alleviates symptoms in irritable bowel syndrome patients:a controlled 6-month intervention.Aliment Pharmacol Ther,22:387～394

Kassinen A,Krogius-Kurikka L,Mäkivuokko H et al.2007.The fecal microbiota of irritable bowel syndrome patients differs significantly from that of healthy subjects.Gastroenterology,133:24～33

Kim H J,Camilleri M,McKinzie S et al.2003.A randomized controlled trial of a probiotic,VSL♯3,on gut transit and symptoms in diarrhoea-predominant irritable bowel syndrome.Aliment Pharmacol Ther,17:895～904

King T S,Elia M,Hunter J O.1998.Abnormal colonic fermentation in irritable bowel syndrome.Lancet,352:1187～1189

Lupascu A,Gabrielli M et al.2005.Hydrogen glucose breath test to detect small intestinal bacterial overgrowth:a prevalence case-control study in irritable bowel syndrome.Aliment Pharmacol Ther,22:1157～1160

Malinen E,Rinttilä T,Kajander K et al.2005.Analysis of the fecal microbiota of irritable bowel syndrome patients and healthy controls with real-time PCR.Am J Gastroenterol,100:373～382

Marshall J K,Thabane M,Garg A X et al.2006.Incidence and epidemiology of irritable bowel syndrome after a large waterborne outbreak of bacterial dysentery.Gastroenterology,131:445～450

Maxwell P R,Rink E,Kumar D et al.2002.Antibiotics increase functional abdominal symptoms.Am J Gastroenterol,97:104～108

Mearin F,Pèrez-Oliveras M,Perellб A et al.2005.Dyspepsia and irritable bowel syndrome after a Salmonella gastroenteritis outbreak:one-year follow-up cohort study.Gastroenterology,129:98～104

Mättö J, Maunuksela L, Kajander K et al. 2005. Composition and temporal stability of gastrointestinal microbiota in irritable bowel syndrome--a longitudinal study in IBS and control subjects. FEMS Immunol Med Microbiol, 43: 213~222

Neal K R, Hebden J, Spiller R. 1997. Prevalence of gastrointestinal symptoms six months after bacterial gastroenteritis and risk factors for development of the irritable bowel syndrome: postal survey of patients. BMJ, 314: 779~782

Niedzielin K, Kordecki H, Birkenfeld B. 2001. A controlled, double-blind, randomized study on the efficacy of *Lactobacillus plantarum* 299V in patients with irritable bowel syndrome. Eur J Gastroenterol Hepatol, 13: 1143~1147

Niv E, Naftali T, Hallak R et al. 2005. The efficacy of Lactobacillus reuteri ATCC 55730 in the treatment of patients with irritable bowel syndrome--a double blind, placebo-controlled, randomized study. Clin Nutr, 24: 925~931

Nobaek S, Johansson M L, Molin G et al. 2000. Alteration of intestinal microflora is associated with reduction in abdominal bloating and pain in patients with irritable bowel syndrome. Am J Gastroenterol, 95: 1231~1238

O'Sullivan M A, O'Morain CA. 2000. Bacterial supplementation in the irritable bowel syndrome. A randomised double-blind placebo-controlled crossover study. Dig Liver Dis, 2: 294~301

Ouwehand A C, Vaughan E E. 2006. Gastrointestinal microbiology. New York: Taylor & Francis Group

Parry S D, Stansfield R, Jelley D et al. 2003. Does bacterial gastroenteritis predispose people to functional gastrointestinal disorders? A prospective, community-based, case-control study. Am J Gastroenterol, 98: 1970~1975

Pimentel M, Chow E J, Lin H C. 2003. Normalization of lactulose breath testing correlates with symptom improvement in irritable bowel syndrome. a double-blind, randomized, placebo-controlled study. Am J Gastroenterol, 98: 412~419

Pimentel M, Chow E J, Lin H C et al. 2000. Eradication of small intestinal bacterial overgrowth reduces symptoms of irritable bowel syndrome. Am J Gastroenterol, 95: 3503~3506

Rodriguez L A, Ruigomez A. 1999. Increased risk of irritable bowel syndrome after bacterial gastroenteritis: cohort study. BMJ, 318: 565~566

Ruigómez A, García Rodríguez L A et al. 2007. Risk of irritable bowel syndrome after an episode of bacterial gastroenteritis in general practice: influence of comorbidities. Clin Gastroenterol Hepatol, 5: 465~469

Saggioro A. 2004. Probiotics in the treatment of irritable bowel syndrome. J Clin Gastroenterol, 38 (6 Suppl): S104~106

Sen S, Mullan M M, Parker T J et al. 2002. Effect of *Lactobacillus plantarum* 299v on colonic fermentation and symptoms of irritable bowel syndrome. Dig Dis Sci, 47: 2615~2620

Si J M, Yu Y C, Fan Y J et al. 2004. Intestinal microecology and quality of life in irritable bowel syndrome patients. World J Gastroenterol, 10: 1802~1805

第十章 益生剂在防治 HP 感染及相关疾病中的应用
Applications of Probiotics to HP (*Helicobacter pylori*) Infection and the Related Diseases

王立生　暨南大学第二临床医院　熊德鑫　解放军总医院第一属医院
姚玉川　解放军一五二医院

引　言

　　1984 年 7 月，Marshall 吞服幽门螺杆菌（*H. pylori*）10ml，10^9 cfu/ml，从而首次证实急性胃炎由幽门螺杆菌感染引起。如果宿主的免疫系统不能很好地清除这一感染，或感染未经治疗根除，那么由幽门螺杆菌感染的急性胃炎就可发展成慢性胃炎。

第一节　幽门螺杆菌与胃炎

　　胃炎是胃黏膜对损伤的炎性反应，可为急性胃炎，如不及时清除 HP，就可能形成带菌状态，发展成慢性胃炎。根据目前的研究结果证实，90％的慢性胃炎患者都伴有 HP 感染，其中有相当部分患者为慢性萎缩性胃炎，我们把 HP 感染的胃炎称为 HP 相关性胃炎。

一、病原学

　　幽门螺杆菌为革兰氏染色阴性菌，G＋C 含量为 34.1％～37.5％，含有 4～6 根鞭毛的螺杆状细菌，宽 0.5～1.0μm，长 2.5～4.0μm，鞭毛长 2～5μm，螺杆状细菌在胃黏膜中常为弯曲、S 形或弧形，在胃黏膜中呈鱼群样排列，形态随环境改变而改变，从弯曲—杆状或从弧型—圆球体状。幽门螺杆菌属营养要求高、微需氧菌，一般要求血培养基才能很好的生长，最适宜温度为 35～37℃。

　　关于致病性的研究

　　（1）幽门螺杆菌具有 4～6 根鞭毛并呈螺旋形，这种含有鞭毛的动力能穿透黏膜层，黏附到黏膜而定居。当然，它们在体内黏附是有组织倾向性的，如定居在胃化生细胞上，而不能与临近十二指肠上皮细胞黏附，也有幽门螺杆菌能与胃窦上皮细胞内的一种糖脂体（含唾谷氨酸及硫脂糖脂体）黏附结合，所以 HP 黏附有体内组织的倾向性。

　　（2）幽门螺杆菌能产生大量的尿素酶，分解尿素酶而产氨，不仅在微环境中可中和胃酸而有利于细菌的生存，而且对许多哺乳类细胞有直接毒性作用。氨可以阻止胃腺分泌氢离子，使上皮细胞氢离子反流导致胃酸缺乏症。尿素酶的产生由尿素酶基因决定，*UReA* 和 *UReB* 为结构基因，编码尿素酶 A 和 B 单位。其次 NReC、UReD、UReI 也是尿素酶群的一部分。HP 能在胃内定居，尿素酶具有关键的作用。

（3）空泡细胞毒素。幽门螺杆菌具有不同的致病能力，其主要差异在于此菌株能否产生空泡毒素。其致病力强，并与消化道溃疡发生发展密切相关。这类毒素又分成胞质皱缩性细胞毒素和细胞兴奋或强直性细胞毒素，是 HP 的外毒素，又称为 VAC A 蛋白。空泡毒素可能是通过干扰细胞内离子转运蛋白即空泡型 ATP 酶的功能而起作用，空泡毒素作用 Na^+/K^+-ATP 酶抑制该酶活性而造成细胞水肿。而尼古丁、氨、低 pH 能增加空泡毒素的作用，奥美拉唑（omepraole）作为质子泵抑制剂，除了能抑制尿素酶外，还具有明显的制酸作用。能减少低 pH 对空泡毒素的活化。尽管在治疗活动中没有根除幽门螺杆菌，但消化道的症状仍有好转。而空泡细胞毒素基因其主要结构基因是 VAC A 基因。

（4）细胞毒素相关蛋白（CagA 蛋白）。幽门螺杆菌产生空泡毒素，另外还同时存在一个大小为128kDa的蛋白质，它引起强烈免疫反应，与细胞空泡样变密切相关。

（5）趋化因子。由幽门螺杆菌合成分泌的多核细胞和单核细胞趋化因子多肽，与胃黏膜胃腔侧定居，引起浅表性胃炎。十二指肠炎及溃疡病，患者的胃黏膜基本上保持完整，幽门螺杆菌很少侵入组织内。

（6）热激蛋白。热激蛋白（HSP）是一种高度保守蛋白质，称为 HP54K。它可由多种环境的应激变化而诱生，HP54K 刺激 $\gamma\delta\tau$ 细胞可以引起胃的损伤，因为宿主内源性"自身"的热激蛋白的决定簇与幽门螺杆菌相似，因此产生交叉性免疫反应。它可能是与炎症无关的导致交叉免疫反应。它们可以通过细胞介导的免疫反应而促进组织损伤，可见尽管幽门螺杆菌毒素可能与炎症无关，却可以引起更严重的胃损伤而导致溃疡形成。与其他 CPN60 同源体一样，HP54K 是细菌生存不可缺少的。HP54K 是幽门螺杆菌表面可溶性蛋白质，可能与尿素酶一起在激活细胞免疫中起作用。HP54K 和尿素酶通过遮蔽外膜蛋白，帮助幽门螺杆菌逃避免疫监视作用，可见 HP54K 在幽门螺杆菌感染的致病过程中起重要作用。

（7）脂多糖（LPS）。LPS 是内毒素，是革兰氏阴性菌的主要表面抗原（O 抗原）。它由外部多糖链即 O 特异链 R10～15 个短的核糖及类脂组成。其中类脂成分称为脂链 A，脂链 A 可使整个 LPS 成疏水性。它可以激活补体导致细菌溶解，主要作用于吞噬细胞聚集，还可以刺激 B 细胞产生更为迅速的保护性抗体反应，引起致热源作用而发热，激活吞噬细胞，有效清除入侵微生物。此外 LPS 是具有高度免疫原性的稳定分子。其免疫原性与空肠弯曲菌的 LPS 相似，而低于大肠杆菌，但其LPS 仍具有诱发细胞因子的瀑布效应，仍作为 D-特异性链作用，是具一定作用的毒力因子，与层粘连蛋白相互作用而致细胞黏附减弱，通透性增加。干扰胃硫酸黏蛋白合成，刺激胃蛋白酶原分泌作用，破坏黏液液体和屏障作用。对胃上皮细胞直接形成空泡变性和损伤，加上 HP 多种酶系统（如酯酶、磷脂酶、蛋白酶等）对胃黏膜上皮有直接损伤作用。其中，氧化酶、过氧化氢酶等因子有时由于 HP 抵抗机体的免疫监视作用，刺激机体而引发炎症，产生免疫损伤毒力，还有热激蛋白、趋化因子及脂多糖以及生物胺等，它们可以损伤胃黏膜上皮等。

（8）HP 与相关的黏附因子的研究。黏附因子包括可溶性 N-乙酰神经氨酰乳糖结合纤维血凝素（NLBH）和胞外酶 S 样黏附素以及胃上皮细胞表面存在的相应受体（如神经节苷脂 GM1、GM2、GM3，磷脂酰乙醇胺，N-乙酰神经氨酰乳糖等），此外还有中性粒细胞、活化蛋白（NAP）、热激蛋白 Hsp60、alpAB 基因及 Hopz 蛋白，均与 HP 黏附有关。受体包括硫酸脑苷脂、血型抗原 LewisB（Leb）及胃上皮细胞表达的 LewisB（Leb）。其中人胃 Leb 也是 HP 黏附受体，硫酸黏蛋白与 HP 致癌有关，酪硫氨酸磷酸化信号传导途径与整合素在 HP 黏附胃上皮细胞的过程中起重要作用。

（9）关于 Cag 致病岛（PAI）的研究。HP 感染患者有些仅引起胃炎，而部分患者却患十二指肠溃疡和胃癌等，这除了与患者不同的反应型有关外，恐怕还与 HP 菌株的毒性有关。Censin 等研究 I 型（VacA 阳性、CagA 阳性）及 II 型（VacA 阴性、CagA 阴性）HP 毒株的遗传与差异，发现它与致病密切相关。HP 环状基因组中含有约 40kb 长的 DNA 插入序列，称为 Cag 致病岛。Cag 致病岛可编码大约 40 种蛋白质，新插入序列 IS605 将 Cag 岛分割成 CagI 区域和 CagII 区域。CagA 基因只是 Cag 致病岛基因位点上的一部分，位于 CagI 区域下游。在 CagI 区域位于 CagA 上游的基因尚有 CagB、CagC、CagD、CagE、CagF、CagH、CagI、CagL、CagM、CagN 及 CagO、CagP、CagQ、CagR 等，CagII 区域有 CagS、CagT 等。对 CagA 上游的 4Kb 核苷酸序列进行分析，发现尚可编码 36 000 和 101 000 两种多肽可读框，分别命名为促细胞因子诱导基因 A、B（PicA、PicB）。PicA 包括 CagC、CagD，PicB 就是 CagE。CagA 和 Cag 致病岛确切的功能尚不清楚，但有研究报道指出 CagA 和 Cag 致病岛阳性菌株毒性更大，可诱导胃上皮细胞产生 IL-8，并可能与十二指肠溃疡和胃癌等疾病密切相关。据报道成千上百个的插入片段像岛屿一样分布在菌株的序列基因组之中，基因组岛（genomic island，GI）的提出很好地解释了这些片段，并因此带来了对其进行功能性分类，如毒力岛（pathogenicity island）。CagE（PicB）基因阳性菌株可诱导胃上皮细胞产生 IL-8，而其突变株使胃上皮细胞产生 IL-8 显著减少，也提示含有 Cag 致病岛（毒力系）的 HP 菌株毒力更强。致病岛不仅使致病菌（HP）毒力发生变化，而且所引起的宿主（患者）类型也有差异，并且这些致病岛还可能使致病菌（HP）获得更好的对环境的适应能力，如 CagA 阳性多见于十二指肠溃疡，CagA 阴性多见于慢性胃炎标本。

（10）其他致病因子。如 H_2O_2 和 SOD 酶对 HP 有保护作用，离子结合蛋白质、HP 能与离子结合形成细菌铁蛋白（pfr），提供细菌生长所需要的铁离子等。此外还有醇脱氢酶，可使乙醇转变为乙醛，对胃黏膜有损伤作用。

二、宿主的反应性与保护性机制

HP 感染呈全球性分布，感染率多数地区为 50% 左右。影响 HP 传播有种族、年龄、居住密度、社会经济状况和卫生水平。目前认为 HP 感染的传染源主要是人，动物作为幽门螺杆菌的传染源证据不足，需做深入的研究。HP 传播方式主要包括粪-口途径、口-口途径、密切接触或经内窥镜传播。

（1）除了一些毒素直接损伤作用外，幽门螺杆菌感染所造成宿主的损害主要是通过免疫机制形成对宿主的损害。HP 本身是一种大的蛋白质，有抗原性，加之其产生尿素酶在 HP 表面表达。尿素酶是一种大分子蛋白质，具有强烈的抗原性，当然宿主的基因型对 HP 根除幽门螺杆菌也有一定的影响。细胞色素 p450（CYP）2C19 基因的多态性影响含 PPI 的根除治疗方案的疗效，由于 PPI 的代谢主要通过 CYPC19 途径，强代谢型者（野生型 wt/wt）除 HP 对抗生素耐药以外，CYP2C19 强代谢型也是 HP 根治失败的重要原因。另外，P-糖蛋白（MDR1）的基因多态性也会与 PPI 治疗方案的疗效有关。

此外宿主的免疫状态对 HP 根除治疗也有一定影响，HP 根除成功患者血清白介素-4（IL-4）比未治疗 HP 感染者明显降低，如检测患者 IL-4 水平，有可能用于预见 HP 治疗失败或成功的情况。

（2）刺激中性粒细胞引起呼吸大暴发，由此而产生的细胞毒作用可以直接使胃上皮细胞皱缩，由于呼吸暴发而产生的过氧化氢离子，进而与幽门螺杆菌尿素酶水解尿素时所释放的氨发生反应，形成毒性更强的单氯胺。这些细胞毒性物质造成靶细胞溶解及明显损伤。

（3）尿素酶水解尿素能产生氨（NH_3），氨与水平衡时产生羟基，它更具细胞毒性作用，同时氨还能干扰正常情况下氢通过胃黏膜的回渗从而产生对上皮细胞的细胞毒性作用。尿素酶对单核细胞和多核细胞都具有激活作用，能吸引炎症反应细胞，可造成对胃上皮细胞间接损伤。

（4）由 HP 直接或间接诱导引起的免疫-炎症反应都参与胃炎及消化性溃疡病的发生。尽管 HP 感染局限在胃十二指肠内，但仍对宿主引起局部或全身体液反应，这些反应可在血液、唾液及胃黏膜中检测到，如 IgA 和 IgG，它可用于非损伤性诊断或用于检测防治效果，即对人体胃内 HP 的消除提供一个简单的检测方法。

（5）HP 感染的细胞免疫反应，T 细胞浸润是一种对 HP 抗原所发生的异常反应。对局部及全身免疫系统研究表明，T 细胞总数出现了显著的变化，而局部免疫反应也相当广泛。鉴于幽门螺杆菌存在的普遍性及不同人群感染率的差异性，故推测对 HP 的细胞免疫应答可能是下一个重要的致病因素，同时也可能促进此菌的慢性感染，故 T-L 细胞产生的细胞因子在 HP 感染中的作用应受到重视，它可能刺激局部的免疫细胞释放 TNF-α、IFn-γ、IL-1、IL-4、IL-6、IL-8、CM-csf、TGF-b 等至少已知的 17 种淋巴因子，T 淋巴因子对感染因子反应性质及疾病的发展起着很大的作用，Th1 型细胞因子的产生与感染的免疫性和抵抗性相关。而 Th2 细胞往往意味着感染的进展和持续，Th1 及 Th2 细胞的平衡往往控制在一稳定水平。

（6）外周淋巴细胞对 HP 感染的反应。HP 释放可溶性物质，这些物质黏附于胃黏膜上，然后聚集激活免疫及炎性细胞。炎症可能引起上皮细胞损伤及坏死，并破坏细胞间的紧密结合以及基底膜，这一过程使营养成分进入黏液层，从而有利于细菌生长。慢性抗原刺激可引起一系列炎性连锁反应，以及免疫细胞如 CD8+ 或 RT 细胞的大量聚集，最终将导致抑制炎症的细胞因子、花生烯酸类及生长因子的释放。

（7）胃黏膜淋巴细胞对 HP 的反应。胃黏膜细胞（胃 T 淋巴细胞）对 HP 抗原增生反应与非感染者相比是降低的。而且从感染者胃黏膜分离的淋巴细胞在体外经幽门螺杆菌抗原的刺激后，其产生的 IFN-γ 亦降低，而感染者胃淋巴细胞经抗原刺激后产生的 Th2 型细胞因子 IL-4 是增加的，从而进一步证实 Th1/Th2 效应也适合于胃黏膜细胞的免疫应答。可见 Th1 应答增强提示曾接触 HP 且根除之，而 HP 感染与 Th2 应答有关，而非感染者具有较强的 Th1 反应。

第二节　幽门螺杆菌及慢性胃炎

一、慢性胃炎发病机制和病理生理变化

由于 HP 感染未被根治，长期带菌而演变为慢性胃炎，目前研究结果证实 90％以上慢性胃炎患者都伴有 HP 感染，其中有相当部分患者为慢性萎缩性胃炎，可见慢性胃炎，尤其是慢性萎缩性胃炎被认为是癌前性病变，其主要病理生理包括：

（1）慢性炎细胞浸润。以淋巴细胞、浆细胞为主的慢性炎细胞浸润常发生在黏膜层的浅表部位，偶累及全层。在慢性胃炎中，中性粒细胞浸润为活动性表现，往往预示着 HP 感染存在，中性粒细胞又存在于固有层、小凹上皮和腺管之间，可形成小凹脓肿，表面上皮可见变性，糜烂，坏死脱落。固有层有水肿、充血，甚至可见病灶有大量红细胞即出血。

（2）胃黏膜固有腺体萎缩。一般伴有 HP 感染的胃黏膜萎缩也越来越受到重视，因为它可能是癌前疾病。胃黏膜固有腺体减少，由于长期炎症存在，造成泌酸腺或幽门腺破坏，黏膜中固有腺体数量明显减少，固有层由厚变薄，根据其严重程度可分为轻、中、重三度。

（3）肠上皮化生。细胞形态出现吸收细胞、杯状细胞和潘氏细胞，酸性黏液取代中性黏液，可能出现小肠的一些酶及异常蛋白，根据其有无潘氏细胞及出现酶的种类，可分为大肠型、小肠型、完全型和不完全型。肠化生多见于萎缩性胃炎中成浅表性胃炎，目前多数认为大肠型或不完全型肠化生与胃癌关系密切，也认为是一种癌前状态。

（4）异型增生。异型增生是胃癌的癌前病变，也是细胞在再生过程中过度增生和丧失正常极性，形态上出现细胞极性排列紊乱，可分为轻、中、重三度，轻度由炎症引起，可以逆转，重者需密切观察，建议尽早手术治疗。

（5）淋巴滤泡存在。这是 HP 存在或是 HP 慢性胃炎诊断标志之一。如果发生淋巴样细胞的聚集或有生发中心发现，淋巴滤泡密集增生常常是低度恶性黏膜相关淋巴组织（MALT）淋巴瘤的发生基础。

（6）其他生理功能状态的改变。如基础胃泌素、进食后胃泌素以及胃泌素释放肽（GRP）刺激后的水平都会升高，胃泌酸功能或升高或降低，尤其要注意胃酸分泌增加，如突然出现酸分泌呈减少情况，应注意胃癌变的可能。

二、临床表现

（1）大多数患者有消化不良表现。

（2）浅表性胃炎：慢性不规则上腹部隐痛、腹胀、嗳气等，部分患者有反酸或伴有糜烂出血现象，可能表现为黑便等上消化道出血症状。

（3）萎缩性胃炎：我国患者大多数表现为胃窦部萎缩性胃炎，故胃体胃炎所致恶性出血罕见，但临床症状较胃体胃炎多见，特别是有胆汁反流时，常表现为持续性上中腹部疼痛，常于进食后出现或伴有含胆汁的呕吐物和胸骨后疼痛或烧灼感，如伴有糜烂，可表现少量上消化道出血症状，有些患者可表现为食欲减退、消瘦、舌炎、腹泻等。

（4）一般无明显体征或有创突下压之不适或轻压痛感。

三、诊断

1. 胃镜检查

黏膜充血、水肿呈黄斑状，红白相间，以红为主或呈麻疹样，外观有灰白、黄白色分泌物附着，或可见局限性糜烂或出血点。黏膜失去橘红色，呈淡红色、灰色、灰黄色或灰绿色；重度萎缩可呈灰白色、色泽深浅不一，皱裂变细、平坦、黏膜下血管透见如树林状或网状。有时在萎缩黏膜上可见上皮细胞增生而成颗粒状，萎缩黏膜常见糜烂、出血。

2. 实验室检查

（1）胃酸、血清胃泌素含量测定对慢性胃炎有一定帮助。

（2）胃黏膜直接涂片或组织切片镜检可根据上述病理介绍确诊。

（3）尿素酶快速诊断、细菌培养（组织）、细菌培养及^{13}C 或^{14}C-尿素呼吸试验。后两项可为 HP 诊断的金标准。

四、治疗

一般无症状者无需特殊治疗，抗 HP 治疗见下节。

避免进食刺激性食物、止酸剂或胃黏膜保护剂与胃物动力药，如胃复安、吗丁啉、西沙比利、莫沙比利、依托比利或硫糖铝等。

内科治疗无效可考虑外科手术治疗，益生剂防治见下文。

五、预后

对一般浅表性胃炎预后，伴重度不典型增生或肠化者宜早期手术，要注意定期随访。

第三节　幽门螺杆菌与消化性溃疡

一、幽门螺杆菌与消化性溃疡的发病机制

自从 1983 年 Warren 和 Marshall 从人胃黏膜分离出 HP 以来，就认为幽门螺杆菌与消化道溃疡的致病密切相关，但是对于胃溃疡及十二指肠溃疡来说，由于部位不同，其发病机制有所不同。根据流行病资料统计，胃溃疡的感染率大约在 70%～85%，而在十二指肠溃疡患者中却有 95%～100%的感染率，可见在十二指肠溃疡中 HP 占重要地位，而胃溃疡中防御因素的削弱显得更为重要。

首先是 HP 不同，菌株对胃黏膜所致危险性也不同。前面提到具有 cag 致病岛（PAI）cag Ⅰ型菌株威力强，多半能产生 HP 空泡毒素蛋白（VacA）和毒素相关基因蛋白（CagA）及有毒性作用的酶。由 HP 诱导的黏膜炎症和机体免疫反应能对胃黏膜细胞招致严重的破坏，可见 HP 感染及 HP 毒力因子对黏膜的损害是引起消化道溃疡的重要因素，另一方面机体胃黏膜反应也是重要的原因。HP 紧密黏附于胃上皮细胞，使毒素很容易作用于上皮细胞。

其次 VacA 能使上皮细胞产生空泡，使得构成胃黏膜的细胞被严重破坏。此外 HP

尿素酶分解尿素产生 NH₃，除能保护 HP 免受酸的损害外，还能直接或间接造成黏膜屏障的损害。氨能降低黏膜中黏液蛋白含量，干扰细胞的新陈代谢。HP 还能产生一些黏液酶降解黏膜，促 H⁺ 的反弥浸使黏膜损害更加严重。当然 HP 的 LPS 能启动机体免疫反应，分泌脂酶和磷脂酶降解细胞膜上的脂质和磷脂，此外还启动抗体免疫反应，刺激细胞因子的释放和一些氧自由基的产生，如产生 IL-8，以加强炎性反应。此外 HP 尿酶水解尿素产生氨使胃窦部 pH 升高，使得胃酸对 G 细胞释放胃泌素而造成反馈抑制受到破坏，胃突黏膜中 D 细胞数量减少，合成生长抑素减少，最终导致对 G 细胞释放胃泌素的抑制作用减弱，致使高胃泌素血症。而胃酸对胃泌素有负反馈作用，可见于 HP 感染、高胃泌素血症和十二指肠碳酸盐分泌等因素，说明 HP 感染和机体的防御屏障削弱时易导致溃疡形成。HP 感染可以使基础胃酸分泌 BAO、GRP（胃肠道神经肽）及 MAO 增加。

二、病理

1. 溃疡好发部位及形态特征

（1）好发部位：胃溃疡好发于胃小弯，尤其在胃角，也可见于胃突或高发胃体，而在胃大弯和胃底以及胃肠吻合口或吻合口空肠侧较少见。十二指肠溃疡好发于球部，约 5% 见于球部以下部位，称球后溃疡，在球部的前后壁或大、小弯侧同时具有溃疡时，可称为对吻溃疡。偶见胃及十二指肠均同时有溃疡者，称为复合性溃疡。

（2）大小：胃溃疡直径 ≥2.5cm，十二指肠溃疡 ≥2.0cm 称为巨大溃疡。

（3）数目：大部分溃疡患者呈单发溃疡，如同时并存 2～3 个溃疡称为多发溃疡。

（4）形态：典型的溃疡形态呈圆形或卵圆形，边缘黏膜增厚或充血，水肿溃疡基底光滑、清洁，表面常覆以纤维素膜或纤维性膜，呈灰白色或灰黄色（白或黄苔）。

2. 主要病理特点

溃疡的活动期由表及深分为 4 层，第一层为急性炎症渗出物系，由坏死的细胞组织碎片和纤维蛋白样物质组成；第二层为以中性粒细胞为中心，由非特性细胞浸润形成；第三层为肉芽组织层，含有增生的毛细血管、炎症细胞和结缔组织的各种成分；最底第四层为纤维样或瘢痕组织层，呈扇形，可扩展到肌层甚至可达浆膜层。溃疡边缘的黏膜有明显上皮细胞再生和炎症性变化，腺体常见有肠化生，疤痕区域有血管壁增厚，甚至有血栓形成。

三、临床表现

主诉为中上腹疼痛（少数患者以上消化道出血或穿孔为首发症状）。

（1）疼痛部位因溃疡所在位置不同而有所不同，十二指肠溃疡多位于中上腹部、脐上方或脐上方偏右；胃溃疡的位置也多在中上腹，但位置偏高，往往在剑突下或剑突下偏左处，疼痛区域多较局限，直径约为数厘米，部分患者可出现背部、肋缘和胸部放射疼，病变部位出现在胃及十二指肠后壁，可能出现背部疼痛。

疼痛性质多为钝痛、灼痛和有饥饿样疼痛，一般都能耐受，有时持续半小数或数小时，应密切注意持续性疼痛，观察有无溃疡穿孔的可能。

消化道溃疡是一种反复发作性疾病，其疼痛有如下特点：长期性和周期性，整个病程平均 6～17 年，有的甚至几十年，上腹部疼痛周期发作，每次发作持续数日或数月甚至数年，时缓解时发作，每次发作数日或数月不等，春秋发作多见，但季节性不明显；其疼痛与饮食之间具有相关性和节律性，胃溃疡多餐后 1h 发生，经 1～2h 转为缓解，规律不十分明显，而十二指肠球部溃疡多夜间疼痛或被疼醒，是由于夜间胃酸分泌较高之故，或疼痛发生在二餐之间，持续不减至下餐进食或服制酸药后缓解。

（2）其他症状。以上腹饱胀、嗳气、反酸呕吐等症状多见，少数患者可出现幽门梗阻而频繁呕吐引发水盐电解质紊乱，或一些患者因进食后疼痛而惧食，导致营养不良症状。

（3）体征。上腹部局部压痛，程度不重，部位与溃疡部位相同。

（4）并发症。

①上消化道出血：在 10%～15% 患者中可作为溃疡的首发症状。十二指肠球部溃疡并发出血多于胃溃疡，仅 1/3 患者治愈后多次出血，HP 清除有利于减少消化道溃疡的复发，能预防复发性出血，一般出血达 15ml 可见大便潜血阳性。

②穿孔：急性溃疡穿孔多见于前壁溃疡，十二指肠溃疡明显多于胃溃疡，穿孔时患者多表现急腹症象，突发剧痛常始于右上腹或中上腹，持续较块地蔓延至脐周以至于全腹，患者多面色苍白、烦躁不安、四肢冰冷、心动过速、腹肌僵直，有明显压痛和反跳痛，肝浊音界缩小或消失，肠鸣音减低或消失。血象可见白细胞总数及中性粒细胞增多，X 射线透视可发现膈下有游离气体，但无膈下游气体也不能排除紊乱存在，如穿孔胃肠内容物达盆腔内，肛门指诊可能及直肠凹陷有触痛等。亚急性或慢性穿孔症状不如急性穿孔剧烈，可见引起局限性腹膜炎肠粘连或肠梗阻现象，于短期内可见好转。

③幽门梗阻：约 2% 消化性溃疡患者可出现幽门梗阻，一般多为十二指肠球部溃疡或继发于幽门前或幽门管溃疡，此时多为溃疡的活动期，溃疡周围黏膜炎症充血，水肿或反射性引起幽门痉挛，出现暂时性梗阻而形成功能性幽门梗阻。如为溃疡愈合后疤痕形成挛缩与周围粘连，致使幽门通道持久性梗阻，则主要出现呕吐症状，每隔 1～2 天一次，呕吐物为发酵宿食。患者呕吐、食量大减或加之呕吐，H^+ 和 K^+ 大量缺失，导致代谢性碱中毒。空腹时上腹部饱胀和逆蠕动的胃型及上腹部振水音是幽门梗阻特征性体征。

④癌变：一些患者经严格的内科治疗 4～6 周症状无好转，食欲减退、体重减轻、节律性疼痛症状消失，若大便隐血持续阳性并出现贫血，都应警惕，以防溃疡癌变。一般认为十二指肠球部溃疡不常引起癌变。

四、诊断

（1）胃镜检查：胃镜是确诊消化道溃疡的主要方法。内镜检查不仅能明确溃疡所在，还可估计溃疡的病期、病灶大小、周围黏膜炎症程度，结合活检病理结果还可判断恶性溃疡以及溃疡的生命周期。

良性溃疡分为 3 期：活动期（A 期）、愈合期（H 期）及瘢痕期（S 期）。A 期又分为 A1 期与 A2 期，A1 期溃疡呈圆或椭圆形，中心覆盖白苔，小出血点周围潮红，有炎症水肿；A2 期溃疡面覆盖黄或白苔，无出血，周围充血水肿减轻。一些十二指肠溃疡表现为多个散在，浅表溃疡，呈斑点状或小片状，内镜下称为霜降样溃疡，成为 A 期进展过程或愈合中的一种表现。

H 期也分为 H1 和 H2 期，H1 期溃疡周边肿胀消失，黏膜呈红色，溃疡苔变薄、消退，伴新生毛细血管；H2 期溃疡继续变浅，变小，周边黏膜褶壁向溃疡集中。

S 期也分为 S1 和 S2 期，S1 期溃疡白苔消失，新生红色黏膜出现（红色疤痕期）；S2 期溃疡浅色渐变白色（白色瘢痕期）。

（2）X 射线检查：由钡剂充填溃疡凹陷部分而显示的阴影即"龛影"，"龛影"又是消化性溃疡诊断的可靠依据，而间接征象缺乏特异性。

（3）幽门螺杆菌（HP）的检测：

①细菌培养是诊断 HP 感染最可靠的方法，因此被认为是诊断 HP 的重要标准。组织切片染色是一种快速方便的方法，以 Warthin-Starry 染色和改良 Giemsa 染色的效果较好，但后者不能区分死菌和活菌。

②血清学检测，即酶联免疫吸附测定（ELISA）法测定血中 HP 抗体，可用于流行病调查及人群感染调查，此法不足之处是抗体仅能持续一段时间，一些患者抗 HP 治疗后仍呈阳性。

③尿素呼吸试验为非侵袭性方法之一，患者口服一定剂量已用放射活检素^{13}C 或^{14}C 标记的尿素，如果胃内有 HP 存在，其释放的尿素酶将尿素分解为 H_2O 与 CO_2，此 CO_2 放射性核素标记，即$^{13}CO_2$ 或$^{14}CO_2$，CO_2 进入血液循环，再经肺内气体交换后经呼吸道排出，收集呼出$^{13}CO_2$ 或$^{14}CO_2$，再用质谱仪或闪烁计数器检测。

④近年来应用 PCR 检测 HP 的扩增产物有以下两类：扩增 HP 16S rRNA 基因片段与扩增 HP 尿素酶基因某一片段。PCR 方法敏感性高，属于非侵袭性方法，必须要防止标本污染。它也可以作为流行病学问题工具，确定 HP 来源及传播途径，研究 HP 的遗传学特征，HP 毒素有关基因及 HP 致病抑制的作用。

五、治疗

（1）改善不良的生活习惯，尽量避免精神方面的刺激。

（2）治愈消化道溃疡选择使用止酸药物，止酸剂有两大类，即 H2 受体拮抗剂和质子泵抑制剂。

①组胺 H2 受体拮抗剂竞争结合 H2 受体胃壁细胞（Amp 产生及胃液分泌减少），如西咪替丁（cimedidine）、雷尼替丁（ranitidine）、法莫替丁（famotidine）、尼扎替丁（rizatidine）及罗沙替丁（roxatidine）。

②质子泵抑制剂，在胃酸分泌过程中，壁细胞分泌膜内质子泵驱动细胞 H^+ 和小管内 K^+ 交换，质子泵即 H^+-K^+-ATP 酶，质子泵抑制剂可减少任何刺激激发的酸分泌。质子泵抑制剂，如奥美拉唑（omeprazole）、兰索拉唑（lansoprozole）（克普隆）、泮妥拉唑（pantoprazple）（泮妥唑）、雷贝拉唑（rabeprazole）［巴立特（pariet）］。

（3）胃黏膜保护剂。

①硫糖铝：离子化硫酸盐蔗糖分子结合坏死组织蛋白，可在溃疡表面形成保护性屏障，一方面吸收胆汁酸和胃蛋白酶，阻断其对溃疡进一步破坏，另一方面分隔溃疡面与腔内胃酸，阻止 H^+ 逆向弥散，促进上皮细胞增殖，增加细胞表面黏液量，可刺激 E2 合成前列腺素，有抗 HP 作用。故临床上使用硫糖铝治愈溃疡后复发率低。

②铋剂：胶体次枸橼酸铋（CBS）在酸性环境下可与黏液形成糖蛋白-铋复合物，覆盖溃疡面形成保护膜，此外铋剂也有杀灭 HP 效用，像果酸铋也与上述制剂类似。

胃黏膜保护剂还有前列腺素制剂、欣洛雅、替普瑞酮、表皮生长因子等均有营养保护作用。

（4）根除 HP 一线和二线方案，详细情况见本章第五节。

第四节　幽门螺杆菌与胃癌

一、发病和发病机制

HP 感染可能增加胃癌发病率，而根除 HP 可减少胃癌发生。国内一份调查报告（2005）统计 8 年随访胃癌发病率，HP 根除组为 1/1968，而 HP 阳性组为 6/2448 即 0.002 451，两组统计学发病率有统计学意义（$P<0.05$）。在 HP 抗体阳性人群中发生胃癌危险性要大于 HP 抗体阴性人群，OR 值为 3.8，可见感染 HP 人群发病率几乎是未感染人群的 4 倍左右，而根治 HP 则有助于降低胃癌发病率。9 年随访根治 HP 者胃癌发病率为 2.2%，而未根治者为 5.7%。此外胃癌发生还与 HP 感染及胃癌相关病变发生有关，日本学者认为感染 HP 患者从萎缩性胃炎易转化为胃癌，可见胃癌发生与 HP 感染、饮食因素、遗传因素等密切相关。HP 感染通过干扰禁止维生素酶及氧化物代谢，如抗坏血酸是强氧化剂，可阻断诱变因子及胃内亚硝化胺合成，而使 HP 感染者胃液中抗坏血酸浓度下降，则胃内亚硝胺合成增加等诱发胃癌。HP 感染后可刺激淋巴因子释放，如释放 TNF-α、IFN、EGF 等，这些产物激活细胞核内一些调控基因表达蛋白质，促进细胞分裂、增生，细胞分裂增加，将增加对 DNA 自发复制错误机会，也增加了 DNA 致突变因子损伤的可能性。此外 HP 感染会引起胃酸分泌减少，使胃腔 pH 升高，有利于其他细菌生长，并促进 N-亚硝基化合物合成等。HP 感染也可能引起黏膜细胞炎症或细胞凋亡，尤其是 HP 感染易发生 C-Ha-ras 第 12 位突变，且 ras 基因产物 P21 蛋白呈放大表现。在 HP 相关胃炎中 P53 基因发生突变（HP 阴性者 P53 基因无变化），此外，HP 感染可导致 BCL-2 及 Bak 蛋白增多，使两者比值失调，从而可导致细胞发生癌变。可见 HP 感染与胃癌的发生有一定相关性，尤其与胃癌发生的启动有关。

审核 HP 感染与胃部肿瘤-胃黏膜相关淋巴组织淋巴病（MALT）的关系，淋巴结外某些淋巴起源于黏膜相关的淋巴样组织，如胃、唾液腺、肺部原发性淋巴瘤，被统称为 MALT 淋巴瘤。正常胃黏膜无淋巴结，通过慢性炎症刺激后可引起免疫反应，产生黏膜淋巴组织，这些淋巴细胞的循环具有再回到黏膜内的特点。由于这类淋巴细胞变成恶性肿瘤后仍保留"归巢"的特点，故 50%～70%胃 MALT 淋巴瘤多为低度恶性 B 细胞淋巴瘤，可分为 I E 期，局限于胃；Ⅱ E 期，淋巴结累及；Ⅲ E 期，膈肌两侧淋巴结累集；Ⅳ E 期，广泛播散。I E 和Ⅱ E 患者以手术切除为主，化疗与放疗为辅，面对 HP 根治应限于手术禁忌或不愿手术的患者，一般来说，胃的 MALT 淋巴预后较好，与发现时分期有关，一般 I 期 5 年生存率达 50%～80%。

二、病理

（1）大体标本形态分型：分为早期和晚期胃癌，仅局限于黏膜及黏膜下层，不论范围大小和有无淋巴结转移。早期胃癌直径 5～10mm 者称小胃癌，直径小于 5mm 称为微小胃癌，并可分为隆起型（Ⅰ型）、表浅型（Ⅱ型）和凹陷型（Ⅲ型）。表浅型又可分为Ⅱa（隆起表浅型）、Ⅱb（平坦表浅型）、Ⅱc（凹陷表浅型）三个类型。

中晚期胃癌一般采用 Borrmann 分型，即Ⅰ型（息肉样型）、Ⅱ型（局限溃疡型）、Ⅲ型（溃疡浸润型）、Ⅳ型（弥漫浸润型），Ⅳ型又称皮革胃。

（2）组织分型：可分为 4 型，即腺型、未分化癌、黏液癌（指 FP 或细胞癌）、特殊类型癌（如腺鳞癌、鳞状细胞瘤类癌等）。

（3）转移途径：①直接经黏膜或浆膜浸润蔓延，向胃壁内、食管或十二指肠发展。肿瘤一旦侵及浆膜即易向周围组织种植，包括腹腔、盆腔、卵巢、直肠、膀胱等。②淋巴结转移，为最早最多见途径，约占 70％转移率。③血行转移，可通过门静脉转移至肝，甚至达肺、胃、肾、脑等处。

三、临床表现

早期无特殊症状，70％以上的人可毫无症状，中、晚期胃癌在临床上主要表现为上腹部疼，进行性胃纳减退、贫血、呕血及黑便等。

（1）上腹部疼痛，初为隐痛，后发展为频繁而不规则疼痛。

（2）恶液质表现，食欲减退、消瘦、乏力等。

（3）呕血、黑便，凡无胃病史的老患者一旦出现黑便，必须警惕有无胃癌转变可能。

（4）其他症状：出现腹水、肝肿大、黄疸、呼吸道及前列腺等症状。

早期胃癌可能无任何体征。中晚期癌中以上腹部压痛多见，或有低热、衰竭、恶液质，少数患者上腹部可扪及肿块（以胃前部癌症多见）或转移症状。

四、诊断

（1）胃镜结合活组织检查是确诊胃癌的最可靠办法。近年来用超声内镜来探查胃壁各层肿瘤浸润状况，以及有无邻近器官和淋巴转移。

（2）X 射线检查。采用气钡双重造影和多度摄影可进一步提高阳性率。主要 X 射线征有：胃壁强直、褶裂中断、蠕动消失、充盈缺损、胃腔缩小及不整齐的癌性溃疡龛影等，浸润性胃癌如果累及全胃则呈"革袋状胃"。

（3）其他检查。如大便潜血、血液癌标记物、胃液及血液检查有助于胃癌诊断。

五、治疗

（1）早期诊断，早期手术治疗，术后生存率可达 90％以上。

（2）化疗治疗，可用于术前、术中和术后，或广泛转移者可行化疗。动脉灌注治疗可减少毒副反应，缓解症状，延长生命。常用药物有：氟尿嘧啶类、丝裂霉素、蒽环类抗癌药、铂类抗癌药、亚硝脲类、阿糖胞苷等。化疗物副作用较大，如消化道反应或造血系统等被抑制或肾肝功能损害、脱发或出现皮肤反应，一般主张联合用药比单独用某种抗癌药物效果好。

第五节　关于幽门螺杆菌的防治

所谓根除 HP 即使用抗菌药物至少 4 周，无 HP 复发。临床上要求达到 HP 根除才能达到满意效果。目前根治 HP 首选药物是抗菌药物，如四环素、氟哌酸、甲硝唑、氨苄青霉素、呋喃唑酮等。第一条思路是疫菌接种引起非自然免疫反应，保护宿主不受其感染损害；第二条思路是抗生素多联疗法，不但易出现细菌抗药性问题，而且由于抗生素应用而可能引起菌群失调甚至真菌或霉菌感染，所以第三条思路是选择作用特异、直接、持久、无明显毒副作用的益生剂疗法。其选择原则是：①低 pH 环境能生存；②产生相当量抗菌物质来抵抗 HP 或阻止其定植；③对 HP 感染产生的 HL-8 具有抑制作用，既提高了根治 HP 的效果，又避免了许多副作用。本书立足于介绍这方面国外学者有价值的研究报告。

一、关于 HP 抗生素根治

目前推荐 HP 治疗方案可分为一线和二线方案。

1. 一线方案

多用于 HP 感染的初步治疗。

常用一线方案分为以质子泵抑制剂（PPI）为基础和以分泌剂为基础的两大类方案，即由一种 PPI 和一种铋剂加上克拉霉素或阿莫西林或甲硝唑这 3 种抗生素中的 1 种组成三联疗法。也可用四环素替代阿莫西林，替硝唑替代甲硝唑（减轻胃肠道反应）。PPI 剂量为更美拉唑 40mg/d、兰索拉唑 60mg/d、泮妥拉唑 80mg/d、雷贝拉唑 40mg/d。铋剂多用胶体次枸橼酸铋 440mg/d 或 480mg/d。抗生素剂量克拉霉素 500～1000mg/d。阿莫西林（或四环素）1000～2000mg/d、甲硝唑 800mg/d 或替硝唑 1000mg/d。上述剂量分两次口服，疗程为 7 天。据统计，使用此一线治疗方案幽门螺杆菌根除率为 80%～90%。近来，由于幽门螺杆菌对甲硝唑耐药率迅速上升，故可用呋喃唑酮替代甲硝唑，因为 HP 对其不易产生耐药性，剂量为 200mg/d，分两次口服。近年来，我国研究了雷尼替丁枸橼酸铋（RBC），此药具有铋剂及 H2-受体拮抗剂的双重作用，可替代 PPI，剂量为 800mg/d。

2. 二线治疗方案

是对一线方案的补充，即 PPI 合并经典铋剂三联疗法，疗程为一周，多用于使用一线治疗方案根治失败者治疗。

根除幽门螺杆菌治疗要注意核实对该菌根除的临床试验，当然对于单纯十二指肠球部溃疡者不一定要进行复查，但对那些难治性溃疡、胃溃疡以及吻合口溃疡等患者则需进行幽门螺杆菌的复查。此外，对那些较顽固地具有消化不良等症状者，也应进行复查。确定 HP 是否根除的试验在治疗后不少于 4 周时进行，且在复查前 1 周应用 PPI 或 H2-RA、RBC 等药物，以免影响检测结果。

对于根除幽门螺杆菌失败的患者应寻求其原因，一般认为其失败原因包括如下 4 个方面：

（1）患者由于生活工作习惯或不耐受药物副反应未能按计划服药。

（2）由于幽门螺杆菌对抗生素产生耐药性，尤其是对甲硝唑耐药的耐药性目前还呈上升趋势，克拉霉素也有少数产生耐药。

（3）幽门螺杆菌为 CagA 阳性菌，因为 CagA 阴性株易得到根除。

（4）一些抗生素合适剂量未完全确定从而影响疗效。此外药物不良反应也会对根除治疗产生影响。患者过敏或不能耐受是 HP 根除治疗失败的原因之一。

对根除 HP 失败后，需更新方案反复治疗，如将疗程延长至 2 周，避免选取耐药的抗生素或选用二线治疗方案。近年观察表明：PPI 或 H2-RA 加上铋剂为基础的三联疗法可获得 80% 以上的根除率。

PPI 三联疗法即由一种 PPI 泮妥拉唑 80mg/d 加氨苄青霉素和甲硝唑；或泮妥拉唑（或更美拉唑 40mg/d）加克拉霉素和灭滴灵；或兰索拉唑 60mg/d 加阿莫西林和替硝唑即可。

而铋剂三联疗法即使用雷尼替丁枸橼酸铋（RBC）或胶体次枸橼酸铋加灭滴灵和四环素，或加灭滴灵和氨苄青霉素，其中甲硝唑可用替硝唑替代。

四联疗法即铋剂三联加一种 PPI 组成（嗅美拉唑、兰索唑、泮妥拉唑等均可入药），疗程一般为 7d、12d 或 14d。一般铋剂三联加嗅美拉唑根治率达 90% 以上。

3. 抗幽门螺杆菌治疗指征

（1）无症状者根除 HP 以促进胃肠黏膜愈合，消除人群中此类感染的传染源。

（2）对幽门螺杆菌感染后慢性消化不良患者，根除 HP 能缓解其消化不良症状。

（3）患幽门螺杆菌相关性十二指肠溃疡，不论是初次还是复发，根治都是必要的。

（4）患幽门螺杆菌及其相关性胃溃疡，如成功根治 HP 感染，复发率大大降低。

（5）幽门螺杆菌相关性胃恶性病变，如 HP 根治成功，多为 cagA 阴性，易发展为十二指肠溃疡。

4. 抗菌治疗的主要不良后果

抗菌治疗的主要不良后果是 HP 耐药株的产生及耐药菌株的播散。

（1）HP 耐药的基本情况，耐药有不断发展增加的趋势。甲硝唑从 20 世纪 90 年代开始耐药率不足 20%，至 90 年代末为 50%～70%。甲硝唑原发耐药率为 21%，获得性耐药率约为 43%。此外克拉霉素耐药也在不断发展，耐药率达 7.9%，克拉霉素的原发耐药率为 2%，获得性耐药为 29%。我国（1994）如北京甲硝唑耐药率为 36.3%，克拉霉为 14.5%，到 2001 年达 73.6%，上海地区甲硝唑耐药率从 42% 上升为 70%。20 世纪 90 年代，PPI 三联（嗅美拉唑＋阿莫西林＋甲硝唑）HP 的根除率为 85%～90%（北京地区），上海地区为 91.7%。从耐药机制学研究来看，HP 耐药株产生的原因是自发突变或通过耐药信息传递而产生新的耐药株，自发突变率为 0.009 346。克拉霉素的突变主要是在 23srRNA，突变位点大部分在 2144 位，小部分在 2143 位，由 A 突变成 G，突变点可被 BsaI（和 BosI）识别。甲硝唑耐药是 rdxA 基因突变，rdxA 为编码氧不敏感的 NADPH 硝基还原酶的基因，此酶表达使甲硝唑在 HP 胞内有活性。rdxA 突变在 HP 耐药株是常见的，但并非所有耐药株都有 rdxA 变异。基因突变的方式同时有易位突变、错义突变、片段缺失、片段插入（如 IS605 片段插入），rdxA 的 IS605 片段插入高耐药株也很常见 [最小抑菌浓度（MIC）MIC＞256μg/ml]。阿莫西林是用于治疗 HP 感染的唯一 β酰胺药物，由于细菌合成 β-内酰胺酶，细胞膜对药物的通透性改变，以及青霉素结合蛋白量或结构改变而引起的。青霉素结合蛋白（DBP3）位于细菌的细胞膜上，它与肽聚糖合成的终末阶段有关。HP 阿莫西林耐药的产生与 PBP-1 的突变有关。

（2）抗生素防治主要危害。由于 HP 的耐药，研究开展抗生素的多联疗法，不仅会出现上述细菌的耐药性，而且会因为多联抗生素使用而造成菌群失调，霉菌感染，甚至引起肝功能异常改变。另一方面由于大量耐药菌菌株产生而使根除率越来越低，加上 3～4 种抗生素联合用药，患者服药量大大增加，依从性大大降低。

二、防治 HP 的另一重要途径是努力研制和开发 HP 疫苗

免疫接种是在大规模人群中预防和控制感染性疾病的经典、有效的方法，但是在疫苗研究中存在两大难题，一是高效保护性抗原制备；二是经典的动物模型能证实免疫的保护有效性。

1. 探讨高效保护性抗原是目前疫苗研制工作中的关键一环

早期 HP 疫苗多采用 HP 全菌抗原添加免疫佐剂，尽管这种方法在免疫实验动物得到了较高的免疫保护率，但是由于 HP 培养困难，且全菌抗原中有很多不需要的蛋白质成分，这些成分不仅影响疫苗的效能，而且可能会引起病理免疫反应，从而诱发其他疾病。在 HP 的疫苗研究中，已显示 HP 的遗传水平具有极大的异质性，这可能造成 HP 疫苗研制的困难。动物实验验证给予纯化的脲酶和其他抗原组成的疫苗（如黏膜佐剂 CT）具有保护和治疗作用，但是 CT 不能用于人体。美国的 AEAMBIS 公司研究接种 HP 脲抗原和 LT 佐剂等药，I 期临床可望在 2009 年或 2010 年进行。当然抗 HP 疫苗应首推 DNA 疫苗，此类疫苗通过注射来自病原体的 DNA 来诱发保护性免疫应答。如 Cag 致病岛是 HP 环状基因组中长为 40kb 的 DNA 插入序列，可编码大约 40 种蛋白质，如果某抗原被确认，它可以将编码该蛋白抗原的 DNA 序列插入到载体基因组中，此微生物一旦被引入宿主，经过复制，即会产生目标蛋白质，宿主就可以产生针对其蛋白质的免疫应答。另一类治疗性疫苗通过接种传染因子表面的免疫原性抗原而获得阻止外来病原体复制和建立感染的免疫力，可见 DNA 疫苗的发展将有可能成为制备抗病原微生物的重要武器。新的疫苗接种技术可提供更容易的接种途径（微粒剂、鼻喷雾、口服等），可见 DNA 疫苗的研制将为抗 HP 或根治 HP 感染提供重要思路。

2. 动物模型已成为开发幽门螺杆疫苗的关键部分

1）幽门螺杆菌-小鼠模型（*H. pylori*-mouse model）

将已经驯化的幽门螺杆菌菌株在无胸腺的和有胸腺的小鼠体内定居繁殖，此模型可用于疫苗的研究。

2）鼬鼠螺杆菌-雪貂模型（*H. mustelac*-ferret model）

它是 2005 年前唯一被螺杆菌自然感染的动物模型，但是鼬鼠螺杆菌与幽门螺杆菌确有不同，如鼬鼠螺杆菌感染多半无炎症活动性成分等。

3）HP 感染的蒙古沙鼠胃炎模型

动物感染过程与人类相似，尤其是 1998 年日本学者 Vatanabe 报道使用 HP 长期感染蒙古沙鼠能成功诱发胃腺癌，这一动物模型研究为成功根治 HP 提供了非常宝贵的

材料。

三、HP 根治的另一重要途径——益生剂在拮抗 HP 感染中的尝试

近年国内外有不少的报道证实了体外和动物模型体内乳酸杆菌、乳酸球菌和少数两歧双歧杆菌对 HP 菌的拮抗抑制作用，如经乳酸菌作用后可使 HP 发生一系列超微结构变化，包括抑制尿素酶活性，进而抑制 HP 的定植和增殖。此外一些乳杆菌还能分泌细菌素类物质，直接抑制 HP 生长繁殖或作为抗生素-抗酸治疗的辅助制剂，预防 HP 再感染。此外乳杆菌还可抑制 HP 感染所致的 IL-8 的分泌，降低胃黏膜的炎症反应，同时还有资料证实益生剂与抗生素联合应用更利于治疗 HP 感染的胃炎、胃溃疡等疾病，既能防止抗生素应用引起的菌群失调，又能很好的抑制 HP 感染及毒副作用。

当然，益生剂用于防治 HP 相关的慢性胃炎、消化道溃疡及胃癌的研究还处于起始阶段，其作用机制和最佳防治方案等都需进行更深入的研究。

第六节　益生剂在防治 HP 感染相关疾病中的应用

2005 年的诺贝尔生理学或医学奖颁发给了两位澳大利亚科学家 Marshall 和 Wareen，以表彰他们发现了幽门螺旋杆菌（*Helicobacter pylori*，HP）以及这种细菌在胃炎和胃溃疡等疾病中扮演的角色。HP 的人群感染率相当高，发达国家为 25% ～ 50%，而在发展中国家则高达 70% ～ 90%。HP 的发现颠覆了很多胃肠道疾病的传统认识，现已确认 HP 与慢性胃炎、消化性溃疡病、胃癌、胃黏膜相关淋巴样组织（MALT）淋巴瘤密切相关，世界卫生组织已将 HP 列为 I 类致癌因子。目前临床上多采用含铋剂和（或）质子泵抑制剂（PPI）加上两种抗生素的三联、四联疗法根除 HP。规范化的治疗可使根除率达 90% 以上，但随着抗生素的滥用，HP 耐药菌株不断出现，常导致治疗失败。同时有些抗生素可造成菌群失调和真菌感染，产生腹泻以及腹痛等副作用，甚至损害肝、肾功能。近年来，以益生剂为核心的微生态疗法以独特的优势日渐引起人们的重视。

微生态疗法是根据微生态学的基本原理，利用益生剂的生理作用，达到拮抗病原菌、维持微生态平衡的方法。临床常用的合生原包括益生剂和益生原。益生剂是一类对宿主起有益作用的细菌，是构成人体正常菌群的主要成分，主要有乳杆菌、乳酸链球菌和双歧杆菌等。合生原是一类可选择性刺激胃肠道中某些细菌生长而促进其发挥作用的非消化性食物成分。用益生剂来防治 HP 感染具有作用持久、特异性好、无明显副作用等优点，其具有广阔的临床应用前景。目前，合生原已应用于临床以提高 HP 根治率，同时减少抗生素引起的副作用，相关的基础研究也取得了很大的进展。

一、益生剂对 HP 的抑制作用

近来，瑞典有两家机构采用随机双盲安慰剂对照实验研究了 *L. reuteri* 对正常健康成人的保护作用。219 名志愿者被要求服用 *L. reuteri*（在草莓饮料中补充 *L. reuteri* 10^8 cfu/d）和安慰剂 84 天，181 名完成了实验（*L. reuteri* 组 94 名，安慰剂组 87 名），发现 *L. reuteri* 组胃肠道和呼吸道病症的人的病例明显减少，*L. reuteri* 组为 11%，安慰剂组

为 26%（P＜0.01）。

　　摄入 *L. reuteri* ATCC 55730 菌能在胃肠道黏膜定植，在胃窦和十二指肠上部，*L. reuteri* ATCC 55730 菌能定植和生长，而这些部位正是幽门螺杆菌最容易感染的部位。在体外实验中，*L. reuteri* 能有效抑制幽门螺杆菌的生长，它是否对幽门螺杆菌感染的受试者有效是研究者们很感兴趣的事情。

　　Imase 等（2002）采用随机双盲实验，研究了 *L. reuteri* ATCC 55730 菌对幽门螺杆菌感染而无症状的志愿者的作用。一致的结果是补充 *L. reuteri* ATCC 55730 菌能降低幽门螺杆菌的水平。Sato 等（2002）比较了 *L. reuteri* ATCC 55730 菌和 omeprazole 对有幽门螺杆菌感染症状患者的作用。结果表明，补充 *L. reuteri* ATCC 55730 菌比单独应用 omeprazole 好，15 人中 9 人症状消失。目前解释这种新的发现是因为 *L. reuteri* 能调节胃的 pH，结合抗病原菌而起作用。

　　由于胃酸的杀灭和胃黏液层的保护作用，一般细菌很难在胃内定植。胃内的微生物主要有分布在分泌区的酵母菌和分布在非分泌区的乳杆菌，其他如链球菌、葡萄球菌和双歧杆菌等数量较少。耐酸的乳杆菌是胃内的优势菌群，因此 HP 的感染部位也为非分泌区，故乳杆菌的作用最引人关注。体内外试验均证实乳杆菌对 HP 有确切的抑制作用，同时还观察到肠球菌和双歧杆菌等对 HP 也有抑制作用。

　　益生菌可通过多种形式抑制 HP 的活性。大量实验证实，乳杆菌能够抑制 HP 的生长，其作用与其产生的乳酸浓度有一定的相关。体外实验观察到唾液乳杆菌以及乳杆菌 WR22，能大量地黏附于胃上皮细胞，显著降低 HP 在胃黏膜上皮细胞上的黏附密度。而乳杆菌 WR22 在死菌状态下也表现出相同的功能，只是抑制能力次于活菌状态。乳杆菌 LB 株的培养上清（LB-SCS）与 HP 共同温育后，HP 发生一系列超微结构的变化，细菌变成 U 形甚至类球形，这些变化被认为可能是 HP 死亡的一种形态学变化。扫描电镜显示，HP 与胃黏膜上皮细胞的刷状缘及黏液存在交互作用，而 LB-SCS 可以破坏这种作用。经 LB-SCS 处理过的 HP 仅黏附于细胞表面，显著降低了 HP 的存活力。双歧杆菌培养上清和枯草芽孢杆菌培养上清在体外也能抑制 HP 的生长，并且其抑制活性不受高温（100℃，10min）和 pH（3.0～10.0）的影响。Rokka 等（2006）发现胚芽乳杆菌在体外抑制 HP 的活性主要和细胞壁有关，培养上清也有较弱的抑制活性，并鉴定有效物质的分子质量为 3～10kDa，经 100℃，10min 灭活仍保持活性。悉生动物学实验发现无菌的小鼠口饲 HP 后，HP 很容易定植胃内并引起炎症反应，而在给予 HP 的同时或提前口饲益生菌则可阻止 HP 的黏附定植，表现为尿素酶活性显著下降和胃内炎症反应明显减轻。普通小鼠胃内也发现在乳杆菌作为优势菌群的情况下，HP 难以定植或只能暂时性的定植。多种益生菌联合应用可以协同抑制 HP，提示不同菌株之间功能上存在互补。总之，益生菌抑制 HP 的形式是多样的，发挥抑制作用的可以是活菌或死菌，也可以是细菌的代谢产物，提示益生菌可通过多种途径发挥作用。

二、益生剂的作用机制

　　HP 只有定植于胃黏膜上皮细胞才能进一步发挥作用。目前认为乳杆菌等益生菌在胃内对 HP 黏附和定植的抑制是其防治 HP 感染的主要途径。此外，益生菌的某些代谢产物对 HP 也具有直接的杀菌作用。乳杆菌等益生菌对胃黏膜上皮细胞的黏附能力较强，竞争性地占据细胞表面的结合位点，形成空间位阻，进而干扰 HP 在细胞表面的黏附。进一步的实验也证实益生菌对胃黏膜上皮细胞黏附能力的强弱对其抑制 HP 的效果起重要作用，如唾液乳杆菌在体外黏附胃黏膜上皮细胞的能力强于嗜酸乳杆菌和干酪乳杆菌等菌株，体内实验也同样表明其抑制 HP 的活性高于其他菌株。HP 能在胃内定植的一个重要因素是由于其可以产生大量的尿素酶，分解宿主体内的尿素，产生氨以中和胃酸，在菌体的周围形成一个相对高 pH 区，保护菌体免受伤害。益生菌代谢产物中的有机酸可以有效抑制 HP 的尿素酶活性，通过增强胃酸的作用来抑杀 HP。其中主要是乳酸菌的代谢产物——乳酸，正常条件下乳杆菌能够分泌 15～20 mmol/L 的乳酸，可显著抑制 HP 的尿素酶活性。除乳酸以外，益生菌的其他代谢成分也有抑杀 HP 的作用，如肠球菌 TM39 能分泌一种类细菌素蛋白，对 HP 的生长及胃黏膜上皮细胞的黏附起抑制作用。

益生菌和幽门螺杆菌对表皮细胞的黏附

HP 能通过多种细菌表面组分和上皮细胞紧密结合。在动物模型中有越来越多的证据显示，这种黏附在 HP 相关的疾病结果测定中是重要的。在这个背景中，Mukai 等（2002）的研究尤其令人感兴趣。这些研究者显示，9 株 *L. reuteri* 中的 2 株，即 JC-MA1081 和 TM105 能与 asialo-CM1 和 sulphatide 结合，抑制两者同 HP 糖脂类结合。这个结果提示，经选择的 *L. reuteri* 菌种能够在 HP 定植胃黏膜的早期阶段防止感染。

益生菌和人体由幽门螺杆菌导致的胃炎

Felley 等（2003）解释，菌株 Lal 能减少 HP 定植的密度、胃窦发炎和器官发炎的活跃性。Sakamoto 等（2001）获得了相似的结果，通过服用 *L. gasseri* OLL2716（LG21），抑制幽门螺杆菌并减少胃黏膜发炎。

益生菌还可以影响胃肠活性物质，减轻胃内的炎症反应。HP 感染后会刺激胃黏膜上皮细胞分泌大量的 IL-8。IL-8 是一种炎症因子，在 HP 的致损伤过程中具有重要的作用。应用双歧杆菌和乳杆菌后，在 IL-8 分泌量下降的同时观察到胃内的炎症反应也明显减轻。除 IL-8 以外，在 HP 相关非萎缩性胃炎中，胃蛋白酶原（PG）和胃泌素 17（gastrin）呈现高表达。PG 是胃主细胞分泌的蛋白酶前体，分为 PGⅠ和 PGⅡ两个亚群，与胃内的病变部位和严重程度高度相关。胃泌素 17 则反映壁细胞的功能，根除 HP 可以显著降低它们的表达量。益生原应用干预研究证明，益生原可以降低胃蛋白酶原（PG）和胃泌素 17 的表达。益生原是指一类非消化性的物质，主要是寡糖类，如乳果糖、果寡糖、葡聚糖以及半乳糖等。益生原的作用是间接实现的，它通过选择性刺激益生菌的生长而发挥功能。益生原主要对肠道的双歧杆菌及乳杆菌的生长有促进作用，对恢复肠道菌群的生态平衡、减少药物的肠道副作用具有重要意义。近年来临床上出现的合生原是益生菌与益生原的复合制品。

三、益生剂的临床应用研究

目前在临床上，铋剂和（或）质子泵抑制剂（PPI）加上两种抗生素的三联或四联疗法仍是根除 HP 的规范化方案。微生态疗法作为根治方案的有益补充，主要用来提高 HP 的根除率，减少由药物引起的副作用。在根除 HP 的治疗过程中，抗生素引起的菌群失调是最常见的副作用，随之出现的腹痛、腹泻等加重了患者的痛苦和经济负担，而伪膜性肠炎和细菌高度耐药等也给治疗带来了相当大的困难。益生剂在维持微生态平衡方面的独特优势使得它的临床应用逐渐受到重视。HP 感染患者单独使用益生剂，可观察到尿素酶活性降低和胃内炎症反应的减轻，提示益生剂可以抑制患者体内的 HP 活性，但实验结果也表明单独使用益生剂可能无法彻底根除患者体内的 HP。目前在绝大多数的临床实验中，益生剂只是常规方案的补充，除提高根除率以外，降低药物引起的各种不良反应成为重要的观察指标。Nicola 等（1998）对 206 位 HP 感染患者的随机前瞻性研究显示，在传统的三联方案的基础上，添加益生菌和牛乳铁蛋白可以显著提高HP 的根治率，同时降低药物的副作用。国内邹淑华等（2000）将康力得口服液（青春型双歧杆菌活菌制剂复合物）与抗生素联合使用治疗 HP 感染所致的胃炎和胃溃疡等疾病，获得了良好的预期结果，特别是对长期不合理应用抗生素而形成耐药性或引起胃肠功能紊乱及肠道菌群失调的患者有明显的治疗效果。徐岩等（2003）报道单独使用双歧三联活菌散剂治疗 HP 感染，其根除率与抗生素疗法无差异，但能明显减少药物不良反应。Lykova 等（1999）报道将含有乳杆菌和双歧杆菌的益生菌和三联抗生素同时用于儿童的 HP 相关性胃十二指肠疾病的治疗，具有较好的疗效，加入的益生菌能改善由于抗生素的使用而失调的微生态。

益生菌和 HP 根除率：

已经进行了有关益生菌对 HP 的根除率效果的许多临床研究。参与一个筛选程序来评估 HP 的优势和风险因子，这一目标已经引入到与标准三倍益生菌治疗量相结合时LGG 的使用效果的研究中。在补充剂和根除率中的安慰剂组之间并未观察到显著的区别。在 HP 呈阳性的患者当中，Canducci 等（2000）评估了一个与标准三倍益生菌治疗量结合时 LGG 的使用状况。在接受补充剂组中，发现根除率有显著的增加。在另一项研究中，85 个无症状患者经检查后，被随机分成 4 组。所有的患者都接受了一周三次的治疗，治疗剂结合了鼠李糖乳杆菌（LGG）或伯拉德酵母菌，一个嗜酸乳杆菌和产乳酸双歧杆菌或安慰剂产品。4 组之间 HP 根除率没有差别。感染了 HP 的患者有的服用了包含约翰逊氏乳杆菌的发酵奶，有的服用了安慰剂，疗程为 3 周。在最后的 2 周之内，所有的试验者都服用了 clarithromycin，服用益生菌对根除率没有改善。在受试者中，评估了约翰逊氏乳杆菌上清液对 HP 的效果。随机给受试者进行服用奥美拉唑或者安慰剂的伴随治疗。治疗结束后的 4 周，不管是否是治疗组，（13C-UBT）值仍显著低于干预治疗值。与这一治疗相反的是另一项研究中，HP 呈阳性的受试者在 8 周内摄取添加了 *L. acidophilus*（NAS）的奶产品作为唯一的治疗。结果是 14 人中有 6 人 HP 被根除。接受三倍治疗量来根除 HP 的患者随机服用一份含有双歧杆菌和乳酸杆菌的酸奶的补充剂。通过 meta 分析，益生菌组较服用三倍治疗量组有较高的根除率（服用三倍剂量组 HP 的根除率为 91%；服用双歧杆菌和乳酸杆菌补充剂组 HP 的根除率为78%），二组有差别。HP 呈阳性的无症状女性服用含 *L. casei* 03，*L. acidophilus* 2412和 *L. acidophilus* ACD2117。在摄入酸奶一个月后，在大多数女性中，13C-UBT 值仍旧是阳性，虽然益生菌在体外试验表明其抑制 HP 有效，但人体实验结果并不如意。

总之到目前为止，一直没有有力的证据来支持应用益生菌可作为主要治疗，或者作为以增加 HP 根除率为目标的一种附属治疗。还需要更进一步的研究来阐明它们在这种特殊问题中的作用。

益生菌和 HP 相关的消化不良症：

在上述研究中，我们能证明 *L. reuteri* SD2112 在成人 HP 导致的消化不良症中有令人满意的效果。在这个研究中，随机服用 HP 的受试者在为期四周的治疗中，症状有显著的改善。而在服用安慰剂的受试者中，仅看到小的改善。

在 HP 根除治疗阶段益生菌和抗生素有关的胃肠道副作用：

HP 有 25%～30% 的根除失败率，特别是因为对抗生素性和（或）它们的副作用的存在。三项研究评估了益生菌在 HP 根除治疗阶段能否帮助阻止或减少与药物相关的副作用。第一项研究使用 LGG，第二项使用不同的益生菌制剂（LGG 或 *Saccaromyce boucillus* 或 *L. acidophilus* 和 *B. lactis* 混合物），最后一项是使用 *B. clausii*。所有研究发现，益生菌在预防副作用中更优于安慰剂。

目前，对益生剂在 HP 感染中的应用尚缺乏相关循证医学的资料。单独使用益生剂能否达到根除的目的仍存在很大的争议，但在 HP 感染患者的治疗过程中添加益生剂无疑具有积极的意义。益生剂可以减少药物副作用、纠正菌群失调的作用是肯定的，多数研究也显示联合应用益生剂可以提高 HP 的根除率。

四、存在的问题及发展前景

以益生剂为核心的微生态疗法逐渐被接受并在临床中得到了广泛的应用，取得了良好的效果。已证实该疗法对多种胃肠道和泌尿生殖道疾病有治疗作用。用益生剂来治疗 HP 感染是一项有效的尝试，但仍存在诸多的问题。益生菌在上消化道的生物学行为尚未完全明了，例如，对益生剂的作用机制、菌种的筛选、安全性评价、给药的途径及剂量、疗效的评估等都需要更深一步的研究。而目前的临床研究也不够完善，缺少多中心、大样本、设计合理的前瞻性研究。现阶段应加大对基础和临床研究的投入，按循证医学原则进一步完善微生态疗法，使益生剂在治疗 HP 感染的过程中发挥更好的作用。

前景和展望

通过肠道上皮细胞和免疫细胞而发生的人体的免疫系统与共生菌之间的相互作用我们已经对此进行了阐述。

对于特定的具有益生菌作用的菌（如乳杆菌）的证据不能外推到其他菌，基因水平的研究表明 HP 与其他可能作为益生菌应用的候选菌之间有显著差异，这些菌在将来的特定应用中是有用的（如在人体肠道上皮细胞和巨噬细胞的强的抗炎症性），可降低或缓减胃中与幽门螺杆菌相关的炎症或在胃肠道下端肠疾病的炎症。在今后几年，应用 HP 的基因微阵列手段在鉴定新的菌株和临床应用评价是一个重要的手段。

微生态疗法是根据微生态学的基本原理，利用益生剂的生理作用，达到拮抗病原菌，维持微生态平衡的方法。用益生剂来防治 HP 感染具有作用持久、物异性好、无明显副作用等优点，具有广阔的临床应用前景。目前，益生剂已应用于临床以提高 HP 根治率，同时减少抗生素引起的副作用，相关的基础研究也取得了很大的进展。

主要参考文献

徐岩,郁慕鲁.2003.双歧三联活菌散剂根治幽门螺杆菌的临床疗效观察.中国微生态学杂志,5：282～284

邹淑华,王维宁.2000.康力得口服液加抗生素治疗幽门螺杆菌感染临床观察.中国微生态学杂志,12：278～280

周丽雅,林泊,杜刚等.2005.根除出山螺杆菌时胃癌患病率及胃粘膜组织变化的八年随访研究.中华消化杂志,25(6):324~327

Agren J,Thiemermann C,Foster S et al.2006.Cytokine responses to CpG DNA in human leukocytes.Scand J Immunol,64:61~68

Aiba Y,Suzuni N,Kabir A A et al.1968.Lactic acil-mediated suppression of *Helicobacter pylori* by the oral administration of lactobacillus salivarius as a probiotic in gnotobictic murine model.American journal of Gastroenterology,93:2097~2101

Alak J I B,Wolf B W,Mdurvwa E G et al.1997.Effect of *Lactobacillus reuteri* on intestinal resistance to Cryptosporidium parvum infection in a murine model of acquired immunodeficiency syndrome.J Infect Dis,175:218~221

Bor-Shyang S,Cheng H C,Ka A W et al.2006.Pretreatment with Lactobacillus-and Bifidobacterium-containing yogurt can improve the efficacy of quadruple therapy in eradicating residual *Helicobacter pylori* infection after failed triple therapy.Am J Clin Nutr,83:864~869

Braat H,de Jong E C,van den Brande J M.2004.Dichotomy between *Lactobacillus rhamnosus* and *Klebsiella pneumoniae* on dendritic cell phenotype and function.J Mol Med,82:197~205

Braat H,van den Brande J M,van Tol E A et al.2004.*Lactobacillus rhamnosus* induces peripheral hyporesponsiveness in stimulated CD4$^+$ T cells via modulation of dendritic cell function.Am J Clin Nutr,80:1618~1625

Butler J E,Sun J,Navarro P P et al.2000.Antibody repertoire development in fetal and newborn piglets.III.Colonization of the gastrointestinal tract selectively diversifies and expands the pre-immune repertoire in mucosal lymphoid tissue.Immunology,100:119

Butler J E,Weber P,Sinkora M et al.2002.Antibody repertoire development in fetal and neonatal piglets.VIII.Colonization is required for newborn piglets to make serum antibodies to T-dependent and type 2 t-independent antigens.J Immunol,169:6822~6830

Canducci F,Armuzzi A,Cremonini F et al.2000.A lyophilized in activated culture of *Lactobacillus acidophilus* increases Helicobacter pylori eradication rates.Aliment Pharm Ther,14:1625~1629

Christensen H R,Frokiaer H,Pestka J J.2002.Lactobacilli differentially modulate expression of cytokines and maturation surface markers in murine dendritic cells.J Immunol,168:171~178

Covacci A.Censini S,Bugnoli M et al.1993.Molecular characterization of the 128-kDa immunodominant autigen of *Helicobacter pylori* associated with cytotoxicity and duodenal ulcer.Proc Natl Acad Sei U S A,902:5791~5795

Coconnieor M H,Lievin V,Hemery E et al.1998.Antagonistic activity against *Helicobacter* Infection in vitro and in vivo by the human *Lactobacillus acidophilus* strain LB.App Enviro Micro,64:4573~4580

Cukrowska B,Kozáková H,Reháková Z et al.2001.Specific antibody and immunoglobulin responses after intestinal colonization of germ-free piglets with non-pathogenic *Escherichia coli* O86.Immunobiology,204:425~433

De Simone C,Tzantzoglou S,Baldinelli L et al.1998.Enhancement of host resistance against Salmonella typhymurium infection by a diet supplement with yogurt.Immunopharmacol Immunotoxicol,10:399~415

Ding S Z,Cho C H,Lam S K.1997.Helicobacter pylori induces interleukin-8 expression in endothelial cells and the signal pathway is protein tyrosine kinase dependent.Biochem Biophys Res Commun ,240(3):561~565

Drakes M,Blanchard T,Czinn S.2004.Bacterial probiotic modulation of dendritic cells.Infect Immun,72:3299~3309

Felley C,Michetti P.2003.Probiotics and *Helicobacter pylori* best practice & research clinical. Gastroenterology,17:785~791

Felley C P,Corthesy-Theulaz I,Blanco Rivero J L et al.2001.Favourable effect of an acidifien mink(Le-1)on Helicobacter polyri gastritis in man.European Journal of Gastroenterology and Hepatology,13:25~29

Gotteland M,poliak L.2005.Effect of regular ingestion of Saccharonyces doulardii plusinulin Or Lactobacillus acidophilus LB in childreb colonized by *Helicobacter* pylori.Acta Paediatrica,94:1747~1751

Haller D,Russo M P,Sartor R B et al.2002.IKK beta and phosphatidylinositol 3-kinase/Akt participate in non-pathogenic Gram-negative enteric bacteria-induced RelA phosphorylation and NF-kappa B activation in both primary and intestinal epithelial cell lines.J Biol Chem,277:38168~38178

Hamilton-Miller J M.2003.The role of probiotics in the treatment and prevention of Helicobacter pylori infection.Int J
　　Antimicrob A-gents,22（4）:360～366

Hoarau C,Lagaraine C,Martin L.2006.Supernatant of *bifidobacterium* breve induces dendritic cell maturation,activa-
　　tion,and survival through a Toll-like receptor 2 pathway.J Allergy Clin Immunol,117:696～702

Iakovenko E P,Grigor P I,Iaklvenko A V.2006.Effects of probiotic bifiform on efficacy of *Helicobacter pylori* infec-
　　tion treatment.Ter Arkh,78:21～26

Izumi S,Taketo Y,Takeo O.2005.Effect of Clostridium butyricum on fecal fiora in *Helicobacter pylori* eradication
　　therapy,Gastroenterol,11:7520～7524

Josef S,Kristy N,Valec K et al.2005.Effects of a specially designed fermented milk product containing probiotic *L ac-
　　tobdcillus casei* DN-114 001 and the eradication of *H. pylori* in children a prospective randomized double-blind
　　study.J Clin Gastroenterol,39:692～698

Kabir A M,Aiba Y,Takagi A *et al*.2005.Prevention of *Helicobacter pylori* infection by lactobacilli in a gnotobiotic
　　murine model.Gut,41（1）:49255

Kang J H,Lee M S.In vitro inhibition of *Helicbacter pylori* by enterococcus faecium GM-1.Gan J M icrbiol,51:
　　629～636

Karlsson H,Christina H,Anna R.2002.Innate immune responses of human neotatal cells to bacteria from the normal
　　gastrintestinal flora.Infect Immunity,70 :6688～6696

Lammers K M,Brigidi P,Vitali B et al.2003.Immunomodulatory effects of probiotic bacteria DNA:IL-1 and IL-10
　　response in human peripheral blood mononuclear cells.FEMS Immunol Med Microbiol,38:165～172

Liu Y,Wang Y,Yamakuchi M et al.2001.Upregulation of toll-like receptor 2 gene expression in macrophage response
　　to peptidoglycan and high concentration of lipopolysaccharide is involved in NF-kappa B activation.Infect Immun,69:
　　2788～2796

Li Y,Qu X,Tang H et al.2005.Bifidobacterial DNA induces murine macrophages activation in vitro.Cell Mol Immu-
　　nol,2:473～478

Lykova E,Bondarenko V M,Sidorenko S V et al.1999.Combined antibacterial and probiotic Therapy of Helicobacter
　　associated diseases in children.Epidebiol lmmunobiol,2:76～81

Mahida Y R.2004.Microbial-gut interactions in health and disease.Epithelial cell responses.Best Pract Res Clin Gas-
　　troenterol,18:241～53

Michele L,Francesco R,Pasquale B et al.2004.The lnfluence of *Lactobacillus brevis* on Ornithine decarboxylase activi-
　　ty and polyamine profiles in Helicobacter pylori-lnfected Gastric mucosa.Helicobacter,9:165～172

Michelsen K S,Aicher A,Mohaupt M.2001.The role of toll-like receptors（TLRs）in bacteria-induced maturation of
　　murine dendritic cells（DCS）.Peptidoglycan and lipoteichoic acid are inducers of DC maturation and require TLR2.J
　　Biol Chem,276:25680～2568

Michetti P,Dorta G,Wiesel P H et al.1999.Effect of whey-based culture supermatant of *Lactobacillus acidophilus*
　　（johnsonii）Lar on H.pylori infection in humans.Digestion,60:203～209

Mida Z,Zivanovic M,Rosic J et al.1998.Therapy of Helicobacter polyri infection using *lactobacillus acidophilus*.Med
　　Pregl,51:343～345

Mldolo P D,Lambert J R,Hull R et al.1995.ln vitro inhibition of Helicobacter pylori NCTC11637by organic acids and
　　lactic acid bacteria.J Appl Bacteriol,79:475～479

Mokai T,Asasaka T,Sato E et al.2002.Inhibition of binding of Helicobacter pylori to the glycolipid receptors by probi-
　　otic lactobacillus reuteri.FEMS Immunology and Medical Microbiology,32:105～110

Myllyluoma K,Kajander M.2001.Probiotic intervention decreases serum gastrin *Helicobacter pylori* infection.Dig Liv-
　　er Dis,39:516～523

Neish A S,Gewirtz A T,Zeng H et al.2000.Prokaryotic regulation of epithelial response by inhibition of IκB ubiquiti-
　　nation .Science,289:1560～1563

Noverr M C,Falkowski N R,McDonald R A et al.2005.Development of allergic airway disease in mice following antibiotic therapy and fungal microbiota. Infect Immun,73:30~38

Noverr M C,Noggle R M,Toews G B et al.2004.Role of antibiotics and fungal microbiota in driving pulmonary allergic responses.Infect Immun,72:4996~5003

O'Hara A M,O'Regan P,Fanning A et al.2006.Functional modulation of human intestinal epithelial cell responses by Bifidobacterium infantis and Lactobacillus salivarius.Immunology,118:202~215

O'Mahony L,Ocallaghan L,McCarthy J et al.2006.Differential cytokine responses from dendritic cells to commensal and pathogenic bacteria in different lymphoid compartments in humans. Am J Physiol Gastrointest Liver Physiol,290:839~845

Perdigon G,Rachid M,De Budeguer M V et al.1994.Effect of yogurt feeding on the small and large intestine associated lymphoid cells in mice.J Dairy Res,61:553~562

Qiao H,Duffy L C,Griffiths E et al.2002.Immune responses in rhesus rotavirus-challenged BALB/c mice treated with bifidobacteria and prebiotic supplements.Pediatr Res,51:750~755

Rigby R J,Knight S C,Kamm M A et al.2005.Production of interleukin(IL)-10 and IL-12 by murine colonic dentritic cells in responses to microbial stimuli.Clin Exp Immunol,139:245~256

Rokka S,pihlanto A,Korhoneb H et al.2006.In vitro growth inhibition of *Helicobacter pylori* by lactobacilli belonging to the Lactobacillus plantarum group.lett Appl Microbiol,43:508~512

Ruiz P A,Hoffmann M et al.2005.Innate mechanisms for bifidobacterium lactis to activate transient pro-inflammatory host responses in epithelial cells after the conloniozation of germ-free rat.Immmunology.115:441~450

Sabroe I,Prince L R,Jones E C et al.2003.Selective roles for Toll-like receptor (TLR)2 and TLR4 in the regulation of neutrophil activation and life span.J Immunol,170: 5268~5275

Sakamoto J,Igarashi M,Kimura K et al.2001.Suppressive effect of lactobacillus gasseri oll 2716(LG21)on Helicobacter polyri infection in humans.Journal of antimicrobial chemotherapy,47:709~710

Sheu B S,Wu S S,Lo C y et al.2002.Impact of supplement with lactobacillus and Bifidobacterium containing yogurt on triple therapy for Helicobacter pylori eradication.Aliment,Pharmarcol Ther,16:1669~1675

Smits H H,Engering A,van der Kleij D et al.2005.Selective probiotic bacteria induce IL-10-producing regulatory T cells in vitro by modulating dendritic cell function through dendritic cell-specific intercellular adhesion molecule 3-grabbing nonintegrin.J Allergy Clin Immunol,115:1260~1267

Sudo N,Sawamura S,Tanaka K et al.1997.The requirement of intestinal bacterial flora for the development of an IgE production system fully susceptible to oral tolerance induction.J Immunol,159:1739~1745

Sulivan A,Nord E.2005.Probiotics and gastrointestinal diseased.Journal of internal medicine,257:78~92

Tong J L,Ran Z H,Shen J.2007.Meta-analysis:the effect of supplementation with Probiotics on eradication rates and adverse events during *Helicobacter pylori* eradication therapy.Aliment Pharmacol Ther,21:155~168

Tursi A,Brandimarte G,Giorgetti G M,et al.2004.Effect of *Lactobacillus casei* supplementation on the effectivemess and tolerability of a new second-line 10-day quadruple therapy after failure of a first attempt to cure *Helicobajcter pylori* infection. Med Sci Monit,10:662~666

Ushiyama A,Tanaka K,Aiba Y.2003. *Lactobacillus gasseri* OLL2716as a probiotic in Clarithromycin-resistant *Helicobacter pylori* infection.J Gastroentero Hepatol,18:986~991

Von der Weid T,Bulliard C,Schiffrin E J.2001.Induction by a lactic acid bacterium of a population of CD4(+)T cells with low proliferative capacity that produce transforming growth factor beta and interleukin-10.Clin Diagn Lab Immunol,8:695~701

Wang K Y,Li S N,Liu C S et al.2005.Effects of ingesting Lactobacillus- and Bifidobacterium-containing yogurt in subjects with colonized Helicobacter pylori.Am J Clin Nutr,81:939~940

Wendakoon C N,Thomson A B,Oziwek L.2002.Law of therapeutic effect of a specially designed yogurt for the eradication of Helicobacter Pylori infection.Digestion,65:16~20

Young S L,Simon M A,Baird M A et al.2004.Bifidobacterial species differentilly affect expression of cell surface marker and cytokines of dentrtic cells harvested from cord blood.Clin Diagn Lab Immunol,11:686~690

第十一章　益生剂在防治消化道肿瘤方面的应用现状与进展

Applications of Probiotics in Preventing and Curing Tumors of Alimentary Canal

吴承堂　南方医科大学南方医院　罗育其　南方医科大学南方医院

第一节　消化道微生物构成、功能及其研究方法

一、消化道正常菌群的组成

人类胃肠道是微生物（主要为细菌）的天然定植场所，这些细菌存在于肠腔黏膜表面或肠腔内容物中，并随着宿主的长期进化过程而逐渐形成。在生理状态下，胃肠道微生物群表现为有利于宿主健康，但在病理状态下，也有可能危害宿主健康，通常把有利于宿主且宿主必需的微生物群称为正常微生物群。这些微生物群由一定种群组成，包括优势种群和一般种群，它们与宿主和微环境形成一个互相作用、互相制约的整体，构成人体胃肠道的微生态平衡。

消化道正常微生物群由原籍菌（固有菌）、外籍菌（过路菌）和共生菌组成。

原籍菌：指在体内一定时期在特定消化道定植，在肠道群落中保持一定的种群水平，与定植区域的肠黏膜上皮细胞有着极为密切的关系，在正常情况下对宿主有益，具有一定免疫、营养及生物拮抗作用的专性厌氧菌。这些细菌通常在婴儿出生时或出生后第一年逐渐定植于宿主肠道，并保持相对稳定。

外籍菌：在一定时期和特定部位占位密度较低，并具有相当免疫原性的需氧或兼性厌氧菌。这些细菌主要从外环境中被摄入，如通过食物、饮用水等。

共生菌：与原籍菌有共生关系的生理性细菌，而与其他原籍菌则有拮抗关系。共生菌已适用宿主，一般无致病性，如芽孢菌属等。

二、不同部位的胃肠道微生物分布特征

人体消化道可分为三个解剖功能区域，即胃、小肠（包括十二指肠、空肠和回肠）和大肠。不同的区域存在着不同特异性的生化环境，其所寄生的微生物在量和质上都有所差别。因此，人体消化道正常微生物通常被分为三个不同的群体：即上消化道菌群、回肠菌群和结肠菌群。

由于胃蠕动速度快并保持酸性环境，细菌在这里的定植水平受到了一定限制。同时胃液和小肠分泌物（胆汁和胰液）增加了菌群构建的难度。然而，在胃中仍能发现一些耐酸革兰氏阳性细菌（如乳酸菌和链球菌，约 $10^2 \sim 10^4$ 个/ml）。此外，一些微生物如幽门螺杆菌（胃溃疡和 B 型胃炎可能的病原菌）能在这个环境下生存。幽门螺杆菌利用其鞭毛躲避胃的蠕动作用并能钻到胃黏膜下，利用尿素产氨以中和胃酸，创造有利于

自身生存的环境。和上消化道相比,回肠的蠕动速度相对较慢,细菌更适宜于在这里定植。有证据表明,回肠细菌数量已增加至 $10^6 \sim 10^8$ 个/ml,种类也较为复杂,并出现了革兰氏阳性兼性厌氧菌(如肠杆菌科的一些细菌)和专性厌氧菌(包括类杆菌、韦荣球菌、梭形杆菌和梭菌)以及乳酸菌和肠球菌等。

食物通过整个消化道的时间约为 $55 \sim 70h$,在较为中性的肠液中和相对充足的营养物质(包括从上消化道流下来的未被消化的碳水化合物和食物成分,脱落的上皮细胞和细菌碎屑)条件下,消化道的大肠区非常适合细菌生长,并且细菌数量达到了 $10^{10} \sim 10^{12}$ 个/(g肠内容物)。结肠菌群的组成成分极其复杂,估计有超过 500 种细菌,30~40 种优势菌。大部分结肠菌群都是专性厌氧菌属,包括类杆菌、双歧杆菌、梭菌、肠球菌、真杆菌、梭形杆菌、消化球菌、消化链球菌和瘤胃球菌。目前对正常结肠菌群的认识大部分来源于对粪便菌群的研究,关于粪便样本中细菌代表结肠菌群的精确性方面尚存在较大的争议。一般认为,粪便细菌培养能准确反映出远端结肠中细菌的构成。然而,随着最近的分子技术(尤其在培养菌群的测定)和取样方法(包括在活检取样方面的医学进步)的进步,消化道不同区域菌群分析现在变得更加简便、精确。

三、肠道微生物的定植及演变过程

正常的肠道微生物的寄居是个生物学演变过程,在婴儿出生时或者出生后就开始发生了,而且与分娩的方式密切相关。在顺产时,新生儿暴露在母体的细菌下,首先定植的细菌来源于阴道和粪便。然而,对于剖腹产的婴儿,其细菌定植受到延误,并且定植菌主要来自于周围环境(包括产科病房的院内菌群)。剖腹分娩的婴儿肠道最早出现的菌群多为梭状菌,因为最近有研究表明,相对于经阴道分娩的婴儿,剖腹产分娩的婴儿带有更高数量的梭菌并一直持续到 7 岁以后。

在定植初期,兼性厌氧菌(肠道细菌、链球菌)占据优势并能有效地减少肠道环境的氧含量,进而能使专性厌氧菌(包括类杆菌、双歧杆菌、梭状菌和真细菌)定植。饮食和宿主的遗传因素等在微生物定植演变中也起着重要的作用,在这一过程中,一些菌群被清除,一些则被保留下来。约在 19 世纪,Tissier 等(1890)的研究揭示了母乳喂养和辅食性喂养婴儿粪便菌群的显著区别,他们描述了细菌在新生儿体内定植的三个时期:第一期为出生后的几个小时,粪便中没有细菌;第二期为出生后的 $3 \sim 4h$,由数种细菌组成;第三期是在母乳通过婴儿消化道后,双歧杆菌成为肠道的优势菌群。从进食流质食物(断奶)开始,细菌定植进入了第四期,在这一期,肠道菌群从母乳期菌群向成人菌群转变,包含了更加复杂和多样性的细菌群落。通过在食物中添加复合碳水化合物,一些菌群在异质性的顶级群落中作为优势菌群再次建立起来。

牛乳喂养的婴儿肠道微生物的生长演替与母乳喂养的婴儿有所差别。最近,通过传统的培养技术,许多学者深入研究了纯母乳喂养婴儿与牛乳喂养婴儿的粪便菌群差异不像人们想象的那样,纯母乳喂养的婴儿肠道双歧杆菌的百分率和在菌群种类水平上与人工喂养儿相比并无显著区别。然而,在牛乳喂养婴儿肠道中,其他微生物的水平明显要高一些,显著的有类杆菌、梭状芽孢杆菌和肠道杆菌。因此,母乳喂养婴儿拥有一个双歧杆菌占优势的粪便菌群,牛乳喂养婴儿却拥有更多的细菌种类,由高度不均一的,高水平的类杆菌、肠道菌和梭状菌等构成。对用不同辅食〔如用铁和(或)者低聚糖强化的〕喂养婴儿的粪便菌群进行研究，显示婴儿辅食的成分对菌群的组成有一定影响。最近使用分子生物学方法的研究也阐明了这种情况，证明了婴儿出生后 4～6 天期间（第二期）建立了最初菌群，接着是母乳喂养婴儿双歧杆菌优势菌群的建立（第三期），而在牛乳喂养婴儿并不存在这样明显的演变。即在出生后 6 天，双歧杆菌在母乳喂养婴儿菌群的组成中占了 60%～91%，而辅食喂养的婴儿只在全部菌群载量中占 28%～75%。

四、胃肠道微生物的作用

普遍认为，结肠是人体的排污系统，储存和清除消化道的废物，还具有重吸收水分的功能。然而现在发现，结肠还是人体最具代谢活性和免疫活性的器官之一。微生物通过发酵碳水化合物，如未消化的食物残渣（植物细胞壁，不能消化的纤维和低聚糖）、黏蛋白的侧链和脱落的上皮细胞而产生和利用能源，据估计每天有 20～60g 碳水化合物和 5～20g 蛋白质在健康成人的结肠被利用。除了利用能量之外，胃肠道微生物还可制造短链脂肪酸（SCAF）等产物给宿主吸收和利用，微生物的发酵作用还可产生气体（主要是氢气、二氧化碳和甲烷）。这些都对消化道生理产生重大的影响。除此以外，消化道的一些细菌能合成维生素 B 和维生素 K，引起外源性物质的代谢，有助于氨基酸的平衡，影响药物的效能并参与宿主的防御屏障的构建。最近利用分子技术和无菌动物/悉生动物进行研究，证明了肠道细菌能够影响到上皮细胞的基因表达。总之，微生物的活性或者它的某些菌属对人体微生态系统的平衡起着重要作用。所有这些因素，宿主和环境因素的结合将最终决定结肠的菌群平衡。

人结肠微生物发酵产生三种主要的 SCFA，即乙酸、丁酸和丙酸（近似的摩尔比是 70:10:20，但确切的比值受到饮食和微生物组成的影响）。SCFA 可给细胞提供能量（乙酸提供给肌肉、丁酸提供给结肠细胞、丙酸提供给肝脏），影响细胞代谢，控制上皮细胞的增生和分化并对肠道功能产生影响（包括水分吸收、脂类和糖对肝脏的调节）。吸收和利用乙酸是宿主从未消化食物中碳水化合物再利用能源的最基本方法。乙酸也在脂肪细胞的脂肪形成中起着作用并和丙酸一起调节人体的糖代谢。丁酸大约可给结肠黏膜提供其所需能量的 40%～70%。体外的研究证明丙酸可抑制肿瘤细胞的增殖，表明了其在拮抗结直肠癌方面起到有益的作用。除了发酵碳水化合物，细菌对氨基酸的代谢可产生支链脂肪酸（如异丙酸、异戊酸和 2-甲基丙酸），同时微生物对肽和蛋白质的降解形成了潜在的有毒化合物（包括氨、胺、苯酚和吲哚）。结肠微生物影响着氨基酸的平衡，血液循环中的 1%～20% 的赖氨酸来源于肠道微生物。此外，肠道菌群对尿素和氨的水解在肠道氮循环中也起着重要的作用。

肠道正常菌群对病原微生物拮抗性的保护作用机制可归结为：①抵抗细菌定植；②刺激免疫功能。在健康状态下，原籍菌可有效的抑制有害菌的定植和过度生长。有许多机制可解释此现象，包括竞争结合位点、竞争营养物质、环境条件下的产物（pH，氧化还原剂）对病原菌生长的限制作用、表达抗菌化合物（有毒代谢物或者细菌素）。此外，肠道微生物中的某些细菌能刺激机体的免疫功能，黏膜屏障间、固有菌群和肠相关淋巴组织间的相互作用对宿主抵御病原菌的入侵和感染起着至关重要的作用。

细菌与宿主细胞间的相互作用也能对宿主的细胞表达产生一定影响。其中的一个例子即是多型拟杆菌能影响小肠细胞形成岩藻糖化的糖配体的表达，以这种方式，必要时细菌能够从上皮细胞动用营养物质。这种细菌诱导的信号可以在细菌与细胞间的"交流"时起作用，同时对微生态的稳定也有重要作用。

五、肠道微生物的研究方法

（一）细菌培养法

人体结肠菌群组成的最早信息是使用传统的细菌培养技术来阐明的。这些工作中的大部分是在探寻饮食和结肠肿瘤关系的过程中开展的。流行病学研究也证明了结肠肿瘤的发病率和饮食习惯相关，高脂肪低纤维素饮食人群结、直肠肿瘤发生率要高于低脂肪饮食人群。1969 年，Aries 等就提出了饮食和肿瘤间的这种相关性也可反映在结肠菌群的组成上。因此，饮食可对消化道菌群的构成产生影响，并与肿瘤发生密切相关。大部分早期研究比较了结肠肿瘤发生率显著不同的人群个体的粪便中的菌群，如 Aries 等（1994）就对比了英国人（相对较高的肿瘤发生率）和乌干达人（低肿瘤发生率）的粪便菌群，研究结果发现，英国人粪便中含有更高的的类杆菌和双歧杆菌，而在乌干达人的粪便菌群中则含有更多的肠球菌、乳酸菌、链球菌和酵母菌。后来比较了高和（或）低结肠肿瘤发生率的多个人群间菌群的组成，也显示了高危人群粪便中含有更高的类杆菌。此外，研究还发现在高肿瘤发生率人群中有更高的厌氧菌/需氧菌比率。Moore 等（2003）的研究也显示出相似的结论，和低危人群（非洲人）比较，高危人群个体（北美人）粪便中含有更高水平的类杆菌和双歧杆菌。然而，这些结果与第二低危人群（日本人）有所矛盾，日本人粪便中优势菌群是类杆菌。将这些分离出的细菌再加以详细的鉴定，证明普通拟杆菌、吉氏拟杆菌、消化链球菌（随胃瘤球菌分类）在高危人群的粪便细菌中为优势菌群。此外，在低危人群分离出来的细菌中，优势菌群属于脆弱拟杆菌、产气优杆菌和大肠杆菌。

近年来，研究者们开始关注不同人群间的肠道菌群内在性变异和可能的相互影响，主要研究群体的不同地理位置和不同遗传背景，调查研究主要集中于人群食谱变化的比较。最早的研究是比较生活在洛杉矶的两代日本家族，老一代继续保持传统的日本饮食（低风险），而年青一代接受了产瘤高风险的西式饮食，结果发现，两代人的粪便中未发现统计学上具有显著意义的优势种群，这个研究的对象年龄不均一，因而具有一定的局限性。后来的一个研究在这方面进行了改进，这个研究是调查三个北美人在数月不同饮食疗法的肠道微生物变化情况，与个体内（同一患者不同部位的取材）标本染部位的差异变异相比，个体间（不同的患者）在菌群分布上有更大的变异。Hentges 等（2005）随访了 10 个患者在基线饮食（一个月进食典型美式的饮食），无肉饮食（一个月），高牛肉饮食（一个月）后，再控制饮食（一个月）。在每个饮食期间的第四周收集每个患者的三份粪便标本。高牛肉饮食期间比无肉饮食期间类杆菌数量显著增高（$P < 0.01$）。总的来说，早期培养研究的数据已经表明在特定社会个体（如日本人、英国人、美国人）的消化道中存在优势菌群，并保持相当稳定。

可见肠道菌群受特定社会人群（不同地理位置和不同遗传背景）影响，还受人群食谱变化影响，尽管如此，对特定社会个体来说其消化道中优势菌群总是相当稳定的。

（二）分子生物学技术

随着分子生物学技术的发展，人们对细菌特性的认识更加深入，因为在早期研究中对细菌的认识主要依赖于其表型特征，具有一定的局限性，而分子生物学的研究结果可以在不同实验室和交叉研究方案中进行直接的比较。应用分子方法最初的工作是鉴定或区分不同细菌的分离培养研究。已有研究表明，从健康人群肠道分离到的主要细菌为杆菌、梭状芽孢杆菌或球菌。现在分子生物学技术的发展不仅可以对微生物分离精确可重复的鉴定，而且可以在一定数量的基因水平上直接对微生物群落进行分析，进而完善微生物分类法，并产生了大量基于数量和质量研究策略的 PCR 技术。菌群轮廓的测定法包括胃肠道标本的变性梯度凝胶电泳（DGGE）和无性系基因库测序，基于这些技术的研究彻底改变了人们对胃肠道微生物构成的认识。

以 PCR 为基础的研究方法的发展和应用弥补了培养技术的不足，使人们对胃肠道微生物的认识更加全面。但现代培养基和孵化条件使细菌培养更加多样化，其研究结果也被公认和普及。然而，目前许多人类胃肠道微生物的组成成分在体外难于培养，分子生物学技术也有它的局限性，包括检查的限制和内在的偏移。因此结合细菌培养法和分子生物学技术可更加全面地了解胃肠道微生物的特征和构成。

1. 建立基因库研究微生物区系和群落成形技术

利用 PCR 引物扩增从标本分离的全部 DNA 的 16S rRNA 基因，可用来建立菌群的克隆基因库和 PCR-DGGE 图谱。Suau 等（2006）利用 PCR 为一个健康的 40 岁女患者制备了一份详细的粪便微生物种系发生目录，从其粪便标本中扩增了共计 520 个克隆，其中 282 个连续克隆被分属于 82 个分子菌群，其中 28 个菌群与先前细菌培养的结果一致。三个菌群包含 282 个克隆中的 270 个（95.7%），分别是球菌群（125 个克隆）、拟杆菌群（88 个克隆）及柔嫩梭菌群（57 个克隆）。剩余的克隆分布到其他各种的种系发生群。然而，在已分析的克隆中缺乏双歧杆菌序列，这可能的原因是：①DNA 提取不完全、PCR 期间反应条件不适合双歧杆菌 16S rRNA 基因扩增；②282 个克隆提供的生物多样性的覆盖不广。利用相同项目平行实验实施 25 个循环的 PCR 克隆的调查研究，对比 10 个循环和 25 个循环处理方法的结果表明，PCR 循环次数影响种系发生轮廓的多样性。从 25 个循环的 PCR 获取的克隆基因库的变化少于 10 个循环的 PCR。然而，也可从不同 PCR 循环周期的试验中看到多样性的不同，存在于 25 个循环的 PCR 克隆的分子种群并不代表 10 个循环的 PCR 克隆基因库。Wilson 和 Blitchington 在早期研究中得出了相似结果，50 个克隆中有 50% 是柔嫩梭菌属，34% 是杆菌属，10% 是球菌属。不同实验室得出结果的差异可能反映了个体间差异或试验设计的不同。然而，各实验室克隆中普遍缺少双歧杆菌 16S rRNA。此外，即使可以从同一标本中培养分离出直肠真菌，但在实验室克隆研究中却未发现真菌属，这些数据表明了克隆基因库无法覆盖全部微生物群，但是这些数据可用来鉴定未知微生物的种类，并且可准确量化这些细菌。

利用 PCR 克隆实验技术进行的部分人群肠道微生物研究证实微生物密度随宿主年龄的增长而增大，婴儿肠道中的微生物密度较低，分子种群已绝大部分被人们所认知，而老年患者中微生物密度较高，有较多的分子种群尚不明确，而且可能为致病菌群。

利用温度梯度凝胶电泳（TGGE）或密度梯度凝胶电泳（DGGE）分离、分析 16S

rRNA 的基因，可基本提供微生物群落的显性基因数量所代表的酶解图谱，允许在不同标本中进行快速检测。另外，TGGE/DGGE 模式可以用来选择性地鉴定感兴趣的 16S rRNA 扩增子。近年来，在人肠道微生物学研究中，TGGE 和 DGGE 的应用和发展有了较大的进步。Zoetendal 等（2006）证实了可应用 TGGE 检测人粪便标本细菌的构成，并比较了 16 个健康成人 PCR-TGGE 图形，鉴定了反映粪便标本中主要微生物的个体间差异的宿主特异性类型。从多个标本检查的条带可以看出一定数量的人粪便微生物在人群中存在普遍交叉。他们还研究了两个患者长期的微生物群落，每个患者的 PCR-TGGE 探针随时间不同而不同，证明了优势细菌种群相对稳定。

　　近年来一系列的研究证明，PCR-DGGE 检测人类肠道微生物的特点研究证实了特定细菌种群内的个体内变异。Heilig 等（2006）检测了一个男婴从出生到 5 月龄的乳酸杆菌的密度，前 55 天通过 PCR 没有检测到乳酸杆菌，随后，两个显著的扩增子在整个研究期间持续存在，它们被鉴定为鼠李糖乳杆菌和养乐多代田菌。另外，这项研究也显示乳酸杆菌的演变与辅食的摄入密切相关。Favier 等（2006）对两个婴儿进行了一项试验性研究，了解 DGGE 图形能否应用于检测出生后 10～12 个月的细菌演变。一个婴儿在断奶前全部通过母乳喂养，而另一个断奶前两周母乳喂养而后混合喂养（配方奶和母乳喂养），结果表明，粪便微生物组成随时间逐渐变化。在前 6 个月中双歧杆菌扩增条带在两个婴儿中明显存在，当混合配方奶的母乳供给和固体食物的摄入时，食物的改变与细菌 DGGE 图形改变相关联。PCR-DGGE 还用来比较从不同结肠部位取材的活检标本之间和粪便微生物的成分。粪便和活检标本都可以见到个体间变异，但是，同一个体的结肠不同部位的活检标本都提供了极其相似的 DGGE 图形。在粪便和活检标本全部菌群的 PCR-DGGE 图形中有显著性差异，发现两个生态微环境的不同，种群内数量则不一致，并导致了 DGGE 图形的不同。然而，粪便和活检标本的乳酸杆菌 PCR-DGGE 类型在 10 个项目中有 6 个非常相似。个体间的不同部位活检标本乳酸杆菌 PCR-DGGE 可以检测到差异，但健康人群中不同个体肠道中的乳酸杆菌并没有显著差别。

　　总之，建立菌群的克隆基因库和 PCR-DGGE 图谱不仅能够快速地进行人类粪便微生物群落分析，而且能证实较大比例的优势微生物成分是异常的或未知的种群，这些未知菌群尚未被培养成功。尽管优势菌群存在个体间变异，但个体内的菌群还是相对稳定。在一些病例中还观察到不同特定细菌类群和种属存在一定的波动性，结果提示其稳定性是相对的。宿主遗传因素可能在健康成人的微生物分布中起到了非常重要的作用。

2. PCR 定量分析细菌种群

　　除了 PCR-克隆基因库和 PCR-DGGE 图形技术外，PCR 还被用于肠道微生物细菌类群、属甚至种的研究中。这些方法最初的目的是用于鉴定、检测，尤其是标本微生物成分的定量分析。Wang 等（2006）设计了 12 种特定 PCR 引物以检测人肠道优势微生物。在特定 PCR 检测验证中，用从纯化的培养物中提取的 DNA 测定每一个引物集合的敏感性，共检测了人（7 个成人和 2 个婴儿）、2 只 BALB/c 小鼠、2 只 Fischer 大鼠、2 只猫、1 只狗、1 只恒河猴和 1 只兔子的粪便标本的微生物种类的组成，在所有标本中都检测到高滴度的梭状菌。在全部的成人粪便中也可以检测到高滴度的多形拟杆菌，而婴儿的类杆菌属很弱或者没有 PCR 产物。同成人和其他动物相比，婴儿双歧杆菌水平呈较高的滴度。Matsuki 等（2006）进行了类似的研究，设计了 4 对特定引物来检测人粪便优势菌，这些16S rRNA遗传引物包括脆弱类杆菌属和消化链球菌属的特定族引物以及双歧杆菌属和普氏菌属特定种引物。从6个健康成人（5个男性和1个女性）收集的粪便标本制备DNA提取物用于特定类PCR检测，均可检测到脆弱类杆菌属、双歧杆菌属和消化链球菌属，但仅有2个人可以检测到普氏菌属。

　　PCR技术也已经发展到了在属水平上细菌种属分离或成分的鉴定和检出。一个特别受关注的细菌种群就是双歧杆菌属。Matsuki等（2006）发现，利用从48个健康成人和27个母乳喂养的婴儿中获取的粪便标本，研究了人们未知的9种双歧杆菌种属的分布，结果发现任何标本都未观察到鞣酸双歧杆菌扩增子产物。另外，在成人中也没有检测到婴儿双歧杆菌产物。在成人标本中最为常见的双歧杆菌种类是链形双歧杆菌、长双歧杆菌、青春双歧杆菌和两歧双歧杆菌。总的来说，48个成人标本中有29个包含有3或4种不同的双歧杆菌种，剩余的19个标本中有17个少于3个种。大多数的母乳喂养婴儿粪便标本中含有短双歧杆菌，还有少量的标本含有婴儿双歧杆菌和长双歧杆菌。Germond等（2006）设计了人类双歧杆菌种属的特异性引物，并设计了PCR引物复合物，它能够同时对多个种属同时进行检测。PCR引物复合物含有6种双歧杆菌种属特异性的引物，这6种双歧杆菌是青春双歧杆菌、两歧双歧杆菌、短双歧杆菌、链形双歧杆菌、婴儿双歧杆菌、长双歧杆菌。对2个健康成人粪便DNA应用PCR引物复合物检测，结果证明均含有长双歧杆菌和青春双歧杆菌。

3. 基因图谱分析

　　和提供特异性细菌种群PCR引物设计一样，改进的16S rRNA基因序列信息极大地促进了肠道微生物图谱策略的发展。通常有两种图谱策略，即点杂交和荧光原位杂交（FISH）。细菌16S rRNA基因属性也促进了寡聚核苷酸探针的发展，可以制订不同的分类水平指标，如地域水平、族水平、属水平或种水平。最近5年这些策略在肠道微生物学研究中有了巨大的发展和应用。

　　一项对9个健康志愿者的纵向调查是应用FISH监测他们的粪便微生物。结果证实，90%～100%的DAPI染色细胞被细菌探针杂交，梭菌属和拟杆菌属几乎代表了健康人全部细菌的50%。另外，DNA中G+C含量较低的细菌种属占全部的12%，其中双歧杆菌属为3%。最初的数据表明象牙海岸梭菌属、溶组织梭状芽孢杆菌属、连锁状球菌/乳球菌属全部构成不到全部细菌的1%，所以在纵向研究中不包括这些种属。总而言之，在8个月的研究中，个体粪便微生物处于波动中，但最大的变异是双歧杆菌的构成。最新进展是利用一套15探针即Bact338探针研究11个健康志愿者微生物分布，又一次证实类杆菌属和梭菌属是优势菌群。另外还检测到3个其他优势种属：短双歧杆菌（11.9%）、优杆菌低G+C/普拉梭杆菌属（10.8%）和胃瘤球菌属及其亲缘菌群。双歧杆菌（4.8%）、毛螺菌属及其亲缘菌群（3.6%）、圆柱状优杆菌及其亲缘菌群（1.8%）也是微生物的优势成员。然而，肠杆菌科、乳酸菌/肠球菌属及其亲缘菌群、韦荣球菌属是次优势种属（每一种构成为1%）。总之，这些标本可以提供用Bact338探针杂交的来覆盖全部细菌的90.5%。然而，仍有约10%DAPI染色细胞不能与Bact338探针结合，这些细胞可能表示新的细菌种群。

　　近年有研究发展了适合FISH和检测人肠道微生物种类的寡核苷酸。Urobe 63探针可用来检测瘤胃球菌属，点杂交和FISH的对比结果显示瘤胃球菌约占全部细菌数量的 2.5%。进一步在 6 个个体（2 个男性、4 个女性）的粪便标本中进行实验，结果和前面的相一致。实验还发现，普氏梭菌是健康人体菌群的一部分，Suau 等（2006）开发了针对这个菌属的寡核苷酸探针 Fprau645。10 个健康个体的标本应用带有同样探针的点杂交分析，显示普氏梭菌 16S rRNA 占全部细菌 16S rRNA 的 5.3%。另外，这两种检测法提供有特征性的计数。FISH 提供了标本细胞数量的计数，可用来计算特定细菌占全部细菌细胞或全部细胞（DAPI 染色阳性）的比例，而点杂交提供了全部 16S rRNA 特定种群构成百分率的指数。通过点杂交获取的指数更加复杂，因为它不仅与标本细胞数量成比例，而且与每一个样本的 16S rRNA 基因拷贝数量和活性细胞数量也成比例。

应用探针芯片的点杂交分析健康人粪便微生物，采用 6 个寡核苷酸探针来检测优势细菌种群，结果发现类杆菌群（包括类杆菌、普氏菌和卟啉菌；37%）、柔嫩梭菌次群（16%）、梭菌属（14%）是优势菌群，占全部 16S rRNA 的 67%。双歧杆菌和其他肠道菌群构成不足 1%，同时低 G+C 含量的革兰氏阳性菌群（包括乳酸杆菌、链球菌和肠球菌）占 1%。Marteau 等（2006）的研究得出了相似的结果，即粪便优势菌群的 16S rRNA 与 Sghir 等应用相同探针检测的梭菌属、柔嫩梭菌次群和类杆菌群相对应。尽管应用不同的探针，后者的研究提示粪便中可检出较高的双歧杆菌和乳酸杆菌/肠球菌 16S rRNA，分别为 3% 和 7%。最近发展的探针策略大多包括膜-芯片和（或）微阵列，这些检测结果跟既往研究一致，证明不同健康群体的粪便微生物群存在个体间差异。膜-芯片技术检测结果（基于 20 种细菌的 60 种寡核苷酸探针）显示健康人主要的微生物群有拟杆菌属、梭状芽孢菌属、瘤胃球菌属、双歧杆菌属和大肠杆菌。另外，通过分析一名长期腹泻患者发现其缺失多种健康个体正常微生态所拥有的细菌。

总之，探针和基于 PCR 的实验策略已经证实了胃肠道绝大部分微生物群体的存在。这些研究必将随着特异引物和（或）寡核苷酸探针的发展而不断深入，人群胃肠道菌群的构成差异也将得到进一步的阐明。同时，这些研究也将促进探针和引物设计的进一步发展。

4. 菌群亚种水平的研究

肠道微生物学研究的另一个方面是亚种的鉴别（比如说在亚种水平研究微生物的复杂性和动力学），这是现行的探针和基于 PCR 技术所不能解决的。而大量研究都证明微生物亚种的研究是非常重要的。有一项研究监测两个健康个体双歧杆菌和乳酸杆菌的含量，监测期为 12 个月。在监测期内，两个个体双歧杆菌的水平都是相对稳定的（湿重，每克粪便约 10^{10} 个），乳酸杆菌在其中一个人体内保持恒定（每克约 10^9 个），但另一个人却常有波动（每克 $10^6 \sim 10^9$ 个）。该研究同样检测了拟杆菌和肠道菌的含量，前者两个人都保持稳定，后者变化较大。采用遗传指纹技术鉴定双歧杆菌和乳酸杆菌的优势菌群，研究发现这两人的双歧杆菌具有两个明确的特征：其中一个人有着一种简单、稳固的双歧杆菌菌种（12 个月中发现了 5 个菌株，有一个菌种在整个检测期中都占优势）；相反，另一个人有着复杂、动态的双歧杆菌菌种（12 个月里发现了 36 个菌株，其中 4～9 个菌株在监测期内经常出现）。乳酸杆菌的菌种在两个人中都较简单和稳固，进一步反映了肠道微生态系统存在个体差异。McBurney 等（2006）长期进行肠道菌菌种的检测，与上述两个人的双歧杆菌菌种相似，第一个试验者肠道菌菌种相对简单和稳定（单一菌株占优势），第二个试验者的肠道菌种却存在着动态变化（12 个月鉴定出 27 个菌株）。如前所述，第二个试验者在第 17 和第 20 周肠道菌水平低于检测范围，该试验者在第 21 和第 22 周因为呼吸道感染服用了阿莫西林，肠道菌群受到了一定的影响，服用后的肠道菌群存在明显的耐药特征。用药前分离的菌株对多种抗生素敏感，服用阿莫西林后 13 周，多重耐药的肠道菌仍然存在。在接下来的 2 个月里，仍可检出阿莫西林耐药菌株，直到治疗后 25 周优势肠道菌才恢复为服药前简单、稳定和抗生素易感的菌群。综上所述，上述工作明确证实了亚种水平研究的价值，因为这些研究给出了肠道微生物更为详尽的描述。

正常人体消化道微生物是一个复合的微生物种群，其组成跟一系列因素相关（包括宿主基因组、饮食、年龄、细菌系列、免疫功能和健康状态）。正常健康成人优势种群组相对稳定，而个体间存在差异，反映为每个人消化道微生态系统的特异性组成。更加细致地检测微生物种群的组成（比如细菌亚种水平的研究），进一步证明该细菌种群的复杂性和动态变化，还可能反映了其自然选择性。

第二节　胃肠道微生物的致癌机制

位于胃肠道特别是大肠的微生物种类繁多，数量巨大，平均每克大肠内容物中含 10^{12} 个细菌，因此这些微生物的构成对宿主的健康有着重要的影响。这些微生物影响着宿主的免疫、生理和代谢，包括增加营养物质的吸收、引起感染、加强无机物的代谢、摄取毒性化学物质甚至导致肿瘤的发生和发展。

因为缺少导致肿瘤形成分子机制方面的证据，肠道微生物是否参与肿瘤的形成一直以来备受争议。在正常成熟组织中，细胞的分裂、凋亡，DNA 的损伤修复能保持平衡且能保证细胞功能的稳定。在从正常肠黏膜到肿瘤的转变过程中，至少有 5～7 个基因发生了改变。对结肠癌进行深入的研究表明，各种癌前病变发生时，有特定的基因发生了改变，包括抑癌基因、DNA 错配修复基因，同时也可能发生 DNA 碱基的甲基化和先天性的基因缺损。细菌与肿瘤密切相关，主要有如下两个原因，即细菌感染导致慢性炎症和细菌代谢时产生毒性物质，后者与食物的种类关系很大。致癌物可能存在于食物中或在体内消化过程中，定植于结肠的微生物的代谢活化作用是主要因素之一。下面就不同解剖部位微生物种群、微生物代谢、食物等方面与胃肠道肿瘤之间的关系作一阐述。

一、胃

胃内容物的 pH 通常低于 3，足以杀死大部分细菌。然而，当胃酸被中和时，摄取食物时带入的细菌就可以存活，直至 pH 恢复正常，因此可导致胃微生态的暂时改变。一旦胃酸的分泌受损，细菌就可以在 pH 升高的情况下长久存活甚至增殖。胃酸的分泌随着年龄的增加逐渐减少，胃术后患者的。一些疾病引起的胃酸缺乏症，如恶性贫血、高丙种球蛋白血症可导致胃的 pH 上升甚至超过 7，这能使多种细菌定植，数量可达到 10^9 个/g 内容物，这些细菌主要包括来源于唾液的菌种，如链球菌、奈瑟氏菌、葡萄球菌、分枝杆菌、乳酸杆菌和大肠杆菌等。胃酸缺乏症在幽门螺杆菌引起的萎缩性胃炎患者中非常普遍。对于胃酸缺乏而且胃排空时间大于 5h 的患者来说，胃微生物的存在可导致不良的后果，因为停留的细菌可以代谢产生一些致癌无机物。有研究表明，胃酸缺乏症患者肿瘤形成的风险随着他们的胃微生物产生的 N-亚硝基复合物（NOC）数量的增加而增高。

幽门螺杆菌（HP）是一种革兰氏阴性细菌，在萎缩性胃炎和胃溃疡的形成过程中扮演着重要的角色。另外，临床和流行病学证据都表明，HP 可增加胃癌的患病风险，因此是第一个被国际癌症研究机构（IARC）定义为致癌的病菌。细菌的"毒力岛"在病因学中有重要的意义，因为在发展中国家，比起不含毒力岛的 HP 来，携带含有"毒力岛"的 HP 可明显增加溃疡和腺瘤的患病风险。虽然体外和动物实验可得到大量的相关推测 HP 的致病机制，但其确切的致病机制尚未阐明。HP 导致的炎性反应已证实与肿瘤有关，因为它能促进细胞的分裂并产生能使基因突变的自由基和 NOC。在蒙古沙鼠模型研究中发现，HP 可引起胃黏膜细胞的异常分裂。

HP 感染引起的病理变化涉及黏膜细胞的破坏和细胞凋亡，然而，HP 引起胃黏膜细胞凋亡的机制尚不明确。凋亡是一种与多种基因有关的程序性死亡过程，这一过程与癌基因和抑癌基因有关，它们在肿瘤形成过程中可能发生突变、缺失或异常表达。其中 P53 抑癌基因的作用目前越来越受到重视，在多数肿瘤细胞中可发现 P53 的先天性异常，在腺瘤恶性转变过程中也可出现 P53 的先天异常。虽然突变的 P53 功能缺失，但细胞可持续完成它的分裂周期，以致于 DNA 的突变或破坏可遗传至子代细胞。研究 HP 在胃上皮细胞中的作用和对 P53 的影响时发现，超过 72h 后，HP 抑制细胞生长和凋亡呈现时间和剂量依赖关系。与对照组比较，低剂量的 HP 作用可使细胞 DNA 合成被激活。他们也证实了在诱导胃上皮细胞凋亡和分裂方面，含"毒力岛"和不含"毒力岛"的 HP 无明显差异。另外，在检测的 HP 的胃癌中，由 ras p21 表达的增加和 P53 的突变可推测，HP 的感染可改变癌基因和抑癌基因的表达。细胞周期调节蛋白也被证实在肿瘤形成过程中起着重要作用。研究表明，慢性 HP 感染可激活细胞周期抑制子（CDI）p27^{kip1}，另一个 CDI p161nk4a 在 HP 感染患者中也有过度表达。高剂量的维生素 C 证实可抑制 HP 的生长和菌落的形成，而在体外，生理剂量的维生素 C 可促进 HP 诱导凋亡和细胞周期的静止。这些影响可解释临床观察维生素 C 在胃癌患病过程中并非保护因素，虽然理论上使用维生素 C 可减少氧自由基和 N-亚硝基复合物（NOC）的形成。其他研究表明，吸烟和低维生素 C 饮食在那些感染 HP 的高风险患者中可作为胃癌形成协同因素。

环氧化酶 2（COX-2）的表达量增加也可在一些患者的胃癌组织中发现，COX 有两个同工酶，分别为 COX-1 和 COX-2，这些酶在从花生四烯酸向前列腺素转换过程中起着重要作用。COX-1 在大部分人体组织中表达，而 COX-2 却检测不到。在包括胃癌和结肠癌在内的多种肿瘤中可发现 COX-2 的高度表达。目前已证实，在胃癌组织中，表达 COX-2 的比例高达 84%，而含"毒力岛"的 HP 的组织中 COX-2 的表达比不含"毒力岛"的高。因此，在那些不使用 COX-2 抑制剂禁忌的高危人群中，采用 COX-2 抑制剂可作为预防胃癌的有效策略。使用非甾体抗炎药（NSAID）和 HP 感染是消化道溃疡和溃疡出血的独立危险因子，Meta 分析表明，NSAID 和 HP 感染具有协同作用，可促进溃疡形成甚至溃疡出血。

在发展中国家，HP 感染的普遍性在下降，这也引起胃肠疾病谱的改变，特别是在西方国家，胃癌的发生明显减少。改善营养、饮用水和建立小家庭都可减少 HP 的定植。在起始阶段使用益生原的新治疗方法的结果表明，其对感染的改善有限。

二、大肠

大肠细菌在毒理学、化学物的摄取和癌症中的角色越来越受到关注。几个可能的机制影响着肿瘤的形成，例如，细菌可以直接结合致突变物，减少宿主的暴露机会，从而产生保护作用。肠道中正常的微生物可以形成和释放毒素，这些毒素可以跟细胞膜上的受体结合而影响细胞内信号的转导，促进肿瘤的形成。许多动物实验和人体研究证实了肠道细菌与肿瘤形成的关系，结果表明，结肠的微生物与肿瘤形成、发展关系密切：①人的粪便已证实含有基因突变物质，而且细菌产生的基因突变物质也被分离；②小肠细菌能从食物中产生质突变、致瘤物质还能推动肿瘤的形成；③肠道细菌可使原癌基因激活；④无菌大鼠服用致瘤剂后结肠肿瘤的发生率较有菌大鼠低；⑤TCR 和 $p53$ 基因敲除后，出生 4 月后无菌大鼠无结肠腺癌的发生，普通大鼠的 TCR 和 $p53$ 基因敲除后腺癌的发生率可高达 70%。

（一）大肠微生物参与结肠肿瘤的形成

健康人和结肠癌患者粪便微生物的组成并没有固定种类，这可能与肠道微生物培养、鉴定困难有关。拟杆菌的增加可能提高结肠癌患病的风险，此外，卵磷脂酶阴性芽孢梭菌、乳酸杆菌和真菌在结肠癌患者粪便中含量丰富，与结肠癌患病风险的关系有待进一步证实。

在动物实验中，肠道微生物是结肠癌形成的主要影响因素。Reddy 等（2006）研究表明，经致癌物异二甲肼（DMH）作用后，肠道中含菌大鼠的肿瘤形成的速度比不含菌的大鼠较快。20 周以后，17% 的肠道含菌大鼠出现结肠癌，而肠道不含菌的大鼠无一只出现结肠癌；40 周后，肠道不含菌的 18 只大鼠中有 2 只可见腺瘤的形成（但仍未形成癌），而在肠道含菌 24 只大鼠中有 6 只出现肿瘤。因此肠道微生物在 DMH 引起的肿瘤过程中可促进肿瘤形成。此外，在 TCR-β 和 p53 基因敲除小鼠中，可见高自发的结肠癌形成。有一个研究指出，70% 的肠道含菌基因敲除动物出现腺癌，而肠道不含菌的动物未见腺癌的形成，表明肠道中的微生物起着重要的作用。

链球菌可促使结肠肿瘤的形成，细菌本身和代谢产物菌可促使结肠隐窝过度分裂，在大鼠模型中可看到与分裂有关的标记物增加。细菌引起肿瘤形成的风险大小与个体因素有关。经芽孢杆菌、双歧杆菌或者光岗杆菌单独处理过的小鼠结肠腺瘤形成的风险较高（约 68%），而经乳酸杆菌处理的小鼠只有 30%。

（二）胃肠道细菌代谢与结肠癌形成的风险

人胃肠道中大量的、种类繁多的微生物可涉及多种代谢方式，特别是与肿瘤形成有关的无机物生物转化和致癌物质的合成和激活。胃肠道微生物的代谢活化作用与宿主的健康密切相关，目前已证实其主要机制是细菌参与肿瘤形成的毒物合成或者产生对宿主有害的代谢产物，食物通过提供各种不同的底物而影响这些代谢类型。与肠道微生物有

关的 β-葡萄糖醛酸酶、β-糖苷酶、硝酸基和亚硝基还原酶等各种酶的激活，可使结肠中潜在的致癌物代谢活化，这些可在粪便悬浮物中被测出。

肠道细菌的主要功能之一是参与胆酸的代谢，初级胆酸如鹅去氧胆酸是肠道微生物代谢的底物之一，这些细菌通过 7-α-脱羧基作用使胆酸转化为去氧胆酸（DCA），使鹅去氧胆酸转化为石胆酸（LCT）。这些次级胆酸在体内和体外均可使细胞坏死、异常增生并促进结肠肿瘤形成，还可使 DNA 受到损伤和细胞凋亡。目前还证实次级胆酸通过抑制细胞凋亡和影响多种信号通路而使患结肠癌风险增高。许多研究关注腺瘤和结肠癌患者的粪便胆酸（FBA）与肿瘤的关系。研究表明，粪便中 DCA 含量较高或 DCA/LCA 值较大的结肠癌患病风险较高，但目前缺少足以令人信服的数据。

食物来源或内源性碳水化合物（如淀粉、多糖和小肠黏液等）都被肠道微生物产生的酶水解，其产物有短链脂肪酸（SCFA）、乙酸盐、丙酸盐和丁酸盐等。SCFA 可给小肠黏膜细胞提供能量，因而对宿主有益，SCFA 还可降低结肠和粪便的 pH，这种使肠道酸化的功能对宿主来说也是有益的。一些特殊的寡糖和淀粉残基可形成 SCFA，特别是丁酸盐，被认为具有降低结肠癌患病的风险。SCFA 还具有促进结肠腺瘤细胞凋亡的功能。体内实验表明，增加丁酸盐的摄入量可提高结肠上皮细胞生长速度，而减少丁酸盐的摄入量可导致结肠黏膜的萎缩和结肠功能的紊乱。体外实验表明，丁酸盐可介导肿瘤细胞的凋亡，但该结论有待进一步证实。

肠道微生物在肿瘤形成过程中发挥着有益的作用，根据这些可通过调整饮食结构来降低肿瘤的患病风险。由乳酸杆菌和双歧杆菌组成的益生剂或合成元可以改变结肠的微生态，这些益生剂缺少一些特定的酶，这些酶与致癌物的代谢形成有关。在一些设计严密的临床试验表明，一些益生剂对降低结肠癌的患病风险有巨大的作用，尤其是原籍菌制剂。

（三）肠道微生物在基因表达中的作用

目前，关于正常肠道微生物如何局部地或系统地影响基因表达的描述报道较少，当肠道不含菌的大鼠给予喂食在普通大鼠和人类肠道中正常存在的多形拟杆菌后，可发现大量的基因表达发生了改变，这些基因表达与营养物质的吸收、肠黏膜上皮屏障的强化相关，其表达调节与肠道常驻菌关系密切。另外，肠道微生物的代谢产物已明确证实可以改变结肠细胞基因表达，例如，从食物纤维代谢产生的丁酸盐可增加与细胞周期调节有关的 p21/Cip1/WF1 的表达，次级胆酸可改变 AP-1 依赖的 COX-2 基因的转录。

（四）与食物有关的结肠癌的研究证据

根据在食物和粪便的一些细菌标记物的研究结果，我们可以从理论上推测肠道微生物是结肠癌的病因之一。其中细菌酶的作用和代谢产物与结肠癌发生的关系密切。

1. 细菌酶的致癌机制

许多与肠道微生物相关的酶的激活能使潜在的致癌物生成，这些酶包括 7-α-羟化酶、7-α-脱羧羧基酶、β-葡萄糖醛酸酶、β-糖苷酶、硝酸基和亚硝基还原酶等，它们通常可以在粪便中检出，而且与多种微生物同时存在。在这些酶当中，β-葡萄糖醛酸酶被认为是结肠癌最强的危险因子，它不直接促使肿瘤的形成，而是产生大量的致癌物。致癌物在通过胆管排入小肠前已经被代谢，然后结合葡萄糖醛酸而失活，结肠中的β-葡萄糖醛酸酶可以水解这些复合物，使已失活的致癌物重新活化。β-葡萄糖醛酸酶的活性变化可影响结肠癌动物模型中致瘤的概率，同时服用β-葡萄糖醛酸酶和致癌物氧化偶氮甲烷（主要在肝脏中代谢激活和偶联葡萄糖醛酸）的大鼠与单独服用氧化偶氮甲烷的大鼠相比，后者结肠癌的发生率显著降低，这表明细菌的β-葡萄糖醛酸酶是致瘤因子之一，结肠癌的高危人群的粪便β-葡萄糖醛酸酶活性较正常健康人群高。β-葡萄糖醛酸酶的活性与食物有关，对结肠癌来说高危的饮食可持续增加β-葡萄糖醛酸酶的活性，而各种纤维素则可降低β-葡萄糖醛酸酶的活性。因此，β-葡萄糖醛酸酶是个相当稳定、简便的标志，可用来评估结肠癌患病的风险。

2. 代谢产物的致癌作用

粪便中各种代谢产物可能有潜在的基因毒性作用或能促进肿瘤形成，有时也可降低致癌物的活性。

（1）N-亚硝基复合物：由饮食中摄入的硝基化合物在肠道中可被细菌的硝基还原酶还原成具有毒性作用的亚硝基，硝基可以与含氮化合物反应生成NOC，这种反应在人类胃中的酸性环境中很普遍，但也可在pH为中性的大肠中被细菌催化进行反应。NOC可转化一系列的复合物，包括亚硝酸胺、N-硝基酰胺、N-硝基胍和N-硝基脲等，这些大部分是致癌物。食用大量瘦肉后，粪便中的近似总NOC（ATNC）含量明显增加，如果食用大量瘦肉时添加蔬菜水果类食物，对粪便ATNC不会有明显的影响。

（2）次级胆酸：初级胆酸如鹅去氧胆酸和胆酸在肠道中被细菌进行7-α脱羧基作用，使胆酸转化为去氧胆酸、石胆酸，这些终产物即为次级胆酸。流行病学研究表明，结肠癌患病高危人群的次级胆酸和7-α脱羧基酶的活性较正常人高。在人群研究中发现，结肠癌患病危险的其中一个原因是高脂肪饮食可增加粪便胆酸FBA的含量，然而食用小麦类食物（与结肠癌负相关）却能使FBA降低。

（3）SCFA：包括乙酸盐、丙酸盐和丁酸盐是碳水化合物发酵的终产物，这些产物在结肠腔内被吸收，在体内多个地方代谢。丁酸盐首先在结肠上皮细胞中被代谢。体外研究和动物实验都表明，摄入碳水化合物的种类可影响短链脂肪酸的种类和数量，摄入淀粉和小麦麸则可提高丁酸盐的产出。在人体研究中发现，菊粉可增加粪便中总短链脂肪酸的含量，而麦麸可增加丁酸的吸收或相对地提高其在粪便中的含量。肠道细菌酶种类和粪便代谢产物可以很方便地被检测，可用来评估食物对致癌物形成的影响，但不是直接的致癌风险。

（五）大肠内容物的作用

1. 大肠内容物的细胞毒性产物

有大量事实表明，结肠肿瘤是肠腔破坏因子长期损伤黏膜的结果。此外，大肠内容物中游离物质比起不溶性纤维来说更容易与肠黏膜结合。评估大肠内容物中酶和代谢产物的影响，主要是评估它们的短期的毒理性质，如致突变和基因毒性等。通常采集尚未成形的粪便作为标本，测定肠内容物中游离物质的种类和数量，可通过在培养过程中对结肠肿瘤细胞的分裂影响来实现对肠道内容物细胞毒性的评估。

分裂区的扩展和上皮细胞分裂速度的增加可以被认为是肿瘤发生的早期阶段，刺激肠上皮细胞分裂加速的因素可能与细胞毒性物质有关，它们可引起上皮细胞死亡的增加而刺激肠隐窝细胞分裂速度增加，根据这些我们可以建立结肠细胞培养体系，在体外评估肠内容物对细胞毒性的作用。一般认为，胆酸特别是次级胆酸是主要的细胞毒性物质。

利用饮食干预可降低结肠癌的发病风险，饮食的种类可改变大肠内容物中细胞毒性物质的组成。如食用高钙食物可使细胞毒性物质如次级胆酸沉淀而减少其含量。高脂肪、低钙低纤维饮食可使大肠内容物中细胞毒性物质升高。在大鼠模型中，喂食含大量红肉的饲料也可使粪便中细胞毒性物质增加，这与摄入的脂肪和次级胆酸无关，可能与食物中的血红素有关。

2. 大肠内容物中的基因毒性物质

取自健康人的大肠内容物与培养的结肠细胞相互作用，可出现 DNA 的破坏现象，这些内容物的基因毒性作用可推测至体内与结肠上皮细胞的相互作用，从而引起肿瘤的形成。目前已经确定结肠癌的形成与几个关键基因的突变有关。散发的结肠肿瘤已证实与癌基因和抑癌基因如 *APC*、*K-ras*、*p*53 的突变和缺失有关。动物实验和人体活检标本都证实，结肠肿瘤组织存在 DNA 的破坏，因此，肠腔中的 DNA 损伤物质的存在也可用来评估结肠癌形成的风险，但目前尚未得到可靠的实验结果证实。在健康人群中研究表明，给以高脂肪低纤维饮食可使肠腔中基因毒性物质增加。粪便中细胞毒性和基因毒性物质可方便地用来评估结肠癌的患病风险，但需更多可靠的临床试验加以验证。

越来越多的证据表明，胃肠道中，特别是大肠中的微生物对人体可产生巨大的影响，这可能是肿瘤的病因之一。胃癌是死亡率较高的恶性肿瘤，它与胃中的 HP 关系密切，细菌导致肿瘤发生的有关机制已被阐明，肿瘤的形成同时受到食物构成和环境的影响。结肠癌是发病率位于第四的肿瘤，它也与环境特别是食物构成关系密切，目前已经证实肠道微生物可给人体带来广泛的影响，产生的利弊不一，如增加营养吸收与无机物代谢，但也可增加毒性化学物的摄入和引起肿瘤等。对肿瘤的形成过程进行深入研究，从中可能发现有效的预防和治疗手段。

第三节　生物治疗制剂对消化道肿瘤的防治作用

一、生物治疗制剂的种类及其作用

（一）生物治疗制剂的种类

生物治疗制剂（BTA）或称为微生态制剂，主要是根据微生态学原理，利用正常微生物群或促进物研制的制剂，可补充或充实微生物群落，维持或调整微生态平衡，达到防病治病的目的。生物制剂内涵较广，应包括活菌体、死菌体、菌体成分、代谢产物及生长促进物质，目前国内常用的生物制剂包括益生剂、益生原和合生原等。

益生剂是主要含益生菌的制剂，可以改善宿主肠道微生态平衡并具生理活性。益生原能选择性促进宿主肠道内一种或几种有益细菌的繁殖，抑制有害细菌生长，从而调整肠道菌群，达到增加宿主健康的目的，如双歧因子。合生原是有益菌和益生原合二为一的制剂。

BTA 的分类：①原籍菌制剂：选择肠道正常菌群中的原籍菌作为生物治疗制剂，细菌种类主要包括长双歧杆菌、短双歧杆菌、两歧双歧杆菌、青春双歧杆菌、婴儿双歧杆菌和短链双歧杆菌等。普遍认为，双歧杆菌是非致病性生理菌群，参与正常菌群中的大部分生理作用，具有低免疫原性，并具移位势能低的特点。②共生菌制剂：选择正常菌群中的共生菌作为生物治疗制剂，主要细菌种类为乳酸杆菌，包括嗜酸乳酸杆菌和干酪乳酸杆菌 GG 等；嗜热链球菌；芽孢杆菌，如地衣芽孢杆菌、枯草芽孢杆菌、蜡样芽孢杆菌等；梭菌，如丁酸梭菌、凝固梭菌、芽孢梭菌等；还有肠球菌等。这些共生菌具有促进原籍菌生长和繁殖的作用，还可对过路菌产生拮抗作用，其移位势能比较高。③生理性真菌制剂：主要为酵母菌，如伯拉德酵母菌等。

（二）生物治疗制剂的作用机制

（1）调整胃肠道细菌种群失调，促进肠道微生态平衡。正常菌群受到宿主年龄、生理状态和疾病等影响，同时外界环境或微生物本身的变化也可引起肠道微生态失调，而BTA 可补充益生菌并使其在肠道中繁殖，最终实现调整微生态失调的目的。

（2）生物拮抗作用。BTA 中的菌体具有定植、排斥和繁殖能力，直接或间接地参与宿主肠道屏障的构成，通过拮抗作用而减少过路菌的定植、生长和繁殖，也可产生有机酸、过氧化氢、细菌素等活性物质，阻止致病菌的定植甚至杀死致病菌。

（3）免疫调节作用。BTA 可作为宿主非特异的免疫调节剂，通过细菌本身或菌体成分刺激机体免疫细胞，产生细胞因子，促进巨噬细胞活化而发挥作用。它还具有促进机体的 B 细胞产生抗体而发挥特异性免疫的作用。

（4）产生和促进营养物质的吸收。BTA 中的益生菌可在机体合成多种维生素，促进蛋白质消化、吸收和利用，还可促进矿物质（如钙、镁、铁等）的吸收，具有帮助消化和提高食欲的作用。

（5）抗衰老作用。BTA 可补充老年人双歧杆菌和乳酸杆菌的不足，帮助构建肠黏膜屏障，通过分泌有机酸、细菌素和其他抗菌物质减少腐败菌的定植和繁殖，进而减少肠道细胞毒物的产生，有利于脏器功能的正常发挥，延缓衰老。

（6）防止食物过敏作用。已有较多文献报道，BTA 可防治食物过敏，还可减轻肠道炎症反应，调节 Th1/Th2 的比例，减少 IgE 的产生，诱导免疫耐受。

（三）目前国内主要 BTA 种类

1. 益生菌制剂

（1）促菌生：主要菌体为无毒无害的蜡样芽孢杆菌，可消耗肠道中的氧气，扶植原籍菌的定植、生长和繁殖。

（2）整肠生：为地衣芽孢菌制剂，对葡萄球菌具有一定的抑制作用，可增强宿主非特异免疫反应，也有耗氧作用。

（3）金双歧：含有三种细菌，分别为长型双歧杆菌、保加利亚乳杆菌和嗜热链球菌，皆为人肠道正常菌群，可在人体肠道中生长、繁殖，具有调节肠道菌群平衡，拮抗致病菌的作用。

（4）丽珠肠乐：主要菌体为青春双歧杆菌，有助于重建肠道微生态平衡，减少有害代谢产物和细胞毒素的产生。

（5）培菲康：主要菌体成分为长双歧杆菌、嗜酸乳杆菌和肠球菌等，具有竞争定植、维持肠道微生态平衡的作用，还参与多种维生素的合成，促进胃肠道的蠕动和营养物质的吸收。

2. 益生原制剂

（1）乳果糖：对婴儿双歧杆菌、乳酸杆菌等肠内生理性菌群具有促进生长作用。

（2）低聚果糖：是植物多糖分解后的 6～8 碳糖聚合物，对长双歧杆菌、青春双歧杆菌、婴儿双歧杆菌具有促进作用，对乳酸杆菌也具有促进生长作用。

（3）水苏糖制剂：由葡萄糖、半乳糖、乳糖和果糖聚合而成的低聚糖，对长双歧杆菌、青春双歧杆菌、短双歧杆菌有促进生长作用，能降低肠道内氨和吲哚的含量，还可使肠道腐败菌产生的 β-葡萄糖醛酸酶和其他致癌物的生成酶活性降低。

（4）低聚麦芽糖：由 6-α 葡萄糖基麦芽糖、异麦芽糖和异麦芽三糖等构成的低聚糖，对长双歧杆菌、青春双歧杆菌、短双歧杆菌有促进生长作用，对乳酸杆菌也有促进生长作用，属于难消化的低聚糖，在上消化道不能被消化，在结肠中可被生理性细菌分解。

二、BTA 在肿瘤防治方面的应用现状与进展

前面提到，有些结肠癌在形成前已有一系列组织学方面的改变，即从腺瘤到癌的转变。在这一过程中，癌基因和抑癌基因的缺少、突变起着重要的推动作用。不同种类的益生菌可能在上述过程的不同阶段发挥一定的抗癌作用（图 11.1），下面将从各个方面阐述益生菌的抗癌机制。

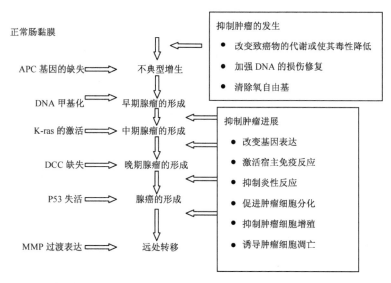

图 11.1　结肠癌形成过程中涉及一系列基因的过度表达或失活，益生菌具有
潜在的抗肿瘤活性

（一）益生菌抗肿瘤作用的一些证据

1. 动物实验的研究

目前有几个较好的结肠癌动物模型可用来评估益生菌的抗癌效果。这些动物模型以肿瘤形成或进入癌前状态（如异性隐窝的出现）为研究终点。口服乳酸杆菌制剂可明显减轻由致癌物导致的结肠黏膜细胞的 DNA 损伤。Pool-Zobel 等（2006）的研究表明，嗜酸乳杆菌、干酪乳杆菌、嗜热链球菌、短双歧杆菌和长双歧杆菌等具有对抗 N-甲基-N-硝基-N 亚硝基胍（MNNG）、1，2-二甲肼（DMH）等致癌物的活性。这些细菌的肽聚糖和菌体本身具有抗癌作用。乳酸杆菌属中的一些菌株可以预防致癌物导致的肠黏膜损伤。国外研究表明，干酪乳杆菌和鼠李糖乳杆菌能干预 DMH 导致肠黏膜癌变过程。将嗜酸乳杆菌培养过夜后，可抑制偶氮甲烷（AMO）导致异性隐窝的形成。一系列动物实验结果亦表明双歧杆菌也有类似的效果。

益生菌有抗癌作用的另一直接证据来自于带瘤动物实验。有研究表明，给予带瘤小鼠喂食发酵牛奶（含乳酸杆菌食物），可明显减缓肿瘤细胞的生长速度。Skine 等（2006）利用从婴儿双歧杆菌中提取的肽聚糖注射至带瘤小鼠皮下，发现其可明显减缓肿瘤的生长速度。

2. 临床试验

健康志愿者服用乳酸杆菌后，当他们摄入含有大量致癌物的烤肉时，可以发现，尿液和粪便中致癌物的浓度较对照人群低，同时致癌物的活性也较低。目前，关于食用发酵牛奶与结肠癌发生风险之间关系的流行病学研究较少，但已有研究表明，在日常食用大量的酸乳酪或含有乳酸杆菌的发酵牛奶的人群中，结肠癌的发生率明显较低。来自芬兰的流行病学调查显示，虽然人们日常摄入大量高脂肪食物，但人群的结肠癌发病率仍然较低，因为该国人们日常也摄入大量酸乳酪和发酵牛奶。不过，美国 1980～1988 年和 1986～1990 年间两个研究报道却未表明摄入上述食物可降低结肠癌的发病率。目前从回顾性分析研究中可得出益生菌可降低结肠癌发病率的结论，而在前瞻性研究中还不能完全支持这一观点。总的来说，从人群干预实验结果可得出益生菌、益生原等 BTA 可降低结肠癌的发病率。然而，目前因缺少结肠癌特异的标记物，关于 BTA 防治肿瘤方面的研究受到一定的限制，一旦有了确定的标记物，则可在志愿者、结肠癌发病高风险人群和结肠癌患者之间研究 BTA 的确切作用，进而深入研究其量效和时效的关系。最近（2006），在欧洲进行了一项随机双盲安慰剂对照的临床试验，研究人群服用合生原制剂 12 周后，检测肿瘤发生相关的标记物如黏膜细胞的标记物、粪便标记物和免疫学标记物等的变化情况，结果显示上述 BTA 具有良好的防癌作用。

（二）BTA 防治肠道肿瘤的机制

1. 维持肠道微生态菌群平衡和改变肠道微生物代谢活性

BTA 通过如下三个机制维持肠道微生态平衡和改变微生物代谢活性：①抑制致病菌定植；②产生抗菌物质；③产生乳酸和其他有机酸，降低肠道 pH，进而改变一些酶的代谢活性。

Marteau 等（2006）的研究结果表明，食用含乳酸杆菌、双歧杆菌和肠链球菌的发酵牛奶可降低肠道微生物的一些酶的活性，如硝基还原酶、偶氮还原酶和β-葡萄糖醛酸酶等。前面提到，这些酶的反应产物可能与肿瘤的生成密切相关。流行病学研究表明，高脂肪饮食是结肠肿瘤发生的危险因子，因为高脂肪食物可产生大量胆汁酸，结肠微生物可将其转化为致癌物。此外，研究发现益生菌可结合次级胆酸，降低其在肠道中的浓度，进而降低对结肠黏膜细胞的毒性作用。因此，这些事实说明，使用益生菌通过减少肠上皮细胞暴露于细胞毒物的环境，干预肿瘤形成的起始阶段。

2. 对抗基因毒性物质的活性

体外研究表明，一些益生菌具有对抗基因毒性物质的活性，如 Pool-Zobel 等（2001）证实双歧杆菌和乳酸杆菌可抑制 N-甲基-N 硝基-N 亚硝基胍导致的细胞 DNA 损伤。随后也有一系列实验证明，乳酸杆菌可对抗 DMH 致癌作用。早期研究表明，乳酸杆菌可结合来源于食物的致癌物，如 3-氨基-1，4-二甲基-5H-吡啶并 [4，3-b] 吲哚（TrP2）、2-氨基-3-甲基咪唑并 [4，5-f] 喹啉（IQ）和 2-氨基-1-甲基-6-苯咪唑并 [4，5-b] 吡啶（PHIP）等，但这种结合力受到离子浓度和 pH 的影响。

3. 影响肿瘤的发展过程

前面提到，BTA 可影响肿瘤的形成阶段。同样地，BTA 还可抑制肿瘤的发展过程。在肿瘤的发展过程中，益生菌可通过代谢物抑制肿瘤细胞的增殖，诱导其凋亡。

4. 益生菌代谢产物的作用

前面提到人结肠微生物代谢产物种类繁多，其中最主要的是 SFCA。SFCA 具有较高的抗癌活性。体外研究发现，SFCA 中的重要成分丁酸具有限制结肠肿瘤细胞生长和抑制某些致癌物诱导的癌前病变的作用。丁酸在低浓度下（<5mmol/ml），对各种肿瘤细胞的增殖都有抑制作用，但在高浓度下，对肿瘤细胞则具有杀伤作用，但不影响正常细胞的活性。除丁酸外，SFCA 中的丙酸对肿瘤细胞也具有一定杀伤作用，但杀伤力较丁酸弱。Hague 等（2006）研究发现丁酸具有诱导结肠上皮细胞凋亡的作用，同时对结肠癌细胞株也有类似的作用。

5. 激活宿主免疫反应

一些益生菌对宿主来说是免疫原，有人指出，经常服用益生菌可刺激宿主免疫反应，具有抗感染作用。益生菌在肠道以外的器官中也发挥着作用。Darvey 等研究表明（2006），服用益生菌可有效预防胆囊癌的复发，因此他推测这种效果与宿主免疫反应有关。此外，在小鼠动物模型中，服用干酪乳杆菌可抑制甲基胆蒽导致的肉瘤的发生，分离培养后的脾细胞的免疫反应能力增强，可产生较多的炎性介质 IL-2。

益生菌介导的免疫反应抗肿瘤机制较为复杂。在体外，炎性反应可激活单核细胞和巨噬细胞释放细胞毒性物质（如 IL-1、TNF-α 等），进而溶解肿瘤细胞。有研究指出，一些益生菌株可增强 NK 细胞活性，发挥对肿瘤细胞的杀伤作用。在人群中试验也表明，服用益生菌制剂后，血液中的 NK 细胞活性明显增强。

目前有确切的证据表明，BTA 具有抗肿瘤活性，除了上述机制外，可能还存在未被人们所认知的方面。肠道微生物群与宿主的共生关系和肿瘤发生的机制尚未明确，虽然在大量动物实验和人群试验中表明，益生菌制剂具有抗肿瘤作用，但确切的菌株和具体的量效关系尚需更为深入的研究。下面就两种常见的益生菌——乳酸杆菌和双歧杆菌的抗肿瘤作用作进一步的阐述。

（三）乳酸杆菌制剂与结肠肿瘤的防治

1. 增强宿主免疫反应

乳酸杆菌可通过增强宿主免疫反应发挥抗肿瘤的作用。Sekine 等（2006）研究表明，乳酸杆菌通过增强宿主特异和非特异免疫反应而产生抗肿瘤效应，干酪乳杆菌具有抗肿瘤和防止肿瘤转移的能力。此外，将干酪乳杆菌注射进带瘤小鼠体内，可介导一系列细胞因子的产生，如 INF-γ、IL-1β 和 TNF-α 等，它们可抑制肿瘤生长，进而提高带瘤小鼠的生存率。研究表明，干酪乳杆菌可介导宿主免疫反应，特别是细胞免疫反应发挥抗肿瘤作用。

2. 结合和降解致癌物

细菌具有与植物细胞壁类似的物质，这可能是结合游离致癌物的重要物质，虽然这些结合后的致癌物的最终命运尚不明了。研究发现，服用含乳杆菌的冻干粉后，可明显减少肠道 Trp-P-1 的吸收，同时检测血液中的相关致癌物的浓度也显著下降。

3. 定量或半定量地改变肠道微生物种群

服用含嗜酸乳杆菌的发酵牛奶后，粪便中检出的腐败菌如大肠杆菌的数量显著降低，同时乳酸杆菌的数量则显著增加。表明服用嗜酸乳杆菌后，其具有抑制腐败菌生长的功效，而这些腐败菌可产生致癌物。然而，这些效应的相关机制尚未被彻底认识。

4. 在肠道中产生抗致癌物或致突变物的复合物

由婴儿双歧杆菌、两歧双歧杆菌、动物型双歧杆菌、嗜酸乳杆菌和干酪乳杆菌发酵的牛奶具有抑制 MCF7 乳腺癌细胞生长的作用，而这种抑制细胞增殖作用并不要求上述细菌的存在。这些事实表明，乳酸杆菌可产生可溶性抗癌物或转化牛奶中的某些物质，使其具有抗癌活性。

5. 改变肠道微生物群的代谢活性

大部分碳水化合物通过葡萄糖醛酸化降低毒性后进入肠腔，而 β-葡萄糖醛酸酶可水解多种葡萄糖醛酸而释放潜在的毒性物质进入肠腔，一些肠道细菌则具有这种酶活性，因而参与这一可能的致瘤过程。乳酸杆菌在体内可降低相关酶的活性，但需长期坚持服用才能维持这一抑制肿瘤形成的过程。

6. 改变宿主肠道的生理环境

研究发现，结肠癌的发生受到肠道 pH 降低的直接影响。较低的 pH 不利于腐败菌的生长，服用乳酸杆菌后，可检测到肠道 pH 的下降。另外，高脂肪饮食导致结肠中胆汁酸浓度增高，有研究指出，结肠内容物中的胆汁酸对肠上皮细胞具有细胞毒性作用。服用乳酸杆菌 6 周后，可降低结肠肠腔内胆汁酸的浓度，进而降低结肠癌的发生风险。

（四）双歧杆菌与结肠肿瘤的防治

双歧杆菌作为人体有益细菌，其数量是衡量人体健康的一个标志，因此，它一直是研究的热点。近年来，关于双歧杆菌抗肿瘤作用机制的报道较多，主要有如下几点：①清除致癌物。Orrhagren 等（2006）研究表明，双歧杆菌磷脂壁酸可与亚硝胺或亚硝基胍等结合，抑制其致癌活性。有实验证明，青春双歧杆菌和短双歧杆菌对油炸、烟熏等食品的致癌源具有较高的吸附性，从而保护机体免受这些致癌物的损害。②生物拮抗作用。双歧杆菌可抑制结肠中腐败菌的生长，减少致癌物的产生。通过补充双歧杆菌，可使肠道内容物中的偶氮还原酶、β-葡萄糖醛酸酶、硝酸盐还原酶活性降低，使致癌剂在体内不能活化，降低消化道肿瘤的发生率。③调节免疫作用。双歧杆菌可激活体内巨噬细胞和 LAK 细胞的吞噬作用，并产生一定量的细胞毒性效应分子和介质（如 IL-2、TNF-α、TNF-γ 和 NO 等），其中 TNF-α 可直接杀死肿瘤细胞，抑制肿瘤血管的形成，破坏肿瘤血管，导致肿瘤缺血坏死。④诱导肿瘤细胞凋亡或诱导细胞成熟分化。⑤诱导肿瘤细胞老化或异质化，促进 LTA 和巨噬细胞的识别和捕杀，达到清除肿瘤的目的。⑥促进肠道蠕动，减少肠黏膜与致癌物质的接触时间，促进致癌物的排泄，维持宿主基因组的稳定性，降低肿瘤细胞的增殖活性。

（五）BTA 的风险

BTA 的优势在于利用其自然规律与特异性疾病进行斗争，可直接或者间接地减轻卫生保健的负担，为治疗特异性疾病带来直接效益，包括减少抗生素使用的次数以及减少医疗费用（因为生物治疗制剂比很多抗生素价格便宜）。随着抗生素使用次数的减少。理论上可以减少抗生素耐药性的发生概率。但使用 BTA 也存在一定的风险，这些风险包括细菌易位、败血症发生、微生物变异以及细菌之间相互作用、免疫调节和遗传物质转移（包括抗生素耐药性基因的转移）所引起的代谢活性改变。然而到目前为止，只有关于生物治疗制剂副作用的个案报道。

1. 已报道的风险

生物治疗制剂中的外源菌体进入患者体内可产生一定风险，尤其是当患者处于免疫抑制状态、留置导管、肠黏膜屏障受到损伤或大量使用抗生素导致肠道菌群失调时，外源菌可能离开它预期的靶器官或靶系统，易位到新位点，即经口途径给予的菌体可能会离开胃肠道，进入血液，引起败血症。

乳酸菌 GG：乳酸菌普遍存在于发酵奶制品和奶酪，但除了乳酸菌 GG 外，其他乳酸杆菌株很少被用作生物治疗制剂。作为生物治疗制剂的乳酸菌 GG 是从人体肠道中分离得到的菌株，在动物实验中，给被辐射致死的小鼠注射乳酸菌 GG，尽管血培养时可检出大量细菌的存在，但乳酸杆菌 GG 却很难在血培养中被检出。自 1990 年起，乳酸菌 GG 发酵奶制品在芬兰就被商业化。一项关于 1989～1992 年从芬兰南部得到的 3317 份血培养调查表明，8 例确诊为乳酸菌菌血症，但没有一例确诊为乳酸菌 GG 菌血症。绝大部分乳酸菌菌血症患者病情比较特殊，如器官移植患者、获得性免疫缺陷综合征（AIDS）患者或晚期肿瘤患者。因此可以得出结论，乳酸菌 GG 菌株不会引起菌血症，进一步说明了生物治疗制剂具有较大的安全性。

酵母菌：非致病性酵母菌 *S. boulardii* 在动物模型中是安全的。在裸鼠模型中，给予口服酵母菌后，裸鼠的血液和其他器官中均未检测到酵母菌的易位。使用酵母菌已有 40 年历史，其副作用却较少报道。虽然如此，也曾报道了几例真菌菌血症。其中之一是一个 1 岁女孩在旅游中得了严重的胃肠炎和肺炎，给予多种抗生素治疗，包括头孢他辛、氟氯西林、肠道抗生素联合疗法（三甲氧苄二氨嘧啶、新霉素和甲硝唑），还给予口腹酵母菌 *S. boulardii*（600mg/d，13d）以及肠外营养疗法。一周后，她发展为心动过速并发热，血培养显示酵母菌阳性。但是，这种酵母菌未能鉴定为酵母菌

S. boulardii，因此尚不能确定酵母菌 *S. boulardii* 是否可引起真菌菌血症。给予口服氟康唑 50mg/（kg·d）、孕烯诺龙后，患者病情有了较大的好转。近期有文献（2006）报道了其他两例真菌菌血症与酵母菌 *S. boulardii* 有关，还报道了酵母菌 *cerevisiae* 的侵入性感染。其中 3 个病例报道了酵母菌导致一系列威胁生命的感染，包括肺炎、肝脓肿和败血病。这三例和之前已经报道的 17 例病例类似，均与处于免疫抑制状态、病情未得到及时的处理、大量使用抗生素有关。尽管乳酸菌 GG 和酵母菌 *S. boulardii* 的侵入能力非常有限，但将生物治疗制剂用于这类高危人群时仍然要十分谨慎，因为有败血症的风险存在，在进行药物有效性的临床试验时必须随时对受试者的状况作出评估。在使用酵母菌 *S. boulardii* 治疗 AIDS 患者慢性腹泻的随访研究中，26 例有慢性腹泻的 AIDS 患者给予酵母菌 *S. boulardii* 治疗，用量 3g/d，口服，疗程 1～2 周。收集这些患者的血液标本，结果在这 26 例患者中，无一例存在细菌易位和血培养，也未能检出酵母菌 *S. boulardii*，说明酵母菌 *S. boulardii* 也具有较高的安全性。

2. 理论上的风险

肠道的持久性效应：口服预计定植于上消化道的菌体到结肠后仍有生存能力，而且还可能具有繁殖能力，这些菌体可与结肠微生物相互作用，增加遗传物质交换的可能，具有增强结肠微生物产生毒性物质的能力。外源菌进入肠道后，可能引起肠道微生物代谢特征的变化。口服乳酸菌 GG 四周后，可降低粪便中细菌 β-葡萄糖醛酸酶活性 80%。在大鼠模型中，酵母菌 *boulardii* 可引起多胺的增加。研究发现酵母菌 *boulardii* 对健康志愿受试者的正常菌群无显著影响。但对具体的代谢曲线图进行深入研究发现，细菌之间存在相互作用，尤其在治疗中断时生物治疗制剂的作用仍然持续存在。33% 健康志愿受试者经口服乳酸菌 GG，停药一周后乳酸菌 GG 的作用仍然持续存在。与此相反，酵母菌 *boulardii* 很快停药后其作用却不持续存在。因此，由于生物治疗制剂持续作用，不同的生物治疗药物具有产生不同并发症的风险。

细菌易位：在应激状态、创伤和败血症动物模型中已经证实存在细菌易位。在这些情况下，细菌可能穿过损伤肠黏膜屏障进入门静脉循环、肝和脾。可以推断，细菌易位可能是多器官功能不全综合征的启动因素。在理论上，肠道的生物治疗药物可能存在易位并进入体循环，尤其在休克和创伤的情况下，这种风险可能会增加。在经抗生素净化的小鼠模型中，可以发现应用酵母菌 *S. boulardii* 可减少白色念珠菌易位的发生率。此外，在免疫抑制小鼠模型（用异戊烯硫丙氨酸处理）中，酵母菌 *S. boulardii* 也能有效地减少白色念珠菌的易位。在这些小鼠应激模型中，发现酵母菌 *S. boulardii* 能从肠道易位至近端肠系膜淋巴结、脾、肝、肾和血液，但这种易位能力有限，在肠系膜淋巴结中细菌浓度较低，仅有每克组织中 3 个菌。

抗生素耐药性：多重抗生素耐药基因的交换给临床抗感染治疗带来了严重的威胁，尽管有时这种基因转移会增加生物治疗制剂的疗效，但其有害作用也时有发生。例如，已经证实在小鼠肠内存在质粒 pAMB8（macrolide-林可霉素-链霉素 B 型耐药性）路伊乳杆菌—屎肠球菌—粪肠球菌的转移。屎肠球菌感染是非常危险的，因为很多菌株携带着编码多重抗生素耐药性的质粒，包括对万古霉素耐药。目前屎肠球菌 SF68 已证实可作为一种生物治疗制剂，然而在推广应用之前，需要对屎肠球菌 SF68 进行认真的评估，并需要进一步研究多重抗生素耐药基因的转移情况。有时，作为生物治疗制剂的菌体需要表现为抗生素耐药,当这种生物治疗广泛应用时,则可成为耐药基因的载体。当菌体被宿主排出体外时,像环境释放的常规微生物,如用于处理污水,改善农作物的生产那样,抗生素耐药基因可能在自然界微生物中传播。但到目前为止,尚未发现与生物治疗制剂有关的耐药基因的传播,但仍需高度重视这种潜在风险。

第四节　展　　望

　　人类健康的进步相当一部分是由益生菌推动的,益生菌具有抗肿瘤功效已是不争的事实,从动物实验得出的结论强烈支持这一点。但目前来源于人群本身(包括流行病学和实验学方面)的研究报道十分有限,将来努力的方向是设计合理、有效的临床实验,进一步证实益生菌的抗癌作用。本章节讨论了益生菌抗肿瘤的一些可能机制,但哪些机制发挥着最为重要的作用以及各种机制间的联系尚不明确。这些机制都得到了动物实验不同程度的支持,有些甚至在临床试验中得到了验证,但特定菌株的抗肿瘤效应及其安全性尚需进一步深入研究。

主要参考文献

潘国享,曹世植.1994.现代胃肠病学.科学出版社.1200～1260

熊德鑫.2003.现代肠道微生态学.北京:中国科技出版社.82～102

Commane D,Hughes R,Shortt C et al.2005.The potential mechanisms involved in the anti-carcinogenic action of probiotics.Mutat Res,591(1～2):276～289

Commane D M,Shortt C T,Silvi S et al.2005.Effects of fermentation products of pro-and prebiotics on trans-epithelial electrical resistance in an in vitro model of the colon.Nutr Cancer,51(1):102～109

de Moreno de LeBlanc A,Perdigon G.2005.Reduction of beta-glucuronidase and nitroreductase activity by yoghurt in a murine colon cancer model.Biocell,29(1):15～24

Guarner F,Malagelada J R.2003.Gut flora in health and disease.Lancet,361(9356):512～519

Heavey P M,Rowland I R.2004.Microbial-gut interactions in health and disease.Gastrointestinal cancer.Best Pract Res Clin Gastroenterol,18(2):323～336

Heavey P M,Savage S A,Parrett A et al.2003.Protein-degradation products and bacterial enzyme activities in faeces of breast-fed and formula-fed infants.Br J Nutr,89(4):509～515

Hirayama K,Rafter J.1999.The role of lactic acid bacteria in colon cancer prevention: mechanistic considerations.Antonie Van Leeuwenhoek,76(1～4):391～394

Hirayama K,Rafter J.2000.The role of probiotic bacteria in cancer prevention.Microbes Infect,2(6):681～686

Ljungh A,Wadstrom T.2006.Lactic acid bacteria as probiotics.Curr Issues Intest Microbiol,7(2):73～89

Ouwehand Ae,Vaughan E E,2006.Gastrointestinal microbiology.New York:Taylor & Francis Group

Parvez S,Malik K A,Ah Kang S et al.2006.Probiotics and their fermented food products are beneficial for health.J Appl Microbiol,100(6):1171～1185

Perdigón G,de Moreno de LeBlanc A,Valdez J et al.2002.Role of yoghurt in the prevention of colon cancer.Eur J Clin Nutr,56(3):65～68

Rafter J.2003.Probiotics and colon cancer.Best Pract Res Clin Gastroenterol,17(5):849～859

Rafter J,Bennett M,Caderni G et al.2007.Dietary synbiotics reduce cancer risk factors in polypectomized and colon cancer patients.Am J Clin Nutr,85(2):488～496

Roller M,Pietro Femia A,Caderni G et al.2004.Intestinal immunity of rats with colon cancer is modulated by oligofructose-enriched inulin combined with Lactobacillus rhamnosus and Bifidobacterium lactis.Br J Nutr,92(6):931～938

Sailali J,Picard C,Freitas M et al.2004.Fermented milks,probiotic cultures,and colon cancer.Nutr Cancer,49(1):14~24

Shikawa H,Akedo I,Otani T et al.2005.Randomized trial of dietary fiber and Lactobacillus casei administration for prevention of colorectal tumors.Int J Cancer,116(5):762~767

Wollowski I,Rechkemmer G,Pool-Zobel B L.2001.Protective role of probiotics and prebiotics in colon cancer.Am J Clin Nutr,73(2 Suppl):451~455

第十二章　益生剂在儿童过敏性疾病防治中的作用
Applications of Probiotics in Anaphylactic Diseases of Children

郑跃杰　深圳市儿童医院

过敏性疾病（又称变态反应性疾病）主要包括过敏性鼻炎、过敏性结膜炎、支气管哮喘、特应性皮炎、荨麻疹、变应性胃肠炎等Ⅰ型变态反应性疾病。过敏性疾病在世界各地均很常见，欧美等发达国家的发病率高于发展中国家，几乎达到流行的程度（25%～40%），且发病率逐年增高，已受到全球的关注。

过敏是一种动态发展的疾病，称为过敏进程（allergic march），婴幼儿以湿疹及胃肠道过敏为主，随年龄增长，支气管哮喘、变应性鼻炎、过敏性结膜炎等占主要地位，约有 1/5 的儿童会面临这一过程。因此在儿童期防治过敏性疾病，对阻断过敏进程，进一步减少或控制成人过敏性疾病有非常重要意义。

第一节　过敏性疾病的发病机制

过敏性疾病只发生在特定的人群，这些人群即为过敏性体质，或称为特应性（atopy）。特应性是指个体和（或）家族，在暴露于各种过敏原如尘螨、动物皮毛、花粉、海鲜、药物等以后，容易产生 IgE 抗体的倾向性，而这些过敏原在环境中普遍存在，对大多数人无不良影响。特应性有一定的遗传倾向，但特应性人群并不一定患有过敏性疾病，只有在特定的环境因素作用下才可能出现症状。特应性可以通过皮肤过敏原测试或检测血液中总 IgE 和特异性 IgE 抗体来确定。

（1）过敏性疾病的致病机制主要为Ⅰ型变态反应，即 IgE 介导的超敏反应。变应原进入机体后，经过抗原呈递细胞（树突状细胞和巨噬细胞）的处理，传递给 CD4$^+$ Th 细胞（T 辅助细胞），Th 细胞分为 Th1 和 Th2 两个细胞亚群，Th1 细胞分泌 IL-2、IFN-γ 和淋巴毒素，主要作用为增强细胞毒活性和介导迟发型超敏反应；而 Th2 细胞分泌 IL-4、IL-5、IL-6、IL-10 和 IL-13，主要介导抗体形成和变态反应。Th1 和 Th2 细胞之间通过细胞因子互相调节。在敏感的机体中，由于 Th1/Th2 失衡，表现为机体对变应原的免疫应答向 Th2 型偏移，产生较多的变应原特异性 IgE 及活化嗜酸性粒细胞。这些 IgE 可与分布于皮肤、呼吸道和血液中的肥大细胞、嗜碱性粒细胞、郎格罕氏细胞表面的 IgE Fc 受体结合，使机体处于致敏状态。当相应的变应原再次进入体内时，与特异性 IgE 结合，导致上述效应细胞激活，引发一系列生物活性介质释放，如组胺、前列腺素、白三烯、缓激肽等，这些介质作用于效应组织，导致平滑肌收缩、腺体分泌增加、小血管扩张、毛细血管通透性增高、嗜酸性粒细胞浸润等，即刻出现喷嚏、荨麻疹、喘鸣、呕吐、腹痛甚至休克等临床症状。作为变态反应的一部分，单个核细胞和嗜酸性粒细胞可聚集至急性反应部位，引起迟发相反应，特别是激活的嗜酸性粒细胞能够释放毒性介质，产生过敏性疾病的很多症状。病变部位浸润的单核细胞、嗜中性粒细胞、嗜碱性粒细胞以及固有的上皮细胞和纤维细胞也参与了变态反应炎症过程，即使在缺乏变应原的情况下仍有可能使炎症持续。

（2）变态反应受遗传因素、接触变应原的机会、抗原的性质和进入途径、Th 细胞及其细胞因子的调节。近年发现调节性 T 细胞在调节变态反应应答中也起着重要作用，调节性 T 细胞分为 CD4$^+$ CD25$^+$ Treg、Th1 和 Th3 细胞，它们能够抑制免疫应答，CD4$^+$ CD25$^+$ Treg 的主要作用机制是通过细胞的直接接触，Th1 主要通过分泌 IL-10 发挥作用，Th3 通过分泌 ITGF-β 发挥抑制作用。

第二节　过敏性疾病的流行病学与“卫生学说”

过敏性鼻炎、支气管哮喘等过敏性疾病是一类古老的疾病。可靠的流行病学调查显示，近 40 年来在全世界范围内过敏性疾病的发病率迅速增加，在西方发达国家，变态反应和哮喘的患病率较 40 年前增加了 2～3 倍，达到了一定流行的程度，发展中国家的患病率也在增加。因此过敏性疾病受到了全世界的关注，已被世界卫生组织（WHO）列为当今世界性的重大卫生学问题。

（1）过敏性疾病的发病取决于遗传因素与环境因素，由于人类基因型不可能在短时期内发生明显的变异，因此目前认为，近几十年来过敏性疾病发病明显增高与工业化带来的长期的、持续的环境和生活方式的改变有关。在最初很长的时间内，人们对环境因素的研究主要集中在过敏性疾病形成的危险因素方面，如环境空气污染、暴露于环境中的鸡蛋牛奶制品、动物皮毛和尘螨等变应原等，并试图致力于通过避免接触这些物质来减少过敏反应的形成，降低过敏性疾病的发病。但可靠的研究并没有显示出预期结果，而且近十年期间暴露吸入过敏原机会的减少并没有阻止过敏性疾病发病的继续增加。目前认为空气污染和暴露环境中变应原可能会使过敏症状恶化，而与其发病增加没有明确关系。最近的研究方向已由环境中的危险因素转向环境中的保护因素。

（2）卫生学说。1989 年，Strachan 通过对枯草热（季节性过敏性鼻炎）的流行病学研究发现，枯草热的发病率与家庭成员的数量成反比，并且多子女家庭中，较大儿童发生枯草热的概率高于其弟（妹），从而提出了“卫生学说”。此后的研究还发现，在农村或与牲畜家禽接触较多、感染机会高的地区，多同胞家庭成长或一岁以内早期入托的儿童，其过敏性疾病的发生率较低，进一步完善了“卫生学假说”。该学说认为，婴幼儿期接触一定的细菌、寄生虫、病毒等感染有利于抑制过敏性疾病的发生与发展，“同胞效应”、“早期入托效应”也是通过增加感染机会发挥作用。有关年幼儿童感染性疾病对过敏形成的影响比较复杂。已明确呼吸道感染是婴幼儿喘息和气道阻塞的主要诱发因素之一，但其以后对哮喘和其他过敏性疾病的作用仍有争议，较为肯定的是呼吸道合胞病毒感染能够增加哮喘和其他过敏的危险性。一项研究表明，哮喘、过敏性鼻炎和特应性与弓形体病、甲肝和幽门螺杆菌经粪口传播的食源性感染呈明显负相关，而与经其他途径（呼吸道）的感染如麻疹、腮腺炎、风疹、水痘、巨细胞病毒和单纯疱疹病毒感染无关。Alm 等（2002）认为发达国家过敏性鼻炎和哮喘的流行主要与粪口感染的减少、共生菌和致病菌对肠道相关淋巴组织（GALT）刺激改变有关。

"卫生学说"是目前解释近几十年来过敏性疾病在全球范围内迅速增加的最主要最重要的机制。胎儿初生时免疫反应表现为 Th2 优势，随着出生后暴露于环境中的微生物的刺激，免疫反应逐渐向 Th1 转化，达到 Th1/Th2 平衡。由于社会经济发展，公共及个人卫生状况得到改善，"过度卫生"的环境使年幼儿童暴露环境微生物感染机会减少，造成机体对过敏原的免疫应答仍向 Th2 偏移。但目前对"卫生学说"尚存争议，最近的研究显示婴儿期感染并没有降低过敏性疾病的发生率，而使用抗生素可能与过敏性疾病发病的增高有关，抗生素的使用可能改变正常的肠道菌群。越来越多的证据提示并非感染，而是生命早期肠道菌群的组成变化是特应性状态重要的决定因素。已有实验研究支持以上观点。一项研究显示，给出生后 1 周的大鼠进行周围免疫，诱导出向 Th2 偏离的记忆应答。而同时应用细菌提取物经口服途径进行免疫，则产生 Th1 和 Th2 记忆应答。另一项研究观察到，在出生后 3 周的普通小鼠，免疫可以诱导 Th1 和 Th2 应答。而使用卡那霉素造成肠道菌群紊乱则促进其 Th1/Th2 平衡向 Th2 偏离，出现以Th2 为主的免疫应答；抗生素处理后 5 天摄入粪肠球菌又可以纠正向 Th2 偏离，恢复Th1 和 Th2 应答。近年越来越多的研究发现，肠道菌群可能是通过影响调节性 T 细胞，以实现对 Th1 和 Th2 功能的调控。

第三节　过敏性疾病中的肠道菌群紊乱

近几十年来过敏性疾病发病的显著增加以及在不同国家的较大差异和肠道菌群在婴幼儿免疫系统发育中的作用提示，与生活方式和（或）地域因素相关的肠道菌群差异可能是全球过敏性疾病发病增加不均一的主要原因。同一地区的过敏性疾病儿童和正常儿童之间，其肠道菌群存在着明显差异。Bjorksten 等（2004）发现过敏性疾病儿童乳杆菌和双歧杆菌计数低，而需氧菌如大肠杆菌和金黄色葡萄球菌比例及计数增高，Alm等（2002）发现在 59 例来自普通家庭 2 岁以下儿童粪便菌群中，从来未使用过抗生素的儿童粪便中的肠球菌和乳酸菌明显增高。母乳喂养和素食儿童肠球菌明显增高，在家庭中分娩出生的婴儿乳酸菌的多样性多于在医院出生者，作者认为生活方式是影响肠道菌群的一个重要因素。Ouwehand等（2001）发现过敏患儿（50 例）粪便中双歧杆菌以成人型为特征（青春双歧杆菌含量高），而正常婴儿以两歧双歧杆菌含量高为特征，自过敏患儿分离的双歧杆菌株对肠黏液的黏附力明显低于正常婴儿。Young 等（2004）观察了新西兰 Ghana（低发地区）和英国（高发地区）25～35 天婴儿的大便中双歧杆菌，研究表明 Ghana 地区婴儿大便中均含有婴儿双歧杆菌，而其他婴儿则不完全如此，并发现两歧双歧杆菌、长双歧杆菌和假小链双歧杆菌能诱导脐血树突状细胞表达 CD83和产生 IL-10，诱导 Th2 免疫反应，而婴儿双歧杆菌不具有此作用。在过敏患儿与正常儿童中，肠道菌群组成的差异在不同的研究中可能不尽相同，但过敏患儿粪便中双歧杆菌数量减少或存在型别的差异，这一结果在所有的研究中是一致的。

Kalliomaki 等（2001）研究发现过敏和非过敏婴儿在 3 周时大便脂肪酸组成已存在明显差异，原位杂交显示过敏婴儿大便中梭菌较高，而双歧杆菌减少。在日后出现过敏的儿童中，其在新生儿期肠球菌减少，12 个月内双歧杆菌减少，而在 3 个月时梭菌增高，6个月时金黄色葡萄球菌增高。这两项研究均表明，在过敏性疾病出现症状之前，肠道菌群紊乱已经存在，而非继发现象。

第四节 益生剂对过敏性疾病的临床防治研究

益生剂是来源于肠道正常菌群的制剂，目前已有很多的研究表明益生菌对特应性皮炎治疗有效。至少有三项随机双盲对照（DBPC）临床实验证实服用益生菌制剂能够明显减轻伴或不伴对牛奶过敏的特应性皮炎的临床症状，并且显示活的益生菌有效，灭活制剂无效；对 IgE 致敏的特应性皮炎有效，而对非 IgE 致敏者无效。

两项研究证实围产期母亲及婴儿口服益生菌制剂能够预防过敏性疾病的发生。Kirjavainen 等（2003）采用随机双盲对照（DBPC）临床实验，研究对象为过敏性疾病高危（一级亲戚或配偶患特应性皮炎、过敏性鼻炎或哮喘）孕妇及其婴儿，在孕期给予母亲，生后给予婴儿口服鼠李糖乳杆菌（LGG）或安慰剂6个月，随访4年，观察婴儿过敏性疾病的发生情况。研究表明，2岁时预防组特应性皮炎的发生率为安慰剂组的一半（15/64例，31/68例），4岁时预防组特应性皮炎的发生率仍明显低于安慰剂组（14/53例，25/54例），首次证实母亲及婴儿早期口服益生菌能预防过敏性疾病的发生，并且这一作用能持续至婴儿期以后。此项研究的另一组资料表明，妊娠和哺乳期母亲服用益生菌制剂能显著降低母乳喂养婴儿2岁内特应性皮炎的发生率（15%，47%），并发现服用益生菌的母亲其乳汁中生长转化因子（TGF-β2）的水平明显高于安慰剂组。另一项长期观察表明，给足月儿生后第1周、早产儿生后连续4周口服益生菌（非致病的大肠杆菌），在生后第10年（早产儿）和第20年（足月儿）能显著减少过敏性疾病的发病（第10年9/77，对照18/55；第20年24/150，对照46/144）。最近（2006年）的一项双盲随机对照研究显示，服用含益生原（低聚果糖和低聚半乳糖）的婴儿配方奶能显著降低高危婴儿湿疹的发病率，6个月时试验组的湿疹发病率为9.8%（10/102），对照组为23.1%（24/104），这一研究首次证实了益生原对婴儿过敏性疾病的预防作用，其结果令人鼓舞。益生原的这种作用是通过增殖肠道中双歧杆菌和乳杆菌实现的。益生菌对过敏性疾病的防治机制可能与益生菌能增强肠黏膜的屏障功能、降低肠道通透性、增加 s IgA 的分泌从而减少过敏原的吸收及增加其清除有关，但目前认为主要由益生菌的免疫调节作用所致。

第五节 肠道菌群在过敏性疾病发病中的实验研究

Noverr 等（2004）使用头孢哌酮结合白色念珠菌灌胃，建立了小鼠肠道菌群紊乱模型，当首次吸入烟曲霉后，发现不需要以前的致敏即可以诱导小鼠出现肺部典型的过敏性反应，而不使用抗生素的小鼠则不出现此反应。此后他们又使用两种基因背景的小鼠（BALB/c、C57BL/6），用两种过敏原（烟曲霉和卵白蛋白 OVA）进行实验，结果显示肠道菌群紊乱的作用与基因背景和抗原无关，而需要 IL-13 的参与。这直接证实了肠道菌群紊乱能够导致肠道以外呼吸道过敏反应的发生，提示气道耐受与口服耐受可能同时起作用。

　　越来越多的研究证实，肠道菌群在出生后免疫系统发育成熟过程，特别是免疫耐受中起至关重要的作用。一项研究发现在无菌小鼠中，不能诱导 Th2 介导的免疫耐受，而在新生小鼠重建肠道菌群后则能形成口服免疫耐受，在年龄大的小鼠中则无此作用。Von der Weid 等（2001）则发现乳酸菌能抑制 T 细胞增殖，减少 Th1、Th2 细胞因子释放，同时能诱导调节性 T 细胞产生 TGF-β 和 IL-10，预示着形成免疫耐受。Pochard 等（2002）的研究也表明，乳杆菌和双歧杆菌能抑制过敏患者 T 细胞增殖，减少 Th1 特别是 Th2 细胞因子（IL-4、IL-5）释放，同时能诱导调节性 T 细胞产生 TGF-β 和 IL-10，进一步实现对 Th1/Th2 细胞的免疫应答的调节。进一步的研究表明，肠道菌群的作用是通过树突状细胞（DC）实现的。Drakes 等（2004）的研究显示，益生菌能上调人骨髓来源的 DC 表达 CD80、CD86、CD40 和 MHCⅡ类分子，增加 IL-10 的释放，但在功能上益生菌没有促进同种 T 细胞增殖的能力。Braat 等（2004）的研究则证实，用鼠李糖乳杆菌刺激成熟的 DC，在人体内体外均能降低 T 细胞的增殖反应，减少 Th1、Th2 细胞因子的分泌。这一作用不是通过上调调节性 T 细胞因子实现的，提示益生菌通过调节 DC 功能而降低 T 细胞反应另有机制。他们的另一项研究发现乳杆菌和肺炎克雷伯杆菌虽然均能诱导 DC 成熟，使其表达 CD83 和 CD86，但激活 Th1 细胞的受体主要在肺炎克雷伯杆菌诱导的 DC 上表达，而乳杆菌诱导的 DC 产生 TNF-α、IL-6、IL-8 和 IL-12 降低，证实益生菌与致病菌对 DC 调节的差异导致不同的免疫反应。Hoarau 等（2006）的研究进一步提示，益生菌对 DC 的作用是由 TLR2（Toll-like receptor，识别病原相关分子模式的受体）途径介导的。这一结果与以前的一项研究相符，该研究证实 G$^+$ 细菌（肠道菌群主要为 G$^+$ 细菌）的肽聚糖（PGN）和脂磷壁酸（LTA），与 G$^-$ 细菌的 LPS 一样，可以诱导 DC 成熟，其作用是由 TLR2 介导的。另外的两项研究进一步显示，不同的乳酸菌菌株对 DC 的成熟及其分泌有不同的作用。

第六节　展　　望

　　基于目前的研究，有必要对"卫生学说"进行补充和延伸。首先，在年幼期引起免疫反应偏离的机制中，肠道菌群刺激作用的重要性将超过感染的作用，甚至有人提出过敏性疾病的"菌群学说"；其次，免疫调节和抑制性免疫反应对原有 Th1/Th2 平衡进行补充；最后"卫生学说"中涉及的菌群与宿主的相互作用不仅对过敏性疾病有保护作用，可能对感染、炎症和自身免疫性疾病也有有益的影响。

　　肠道不仅是消化吸收器官，也是体内最大、最活跃的免疫器官。人体肠道菌群有 500 多种，总重量约 1～1.5kg，其数量约为 10^{14}cfu，为人体细胞数的 10 倍，肠道菌群是在随宿主长期进化过程中形成的。大量的流行病学调查、临床研究和动物及人体实验显示，生命早期肠道菌群对宿主的免疫系统的发育成熟起不可替代的作用，并且在以后的诱导免疫应答平衡中起重要的调节作用。免疫系统可能是在与肠道菌群及某些感染病原的相互作用中得到"调整"和"塑造"，使宿主的免疫应答或免疫耐受达到精细的平衡，维持宿主的健康。关于肠道菌群与宿主免疫系统的相互作用机制即"相互对话"（cross-talk）才刚刚拉开帷幕，仍需要大量的深入研究。

主要参考文献

Alm J S,Swartz J,Bjorksten B et al.2002.An anthroposophic lifestyle and intestinal microflora in infancy.Pediatr Allergy Immunol,13:402~411

Bjorksten B.2004.Effects of intestinal microflora and the environment on the development of asthma and allergy. Springer Semin Immun,25:257~270

Bjorksten B,Naaber P,Sepp E et al.1999.The intestinal microflora in allergic Estonian and Swedish 2-year-old children.Clin Exp Allergy,29:342~346

Bjorksten B,Sepp E,Julge K et al.2001.Allergy development and the intestinal microflora during the first year of life. J Allergy Clin Immunol,108:516~520

Bottcher M F,Nordin E K,Sandin A et al.2000.Microflora-associated characteristics in faeces from allergic and nonallergic infants.Clin Exp Allergy,30:1590~1596

Braat H,de Jong E C,van den Brande J M.2004.Dichotomy between *Lactobacillus rhamnosus* and *Klebsiella pneumoniae* on dendritic cell phenotype and function.J Mol Med,82:197~205

Braat H,van den Brande J M,van Tol E A et al.2004.*Lactobacillus rhamnosus* induces peripheral hyporesponsiveness in stimulated CD4$^+$ T cells via modulation of dendritic cell function.Am J Clin Nutr,80:1618~1625

Drakes M,Blanchard T,Czinn S.2004.Bacterial probiotic modulation of dendritic cells.Infect Immun,72:3299~3309

Guarner F,Bourdet-Sicard R,Brandtzaeg P et al.2006.Mechanisms of disease:the hygiene hypothesis revisited.Nat Clin Pract Gastroenterol Hepatol,3:275~284

Hoarau C,Lagaraine C,Martin L.2006.Supernatant of *Bifidobacterium breve* induces dendritic cell maturation,activation,and survival through a Toll-like receptor 2 pathway.J Allergy Clin Immunol,117:696~702

Kalliomaki M,Isolauri E.2003.Role of intestinal flora in the development of allergy.Curr Opin Allergy Clin Immunol, 3:15~20

Kalliomaki M,Kirjavainen P V,Eerola E et al.2001.Distinct patterns of neonatal gut microflora in infants in whom atopy was and was not developing.J Allergy Clin Immunol,107:129~134

Kalliomaki M,Salminen S,Arvilommi H et al.2001.Probiotics in primary prevention of atopic disease:a randomised placebo-controlled trial.Lancet,357:1076~1079

Kalliomaki M,Salminen S,Poussa T et al.2003.Probiotics and prevention of atopic disease:4-year follow-up of a randomised placebo-controlled trial.Lancet,361:1869~1871

Kirjavainen P V,Salminen S J,Isolauri E.2003.Probiotic bacteria in the management of atoppic disease:underscoring the importance of viability.J Pediatr Gastroenterol Nutr,36:223~227

Lodinova-Zadnikova R,Cukrowska B,Tlaskalova-Hogenova H.2003.Oral administration of probiotic *Escherichia coli* after birth reduces frequency of allergies and repeated infections later in life (after 10 and 20 years).Int Arch Allergy Immunol,131:209~211

Matricardi P M,Rosmini F,Riondino S et al.2000.Exposure to foodborne and orofecal microbes versus airborne viruses in relation to atopy and allergic asthma:epidemiological study.BMJ,320:412~417

Michelsen K S,Aicher A,Mohaupt M.2001.The role of toll-like receptors (TLRs) in bacteria-induced maturation of murine dendritic cells (DCS).Peptidoglycan and lipoteichoic acid are inducers of DC maturation and require TLR2.J Biol Chem,276:25680~25686

Moro G,Arslanoglu S,Stahl et al.2006.A mixture of prebiotic oligosaccharides reduces the incidence of atopic dermatitis during the first six months of age.Archives of Disease in Childhood,91:814~819

Noverr M C,Falkowski N R,McDonald R A et al.2005.Development of Allergic Airway Disease in Mice following Antibiotic Therapy and Fungal Microbiota Infect Immun,73:30~38

Noverr M C,Huffnagle G B.2005.The ′microflora hypothesis′ of allergic diseases.Clin Exp Allergy,35:1511~1520

Noverr M C,Noggle R M,Toews G B et al.2004.Role of antibiotics and fungal microbiota in driving pulmonary allergic responses.Infect Immun,72:4996~5003

Ouwehand A C,Isolauri E,Hashimoto H et al.2001.Comparison of mucosal adhesion and species identification of bifidobacteria isolated from healthy and allergic infants.FEMS Immunol Med Microbiol,30:43~47

Pochard P,Gosset P,Grangette C et al.2002.Lactic acid bacteria inhibit TH2 cytokine production by mononuclear cells from allergic patients.J Allergy Clin Immunol,110:617~623

Rautava S,Kalliomaki M,Isolauri E.2002.Probiotics during pregnancy and breast-feeding might confer immunomodulatory protection against atopic disease in the infant.J Allergy Clin Immunol,109:119~121

Rautava S,Kalliomaki M,Isolauri E.2005.New therapeutic strategy for combating the increasing burden of allergic disease:Probiotics-A nutrition,allergy,mucosal immunology and intestinal microbiota (NAMI) research group report. J Allergy Clin Immunol,116:31~37

Rautava S,Ruuskanen O,Ouwehand et al.2004.The hygiene hypothesis of atopic disease—an extended version.J Pediatr Gastroenterol Nutr,38:378~388

Sudo N,Sawamura S,Tanaka K et al.1997.The requirement of intestinal bacterial flora for the development of an IgE production system fully susceptible to oral tolerance induction.J Immunol,159:1739~1745

Viljanen M,Savilahti E,Haahtela T et al.2005.Probiotics in the treatment of atopic eczema/dermatitis syndrome in infants:a double-blind placebo-controlled trial.Allergy,60:494~500

Von der Weid T,Bulliard C,Schiffrin E J.2001.Induction by a lactic acid bacterium of a population of CD4(+)T cells with low proliferative capacity that produce transforming growth factor beta and interleukin-10.Clin Diagn Lab Immunol,8:695~701

Weston S,Halbert A,Richmond P et al.2005.Effects of probiotics on atopic dermatitis:a randomised controlled trial. Arch Dis Child,90:892~897

Young S L,Simon M A,Baird M A et al.2004.*Bifidobacterial* species differentially affect expression of cell surface markers and cytokines of dendritic cells harvested from cord blood.Clin Diagn Lab Immunol,11:686~690

第十三章　胃肠黏膜与相关疾病中微生态制剂防治应用进展

Applied Progress in Preventing of Gastrointestinal Mucosa and Correlated Diseases by Probiotics

熊德鑫　解放军总医院第一附属医院　姚玉川　解放军一五二医院

一、序

肠道菌群是人体最大的储菌库和内毒素池之一，肠道菌群平衡时其参与机体肠道黏膜的屏障结构包括机械屏障、免疫屏障、化学屏障及生物屏障，所谓的四大屏障起了重要作用。当然它们的功能具有双刃剑性质，如创伤应激性变化导致肠道菌群失调这些肠道菌群又成为内源性或感染的储菌库和内毒素池。此外，肠道内存在着大量的营养物质和废物，是外环境与体内环境相互作用的"巨大界面"，这一界面达数百平方米，除了消化吸收所需营养物质外，还能有效地将肠道内细菌、毒素等大量有毒有害物质局限于肠道内，以保障机体内外环境稳定。肠道这种双重功能与肠黏膜巨大界面的屏障防护功能密切相关。

二、肠道黏膜的屏障结构和主要功能

目前多数学者都认为肠道的屏障结构最少包括 4 个部分，即机械、化学、免疫和生物屏障四大部分。

（一）机械屏障

（1）由肠黏膜向外伸展是黏膜表面的疏水层，即黏膜胞壁向外延伸的磷脂层，它处于黏液的最外层，其疏水性与黏膜渗透性密切相关，一些去垢剂可除去这一磷脂层，从而减少黏膜表面疏水性而增加亲水大分子的黏膜渗透压。

（2）不移动水层，它是机械屏障第二层，约 $100\sim800\mu m$，是许多营养物质和药物吸收的限速步骤。脂溶性物质必须经过微粒化后才能通过这一层。

（3）黏液层（黏胶层），这是一层多聚黏液凝胶层，起到半固定保护屏障和流动的生物膜的润滑剂作用，防止上皮绒毛的物理性摩擦、化学性消化和阻止致病菌与肠黏膜的黏附和定植，此外还会有专供厌氧菌黏附结合的受体，使专性厌氧菌（原籍菌）能定植和栖息，而发挥其定植抗力及生物膜功能。这两层膜上较厚的移动部分是由 MVC_2 分泌黏液细胞分泌，而较之固定部分是由膜连接处的 MVC_3 细胞分泌。

（4）上皮细胞层，由单层上皮细胞构成，它们是动态的可以自我修复的上皮细胞，其间也包括分泌细胞（比如说分泌黏液的杯状细胞）。它是一个高选择性屏障，只允许营养物质吸收，限制有毒物质吸收，这种高效选择可能与透过物质大小、理化性质等有关。肠上皮的通透性大致包括两个途径，即跨上皮途径和细胞旁途径（紧密连接处），维持上皮细胞完整性主要是构成细胞骨架的丝状结构、蛋白丝、微管和中间丝的功劳。

（5）固有基底层，由疏松的结缔组织、淋巴管、血管（毛细血管内皮屏障等）、神经等构成，它对维持肠屏障功能有重要作用，此外还与营养、氧气和能量（ATP）供应密切相关，同时也有利于集聚清除有害物质等。

（6）黏膜肌层由平滑肌、纤维和弹性组织构成，是机械屏障的主要支架。

（二）化学屏障

是机体肠道分泌的胆汁、胰蛋白酶、溶菌酶和肠液、肽类物质等，以及定植肠道黏膜生理性微生物产生大量短链脂肪酸（SFCA），如乙酸、乳酸、丙酸、丁酸、戊酸等，这些短链脂肪酸不仅与机体水、盐电解质代谢有关，而且可以降低局部环境的 pH 和 Eh，阻止有害菌与肠上皮细胞的黏附，尤其是抑制腐败菌、致病菌的生长和繁殖，促进肠道蠕动，利于致病菌及毒素的排除。此外，占位的生理性细菌还会产生一些酶，尤其是产生一些生物肽类物质，它们都参与了化学屏障的构建，从而直接抑制杀灭致病菌和条件致病菌。

（三）免疫屏障

肠道是人体最大免疫器官。肠黏膜免疫系统包括肠系膜淋巴结、浆细胞、B 细胞、辅助性 T 淋巴细胞和肥大细胞（M 细胞）。M 细胞在摄取细菌抗原后将信号传给 T、B 淋巴母细胞，后者通过血液循环又定植在肠黏膜下层，进一步分化为成熟 T、B 细胞。肠黏膜平均每天分泌 3g IgA 免疫球蛋白。它可以抑制肠道中细菌吸附到肠黏膜上皮细胞表面，阻止细菌在上皮细胞定植。IgA 可包裹细菌，减弱细菌向肠黏膜上皮细胞受体移动和结合的能力，并进一步刺激肠道分泌黏液，有助于排除肠道中的细菌和毒素。而在黏膜固有层的巨噬细胞具有吞噬外来细菌和毒素能力，它吞噬毒素重复其刺激又产生 TNF-α 对抗细菌。

（四）生物屏障又称为生态屏障

像双歧杆菌等原籍菌，其胞壁脂磷壁酸能特异性、可逆地黏附于肠上皮细胞受体，这些定植的生理性细菌与肠上皮细胞几乎融为一体，构成所谓膜菌群——生物屏障。生理情况下，益生菌通过占位保护，产生短链脂肪酸和细菌素，以及营养争夺和空间位阻等生理作用，而拮抗致病菌或条件致病菌的定植，起到一种生态屏障作用。肠道形成一个外环境与机体内环境相互作用的巨大界面，这一界面除了是机体消化吸收营养物质的场所外，还极有效的将肠道内数以亿计的细菌和毒素局限于肠腔内，以保持机体内外环境稳定，即构成生物屏障——定植抗力。这些膜菌群既有占位（空间位阻）、营养争夺，还有分泌细菌素或诱导机体低分子肽类物质分泌，使外来致病微生物无法定植和入侵。

总之，肠道屏障功能是一套复杂的机制，自然的通透性障碍物（或屏障结构）是用来减少或免除来自肠腔内的潜在有害成分，如微生物和内毒素，通过上皮细胞，进入无菌器官、组织和血液循环。屏障功能通过上述生态、化学、免疫和机械屏障四个不同屏障来体现，一般机械或结构细胞被认为是肠道屏障的主要方面。

三、益生剂和屏障结构机制有关研究

（一）益生菌对肠道黏膜生长的影响

对于哺乳动物，肠道黏膜固有层的发育依赖于出生后生长期间共生微生物群的存在和影响。Hooper 等（2001）的一项研究证实了多形类杆菌（*Bacteroides thetaiotamicrom*）——一种人和老鼠肠道正常微生物，进入无菌老鼠内，在断奶期间肠道微生物正常定植，并与肠道发育成熟有关，尤其是回肠上皮分解乳糖酶的活性减少。乳糖分解酶的活性是肠道发育的标志，即便在成年无菌小鼠也观察到给予多形类杆菌可促进肠道成熟和发育即乳糖分解酶活性降低等。此外还观察到益生菌不仅有刺激肠道发育成熟作用，还可提高上皮绒毛富含脯氨酸蛋白质的表达，以及具桥联成分细胞桥粒蛋白的黏附作用。

（二）益生菌对黏液表达的影响

Mack 等（2003）的工作解释了乳酸杆菌等益生菌能黏附培养的 HF29 细胞，从而增加了黏液素的表达（MUC$_2$ 和 MUC$_3$），他还进一步证明不同乳杆菌对增加黏液素表达和时间有关。如给大鼠经口饲给予双歧杆菌 R0071，则 2 天后，主要是空肠和回肠段 rMUC$_3$ 水平显著增加，但 10 天后又恢复到基本水平，但结肠段没有明显增加。

（三）益生菌对肠道黏膜上皮的黏附影响

益生菌黏附能力是其是否具有作用的关键之一，尽管体外黏附实验可使用微生物生物素或放射标记，并通过抗体、碳水化合物或鞘糖脂进行。通过对 Caco-2 细胞的黏附试验，证明上皮细胞受体是存在的，它与岩藻乳果多糖酶或硫（脑）苷脂酶胎儿球蛋白密切相关，并被其抑制，硫（脑）苷脂酶在与幽门螺杆菌的黏附占位竞争中起关键作用。

（四）益生剂对患者应激诱导症状改善方面的评价

创伤一开始就涉及肠黏膜应激性损伤问题，开始创伤因应激反应引起肠黏膜缺血和过氧化损伤，继而出现黏膜细胞损害、糜烂和出血，此外肠道革兰氏阴性菌大量增殖并产生大量毒素，毒素越过黏膜屏障进入肝脏，一旦不能清除则进入循环，形成内毒素血症等严重并发症。应激状态改变人的健康状况并引起各种不适症状，诸如胃肠道症状、心血管症状和心理精神症状，摄入足量益生菌制剂则有助于改善人们的健康，尤其是改善胃肠疲乏症状效果显著。在法国一个双盲安慰剂对照和随访试验，对 64 位因应激诱导症状患者进行为期 3 周的试验，服用益生菌制剂的 64 位患者不仅显著改善了胃肠道症状，还改善了心血管症状，因此益生菌制剂对患者应激状态不适症状，尤其是对胃肠道症状有肯定的作用。

（五）益生剂对肠上皮细胞紧密联结处、渗透性易位的影响研究

益生菌对致病性（EPEC）和肠出血（EHEC）大肠杆菌对于结合位点黏附竞争可

通过运转、排除、竞争、转换实验来解释。Sherman（2005）使用嗜酸乳杆菌（R0052）和鼠李糖乳杆菌 R0011，它们可以排斥 EHEC 和 EPEC 黏附，这种排斥作用主要是通过乳杆菌先黏附和发挥空间位阻作用产生的。

其他几个报告指出益生菌在维持小蒂齿合连接的精密结合蛋白的表达有提升作用，这种作用能够被组胺或非甾族化合物消炎药如阿司匹林等下调。另一报告是在制备大鼠腐烂肠黏膜后使用一种抗腐败剂（ranitidine）或阿司匹林处理，却增强了胃内白色念珠菌的定植。在此模型中使用益生剂处理可以减少定植和促进溃疡愈合，与此同时还发现血浆中 TNF-α 和 IL-1β 显著降低，通过细胞控制炎症因子释放即控制肠黏膜炎症过程，促进溃疡愈合也许是益生菌最重要的贡献。

（六）益生剂在控制肠道黏膜炎症影响及其对肠黏膜完整性作用

Wallace 等（2005）观察到，不同益生菌引起肠上皮细胞外不同的免疫应答，如使用鼠李糖乳杆菌 R0011 则抑制 HT-29 细胞中 IL-8 水平，HT-29 细胞基本上表达这种化学因子，而鼠李糖乳杆菌 R0011 上调 IL-10 水平。另一种细胞因子——RANTES 被鼠李糖乳杆菌 R0011 下调，这是预防炎症的细胞因子（如 TNF-α）。对于单核细胞和 T 细胞，RANTES 是化学诱导剂，引起嗜碱细胞释放组胺，这也有助于加剧哮喘、关节炎、结肠炎等疾病使用。提升 IL-8 水平也许通过上调黏附蛋白而利于细胞对表皮细胞的黏附。这条路径类似于反馈调节，如幽门螺杆菌引起 IL-8 升高的感应现象似乎包括引起消化器官溃疡疾病的能力。在 IL-10 被破坏的动物模型中，几乎任何疼痛都将引发慢性肠炎症状，值得注意的是这似乎与产生 MUC_2 能力缺陷有关，而乳酸乳球菌提供了其治疗的可能。

对肠黏膜屏障功能和完整性的影响可能是益生菌有益于宿主的主要机制，这不仅表现在对肠黏膜发育促进作用及其对炎症过程的调节作用，更重要的是显示对黏膜细胞基因表达的调控方面，如多种体内、体外的白介素，细胞因子和微生物对炎症过程的影响，益生菌可通过信号传递改变人上皮细胞骨架重新构建以维持细胞膜的渗透性。保证肠黏膜的完整性有利于肠屏障功能的发挥。

四、益生剂在创伤领域中应用建议

1）注意早期肠内营养供给

肠内营养不仅是热量和营养供给，也是一种黏膜刺激因素，包括谷氨酰胺类供给也需选择原籍菌制剂菌种，如欧洲共同体市场的 Biotura、ProFlora、Trevis PROBIC-PLUS、DDS 等。在中国可同时选用丽珠肠乐和金双歧，最好的复合原籍菌组方包含有双歧杆菌、婴儿双歧杆菌、青春双歧杆菌、乳酸双歧杆菌、鲁特氏乳杆菌、鼠李糖乳杆菌和低聚果糖。创伤早期会产生应激性损伤，而益生剂还有利于减少肠黏膜应激性损伤。

2）在脓毒血症期间

大量广谱抗生素使用既容易引起抗生素相关性腹泻或肠炎，还可能因为大量广谱抗生素使用而削弱肠道生物屏障，甚至诱发为膜性肠炎这类严重致死性合并症，因此在大剂量使用广谱抗生素早期就应该选择生理性真菌制剂——忆活同时使用。

　　忆活是一种伯拉德酵母菌（ *Saccharomyces boulardii* ），是一种非效应性的生理性真菌制剂，属于新一代益生剂，其主要生理作用包括可明显减少使用抗生素（引起抗生素相关性腹腔或肠炎）引起患者腹泻的发病率，尤其是可以抵抗难辨梭菌（ *C.difficile* ）的黏附以及分解其肠毒素 A 和细胞毒素 B（或相关受体），减少 A、B 毒素损伤而防治伪膜性肠炎的发生或复发。它还可以下调霍乱弧菌、致病性大肠杆菌、志贺氏或沙门氏等毒素，以及提升黏膜二糖酶活性，以防止病毒性腹泻等感染性和非感染性腹泻。它还可以抵抗白色念球菌、阿米巴原或滴虫等感染，提高机体黏膜、细胞和体液免疫等，是一个在创伤领域中值得推荐的药物制剂。

主要参考文献

李世荣,张欣艳.2005.肠黏膜屏障与疾病.Natl mecd China,185(39):2796~2797

熊德鑫.2000.现代微生态学.北京:中国科技出版社.184~186

Berkes J,Viswanathan V K,Savkovic S D et al.2003.Intestinal epithelial responses to enteric pathogens:effects on the tight junction barrier ion transport,and inflame- mation.Gut,52,439~451

Deith E A,Xu D,Lu Q et al.1991.Bacterial translacationl from the gut impairs systemic immunity.Surgery,109:269

Diopl L,Guillon S.2004.Evaluation of the probiotic food Supplement probio-stick on stress in duced symptotous in patients:a double-blind,placebo controlled randmged trial. Rome septe- mber 5th,229

Doe W F.1989.The intestinal immune system.Gut,30(12):1679~1685

Hooper L V,Wong M H,Thelin A et al.2001.Molecular analysis of commensal host,microbial relationships in the intestine. Science,291(5505):881~884

Li V Y,Chen X M,Wang Z R.2003.Practical physiology of gastretnterological diseases shanghai:Tongi university publication

Mack D R,Ahrae S,Hyde L et al.2003.Extracellular muc3 mucin secretion follows adherence of Lactohacillus strains to intestinal epithelial cells in vitro.Gut,5:(6):827~833

Montalto M,Maggiano N,Ricci R et al.2004. *Lactobacillus acidophilus* protects tight junctions from aspirin damage in HT-29 cells. Digestion,69:225~228

Schwerbron N M,Makkink M K,Van der Sluis M et al.2004.Interlenkin 10-deficient mice exhibit defective colonic Muc2 synthesis before and after induction of colitis by commensal bacteria.Inflamm Bowel Dis,10(6):819~823

Sherman P M,Johnson-Henry K C,Yeung H P et al.2005.Probiolics reduce enterohemorrhagic *Escherichia coli* O[157]:H[7]-and enteropathogenic *E.coli* O[127]H[6]-induced changesin polarized T84 epithe-lial cell monolayers by reducing bacterial adhesion and cytoskeletal rearramgements.Infection and Immunity,73(8):183~185

Tompkins T A,Basell I.2005.The effect of probiotics on the integrity of the intestinal mucosa. Rome,September 5th P31

第十四章 益生剂、益生原（生态营养）及合生原制剂
Probiotics，Prebiotics（Ecological Nutrition）and Synbiotics

郑跃杰 深圳市儿童医院 熊德鑫 解放军总医院第一附属医院

　　微生态制剂又称微生态调节剂或生物治疗剂，是指根据微生态学原理，利用正常微生物成员或其促进物制备的制剂，具有直接补充或促进宿主有益微生物生长，维持或调整微生态平衡，以达到防治疾病、增进宿主健康的作用。作为微生态学研究的应用成果，近几十年来微生态制剂在国内外取得了迅速的发展，已成为一门新兴的基础学科和迅速增长的朝阳产业。目前微生态制剂包括益生剂（probiotics）、益生原（prebiotics）和合生原（synbiotics）三大类，广泛应用于医疗、保健、食品、农业、畜牧业和水产等领域。以下主要介绍微生态制剂在医学中的应用。

第一节 益 生 剂

一、历史及其演变

　　人类对益生菌的认识应归功于俄国微生物学家梅奇尼科夫（Metchnikoff）和法国儿科医生蒂萨（Tisser）。20世纪初期，诺贝尔奖获得者 Metchnikoff 于1907年首先从保加利亚酸奶中分离出保加利亚杆菌（可能为现在的保加利亚乳杆菌），并观察到这些细菌对人体发挥积极的作用，提出了通过食物补充有益菌可能改变肠道菌群和取代体内有害微生物而起到促进健康的观点。Tisser（1906）首先观察到腹泻儿童大便中一种古怪的 Y 字形细菌（以后由他命名为双歧杆菌）比正常儿童少，提出给患者补充这些细菌可以恢复正常肠道菌群。但直到1965年才提出了益生菌的概念，其英文 probiotics 一词来源于希腊文，意思是"为了生命"（for life）。益生菌最初的含义为能刺激一种微生物生长的另一种微生物物质（Lilley et al. 1965），其反义词为抗生素（antibiotics）或能够促进微生物生长的组织提取物（Sperti 1971），但这一定义没有被普遍接受。1974年 Parker 定义益生菌为"能够促进肠道菌群平衡的微生物和物质"。1989年 Fuller 把益生剂定义为"能够通过促进肠道菌群平衡，对宿主发挥有益作用的口服的活的微生物制剂"，此定义指出益生菌应该为活的微生物，去除了包括此后称为益生原的物质。1996年 Arameo 等对益生菌做出进一步定义，益生菌是含生理性活菌或死菌（包括其组分和代谢产物），经口服或经由其他途径投入，旨在改善黏膜表面的微生物或酶的平衡或刺激机体特异性或非特异性免疫机制，提高机体定植抗力或免疫力的微生物制剂。大量的研究证实，益生剂的死菌体、菌体成分或其代谢产物（培养泛液）也具有促进微生态平衡，可对宿主产生有益的作用，这一定义当时被多数国内外学者所接受，该定义范围比较广，不够确切和精练。

2001 年 10 月，联合国粮农组织和世界卫生组织（FAO/WHO）召集专家，制定了《食物中益生菌健康及营养评价指南》，该指南将益生菌重新定义为"给予一定数量的、能够对宿主健康产生有益作用的活的微生物制剂"，强调了两点，即"活的微生物制剂"和"给予一定的数量并对宿主有益"。该指南建议，在某一菌株被称之为益生菌之前，至少应按以下方法及标准评价。

（1）益生剂的菌株的属/种/株的鉴定。应明确益生剂的菌株及其种属，目前的证据表明益生剂的菌株的作用具有菌株特异性，因此鉴定某一菌株对健康的特异性作用非常重要，并且能够准确地实现对该菌株的监测及流行病学研究。菌株特性鉴定应采用目前统一的、确定的方法，推荐联合使用表型及基因型。系列的糖发酵试验及葡萄糖发酵的终产物测定是确定表型的关键方法。基因型测定推荐使用脉冲凝胶电泳法（PFGE）。

（2）益生菌株的体外试验。目前应用的体外试验包括：①对胃酸的抵抗力；②对胆汁的抵抗力；③对人肠上皮细胞和细胞系和（或）黏液的黏附力；④对潜在致病菌的抗菌活性；⑤降低致病菌的黏附力；⑥胆盐水解酶活性；⑦对杀精子避孕药物的抵抗力（阴道使用的益生剂）。

（3）益生菌株的安全性。长期的观察证实，在食物中的乳杆菌和双歧杆菌是安全的。肠球菌最近已成为院内感染的重要病菌，因此生产厂家有责任监测该益生菌株没有传播耐药性和其他机会致病的危险性。考虑到保证安全的重要性，即使使用普遍认为安全的菌种，对益生菌株也应进行以下特性的试验：①抗生素耐药谱；②某些代谢特性（如 D-乳酸盐产生，胆汁解离）；③人体试验过程中副作用的评估；④进入市场以后副作用发生率的流行病学监测；⑤如果评估的益生菌株属于已知的能产生针对哺乳动物毒素的种属，必须检测其产生毒素的能力；⑥如果评估的益生菌株属于已知的能产生溶血的种属，必须检测其溶血活性。为确保安全，还应进行实验以证实益生菌株对免疫受损动物不具有感染的能力。

（4）益生菌株的动物及人体体内试验。标准的临床评价包括四个阶段：第一阶段（安全性）、第二阶段（有效性，使用随机双盲安慰剂对照试验，DBPC）、第三阶段（与标准治疗方法比较的效果）和第四阶段（监测）。

（5）益生菌的声明及标识。在益生菌对健康有益的声明中，应注明该菌株的具体作用。标识应包含益生菌的属、种、株，储存期末的最少活菌数量，发挥作用的使用剂量，健康功效及储存条件等。

二、作用机制

1. 对致病菌和其他微生物的拮抗或抑制作用

益生菌对其他微生物的拮抗作用是机体形成定植抗力、维护正常菌群占绝对优势这一微生态平衡的主要因素之一。动物实验已证明，应用益生菌能显著减少沙门氏菌、致病性大肠杆菌、肺炎克雷伯杆菌、绿脓杆菌等致病菌在肠道中的定植。体外实验证实，益生菌至少有以下两种机制参与了这一作用：①产生抗菌物质；许多益生菌株能产生抗微生物物质，包括过氧化氢、有机酸、细菌素、类细菌素样物质等，实验证明这些抗菌物质在体外能够抑制致病菌和腐败菌的生长繁殖；②阻止致病菌及毒素黏附；黏附是致病菌及其毒素定植引起致病的重要条件。大量的研究证实，乳杆菌和双歧杆菌能抑制或阻止大肠杆菌、沙门氏菌、志贺氏菌、弧菌等致病菌对肠黏膜上皮细胞或（和）黏液的黏附，并证实这种作用可能是通过对黏附素受体的竞争抑制（空间位阻效应）或刺激宿主产生黏蛋白等实现的，黏蛋白可阻止细菌和病毒定植。

2. 免疫调节

益生菌对免疫功能的作用主要表现为增强先天性免疫和对适应性免疫应答的调节。在先天性免疫反应方面，动物及人体试验均证实，乳杆菌、双歧杆菌和其胞壁肽聚糖具有以下作用：①激活巨噬细胞，分泌大量的 IL-1、IL-2、IL-6、IL-12、IL-18、TNF-α、INF-γ 和 NO；②激活并增强 NK 细胞功能；③刺激特异性和非特异性 IgA，特别是 sIgA 的分泌，如已证实乳杆菌 GG 能刺激肠道分泌抗轮状病毒、抗霍乱毒素等的特异性 sIgA 增多；④为肠道相关淋巴组织（GALT）的成熟提供刺激信号。

关于益生菌对适应性免疫应答的调节，目前研究证实益生菌能够促进口服免疫耐受的形成和抑制 Th1 或 Th2 过度的免疫炎症反应。有研究发现乳酸菌能抑制 T 细胞增殖并减少 Th1、Th2 细胞因子释放，同时能诱导调节性 T 细胞产生 TGF-β 和 IL-10，提示着形成免疫耐受。进一步研究认为这一作用是通过树突状细胞（DC）实现的。Drakes 等（2001）的研究显示，益生菌能上调人骨髓来源的 DC 表达 CD80、CD86、CD40 和 MHC II 类分子，增加 IL-10 的释放，在功能上益生菌没有促进同种 T 细胞增殖的能力。进一步研究显示，益生菌对 DC 的作用是由 TLR2（Toll-like receptor，识别病原相关分子模式的受体）途径介导的。另外研究提示，不同的乳酸菌菌株对 DC 的成熟及其分泌有不同的作用。益生菌在肠道黏膜免疫耐受中的作用和通过机体产生抗炎症因子 IL-10 和 TGF-β 以实现对 Th1/Th2 平衡的调节可能是其防治过敏性疾病和炎症性肠病的主要机制。

3. 营养及代谢作用

已证实益生菌直接参与维生素 B_1、维生素 B_2、维生素 B_6、维生素 B_{12}、维生素 K、烟酸和叶酸等维生素的合成，还参与这些维生素、钙、镁和铁的吸收。双歧杆菌参与蛋白质、肽和氨基酸的代谢，能利用肠道内氨作为氮源，合成氨基酸，一方面促进机体对蛋白质的消化吸收，另一方面减少血氨的来源，使氨转变成尿素排出体外。因为只有顺向酶才能降低血氨浓度，用于对慢性肝病和肝性脑病等高血氨症的防治。双歧杆菌、乳杆菌（德氏乳杆菌、保加利亚乳杆菌）和嗜热链球菌含有 β-半乳糖苷酶，能够分解乳糖，减轻乳糖不耐受患者症状。乳糖分解产物——半乳糖参与脑组织及神经系统的构成，对胎儿、婴幼儿的发育非常重要。

益生菌能分解食物中的纤维素、半纤维素、果胶、非消化性低聚糖等不能被人体消化酶消化的食物成分，其分解后的产物（如短链脂肪酸）作为营养物质和能量物质被利用，对机体生理功能有十分重要的意义（详见益生原一节）。

益生菌还参与胆汁酸和胆固醇的代谢。肝脏利用胆固醇合成胆汁酸（初级胆酸），通过肝胆系统进入肠腔，初级胆酸在肠道中经类杆菌、双歧杆菌、优杆菌、乳杆菌等脱羟作用形成次级胆酸。另外肠道内胆汁大部分被门静脉重吸收进入肝脏（肠肝循环），另一部分经类杆菌、双歧杆菌等益生菌作用降解转变为粪胆元、尿胆元排出体外。已证实益生菌能减少胆汁酸的重吸收和增加胆汁酸的排出。胆汁具有双重作用，一方面作为消化液促进脂类消化与吸收，另一方面作为排泄液将体内代谢产物胆红素、胆固醇通过粪便排出，这可能与临床上应用益生菌降低血胆固醇和胆红素水平有关。

4. 降低血胆固醇

目前已从双歧杆菌、嗜酸乳杆菌和屎肠球菌中筛选出能够降低胆固醇的菌株，这些菌株一方面可使外源性胆固醇转化为人体不吸收的粪固醇排出体外，另一方面还抑制内源性胆固醇的合成，并增加组织中胆固醇的转化和利用，从而使血胆固醇下降。

5. 抗肿瘤作用

大量的动物试验显示，双歧杆菌和乳杆菌（包括益生原）对肿瘤，特别是结肠癌有防治作用。研究证实益生菌对肿瘤作用的机制至少有以下三方面：一方面益生菌及其菌体成分可以赋活机体的免疫系统，增强免疫监视功能，如双歧杆菌能激活巨噬细胞、NK 细胞，分泌大量的 IL-1、IL-2、IL-6、TNF-α 和 NO 等，直接杀灭肿瘤细胞，抑制肿瘤在血管形成。另一方面益生菌能抑制肠道内腐败菌产生致癌物质，如降低其诱变酶活性（偶氮还原酶、硝酸盐还原酶等），并且还能阻止肠道中某些致癌物发挥作用，如双歧杆菌的脂磷壁酸可以与亚硝酸胺或亚硝基胍（如 MNNG）结合，使其失活。最后益生菌及其菌体成分能诱导肿瘤细胞凋亡。

6. 抗衰老作用

早在 20 世纪初，俄国微生物学家梅奇尼科夫已观察到益生菌与衰老的关系，当时他发现保加利亚长寿人群有每日饮用酸乳的习惯，并经研究证实，饮用酸乳的关键作用在于酸乳中所含的乳酸菌。他认为肠道中的梭菌等有害菌能分解食物产生致病毒素，引发各种疾病及老化，提出了"自身中毒"学说。乳酸菌等有益菌则能有效抑制肠道中有害菌增生，减少体内毒素的产生并促进其排出体外。我国和日本的研究也表明，在长寿地区的人群中，双歧杆菌的检出率明显增高，而梭菌的检出率明显减少。进一步的研究认为，益生菌的抗衰老作用可能与其能减少并排除肠道中吲哚、硫化氢、胺或氨等有害物质，清除自由基和刺激并维持免疫功能有关。

三、临床应用

益生菌已应用于功能性食品、保健食品和药物。在功能性食品方面，益生菌作为发酵菌已广泛应用于制备酸奶、发酵奶、饮料及其他功能性食品；在药物方面，国内外已有很多的益生菌药物应用于临床。国内常用的药物有单菌制剂如双歧杆菌（丽珠肠乐）、蜡样芽孢杆菌（促菌生、肠复康）、地衣芽孢杆菌（整肠生）、酪酸菌制剂（米雅）、嗜酸乳杆菌（乐托儿）等，多种菌混合制剂如培菲康（双歧杆菌、嗜酸性乳杆菌及粪链球菌）、金双歧（长双歧杆菌、保加利亚乳杆菌及嗜热链球菌）、妈咪爱（枯草杆菌及粪链球菌）、常乐康（酪酸梭菌及婴儿型双歧杆菌）、恩连康（双歧杆菌、乳杆菌、肠球菌和蜡样芽孢杆菌）以及伯拉德酵母菌（亿活）等，新的益生菌制剂还在不断涌现。

1. 胃肠道疾病

1）乳糖不耐受

乳糖是哺乳动物乳汁中特有的糖类，也是存在于乳中最主要的碳水化合物。乳糖为双糖，不能被人体直接吸收，必须在乳糖酶的作用下水解成一个葡萄糖分子和一个半乳糖分子，才能被肠道吸收。在乳糖酶缺乏的患者，食物中的乳糖不能被分解成葡萄糖和半乳糖，乳糖在肠腔中积聚形成高渗透压，引起渗透性腹泻。乳糖进入结肠后，被细菌发酵生成乙酸、丙酸、丁酸等短链脂肪酸和甲烷、H_2、CO_2 等气体，刺激肠道黏膜，引起肠鸣、产气增多（腹胀）、腹痛等一系列临床症状，称为乳糖不耐受（lactose intolerence，LI）。只引起乳糖吸收障碍而无临床症状时，称为乳糖消化不良或乳糖吸收不良（lactose malabsorption，LM）。乳糖酶缺乏者仅有 20％左右存在乳糖不耐受症状。长期的大量的事实证明，双歧杆菌、乳杆菌（德氏乳杆菌、保加利亚乳杆菌）和嗜热链球菌含有 β-半乳糖苷酶，能够分解乳制品中的乳糖（益生菌发酵酸乳），减轻乳糖不耐受患者的症状，或在肠道中迅速分解乳糖，使乳糖不耐受患者不易发生腹泻等症状。

2）腹泻病的治疗和预防

急性感染性腹泻病在全世界范围均为常见疾病，可由细菌及其毒素、病毒和真菌等引起。腹泻病也是目前益生菌治疗最早及最多的疾病，国内外大量的临床及实验研究证实，大多数腹泻病儿均存在着肠道菌群紊乱，而应用益生剂能有效地防治各种腹泻病。但许多的临床研究属一般性观察，不符合随机双盲对照临床实验。最近根据大量的随机双盲对照临床实验进行了三项 Meta 分析，证实临床上使用益生菌（鼠李糖乳杆菌 GG、鲁特氏乳杆菌、嗜酸乳杆菌 LB、保加利亚乳杆菌、嗜热链球菌、伯拉德酵母菌）对急性腹泻病治疗有确切的效果，能够缩短病程并降低腹泻的严重程度。这种疗效是具有菌株和剂量依赖性的，对轮状病毒等病毒性肠炎导致的水样泻效果更好，但对侵袭性细菌等引起的腹泻效果不明确，在疾病早期使用效果更明显。

儿童腹泻病的预防是全球特别是发展中国家面临的巨大挑战。尽管在研发有效安全的疫苗以预防肠道感染方面进行了巨大的努力，但效果仍不理想。关于使用益生菌预防社区获得性腹泻病已有随机双盲安慰剂对照研究，其中在秘鲁的一项研究表明（204例），应用乳酸杆菌 GG 后儿童腹泻病的年发生次数降低，对年龄在 18～29 个月的非母乳喂养儿童效果更明显。另一项在芬兰进行的研究表明（571 例），长期饮用含乳酸杆菌 GG 的牛奶没有达到预防作用，但预防组儿童腹泻的程度较轻。

医院内腹泻病可由肠道病原体感染或使用抗生素等引起。在儿童医院内腹泻病通常由轮状病毒引起，两项使用鼠李糖乳杆菌 GG 预防因非腹泻病住院的年幼儿童发生院内轮状病毒腹泻病的随机双盲安慰剂对照研究，一项表明有显著效果（81 例），一项则无效（220 例）。另一项小规模（55 例）使用双歧杆菌和嗜热链球菌对医院内腹泻病预防的随机双盲安慰剂对照研究，结果表明有效。婴幼儿肺炎住院期间继发性腹泻是常见的临床问题，有一项使用以双歧杆菌为主的复合原籍菌制剂预防和治疗小儿肺炎继发腹泻的随机、多中心的研究（456 例），结果为益生菌能有效降低小儿肺炎继发腹泻的发生率和重症腹泻的发生率，对小儿肺炎继发腹泻的治疗也有明显效果。

抗生素相关性腹泻（AAD）和难辨梭菌引起的腹泻（CDD）是由于使用广谱抗生素造成肠道菌群失调而引起的腹泻，其疾病谱从轻度的自限性腹泻到严重的、威胁生命的伪膜性肠炎。依据多项随机双盲安慰剂对照研究进行的 Meta 分析证实，乳酸杆菌、肠球菌和非致病性酵母菌预防包括新生儿在内的抗生素相关性腹泻有效。最近的一项 Meta 分析显示，乳酸杆菌 GG、伯拉德酵母菌和益生菌混合剂对 AAD 有防治作用，仅伯拉德酵母菌对 CDD 有效。

旅行者腹泻通常由产外毒素的大肠杆菌、弯曲菌属、志贺氏菌、沙门氏菌以及病毒引起。已有应用嗜酸乳杆菌、双歧杆菌、保加利亚乳杆菌和嗜热链球菌对旅行者腹泻的随机双盲安慰剂对照研究，但结果有差异，尚难明确其疗效。

3）炎症性肠病

炎症性肠病（IBD）包括溃疡性结肠炎（UC）和克罗恩病（CD），是一组病因不明的慢性肠道炎症性疾病，其发病机制曾推测为肠道细菌和环境因素作用于遗传易感的人群，导致肠黏膜免疫反应过高。近年来随着对肠道菌群在 IBD 发病机制中作用研究的不断深入，增加了人们对益生菌在 IBD 治疗中作用的研究兴趣。IBD 动物模型证明，鲁特氏乳杆菌和 VSL♯3（内含乳杆菌、双歧杆菌和唾液链球菌）能预防或缓解 IBD 病情，其机制可能与增加黏液分泌、干扰促炎症因子（TNF-α）或促进抗炎因子 IL-10 产生、保持肠道屏障完整性有关。在临床上已有设计周密的随机双盲安慰剂对照研究，使用的益生菌有 VSL♯3、大肠杆菌 Nissl 1917、鼠李糖乳杆菌 GG、双歧杆菌和伯拉德酵母菌。虽然这些研究的结果存在着差异，但有比较肯定的证据显示，VSL♯3 对经抗生素治疗取得缓解的 UC 患者的囊袋炎具有预防复发作用，术后给予益生菌对囊袋炎的发生亦有预防作用。初步的研究结果提示，非病原性大肠杆菌 Nissl 1917 株、双歧杆菌和乳杆菌可能具有与美沙拉嗪相似的维持轻中度 UC 缓解的疗效，对预防 CD 术后复发也可能有一定作用。益生菌对于治疗活动性 UC 和活动性 CD 以及维持 CD 缓解的作用研究结果不一致，疗效未被临床肯定。

4）新生儿坏死性小肠结肠炎

新生儿坏死性小肠结肠炎（NEC）是新生儿最常见的消化道严重疾病，近年的研究证实，肠道正常菌群定植延迟可能是新生儿发生 NEC 的因素之一。动物实验表明，补充双歧杆菌能显著降低新生大鼠 NEC 的发生率。Hoyos 等（2005）在新生儿重症监护病房进行的临床回顾观察显示，预防性口服嗜酸乳杆菌和婴儿型双歧杆菌活菌制剂可降低新生儿 NEC 的发病率及其相关联的死亡率。Li 等（2005）进行的前瞻性双盲随机对照研究证实母乳喂养的同时补充乳杆菌和双歧杆菌使低出生体重儿 NEC 发病率从5.3％降低至 1.1％，相对危险度减少 79％，试验组无乳杆菌和双歧杆菌菌血症发生。Dani 等（2006）给予早产儿服用含乳杆菌 GG 的婴儿配方奶或安慰剂，结果表明两组在新生儿尿路感染、NEC 及败血症发病率方面无显著性差异。Bell（2006）认为上述研究结果的差别与采用的菌种、入选的标准不同有关，Meta 分析显示，补充益生菌的新生儿发生 NEC 相对危险度减少 67％，绝对危险度减少 2.5％（由 3.8％降至 1.3％）。

5）幽门螺杆菌感染

幽门螺杆菌感染是引起慢性胃炎和消化性溃疡的主要因素之一，与胃癌及胃淋巴瘤的发病也有一定的关系。一项研究显示，成人服用嗜酸乳杆菌、保加利亚乳杆菌和双歧杆菌混合制剂 6 周能够降低成人幽门螺杆菌的感染率，儿童服用 4 周能降低无症状者幽门螺杆菌的活力。15 项开放或随机临床试验（RCT）表明，单独使用益生菌未能降低幽门螺杆菌的清除率，而与抗幽门螺杆菌三联治疗联合使用（嗜热链球菌、嗜酸乳杆菌、保加利亚乳杆菌和双歧杆菌）则取得了肯定的效果。另一项研究表明联合使用乳杆菌 GG 虽不能增加三联治疗的清除率，但能显著减少抗生素引起的副作用。

6）功能性胃肠道疾病

功能性消化不良、肠易激综合征（IBS）、功能性便秘、新生儿及婴儿肠绞痛和儿童功能性腹痛均属于功能性胃肠道疾病，这类疾病的病理生理涉及心理、家庭、胃肠动力、内脏高敏感性、炎症、菌群等因素。益生菌能够改善肠道内容物的代谢，产生合适比例的乙酸、乳酸等有机酸，降低肠道 pH，刺激肠壁蠕动，改善排便。临床上已观察到使用益生菌能够改善功能性便秘、功能性消化不良等临床症状，但尚缺乏设计严谨的随机双盲对照研究以明确其效果。对肠易激综合征的随机对照临床试验例数较少，结果不一致，尚难作出结论。

2. 肝脏疾病

大量研究资料表明，肝病患者存在肠道菌群紊乱，严重肝脏疾病如重症肝炎、慢性活动性肝炎、肝硬化及急性肝功能衰竭等存在着内毒素血症，发生率约为 58% ～ 100%，而且容易继发细菌性感染。内毒素血症既可加重原来的肝脏损害，又可诱发全身性代谢及血液动力学紊乱，形成恶性循环。临床研究已证实严重肝病患者使用双歧杆菌和乳杆菌等益生菌辅助治疗能够改善病情。益生菌一方面能加强肠道屏障功能，阻止肠道细菌和（或）内毒素移位，降低肠源性内毒素水平，另一方面能抑制肠内腐败菌的生长与繁殖，降低肠道中 pH，减少肠道中氨等有毒物质的产生与吸收，从而减轻肝脏负担，促进肝细胞的功能恢复。

已有研究表明，益生菌对新生儿黄疸、母乳性黄疸及婴儿肝炎综合征有一定的治疗效果。相关的人体及动物试验证实其机制可能为：①口服益生菌能迅速建立正常肠道菌群，发挥其参与胆汁代谢的生理功能，促进胆红素排泄；②降低肠道中 β-葡萄糖醛酸苷酶（β-GD）活性，减少胆红素的肠肝循环；③产生有机酸，降低肠道 pH，促进肠蠕动，增加胆红素从粪便中排泄；④促进肝酶活性，使结合胆红素增多。

3. 过敏性疾病

过敏性疾病主要包括过敏性鼻结膜炎、支气管哮喘、特应性皮炎、荨麻疹、变应性胃肠炎等Ⅰ型变态反应性疾病。过敏性疾病是一个全球性的健康问题，在世界各地均很常见，西方发达国家的发病率高于发展中国家，几乎达到流行的程度（40%），且发病率逐年增高，已受到全球的关注。目前认为近几十年来过敏性疾病在全球范围内逐年增加的原因与社会经济发展、公共及个人卫生状况改善及"卫生学说"有关。"过度卫生"的环境使年幼儿童暴露环境微生物感染机会减少，造成机体对过敏原的免疫应答向 Th2 偏移有关即"卫生学说"。近年越来越多的研究发现，微生物感染可能是通过影响调节性 T 细胞，以实现对 Th1 和 Th2 功能的调控。较多的研究证实，在过敏性疾病的高发和低发地区，或同一地区的过敏性疾病儿童和正常儿童之间，肠道菌群存在着明显差异。进一步的研究证实，在过敏性疾病出现症状之前，肠道菌群紊乱已经存在，而非继发现象。益生菌作为一种理想的"感染暴露"，目前已有很多的研究表明益生菌对特应性皮炎治疗有效。至少有三项随机双盲对照（DBPC）临床实验证实服用益生菌制剂能够明显减轻伴或不伴对牛奶过敏的特应性皮炎的临床症状，并且显示活的益生菌有效，灭活制剂无效；对 IgE 致敏的特应性皮炎有效，而对非 IgE 致敏者无效。

体外试验表明，乳杆菌和双歧杆菌能抑制 T 细胞增殖，减少 Th1、Th2 细胞因子释放，同时能诱导调节性 T 细胞产生 TGF-β 和 IL-10，进一步实现对 Th1/Th2 细胞的免疫应答，这可能是益生菌对过敏性疾病的防治机制。

4. 女性泌尿生殖道感染

泌尿生殖道感染可由大便中细菌上行感染所致，改变饮食可以影响大便菌群。最近一项病例对照研究证实，经常服用含嗜酸乳杆菌或鼠李糖乳杆菌（LGG）酸奶的妇女，泌尿生殖道感染的次数减少。饮食指导可能是预防女性泌尿生殖道感染的最初措施之一。在正常阴道中，乳酸杆菌占优势，阴道乳酸杆菌在维持阴道正常菌群和阴道自净起着关键作用，阴道上皮的糖原被乳酸杆菌分解成乳酸，使阴道局部呈弱酸环境，抑制其他寄生菌过度生长。大量的临床观察显示，患细菌性阴道病、真菌性阴道炎、滴虫性阴道炎时存在阴道菌群失调。局部使用乳酸杆菌制剂对治疗各种阴道炎和减少其复发有确切的效果，其机制为：黏附占位和黏附抑制；产酸酸化阴道和产生抑菌物质，特别是过氧化氢。一项在非洲艾滋病高发区的研究显示，阴道菌群失调引致的细菌性阴道病是HIV、淋病和衣原体感染的主要危险因素。细菌性阴道病可以使 HIV 感染的危险性增加一倍，提示使用阴道益生菌改善阴道菌群对预防 HIV 感染有潜在的作用。体外实验证实，鼠李糖乳杆菌 GR-1 和发酵乳杆菌 RC-14 在几分钟内可以杀灭病毒，阴道内使用或口服使用后可以在阴道定植几周而无任何副作用。

5. 健康儿童保健作用

已有研究观察到婴儿长期使用含益生菌的配方奶能明显减少肠痉挛、肠激惹和抗生素使用的频率，有良好的耐受性和安全性。一项随机双盲对照临床试验显示，在 513 名日托中心年幼儿童中服用含乳杆菌 GG 的牛奶 7 个月，虽然在减少呼吸道和胃肠道感染方面与对照组无明显差异，但服用含乳杆菌 GG 的牛奶能够减少抗生素使用以及出现呼吸道或胃肠道症状的天数。Czinn（2004）认为即使轻微的疗效也具有重要的临床、公共健康和经济意义。

总之，基于目前人们对肠道正常菌群生理功能的认识，益生菌对机体的各种作用及其机制逐渐被揭示。有的作用如对致病菌和其他微生物的拮抗或抑制作用、免疫调节、营养及代谢作用已得到了较广泛的应用，用于对疾病的防治和对健康人群的保健；有的作用如抗肿瘤、降低血胆固醇、延缓衰老作用尚未得到应用。在益生菌应用的临床实验中，可靠的研究证据显示，益生菌对急性腹泻病特别是轮状病毒性肠炎，对抗生素相关性腹泻，对严重肝脏疾病和婴儿黄疸，对乳糖不耐受及特应性皮炎有确切或一定的治疗效果；对溃疡性结肠炎患者的囊袋炎复发和克罗恩病术后复发具有预防作用；对预防和治疗医院内腹泻病及旅行者腹泻病，对幽门螺杆菌感染，对功能性胃肠道疾病的治疗也可能有一定的效果，但仍需进一步的临床试验。在目前的临床应用研究中，一般性临床观察占多数，随机双盲对照临床试验不多，其结果的证据力度不够强，今后应在这方面加强。值得强调的是益生菌的作用具有菌株特异性和剂量效应，即某一菌株的治疗作用不代表本属或种的益生菌均具有这一作用，因此对益生菌临床应用的客观评价应注意使用的菌株、剂量和疗程等。

四、安全性

作为一种活的微生物制剂，益生菌的安全性是非常重要的。目前对益生菌安全性的关注主要是看益生菌是否能引起潜在的感染及致病性或是否能够传递耐药性。乳杆菌和双歧杆菌在发酵乳制品中的长期应用已经证明了其安全性，极少有报道这两种益生菌的潜在致病性。与乳杆菌相关联的心内膜炎、肺炎和脑膜炎报道罕见，均为免疫功能受损的患者。目前还没有双歧杆菌引起感染及致病的报道。个别报道免疫功能受损或有基础疾病的患者可以发生伯拉德酵母菌或枯草杆菌菌血症，使用这些菌株时应引起重视。益生菌株如果具有耐药性，其耐药基因有可能传递给肠道中的共生菌或致病菌，将造成严重后果。目前肠球菌已可能成为医院内感染的重要病菌，因此 FAO/WHO 建议益生菌的使用中应慎重使用肠球菌，如需使用应注意严密监测。考虑到益生菌安全的重要性，FAO/WHO 制定的指南中强调对益生菌株应进行抗生素耐药谱、动物及人体实验等安全性检测，必要时进行毒素产生能力和溶血活性测定，对进入临床使用的益生菌还应进行安全性监测。

第二节　益　生　原

一、概念

益生原（prebiotics）由 Gibson 和 Roberfroid 在 1995 年提出，是指一种不被宿主消化的食物成分，能选择性地刺激一种或几种肠内有益菌的活性或生长繁殖，起到增进宿主健康的作用。益生原应具备以下 4 个条件：

（1）在胃肠道的上部既不能被水解，也不能被宿主吸收。

（2）只能选择性对肠内有益菌（双歧杆菌等）有刺激生长繁殖或激活代谢功能的作用。

（3）能够提高肠内有益于健康的优势菌群的构成和数量。

（4）能起到增强宿主机体健康的作用。

食物中的非消化性碳水化合物（包括纤维素、半纤维素、果胶、胶质、木质素、非淀粉多糖和低聚糖）、一些多肽或蛋白质和某些脂类在人体的上消化道不能被消化酶水解和吸收，而在结肠处能被细菌利用，同时供给宿主能量、代谢物质和必需的营养成分，这些物质统称为结肠食品。结肠食品中的肽、蛋白质和脂类在人肠道中的代谢机制尚不清楚，有的可能产生有害物质（如氨和胺类）而不能成为益生原。纤维素、半纤维素、果胶、胶质、木质素、非淀粉多糖等能被肠道内多种细菌利用，对有益菌没有选择性作用，也不符合益生原的定义。目前认为最符合益生原标准的结肠食品是非消化性低聚糖（NDO）。NDO 也称功能性低聚糖或寡糖，是由 3~10 个单糖聚合形成的低分子质量的碳水化合物，其苷键的空间构型能耐受人体肠道消化酶的水解，但对结肠细菌的代谢敏感。结肠细菌发酵这些低聚糖产生短链脂肪酸和气体，同时增加能量供应，促进有益菌的生长与繁殖。常用的 NDO 有菊粉（菊糖）、菊粉型果聚糖（也称低聚果糖，FOS）、低聚半乳糖（GOS）、大豆低聚糖、低聚乳果糖、乳果糖、低聚异麦芽糖、低聚甘露糖、低聚龙胆糖、帕拉金糖、低聚木糖以及壳聚糖等。

益生原的益生作用是通过益生菌发挥的，从这一角度看益生原与益生剂有异曲同工的作用。但益生原又不同于益生菌，益生原可从天然原料中提取，也可用发酵产生或化学合成，而益生剂来源于宿主有益菌；益生原通过内源性肠道有益菌起作用，而益生菌通过外源性直接补充肠道有益菌作用；此外益生原具有稳定、安全、无毒等良好的理化特性，与常用的蔗糖相比较，还具有低热量、低甜度等优点，不会导致肥胖、不影响血糖指数、不易造成龋齿。目前已广泛应用于食品添加、保健、药物等方面。

二、作用机制

益生原被摄入后，在人体消化道能抵抗消化酶的水解，完整地到达结肠，在结肠中选择性地被双歧杆菌、乳杆菌代谢发酵，一方面刺激益生菌的生长与繁殖，发挥其益生作用，另一方面产生有益的代谢产物，如短链脂肪酸等，对宿主提供营养和能量，进一步发挥作用。

1. 促进益生菌的生长与繁殖

选择性地促进肠道双歧杆菌、乳杆菌等有益菌的增殖是益生原的基本特征之一。动物模型已证实，低聚果糖、低聚半乳糖、低聚木糖等对双歧杆菌有选择性刺激作用。人体志愿者的研究显示，摄入 $2\sim10$g GOS 和 FOS 数周，肠道中双歧杆菌增加 7.5 倍，乳杆菌增加 $2\sim3$ 倍，而梭菌下降 81%。大豆低聚糖、低聚异麦芽糖、帕拉金糖等也具有同样的作用。

2. 产生短链脂肪酸及其作用

益生原在结肠中由双歧杆菌、乳杆菌等有益菌发酵产生短链脂肪酸（SCFA），SCFA 是指含 $2\sim4$ 个碳的直链或支链脂肪酸，主要为乙酸、丙酸、丁酸、丁二酸、乳酸等，这些有机酸能降低肠道 pH 和氧化还原电位（Eh），抑制需氧菌及兼性厌氧菌等致病菌的生长，还可促进肠道蠕动，加快肠内毒素及致癌物的排出。

益生原经发酵产生的 SCFA，95% 以上能被结肠上皮吸收，可为宿主提供部分能量，并且在调节细胞代谢及细胞分裂和分化中发挥作用。SCFA 还是肠道上皮的特殊营养因子，可维护肠道上皮细胞的完整性和杯状细胞的分泌功能，并对黏膜免疫细胞有维护作用。体外实验已证实，SCFA 特别是丁酸能刺激盲肠腺细胞扩增，刺激其 DNA 合成，为其提供能量和营养。乳酸盐、丙酸盐和部分乙酸盐可被肝脏利用，小鼠肝细胞中丙酸、乙酸能抑制胆固醇合成。部分乙酸盐还可被肌肉和周围组织所利用。所以 SCFA 可能在调节内源性代谢方面起重要的作用。体外还证实，丁酸具有限制结肠细胞癌的生长、抑制由某些肿瘤促进因子诱导癌前病变和诱导肿瘤细胞凋亡的作用，从而发挥抗结肠癌的作用。丁酸还可修复结肠黏膜损伤，对炎症性肠病有一定的治疗作用。

3. 降低血脂作用

给大鼠喂饲添加菊粉型果聚糖的饲料能够显著降低血清总胆固醇和磷脂，但不能改变血清中游离脂肪酸的浓度。这种作用可能是由肝脏合成胆固醇减少造成的。初步研究表明，轻度高胆固醇血症的自愿受试者每天摄入菊粉 18g，3 周后，可以降低血清总胆固醇和低密度脂蛋白。

4. 调节血糖作用

Yamashita（1992）使非胰岛素依赖型（2 型）糖尿病患者口服功能性低聚糖，结果表明功能性低聚糖有明显的降低血糖的作用。

5. 调节胃肠功能

益生原通过促进肠道有益菌的增殖，产生酸性物质，对胃肠道功能发挥调节作用，进而防治腹泻及便秘。已有研究证实，FOS 和 GOS 能降低病原菌量，对腹泻有防治作用（Hidaka et al. 1987）。FOS 还可降低腹泻的病程和复发率（Dehnalek 1997）。口服 FOS 和 GOS 能促使双歧杆菌数量增加，相应增加肠道酸度，刺激肠蠕动，防止便秘

（Hosono　1990）。

6. 降低血氨，保护肝脏功能

益生原一方面促进肠道有益菌的增殖，抑制肠道分解蛋白质和产生尿素酶的细菌的繁殖，减少氨的合成；一方面益生原发酵产生的短链脂肪酸和乳酸使肠道酸化，减少肠道对氨的吸收，促使其排出。此外益生原还可使氨（NH_3）转变为胺盐（NH_4^+），离子状态的 NH_4^+ 脂溶性小，难以被肠道吸收而随粪便排出，从而有效地降低门静脉和体内血中氨的含量。乳果糖已用于肝炎、肝硬化、肝昏迷等病的辅助治疗。

7. 防治结肠癌

初步研究显示，菊粉、低聚果糖（FOS）、低聚半乳糖（GOS）和乳果糖能降低患结肠癌的危险性并阻止其发展，但机制尚不清楚，可能与这些非消化性低聚糖发酵后产生 SCFA、酸化肠道、加速肠道蠕动、减少致癌物质在结肠的停留有关。体外实验还证实丁酸具有抗肿瘤作用。关于益生原与结肠癌的关联仍需要广泛深入的研究。

三、益生原应用机制研究进展

益生原即在上消化道不被消化吸收而直达结肠选择性促进已定植于人体肠道中有益菌群（如双歧杆菌等）繁殖和活性的物质。

1. 为什么要调节肠道菌群

与我们生存共同消长，定植于我们胃肠中的细菌对于我们的生存和健康都十分重要，它们最少提供了一个预防肠道病原菌感染的屏障，以及形成化学屏障、生物屏障、免疫屏障和机械屏障。当然肠道细菌也都与部分肠道慢性疾病有关，如炎症性肠病。随着我们年龄增长，肠道菌群组分改变，可能会导致不良的微生态代谢活性水平升高，继而出现肠道退行性病变。

调整肠道菌群的组分，并维持原籍菌群在过路菌群或共生菌群中定植于肠道是一个合理的方法。肠道微生态学面临的困难之一是努力确定何为正常健康的菌群。近年来的方法从采用培养基培养即表型鉴定检测菌群转变到市售培养基培养，且随分子生物学技术的快速发展，它已经对人体肠道菌群多样性提供了一个新的视野。目前已确定胃肠道中菌种数目大约为 400 种左右，其中占绝对优势的约有 30～40 种。但是目前认为菌种数远远超过这个数，鉴定出种的数目可能超过 1000 种。

我们仅仅刚开始认识个体中的菌群对健康和疾病的作用以及它们之间的相互作用及与宿主和饮食的关系，明确这些问题是针对某些疾病采用调整肠道菌群的干涉策略的前提条件。已经认识到科学地调节肠道菌群可成功地促进婴儿的健康，并取得了相当的进展，此策略也可能对某些特定人群的健康有实质性意义。

2. 采用益生原策略来调节肠道菌群

因为多年研究结论及多种原因，有两种细菌最终常被提倡作为益生菌，即乳杆菌和双歧杆菌，两者对肠道微生态有强化作用，且又是人体肠道菌群中的常见成分，它们的数量和种类都很常见，对抗致病菌、腐败菌、抗生素有一定作用。一般来说糖酵解菌在肠道中有极少的可能出现有害的活性，因此它们有理由被用来修复肠道菌群的合适的平衡。

益生菌的策略是通过摄入活性细菌来补充肠道菌群，而益生原的策略是刺激已定植于肠道有益菌群的繁殖和活性。所有的益生原都有这些特点，它们绝大多数通过胃和小肠时不被消化，在结肠中能选择性地刺激有益菌群，这并不是说益生原在理论上不能设计为针对胃和小肠的靶细菌。但是目前研究针对的靶细菌多为双歧杆菌，它绝大多数定植于结肠，重要的是，益生原不能刺激潜在的有害菌群的繁殖和致病作用。截至目前，绝大多数益生原是非消化性碳水化合物，尤其是寡聚糖。因为目前益生原可促进双歧杆菌繁殖，它们也经常被称为双歧促进因子或双歧因子。传统认为乳酸杆菌和双歧杆菌被用作益生菌以维护肠道，但是，在本章后面将要讨论，更广泛地调节微生态代谢活性，对促进肠道健康更有价值。

益生原已经被认为有许多保健作用，它可以通过非直接补充，促进原籍菌生长以调整肠道菌群。作用机制大部分停留在理论上，但随着我们对肠道细菌认识的深入，这类研究也会取得相当的进展，可能的益处包括预防肠道炎症、促进矿物质的吸收、免疫调节、短链脂肪酸的营养和抗肿瘤作用、增加粪便量、降低细菌代谢的活性作用。

3. 双歧因子和益生原发展概况

早在 1954 年 Gyorgy 等就发现了双歧杆菌，它被认为是牛奶或初乳中的成分，包括一系列氨基糖和非糖基酚蛋白肽，乳清中的糖蛋白与乳酸菌素也显示双歧因子的潜能。

在人乳主要成分分析鉴定中，发现非消化性寡聚糖（NDO_3）可成为母乳喂养儿肠道菌群中双歧杆菌占绝对优势的重要因素，这样就更加深了人们对双歧因子的兴趣，相对照牛乳配方喂养儿（人工喂养）其肠道菌群演变成混合型，可能与缺乏双歧因子有关。

人乳寡聚糖（HMO_3）过于复杂，不少成分目前尚不能合成，但有些 HMO_3 都显示出类似于人乳中寡聚糖的双歧因子作用，日本光冈知足率先研究了乳果糖、低聚果糖、低聚半乳糖等调节肠道菌群的作用，尽管研究早期缺乏严格的设计，但作为先驱者为后来的研究奠定了重要基础。

在 20 世纪 80 年代末和 90 年代初使用益生剂调整肠道微生态平衡的研究逐渐兴起，Gibson 和 Robefroid 在 1995 年提出"益生原"的概念，与益生剂一起促进肠道菌群的生长。Gibson 与 Roberfroid 把双歧因子的概念拓宽，涵盖了任何潜在有益菌群有特殊刺激作用的情况。益生剂和益生原存在明显的协同作用，因此同时含有益生原和益生剂成分的食物被称为"合生原"。

4. 益生原的提取、制备、应用

目前存在益生原的碳水化合物、最常被用做功能性食品成分的益生原是非消化低聚糖 NDO_3，它在市场上有许多不同的型号，这些 NDO_3 大多数是许多普遍食品的天然成分，包括蜂蜜、牛奶和各种水果蔬菜。在商业上，它们通过 4 个主要过程被加工为各种食品成分。

（1）从植物中提取纯化，如大豆低聚糖；

（2）控制多糖酶的降解；

（3）从双糖进行酶的合成；

（4）化学的异物化作用；

（5）限性淀粉或限性糊精。

　　在几乎所有报道中，市场上寡聚糖产品含有两大系列，不同分子质量的寡聚糖的结构经常在糖成分之间由不同的糖苷键连接，截至目前关于益生原作用最大的研究报告和最初的证据是源自寡聚果糖粉。人体研究已证实低聚半乳糖和低聚果糖属于益生原物质。Boehm 等（2000）曾经总结了 28 个关于寡聚半乳糖和 fruetans 的生理作用的人体研究，许多研究持续了 1～3 周，市售高等级寡聚糖，每天口服 8～15g，口服菌粉剂量高达 40g/d。他们列举了关于低聚半乳糖应用于 238 个志愿者的一项研究，这些研究只在健康志愿者中进行，结果受试者肠道通畅、食欲增加，检查发现血胆固醇、血脂降低至正常值等。

　　虽然部分其他 HMO$_3$ 有一些不太严格的研究成果，但至少显示了它们作为益生原的潜能。它们包括乳蔗糖、低聚果糖、低聚木糖、低聚壳糖和大豆低聚糖，另外在小规模人体口服实验研究中，低聚乳糖、低聚果糖被证明具有双歧因子作用。

　　有证据显示部分食物纤维可比不消化的淀粉和植物胶类更具有益生原的潜能，但截至目前在人体内和动物内研究有限，这些大分子碳水化合物在肠道中可能优于迅速酵解的寡聚糖，它们减少了肠道中因迅速生成气体所产生的渗透压作用，而这些作用可能导致肠道不适，尤其是大剂量 NDO$_3$（>15～20g/d）可出现腹泻和腹胀。另外它们作为糖酵解底物可在结肠维持更久，而结肠中缺少糖类被认为可促进产毒细菌生长，可使患结肠癌的危险性增加。

　　通过益生原的分子结构可推测其生理作用，因为菌类可以利用它作为肠道中的碳源或能源，而促进双歧杆菌原籍菌生长，这对所有检测都有反应。一些已经发现和正在研究的益生原，包括乳果糖、半乳寡聚糖和不消化的纤维，被广泛地报道可促进肠道乳杆菌生长。事实上，一些乳酸杆菌已经显示有利用寡聚果糖的机能。除此之外，双歧杆菌可在胃肠道中保持这些代谢底物的益处，提供针对益生乳酸菌的有利条件，有条件深入地研制直接作用于乳酸杆菌的新型益生原，在服用益生原期间有益菌的数量增加，经常伴有腐败微生物如梭状芽孢杆菌、类杆菌和肠杆菌的相对减少，或许是由于 SCFA 产物的抗菌作用，结肠内环境酸化或直接有抗菌作用。

5. 对肠道中双歧杆菌数目的调控

　　人类肠道中微生态的成分，一般随年龄增长而改变，益生原的特殊性在于针对目标特殊菌种数目增加，本节将仅述益生原如何根据有关的自身特殊的肠道菌群特性对人体特定菌产生作用，为目前关于其保健作用提供有益的证据。

　　（1）婴儿双歧杆菌在婴儿出生后不久就定植于人体肠道中，在母乳喂养儿中，它们甚至在微生态中占绝对优势。双歧杆菌在数量上占绝对优势是由母乳中的双歧因子成分功能化（低聚糖）所介导。事实上，人乳中寡聚糖 HMO$_3$ 是天然的益生原，乳中寡聚糖的浓度（5～10g/L）是牛乳含量的 100 倍（0.03～2mg/g）。HMO$_3$ 十分复杂，已分析出超过 130 种结构，每一种寡聚糖都是由葡萄糖、半乳糖、唾液酸、岩藻糖和 N-乙酰葡萄糖以不同键和形式结合，具有不同的构型和连接方式。

　　与母乳喂养相比，牛奶配置的奶粉喂养儿形成的肠道微生态就更复杂，双歧杆菌数量较少，而梭状芽孢杆菌和肠球菌数目较多，另外还发现配方奶粉喂养儿有较高的粪胺和其他潜在有害的细菌产物。使用 FOS 和 GOS 可以拟产生类似 HNO$_3$ 的双歧因子作用，但是越来越多的证据显示 NDO$_3$ 的作用小，它们对胃肠道的双歧因子作用包括阻

止病原菌对肠黏膜的黏附和形式识别机能中的作用，因此 N-乙酰神经氨酸提取物或
sialyl-laccus 经常被加至婴儿配方奶粉中。NDO₃ 的复杂性阻碍了商业上合成它们完整
构成的尝试，即使已经采用了化学和生物技术手段合成特定的寡聚糖。针对寡聚糖婴儿
配方奶粉的市场已具备，更接近替代 HMO₃ 的所有特性，对于合成研究毫无疑问将继
续进行。

（2）对于免疫成熟的作用。越来越多的人认识到肠道微生态对宿主免疫系统的健康
发育的重要性，包括适当产生对食物抗原的耐受性。已经检测到健康婴儿与常患异位性
湿疹的婴儿的肠道菌群存在差异，这些差异包括过敏性婴儿的粪便中双歧杆菌的种类，
更像成人的菌种，如以青春双歧杆菌占优势，而不是像通常婴儿肠道中两歧双歧杆菌、
短双歧或长双歧占优势。

最近有人发现益生菌可使异位湿疹的严重性得到缓解，这一研究引起大家关注，人
们自然想到益生原能否达到类似的效果。其可能机制包括刺激 Th1 细胞和（或）调节
T 细胞。Nagura 等（2005）检测了 IgE 介导和鼠对卵清蛋白过敏动物模型的对照研究
中服用棉籽糖能够使 Th2 免疫失衡得到纠正，口服用相对大剂量的棉籽糖能够激发抗
衡 Th1 免疫反应，减弱 Th2 细胞活性，抑制针对卵白蛋白过敏长期反应的血清 IgE 的
合成采用相似的模型。Yoshida 等（2004）使用双歧因子藻酸盐寡聚糖其机制与棉籽糖
类同，必须通过肠道菌群起作用，这提示益生原在抑制过敏反应方面能够替代益生菌的
有益作用。

（3）成人结肠菌群中双歧杆菌的比例随着断奶和进食固体食物而降低，在成人粪便
中，它们占细菌总数的比例是 10%～25%，即便它们在盲肠细菌总数中会有相对较高
的比例，每克肠道组织分泌物中双歧杆菌的数目从盲肠到结肠要升高大约 100 倍，在健
康成人的大便中，每克中双歧杆菌的数目一般在 $10^8 \sim 10^{10}$ cfu，这些数据代表了典型的
双歧杆菌的细胞密度。在没有可知的相反作用的情况下，一定比例健康成人的胃肠道中
双歧杆菌数目较低，还需要确定在一个稳定的微生态中双歧杆菌的数目是如何影响人体
的长期健康的。在天然的含有低水平双歧杆菌的个体中，其他具有相似功能的微生物可
能形成相似的生态小境在肠道中发挥相似作用。

截至目前，从人体服用实验来看，服用益生原能够使人结肠中双歧杆菌数目升高，
比如 NDO₃ 每日按常规口服 10～11g，能够使双歧杆菌数目增加 10～100 倍。但是很多
因素可能会影响双歧杆菌数目增加的幅度，最重要的是最初胃肠中的数目。在使用低聚
果糖的比较差异性研究中，Rao（1999）发现对双歧因子的反应程度与最初的双歧杆菌
数目成正比，而没有显示出明显的剂量依赖性。在已经定植有大量双歧杆菌的个体中，
口服益生原几乎不能更进一步升高双歧杆菌的数目。

青春双歧杆菌、链状双歧杆菌、假小链双歧杆菌、两歧双歧杆菌和长双歧杆菌是比
较常见的成人肠道中的双歧杆菌菌种，在不同个体中存在一定差异。截至目前，还没有
出现清晰的理论说明一种双歧杆菌胜过其他菌种。实际上，想实现在属的水平上大规模
的转换双歧杆菌的数目相当困难，即便是人们所期望的。在针对这一问题的一项研究
中，健康成人志愿者服用每日 8g 的寡聚半乳糖，并没有使他肠道中的双歧杆菌组分在
种的水平上发生显著的改变。Harmsen 等（2002）在一项研究中给成人志愿者服用每
日 9g 菊粉，除了检测到双歧杆菌总数增加外，双歧杆菌的种类、组成可在数月中保持

一个相当稳定的状态。由此可能提示，每日的饮食变化对细菌（菌群）这类的动态变化也影响甚微。

即使益生原不能使所有个体的菌群演变，如果能对菌群的代谢活性进行有利的调节，它们仍然能对服用者产生良好的作用，理论解释为 SCFA 产生或增加对结肠上皮有益的维生素，或合成拮抗性产物以增加或提高拮抗病原菌的定植能力。Tannock 等（2004）采用分子生物技术来研究寡聚半乳糖或低聚果糖对肠道中的菌群种系发生（DNA-DGGE）和代谢（RNA-DGGE）的影响，采用 DNA-DGGE 方法未发现细菌的组成有明显的变化（使用传统的培养方法），双歧杆菌总数也无增加，RNA-DGGE 分析发现益生原提高包括双歧杆菌在内的部分细菌的活性。进一步研究需要确定细菌的代谢活性对宿主健康有何影响（良性或恶性的）。揭示益生原可在体内产生特定的调节作用，目前的研究还没有揭示这种作用的机制。

第三节　生 态 营 养

微生态学是研究正常微生物群、宿主与环境构成相互依赖、相互作用的微生态系的客观规律的科学，受到联合国粮食与农业组织和世界卫生组织的有关专家的重视，对益生剂相关问题专门开了二次国际会议。微生态学科已作为医学的基础学科成为 21 世纪主要的交叉学科之一，登上了医学神圣的大雅之堂。

微生态学所研究的是正常微生物群、宿主与环境所构成相互作用相互依赖的微生态系客观规律的学科，是生态学的微观层次的研究，也是细胞或分子水平的生态学。生态营养学又是一门生态学与营养学交叉融合的学科。微生态营养又是生态营养的微观层次的研究，是研究正常微生物群-宿主-营养相互交叉、相互影响的学科分支。

生态营养是指输入生态体系中营养物质，不是被体系中宿主而是被体系中正常微生物群吸收和利用既维持微生态体系的稳定和发展即促进动态平衡状态，反过来又有益于宿主的健康。

这种给予微生态系统输入营养而影响微生态体系的稳定和发展，尤其是影响到宿主健康的营养称之为生态营养。

生态营养强调给予体系营养其直接受益者是正常微生物群，而间接受益者既是微生态体系，又涵盖宿主在内，益生原就属于生态营养之列。

一、生态营养主要物质——益生原

生态营养物质是微生态学应用的第二部分，即称为益生原（prebiotics），最早由 Gibson 和 Robefroid 在 1995 年提出，它的定义是一种不被宿主上消化道消化的营养物质，直达结肠能选择性刺激一种或数种生理性细菌生长增殖，从而起到增进宿主健康的作用。因此作为益生原必须符合三个条件：

（1）人类尚无此类消化酶，而不能在宿主的上消化道分解利用；

（2）直达结肠由一种或数种生理性微生物分解和利用，从而促进它们的生长和繁殖；

（3）刺激正常微生物群增殖而促进宿主健康。

符合益生原要求的物质目前包括两大类，一是功能性低聚糖，二是抗性淀粉。关于功能性低聚糖，它是由 3～10 个单糖聚合在一起，并具一定的生理功能（如防龋齿或促进双歧杆菌生长）的糖类。目前已有 1000 多种，而作为益生原使用的已有几十种。

二、益生原主要生理功能概述

（1）促进双歧杆菌生长，调整肠道微生态系，促进微生态平衡，改善肠道功能，保证宿主（人、动物、植物）健康状态。益生原类物质之所以称之为生态营养物质是由于人们食用益生原后，人类本身因无相应的消化酶而不能分解和利用，而双歧杆菌等生理性细菌含有分解这些低聚糖的酶，可以充分分解利用，反过来又促进其增殖，影响整个生态系统改变。众所周知在人的胃肠消化道中定植着 40～50 个菌属近 1000 种微生物（正常菌群）。由悉生生物和无菌动物研究证实双歧杆菌基本上是人体不致病的生理性细菌，其数量为 $10^9 \sim 10^{10}$ cfu/g。专性厌氧菌故又称为原籍菌之一，参与宿主消化、营养、代谢、吸收免疫功能和抗感染及抗衰老过程，它伴随着人的从生到死的全过程，只有人在生病、衰老时数量才会减少，它的减少或消失又往往反映了和谐的微生态系出现了病理变化或不平衡。微生态系的核心问题是双歧杆菌的数量和种类，它对人类健康，长寿都有较大的影响，并对动植物产品质和量都具重要的影响，所以说双歧杆菌的研究是微生态学中心问题一点也不为过。

Mitsuoka（1987）在 23 名老年（50～60 岁）患者进行试验，每日在膳食中添加低聚果糖 15g，为期二周，双歧杆菌的检出率从 87% 增加到 100%，数量增加了 10 倍多。Wang 和 Gibson（1993）在 8 名志愿者的试验中，每天补充低聚果糖 15g，而对照组志愿者每日给 15g 蔗糖，试验组大便中双歧杆菌的检出率从 17% 增加到 82%，而对照志愿者双歧杆菌大便检出率无改变。可见益生原是通过双歧杆菌增殖来参与微生态平衡的调节，而起到保护宿主健康的生态作用。

（2）调节血糖、降低血脂和胆固醇，有利于糖尿病、冠心病、高血脂等疾病的防治。Yamashital（1992）对非胰岛素依赖（2 型）糖尿病患者口服益生原（低聚果糖和水苏糖）2 周后发现其有明显降低血糖的作用。益生原可促进双歧杆菌生长，而双歧杆菌可以产生胆酸水解酶，将结合游离胆酸，而游离胆酸可与胆固醇结合生成混合液（或形成粪和尿胆元类物质）排出体外。这种结合和转变一般需在酸性环境中进行，即双歧杆菌大量增殖后产生大量短链脂肪酸而使结肠局部 pH 下降形成酸性环境。此外双歧杆菌和益生原（作为水溶性纤维）也可吸附胆固醇随大便排出，故可调节血脂。此外低聚果糖等益生原物质在动物实验得到证实，它可以被肠内双歧杆菌转化成丙酸，吸收入肝脏后可抑制胆固醇生成酶类活性而抑制胆固醇的合成，这一机制仅在动物实验中得到证实，当然这一机制还有待人体实验证实。还有双歧杆菌产生的乙酸盐能抑制肝脏中葡萄糖转化为脂肪。此外益生原类物质如大豆低聚糖或低聚果糖都可以作为水溶性膳食纤维，在胃肠中可以和脂肪形成纤维-脂肪复合物，部分直接排出体外减少了人体对脂肪的吸收。Yamajaki 等（1982）给 12 名 69 岁老人每天服低聚果糖 8g，结果双歧杆菌数增加了 10 倍，大便排出胆固醇增加到 4 倍。给大鼠喂饲低聚果糖，能显著地降低血清总胆固醇和磷脂，而改变血清中游离脂肪酸浓度则不明显，这种作用可能是由于肝脏合成胆固醇减少而形成的。

（3）提高免疫力，可用于预防肿瘤。

低聚果糖等益生原物质可通过增殖双歧杆菌及其胞和分泌物刺激机体产生大量免疫物质，如 S-TGA 免疫球蛋白，其可降低过路细菌附着于宿主的肠黏膜组织能力，此作用是其他免疫球蛋白的 7～10 倍，此外大量双歧杆菌对肠道免疫细胞产生强烈的刺激，增加抗体细胞数量，激活巨噬细胞活性，强化人体的免疫系统。另外低聚果糖类益生原能与毒素、病毒和真核细胞表面相结合，成为外源性抗原佐剂，减缓抗原的吸收，增加抗体的效价，从而提高机体的细胞和体液的免疫功能。这种免疫抗原的刺激作用包括低聚糖益生原在内。

Shuichi 等（2002）报道肠道是人体最大的免疫器官，拥有人体免疫细胞（淋巴细胞）的 60％～70％，占人体肠道中免疫球蛋白 IgA 总量的 60％。在动物试验中用人工诱发肠癌的鼠作实验表明，饲料中添加低聚果糖对肿瘤发展有抑制作用，推测与机体的免疫系统有关。此外益生原类物质能促进双歧杆菌生长和抑制其他肠道过路菌的活性，这些过路菌（或腐败菌）产生的 β葡萄酸酶、偶氮还原酶、硝基还原酶等具有催化前致癌原转化成致癌物的作用。双歧杆菌增殖可有效降低这些酶的活性及其重要的生理作用。

（4）促进钙、镁、锌、铁等矿物质元素吸收。

低聚糖、水苏糖等益生原之所以促进钙等矿物质元素的吸收，主要是促进双歧杆菌及乳酸杆菌等生理性细菌增殖，产生短链脂肪酸使肠道 pH 下降便于钙、镁、锌、铁等复合物发生溶解和吸收。另一种原因是钙等阳离子被修饰成低电荷量 Ca-H 钙氢复合物，而更容易通过黏附，或者是质子化的短链脂肪酸在双歧杆菌增殖时可通过直接扩散（开启钙离子通道）而进入肠道细胞被吸收。

益生原物质除了包括功能性低聚糖外，还应包括抗性淀粉在内，所谓抗性淀粉为"健康者小肠中不吸收的淀粉及其降解产物"。后者的作用与功能性低聚糖同等重要。

三、益生原——功能性低聚糖产品开发应用概况

早在 20 世纪 50 年代人们就开始了食品新糖源的研制开发工作，像比利时的 ORAFTJ 公司、德国的 TienseSFJ，大多数是 70 年代兴起的，他们开始的研究也是从菊苣水浸提取菊粉开始的，进而开发出低聚果糖以及低聚半乳糖等产品。发达国家的欧洲出现营养过剩的现代病或亚健康状态，所以欧洲市场上人们对功能性低聚糖较为普遍接受，如中青年人由于工作繁忙，压力过大，加之处于骨骼迅速生长旺盛时期，在啤酒中加入益生原类物质，可保证人体骨骼的良好发育，并可预防成年后的骨质疏松症。此类情况在育龄期妇女也普遍存在，对于老年人主要是用于延缓衰老，（这样也有意识选择益生原产品）。因此益生原产品在欧洲市场很快就兴盛起来。日本也是 70 年代前后发现许多新的酶制剂（微生物的酶制剂），使人们可以大量工业化生产各种功能性低聚糖类。以后由 Fuller 提出益生菌（probiotic bacteria）的概念，到 80 年代由 Mitsuoka 首先证实各类低聚糖主要可以选择性促进双歧杆菌生长，这样在理论上进一步推动低聚糖的开发和研究，并为其广泛的应用打下了坚实的基础。到 90 年代末，日本差不多开发出 400～500 种低聚糖，其产量高达 85 000t，产值达 110 亿日元。

我国低聚糖的产业大概从 20 世纪 70 年代初开始，到 80 年代末 90 年代初，我国拥

有自主产权的功能性低聚糖——水苏糖开发成功（西安大鹏生物科技股份公司和西安德施普生物制品有限公司），天元甘露液（国产低聚果糖）由云南天元国际商务集团股份有限公司开发生产，这些产品的开发和研制证明我国的益生原产业跟上了世界发展的步伐，其产品质量和性能丝毫不比日本和欧美产品逊色。

四、主要益生原产品简介

1. 低聚异麦芽糖

低聚异麦芽糖是以淀粉为原料，在淀粉酶水解其他微生物糖苷基转移酶作用下生成，经沉淀脱色离子膜净化浓缩而成。它是一种含异麦芽糖、异麦芽三糖、异麦芽四糖和潘糖以及五糖或以上分枝低聚糖的混合糖浆，其中主要成分是异麦芽糖、异麦芽三糖和潘糖，三者含量应在35%以上，总分枝低聚糖含量应为50%以上。其他是葡萄糖、麦芽糖、糊精等，甜度一般为蔗糖的40%～50%，低黏度加入其他食品中不影响其他食品的结构和风味。尤其是它耐热、耐酸稳定性好，水活度低，可保持食品不易老化，其食用量每日15g，服用一个月左右，肠道双歧杆菌增加。它除了双歧杆菌增殖外还具有一定的防龋作用。

2. 低聚果糖

一般可以从植物菊粉中萃取。以蔗糖为原料加入β-果糖转移酶和β-呋喃转苷酶发酵，开始是蔗糖分子被β-呋喃果糖苷酶作用生成果糖和葡萄糖，其与酶生成复合体的果糖基加水合成果糖，酶被还原出来重新起催化作用。而同时如果该果糖基-酶的复合体与另一分子蔗糖结合而形成的蔗果三糖，如果是果糖基-酶的复合体与蔗果三糖再结合就形成蔗果四糖或蔗果五糖，故低聚果糖是蔗果三糖、蔗果四糖、蔗果五糖及其混合物。此类低聚糖也广泛地存在于自然界，如菊苣、香蕉、芦笋、大蒜、洋葱等。常见食物中其甜度为蔗糖的30%～60%，具有一定的保湿性，热稳定性较好，在酸中热稳定性差，有抑制淀粉回生作用，保存温度在接近中性环境内较好。它是低热量物质，能量值仅为蔗糖的1/3，是较好益生原物质，除两歧双歧杆菌外对其他的双歧杆菌都有较好的促进作用，每日服8g即可。

3. 大豆低聚糖

从大豆可溶糖中提取，主要含棉籽糖（蜜三糖）和水苏糖（四糖）、毛蕊花糖（五糖）等混合物，目前我国从生地和泽兰等中药中采用低温物理的分离技术获得大豆低聚糖，其过程用水作为溶媒，既无热敏问题又无有机溶剂残留问题。大豆低聚糖广泛存在于大豆、泽兰、生地等植物中，其甜度仅为蔗糖的22%，具有相当的保湿性，黏度略高，酸热稳定性好，低分解度。它也是较好的益生原物质，除两歧双歧杆菌外，对其他的双歧杆菌都有较好的促进作用，对原籍菌如吉氏、产黑色素类杆菌及嗜酸乳、唾液乳杆菌都有较好的促进作用。日服3g即可。

4. 低聚木糖

是以木聚糖为原料经过部分降解而获得的。木聚糖在自然界中广泛存在，是半纤维素的最主要成分，它是2～7个木糖以β-1,4-糖苷键连接起来的木聚糖。低聚木糖甜度具有砂糖的40%，酸热稳定性强，持水能力强，既低热值又有一定的抗龋作用，对青春双歧杆菌和肠双歧杆菌有较好的促进作用，对婴儿双歧杆菌作用不定，而对两歧双歧杆菌和短双歧杆菌无促进作用。它除了对唾液杆菌和吉氏、黑色素类杆菌有促进作用，对脆弱类杆菌和肺炎克雷伯氏菌也有一定的促进作用，对爱氏巨球菌也有些促进作用，尽管对双歧杆菌促进作用较局限，但是对其他过路菌促进作用也小，从理论上属于中等度益生原类物质，日服 0.7g 即有效。

5. 低聚半乳糖

低聚半乳糖是用乳糖作原料，在高浓度下用霉菌的 β-半乳糖苷酶即乳糖酶催化而成，其主要成分是一种三糖 6′-半乳糖基的乳糖。它是母乳中区别人工喂养的功能性低聚糖之一，促进所有的双歧杆菌生长，包括两歧双歧杆菌在内，但对一些过路菌包括大肠杆菌和肺炎克雷伯氏菌也有相当的促进作用，从理论上也属于中等度较好的益生原物质之一，日服 10g 即可。其甜度只是蔗糖的 20%～50%，对酸热稳定性好。

五、益生原产品的临床和保健方面的应用

（一）临床方面应用

（1）益生原还可用于亚临床肝性脑病（SHF）的防治。亚临床肝性脑病是指一肝硬化患者在临床上无肝性脑病表现，但在接受严格的心理测试或大脑诱发电位时表现异常。国外肝硬化患者中亚临床肝性脑病的检出率约为 60%～70%，亚临床肝性脑病患者智力和操作能力低下，我国李瑞军等（2001）首先报道使用益生原——中药提取物水苏糖对亚临床肝性脑病有预防作用，可提高患者的生活质量，是减少患者可能发生事故的隐患。用法：水苏糖每次 1～2g，每日 3 次。

（2）免疫耐受和免疫功能极度低下患者益生原的选择使用。

①临床上使用益生剂 3～7 天后病情无好转或有症状加重现象或病情出现反复时，可能是患者对已选用的益生剂产生了免疫耐受，此时在严密观察病情的情况下，首选益生原制剂。如低聚果糖（水剂或粉剂）口服每次 2g，每日 4 次，水苏糖每次 1g，每日 3 次。

②年老体弱免疫功能极度低下的患者在选用益生剂慎之又慎时，不妨大胆地选择益生原制剂。如低聚果糖（水剂或粉剂），口服每次 2g，每日 4 次，水苏糖每次 1g，每日 3 次。

（3）对抗生素相关性腹泻或肠炎除了选择益生剂外还可以选择益生原，可用低聚果糖（水剂或粉剂）口服每次 2g，每日 4 次或水苏糖每次 1g，每日 3 次。对抗生素相关性腹泻较为严重者还可以选益生剂加益生原。

（4）对中度以上或反复发作的习惯性便秘者，选用益生原（水苏糖、大豆低聚糖、低聚果糖、低聚木糖、异麦芽糖、低聚半乳糖等）或益生剂都可以。

（5）对慢性肝病（包括肝硬化）或 IBD 等症，益生原都可以作为辅助用药，用时临床治疗。例如，对慢性肝病患者曾做过不少报告，发现这类患者肠道菌群中双歧杆菌往往减少，肠黏膜屏障往往因缺少双歧杆菌而通透性增加，极易形成内毒素血症，而内毒素血症又进一步加重肝脏损伤。因此对于慢性肝病患者，每日给予益生原制剂有利于促进双歧杆菌增殖，有利于生物屏障的建立，也有利于减少内毒血症对患者的损害。

（二）作为保健品的应用

1. 预防结肠癌的应用

对有结肠癌的家族史年纪较大经常大便不规则的情况或处于亚健康状态，建议这些人群可长期服用益生原制剂，有利于预防结肠癌的发生（SYNCAN 项目 Pool-zobel，2006），用法为服用低聚果糖每次 2～3g，每日 4 次，也可用水苏糖每日 3 次，每次 1～2g。

2. 降低血脂、胆固醇、预防冠心病

前面已提到其机制，这里就不重复。益生原用于高血压时间宜长，要坚持服用，一般 3 个月为一疗程，2～3 个月方见其效。用法：低聚果糖每天 4 次，每次 2～3g。也可用水苏糖制剂每日 3 次，每次 1～2g。

3. 预防肥胖症，防止脂肪肝

用法：低聚果糖每天 4 次，每次 2～3g。也可用水苏糖每日 3 次，每次 1～2g。

4. 益生原可以防治人们的亚健康状态，尤其是抗衰老，是人们比较公认的保健品

因为益生原可促进双歧杆菌增殖，抑制肠内腐败菌产生，防止胺、氨、吲哚、硫化氢等有害物质对机体的损害，尤其是降低血氨，减少氨分子对脑细胞的损害。此外双歧杆菌产生抗衰老的酶 SOD 超过氧歧化酶和谷胱甘肽-过氧化物酶（SH-PX）可降低组织和血浆 LPO 水平，从而减轻氧自由基对体细胞的损害，延缓细胞老化过程。用法：低聚果糖每天 4 次，每次 2～3g。也可用水苏糖制剂每日 3 次，每次 1～2g。

第四节　合　生　原

合生原（synbiotics）制剂是益生剂与益生原相结合的制剂，也是益生剂和益生原进一步开发出来的新制剂类型。合生原制剂既能补充生理性活菌，以调整和促进机体微生态平衡和酶平衡，并赋活机体的免疫机制，又能提高机体的定植抗力；并且更进一步补充了促进了益生菌增殖或定植益生原类物质，后者可选择性促进一种或数种生理性细菌生长和增殖，并提高在宿主胃肠道中生理性细菌的存活力、增殖力和定植力，从而较全面提高宿主健康。

合生原一词于 50 年代确立，成为微生态应用领域中三大支柱之一，大约在 70 年代末 80 年代初，国内由胡宏教授、蓝景刚博士首先将这一词引进中国。

关于合生原制剂开发必须遵循两条原则：一是益生原选择必须具有菌种的特异性，二是益生剂（益生菌）选择具有宿主的依从性，即受到制剂作用的限制。

首先合生原不是益生剂与益生原简单的混合即所谓的 1＋1＝2；而是益生剂＋益生原，其生理作用必须叠加即所谓 1＋1＞2，事实上益生原类物质已超过 1000 种，补充益生原制备合生原不是随心所欲地随便加减，一般所选择的益生原物质既有促进制剂中益生菌增殖，又具有促进宿主体内益生菌生长、增殖的作用。如果在益生剂中加入的益生原不能促进制剂中益生菌增殖，又不能促进宿主体内的益生菌生长、增殖，这种组合就不能称为合生原。如用异麦芽糖类加入两歧双歧杆菌（益生剂）的组合，这种组合只能称为益生剂和益生原的混合制剂，不能称之为合生原，因为制剂中的异麦芽糖类（益生原）并不能促进制剂中两歧双歧杆菌生长，从这点来看益生原的选择对制剂中益生菌一般具有种的特异性，只有这种选择才能很好促进制剂中益生菌生长，可见合生原制剂中益生原既可促进制剂中双歧杆菌生长增殖，还能够促进宿主肠道中生理性细菌如双歧杆菌生长增殖甚至定植，这种合生原中 1+1 才会大于 2。

另一方面，对于合生原中益生剂的选择具有宿主的依从性，即受制剂作用所限。这段内容就是告诉大家，开发一个益生原制剂，应根据需要即宿主的依从性选择益生剂，可供选择的益生菌有上百种，其选择原则是据宿主的依从性，一般以选择原籍菌-双歧杆菌为主，例如用于儿童缓解食物过敏的合生原制剂，一般以选青春双歧杆菌作为益生剂，因为据不少的研究报告证实，不少儿童食物过敏症与他们携带的青春双歧杆菌为原籍菌有关，所以这类合生原开发宜选择婴儿双歧杆菌或长双歧杆菌等益生剂为妥，了解益生剂选择的对宿主的依从性，开发出来的合生原制剂，才会有事半功倍的效果。

目前合生原开发的产品主要用于：

延缓衰老的保健品：主要延缓衰老的进程，并有降血脂降胆固醇等生理作用；

儿童保健品：可用于儿童消化不良和营养不良的防治；

缓解宿便，改善胃肠道功能；

烧创伤患者内源性感染的防治；

可能成为防治消化道疾病的专用制剂。

合生原的研制开发将成为微生态制剂极其重要的研究方向，微生态研究工作者应积极致力于这方面的研究，为人类的健康保证作出应有的贡献。

附：我国主要益生剂种类简介

1）金双歧

由内蒙古双奇药业股份有限公司生产，由深圳市万泽药业有限公司总经销，药品主要含有长双歧、保加利亚乳杆菌、嗜热链球菌及低聚糖、脱脂奶粉，压片而成，是复合原籍菌制剂。主要适应证：急慢性腹泻、习惯性便秘、结肠炎、小儿厌食、消化不良；也可治疗因使用抗生素、放疗、化疗而引起的胃肠不适，可改善肝功能、提高免疫力。本品为真空密封包装的片剂，每片含长双歧 0.5×10^7 cfu（0.5g/片）；而保加利亚乳杆菌和嗜热链球菌为不低于 0.5×10^8 cfu。

2）培菲康

由上海信谊医药集团有限公司生产，药品主要含有长双歧（每克含 10^8 cfu）、嗜酸乳杆菌（每克含 10^8 cfu）、粪链球菌（每克含 10^8 cfu），本品为每粒胶囊含菌粉 210mg，保存在冷藏箱中有效期为两年。

主要适应证：肠道菌群失调引起腹泻和腹胀；也可用于治疗轻中度急性腹泻和慢性腹泻。同类产品还有贝飞达胶囊，由晋城海斯药业有限公司生产。

3）常乐康

由山东科兴生物制品有限公司生产，药品是主要含有酪酸梭菌、婴儿双歧杆菌的二联活菌复合原籍菌制剂胶囊，每粒胶囊含菌粉 420 mg，散剂每包含菌粉 500 mg，冷藏 2～8℃保质期为 1 年 6 个月，保质期内含酪酸梭菌不低于 1.0×10^7 cfu/g，含婴儿双歧杆菌菌粉不低于 1.0×10^6 cfu/g。主要适用于急性非特异性感染引起的急性腹泻，抗生素，慢性肝病等多种原因引起的菌群失调及相关性腹泻及消化不良。

4）丽珠肠乐

由珠海丽珠医药集团股份有限公司生产，药品主要含有青春双歧杆菌单一的原籍菌制剂，成品胶囊，宜保存在 2～8℃暗处，保质期为一年，内含活菌数 $1.0×10^8$ cfu/粒，主要用于治疗肠道菌群失调引起的肠功能紊乱（如腹泻、便秘、内毒素血症等疾病）的治疗。

5）四联活菌片（思联康活菌片）

由吉林威特药业有限公司生产，药品每片主要含有婴儿双歧杆菌 $0.5×10^8$ cfu，嗜酸乳杆菌 $2.5×10^7$ cfu，粪链球菌 $2.5×10^7$ cfu，蜡样芽孢杆菌 $2.5×10^7$ cfu，真空包装片剂，低混保存期 1 年。主要适应证：治疗由菌群失调引起的腹泻、便秘、结肠炎及小儿消化不良等。

6）整肠生

由沈阳第一制药厂生产，共生菌菌制剂，药品主要含有地衣芽孢杆菌，含量为 $2.5×10^8$ cfu/g，常温下保存两年。主要适应证：治疗由菌群失调引起的腹泻、便秘、肠炎及消化不良等，尤其是对葡萄球菌及酵母菌有相当的拮抗作用，本品对抗生素相关的腹泻也有一定的辅助治疗作用。

7）妈咪爱与美常安

由北京韩美药品有限公司生产，药品主要含有枯草杆菌、屎肠球菌，每粒含枯草杆菌 $5×10^7$ cfu，屎肠球菌 $4.5×10^8$ cfu。为共生菌制剂，常温下保存，保存期为两年。妈咪爱为散剂还含有几种维生素及矿物质如钙、锌等儿童所必需的元素。主要适应证为小儿消化不良、腹泻等。美常安为妈咪爱的同类产品的成人制剂，主要适应证为成人腹泻、便秘及抗生素相关性腹泻等。

8）阿泰宁

由青岛东海药业有限公司生产，药品主要含有酪酸梭菌；本品为 420 mg/粒，含活菌数 $1.0×10^7$ cfu/g，成人为酪酸梭菌口服胶囊，儿童为酪酸梭菌口服散剂。常温下干燥处保存，保质期为两年。主要适应证为：因肠道菌群紊乱引起的各种消化道症状，以及相关的急慢性腹泻和消化不良。

9）源首胶囊

由河南安阳源首制药有限公司生产，药品主要成分为蜡样芽孢杆菌，胶囊剂，每粒含菌粉 0.25g，活菌数是 $2×10^7$ cfu。保存时间为 2 年，主要适应证：菌群失调引起的腹泻，包括儿童的消化不良、肠炎以及肝病和手术后辅助用药等。

主要参考文献

胡品津.2006.益生菌治疗炎症性肠病的研究.见:炎症性肠病的研究进展.广州:广东科技出版社.229～234

李端军,唐晓山,杨昭徐.2001.中首提取水苏糖/亚临床时性胞病的预防作用.中国新首杂志,6;32～34

熊德鑫.2000.现代微生态学.北京:中国科技出版社.58～71

郑跃杰.2006.肠道菌群与过敏性疾病.见:全国小儿微生态第五次学术会议论文汇编.16～20

宗莉,杨立明,张传卫等.2006.益生菌及其细胞组分的免疫调节作用.微生物学杂志,26;92～95

Bjorksten B.2004.Effects of intestinal microflora and the environment on the development of asthma and allergy. Springer Semin Immun,25;257～270

Braat H,de Jong E C,van den Brande J M.2004.Dichotomy between Lactobacillus rhamnosus and Klebsiella pneumoniae on dendritic cell phenotype and function. J Mol Med, 82; 197~205

Braat H, van den Brande J M, van Tol E A et al. 2004. *Lactobacillus rhamnosus* induces peripheral hyporesponsiveness in stimulated CD4+ T cells via modulation of dendritic cell function. Am J Clin Nutr, 80; 1618~25

Drakes M, Blanchard T, Czinn S. 2004. Bacterial probiotic modulation of dendritic cells. Infect Immun, 72; 3299~3309

Food and Agriculture Organization of the United Nations and World Health Organization (FAO-WHO). 2002. Guideline for the evaluation of probiotics in food. FAO of the United Nations and WHO working group report, Online: http://who.int/foodsafety/publications.fs-management/probiotics/en/

Harmsen H J, Reangs G C, Franks A et al. 2002, The effect of the prebiotic inulin and the probictic *Bifidobacterium longum* on the fecal microflora of healthy voluntecrs measured by FISH and DGGE. Microbial *E. col.* Health Dis, 14; 219

Hoarau C, Lagaraine C, Martin L. 2006. Supernatant of *bifidobacterium breve* induces dendritic cell maturation, activation, and survival through a Toll-like receptor 2 pathway. J Allergy Clin Immunol, 117; 696~702

Kalliomaki M, Salminen S, Arvilommi H et al. 2001. Probiotics in primary prevention of atopic disease: a randomised placebo-controlled trial. Lancet, 357; 1076~1079

Kalliomaki M, Salminen S, Poussa T et al. 2003. Probiotics and prevention of atopic disease: 4-year follow-up of a randomised placebo-controlled trial. Lancet, 361; 1869~1871

Kirjavainen P V, Salminen S J, Isolauri E. 2003. Probiotic bacteria in the management of atoppic disease: underscoring the importance of viability. J Pediatr Gastroenterol Nutr, 36; 223~227

Li Y, Qu X, Tang H et al. 2005. Bifidobacterial DNA induces murine macrophages activation in vitro. Cell Mol Immunol, 2; 473~478

Lodinova-Zadnikova R, Cukrowska B, Tlaskalova-Hogenova H. 2003. Oral administration of probiotic *Escherichia coli* after birth reduces frequency of allergies and repeated infections later in life (after 10 and 20 years). Int Arch Allergy Immunol, 131; 209~211

McFarland L V. 2006. Meta-analysis of probiotics for the prevention of antibiotics associated diarrhea and the treatment of *Clostridium difficile* disease. Am J Gastroenterol, 101; 812~822

Mclean N W, Rosenstein I J. 2000. Characterisation and selection of a *Lactobacillus* species to re-colonise the vagina of women with recurrent bacterial vaginosis. J Med Microbiol, 4; 543~552

Miller S T. 2004. Cellular and physio logicaleffects of short-chain fatty acids. Mini Rev Med chem, 4; 839~845

Moro G, Arslanoglu S, Stah B I et al. 2006. A mixture of prebiotic oligosaccharides reduces the incidence of atopic dermatitis during the first six months of age. Archives of Disease in Childhood, 91; 814~819

Nagura T, Hadvimura S, Hashiguch M et al. 2002. Suppressive effect of dietary raffinose on T-helper I call-mediated immunity. Br J Natr, 88; 421~427

Rastall R A, Gibson G R, Gill H S et al. 2005. Modulation of the microbial ecology of the human colon by probiotics, prebiotics and synbiotics to enhance human health: An overview of enabling science and potential applications. FEMS Microbiology Ecology, 52; 145~152

Rautava S, Kalliomaki M, Isolauri E. 2002. Probiotics during pregnancy and breast-feeding might confer immunomodulatory protection against atopic disease in the infant. J Allergy Clin Immunol, 109; 119~121

Rautava S, Kalliomaki M, Isolauri E. 2005. New therapeutic strategy for combating the increasing burden of allergic disease: Probiotics-A nutrition, allergy, mucosal immunology and intestinal microbiota (NAMI) research group report. J Allergy Clin Immunol, 116; 31~37

Van loo J A. 2004. prebiotics Promote good health: the basis, the potential, and the emerging evidence. J Clin Gastvoenterol, 38; S70~S75

Viljanen M, Savilahti E, Haahtela T et al. Probiotics in the treatment of atopic eczema/dermatitis syndrome in infants: a double-blind placebo-controlled trial. Allergy, 60; 494~500

Von der Weid T, Bulliard C, Schiffrin E J. 2001. Induction by a lactic acid bacterium of a population of CD4(+)T cells with low proliferative capacity that produce transforming growth factor beta and interleukin-10. Clin Diagn Lab

Immunol,8:695～701

Walker W A,Goulet O,Morelli L et al.2006.Progress in the science of probiotics:from cellular microbiology and applied immunology to clinical nutrition.Eur J Nutr,45(Suppl 1):1～18

Weston S,Halbert A,Richmond P et al.2005.Effects of probiotics on atopic dermatitis: a randomised controlled trial. Arch Dis Child,90:892～897

Yoshida T, Hirano A, Wada H et al. 2004, Alginic acid oligosaccharide suppresses Thi development and IgE production by in ducing IL-12 Production Int Arch Allergy Immunol, 133:239～247

第十五章　益生剂的风险和未来
Risk and Future of Probiotics

熊德鑫　解放军总医院第一附属医院　姚玉川　解放军一五二医院

第一节　生物治疗的风险简述

　　生物治疗的益处在于可以使用自然存在的微生物对抗某些特定病原菌，防治由它们引起的相关的疾病。可直接或间接地减少影响健康的因素，直接益处是防治特定的疾病，间接的好处可能包括生物治疗直接减少了抗生素的使用，既减少了医疗花费（因为生物制剂比绝大多数抗生素便宜）又减少了因经常使用抗生素而带来的严重的抗生素耐药现象。评价临床疗法必须权衡其益处和潜在的风险。其潜在的风险包括细菌易位、败血症、微生物突变，或由于细菌介入带来的代谢活性变化、免疫功能改变，包括抗生素耐药基因在内的遗传物质的传播，这些潜在的风险被认为与使用某种生物制剂有关。当然要证实上述潜在风险则必须进行大规模的、有严格的对照的临床试验（DBPC）。目前，只有极少数案例报告与使用生物治疗剂副作用密切相关，从已报告材料来讲，推测多于实际发生的副作用。

　　已有报道的风险

　　一种严重的情况是，一旦一种制剂的微生物进入宿主，有可能会离开其设想的靶器官和靶系统，移位到新的部位，而其在新的部位时对正常系统的影响尚未知。当然可能还存在如下诱因，如宿主存在免疫缺陷时，或免疫功能极度低弱时，或置入导管，或肠黏膜受损，或正常微生态被破坏的情况下，口服给予微生物离开胃肠道而出现在血液中（败血症）的可能性增大，即肠道细菌移位和内源性感染，一旦离开原生境就可能致病。一般来说一种微生物在原生境中是不致病的。

1. LGG

　　LGG（干酪乳杆菌鼠李糖亚种）普遍存在于发酵的奶制品和奶酪中，但极少的乳酸杆菌被用作生物制剂，LGG 是唯一从人体分离出的乳酸菌种，在动物实验中，辐射过的小鼠被饲以致死剂量的 LGG 仅检出低水平的菌血症，即从血液中可培养出源自肠道的其他微生物。在荷兰，从 1990 年起就允许 LGG 奶制品出售，从 1989 年到 1992 年 Southern Finland 的两篇综述回顾了 3317 例血培养，确定以乳酸杆菌为病原菌的共 8 例（约 2.41‰），而没有一例被鉴定为干酪乳杆菌鼠李糖亚种（*Lactobacillus casei* subsp. *rhamnosus* GG），也很少出现乳酸杆菌的菌血症，这都支持了 LGG 制剂的安全性。但是 1999 年 Mackay 和 Rautio 报告有两例关于鼠李糖乳杆菌（LGG）感染可能源于使用益生剂。早年 Rahman（1982）和 Axelrod（1973）报道摄入乳杆菌已成为心内膜炎的作用因素，Bayer（1978）报道了乳酸杆菌可能会导致胸部感染、消化道感染、泌尿道感染和脑膜炎等 9 个例子。然而最近对流行病学的研究（Salminen et al.，2001）系统地收集了乳酸杆菌在一个国家内用于治疗的案例，这些案例表明使用乳酸杆菌没有造成菌血症发病事故的增加或发病概率的提高，所以乳酸杆菌作为益生剂使用还是安全的。

2. 伯拉德酵母菌

非致病性真菌伯拉德酵母菌（*S. boulardii*）已经在动物实验中显示出其安全性，在裸鼠动物模型中，经口给予的此真菌未在血液或任何器官中检测到，即便这种真菌在全世界范围内的应用超过了 40 年，副作用也并不常见，虽然有少数真菌感染的菌血症报道，但这些报道的细节还值得进行探讨，这些真菌感染的菌血症都未证明这些真菌为伯拉德酵母菌。

Pletincx 等（1995）报道一个一岁女婴在旅行时出现了严重的胃肠炎和肺炎，于是使用了多种抗生素，包括头孢噻肟、氨苄青霉素以及甲氨苄啶、新霉素和甲硝唑的"鸡尾酒疗法"，同时给予伯拉德酵母菌（600mg/d，共 13d）及其肠道外营养，一周之后她出现了心跳过速和发热，血培养真菌阳性，遗憾的是无法确定真菌的种类，所以患者真菌菌血症是否是由于口服伯拉德酵母菌所致还不能确定，但患儿口服氟康唑 50mg/（kg·d）和阿司匹林治疗有效，4 周后完全康复。

啤酒酵母（*S. cerevisiae*）侵袭性感染也有报告，包括肺炎、肝脓肿和败血症。这些病例与免疫缺陷、长期住院和长期服用抗生素等密切相关。

因此使用生物制剂必须要考虑这些高危人群，即免疫功能缺陷、长期住院尤其长期服用抗生素的患者。即便是像 LGG 和伯拉德酵母菌这类侵袭力都相当弱（极少移位的菌）的生物制剂，在分析临床实验的有效性时，也应考虑可能出现菌血症的情况。在一项应用伯拉德酵母菌来治疗 AIDS 患者慢性腹泻的两个随机的研究中，给 26 名患者每日 3g 的伯拉德酵母菌，口服 1～2 周，这些患者在治疗前都增大剂量使用伯拉德酵母菌治疗，采取血样标本，没有发现患者有细菌移位和真菌菌血症的高风险。虽然有免疫缺陷状态，但血培养无阳性，说明这些患者患真菌菌血症的风险性较低。

3. 屎肠球菌或粪链球菌（*Streptococcus faecalis*）

Saxelin（1990）在商用活菌的安全性报告中首次指出：肠球菌是导致婴儿脓毒血症的主要因素之一。曾与万古霉素有关的肠球菌（*E. faecium*）已经在肿瘤患者身上发现（Dobson　1990；Edmond 1995）。

此外，如果一种细菌生物治疗剂与另一种抗生素一起使用，此生物治疗剂往往会对此抗生素产生耐受性，然而，从生物治疗剂到共生或致病菌群的基因物质的转换会有极不好的后果。Fenton（1984）报道在实验小鼠肠道内已经发现肠球菌间的基因转移。质粒既可能从乳杆菌向屎肠球菌转移，还可能从粪链球菌到屎肠球菌间转移。许多报道都证实了屎肠球菌多含有质粒，这些质粒都对一些抗生素产生耐药性，所以对含有肠球菌的益生剂进行生态监测是很有必要的，也是必需的。

目前，世界益生剂研究专家普遍认为，肠球菌的菌株可具有益生菌特性，虽然它极易产生耐药性，但考虑到这类制剂在临床上有肯定的效果，建议在严密监视下使用，①监测其作为益生菌是否产生耐药性；②进行严格的流行病学监测。一旦发现上述现象应立即停止使用。

4. 其他益生剂使用生产菌株

本书尽可能将世界上已发表的报告忠实的介绍给读者，有利于读者慎重选用益生剂。积累经验，更好地为患者服务。Hennequ等（2000）的小结报告有 13 例因动脉血脉污染而发生的酵母菌血症。Spinosa等（2000）、Oggioni 等（1998）和 Richard 等（1998）的 3 个报告详细叙述了枯草杆菌、蜡样芽孢杆菌和地衣芽孢杆菌等感染引起的败血症和胆管炎，报告还发现所有患者都具有慢性肿瘤等易出现杆菌血症。

还有一个不寻常的例子是食物奥里斯葡萄球菌中毒，由于使用了蜡样芽孢杆菌或枯草芽孢杆菌，会导致葡萄球菌产毒而出现食物中毒的症状（Oggioni　1999），当然就此报道来说，枯草芽孢杆菌和蜡样芽孢杆菌导致食物中毒的证据尚不充分。

当然，Leonard 等（1989）报道当枯草杆菌产生抗头孢菌素和大环脂类抗生素时，还会出现抗叠氮化合物的枯草杆菌变种。根据更早的报道，抗多黏菌素蜡样芽孢杆菌和屎肠球菌质粒传递，最终一个质粒 α 以 80% 的蜡样芽孢杆菌中脱离出来并转换到枯草芽孢杆菌中保存起来，并且大环内酯耐受性可在难辨梭菌和枯草芽孢杆菌之间转换。可见耐药质粒传递主要是在共生菌中进行，因此对它们进行监测也是必要的。

5. 理论上的风险列举

一些风险虽然目前尚无报道，但从理论上推断可能存在以下危害和风险，值得我们高度重视。

1）肠道的持久性效应

许多益生剂中微生物能够通过上消化道而存活，以活性形式到达结肠，由于有繁殖能力，结肠中菌类数目增加，从而使生物制剂有机会作用于其他结肠的微生物甚至导致遗传物质变化或毒性增值的可能性增加。

服用益生剂相当于把一种微生物引入一个动态的微生态环境中，即使它们不肠道定植，也可能导致其生态小境、代谢活性发生改变。曾报道口服 LGG 4 周后，粪便中细菌 β-葡萄糖苷酶活性降低 80%。伯拉德酵母菌也被发现在小鼠模型中使多聚儿萘酚胺量增加，这一点可能确实有益。伯拉德酵母菌被发现对健康志愿者的正常微生态无显著作用，但是在此类研究中，没有研究特定代谢的全貌。

此外，还会出现细菌之间的相互作用，尤其是在治疗中断后生物制剂持续存在的情况下。LGG 被发现中止口服 1 周后，在 33% 志愿者中持续存在，但相对照，伯拉德酵母菌被迅速地清除后，并不持续存在。因此，不同的生物治疗剂，由于持续存在的时间不同而带来不同的危险性。持续存在有利于治疗，而不利于安全性，这就是一个问题的两个方面。

2）细菌的移位

细菌的移位已经在动物的应激、外伤和败血症情况下发现，在这些情况下，细菌可能通过肠道黏膜屏障，进入门脉系统、肝和脾，有人认为这种现象可能部分解释了多脏器功能衰竭。从理论上讲，肠道的生物制剂可能移位，进入循环系统，尤其是在休克和外分子存在情况下，这种风险的可能性增加。在针对一项经过抗生素脱污染后白色念珠菌移位鼠动物模型的研究中，使用伯拉德酵母菌可以降低白色念珠菌的移位概率。另外，伯拉德酵母菌同样可在免疫缺陷的鼠模型中减少白色念珠菌移位的风险（强的松龙处理后）。在应激鼠的模型中，从肠道到邻近肠系膜淋巴结、脾、肝、肾和血液，伯拉德酵母菌在一个很低水平（3 个细菌/g），且只在肠系膜淋巴结发现低浓度的伯拉德酵母菌。

3）抗生素耐药性

多重抗生素耐受基因传递带来了严重的治疗问题，即便是基因转换被用于提高生物制剂的有效性，也可能出现有害的作用，例如在小鼠肠道中发现 PAMB8 质粒从鲁特氏乳杆菌转移到屎肠球菌及粪链球菌，屎肠球菌感染非常有害，因为许多菌种携带编码多种抗生素耐药基因的质粒，作为生物制剂被广泛应用之前，必须慎重评价包括屎肠球菌在内的一些益生菌，需进一步研究其转换抗生素耐药基因的概率。即使至今生物制剂与抗生素耐受基因的播散尚无明确的关系，在使用时始终存在这样一个潜在的风险。

4）革兰氏阳性细菌细胞膜中所含胞壁肽聚糖对诱发关节炎和免疫力低下的影响

Nohashi（1985）和 Mills（1989）在报道中都提出这样一个问题，即细菌会导致慢性关节炎吗？结论是链球菌和乳杆菌细胞膜会导致男性慢性关节炎。其机制是细菌细胞壁的基本成分之一即肽聚糖会影响免疫的病理过程。肽聚糖含 D-谷氨酸盐和 D-丙氨酸等氨基酸，这些都不是天然的氨基酸，哺乳动物没有这类蛋白酶，不能分解含D-氨基酸的多肽，这可以导致不可逆 B 细胞纯化致膜受体饱和，这种关节炎（又称Reiter综合征）通过非直接机制分为志贺氏菌、沙门氏菌属和弧菌败血症细菌感染（Nohashi　1999），反应性关节炎患者在沙门氏菌感染后能检验出有沙门氏菌属脂多糖（Hagiage　1999），这个发现可能会限制生物治疗剂治疗细菌导致的腹泻，因为细菌可能增加肠壁通透性，例如，使用致热而死的嗜酸乳杆菌（死菌）治疗沙门氏菌属是不恰当的，死亡的嗜酸乳杆菌胞壁含有肽聚糖类物质，可能致肠壁通透性增加，故不宜用来治疗沙门氏菌感染的腹泻，至少理论上如此。

临床上使用生物治疗差不多有30～40 年，有关生物制剂危险性报道非常少，尤其在欧洲和我国大剂量使用情况下，文献报告的案例还仅限于散发或一过性细菌血症或真菌血症。生物制剂对许多疾病常规治疗反应良好，但许多风险尚属未知，需要进一步研究和揭示。

第二节　生物治疗剂未来的研究方向

一、基因方法在乳酸类细菌上的应用

遗传工具（或基因方法）能显著提高我们对生物治疗药物两方面认识：细菌生理学和蛋白质表达调控。在这个新领域最显著的例子是侵袭的应用，将非致病性沙门氏菌（但具有入侵性），与派尔集合淋巴结中淋巴样组织相互作用，这些突变株能有效刺激黏膜分泌型 IgA 定向对抗许多异种抗原。然而这些突变菌（或减毒病原菌）也许不适合老年人（幼儿）摄入，因为它们可能通过消化道移位而侵袭宿主体内。尽管如此，这也显示出开发生物治疗剂（BTA）应用范围和基因工程技术的潜在价值。与沙门氏菌不同，产乳酸菌（LAB）在酸奶中应用，被认为是对抗致病菌，且某些特定的 LAB 菌种具有促进人体健康的潜能，这些菌可以作为 BTA 使用。本节主要观点是论述通过采用基因技术如何提高 BTA 性能和用途的未来研究方向。本章将聚焦于 LAB，但许多基因方法可用于制备或改善其他的细菌或真菌。

基因方法在制备生物治疗剂（BTA）可能有两个方面的突破，首先可能是激发有益的功能或减弱毒性作用，LAB 在通过消化道时可以消化道肠内容物中分离出来，截至目前，BTA 也同样可以被分离。尽管可以分离，但许多真菌或 LAB 对其产生生理活性的基因表达信息还了解甚少。因此，寻找合理的天然菌种来提高治疗活性功能是困难的。特定的微生物作为潜在 BTA 的机会常常基于培养该微生物的难易程度或奶制品含有此微生物的产量，科学家们进行了大量实验来揭示其对人类或动物健康的益处。因此对 BTA 活性模式的进一步理解将开辟新的思路来分离有价值的菌种。由于大多数 BTA 活性在肠道发挥，在这个复杂的生态环境研究细菌的生理学，必须基于理解 BTA 在消化道不同的活性的模式，如果没有分子生物学工具这种方法将是十分困难的。在本节中我们将聚焦于消化道扩大细菌生理学认识的机会。

使用基因手段的第二个主要用途是开发 LAB 新功能或增加现有功能。比如 BTA 能够从基因水平潜在调节肠道治疗分子的产量，我们将在本节中阐述 LAB 基因如何调节蛋白质的产生，在健康方面发挥积极作用。这些通过合理设计的菌种可能在消化道中产生、转运和释放蛋白质。

二、对 LAB 的当前认识

（一）LAB

LAB 是一类表达为主要酵解糖类产生大量乳酸特定的细菌通称，它们是革兰氏阳性、兼性或专性厌氧菌，无芽孢形式，球菌或杆菌，最常见的菌种如乳杆菌（*Lactoba-cillus*）、乳球菌（*Lactococcus*）、链球菌（*Streptococcus*）、明串球菌（*Leuconostoc*）、肠球菌（*Enterococcus*）和片球菌（*Pedioeoccus*），这些细菌产生于不同生态小境，如奶制品（所有菌类）、蔬菜（除链球菌外所有菌类）、肉类（大多数乳酸杆菌和片球菌）、人和动物黏膜（大多数链球菌）、消化道（肠球菌、乳杆菌、链球菌）。许多菌种在发酵食品中被用作发酵剂，而部分菌种也可成为病原菌（不排除链球菌和肠球菌），因此有必要弄清楚每个菌属遗传信息相近的菌种，例如肺炎链球菌和格氏乳球菌分别是肺炎和乳腺炎的致病菌。目前遗传学研究主要在两个不同的领域：致病链球菌和肠球菌的毒力因子研究、食品工艺特色的研究，这两个研究领域几乎没有交叉性。致病菌不能作为生物治疗剂（BTA），但是这两个领域中的遗传学研究都可用于生物治疗药物的机制的研究。

（二）安全性

生物治疗药物必须对人体绝对安全，人体具有良好的耐受性，才能成为特殊治疗药物。依我们所见，这种观点不赞成在经过一个或几个变异后的减毒的病原菌也是安全的，由于它们有可能在环境中通过与相近菌种交换基因而恢复其自然遗传特性而重新具有毒性。当用于治疗时，大量活性细菌散布在环境中，其危害可想而知，LAB（产乳酸细菌）被用于食品工业后具有良好的安全记录，没有发现其有毒性，部分其他 LAB

极罕见的与严重免疫缺陷的感染有关。通过发酵食品广泛摄取的菌种是安全的，但是，许多此类菌种未被证实具有治疗活性。但是它们可能被用作活性分子的媒介，最后，从人或动物黏膜分离出的菌种，包括部分乳杆菌和格氏链球菌（*Streptococcus gordonii*），也可能被用作媒介，但它们没有被应用至食品工业，它们的安全性在一定程度上较低。

（三）关于产乳酸细菌作为生物治疗剂有益作用的研究

在 Elmer 等（1996）的一篇综述报告中论述了使用特定的 LAB 和其他 BTA 防治一些人体疾病的临床研究，采用安慰剂的单盲或随机的双盲实验的大量高水平论文被引用，另一方面，大量论文或综述提示其他一些 LAB 在小型人体或动物实验中具有一定潜力，我们认为它们"具有良好的前景"，但是这必须通过不同实验室，使用严格鉴定的菌种，在严格条件下，通过双盲、安慰剂对照随机实验的研究加以确定，现在我们回顾一些更有前景的作为生物治疗剂的产乳酸细菌。

在乳杆菌属中有许多天然的 LAB 菌种被认为可作为 BTA，实际上，部分乳酸杆菌在传统治疗中应用已有很长时间的历史，以药片和胶囊的形式，以不同的商品标签出售，早在 1908 年，梅切尼可夫就提出，一些含有乳酸杆菌的发酵奶制品对健康有益，随之，就有企业从人体肠道中发现的菌属中筛选特定乳酸杆菌菌种，研制对人体或动物健康有益的大众化产品，许多此类产品被称为"益生剂"，用于防治许多不同的疾病，目前区别应用于食品中的细菌体与益生菌和 BTA 的严格界限尚未确定，但是这些益生菌也不能被看作是治疗剂，因为尚未有合格的实验研究显示它们的有效性。

已经确定，酸奶中 LAB 可促进乳糖的消化，但是活性 LAB 在多大浓度上产生作用尚不清楚。目前对 BTA 仍有争议：这种作用是由于细菌乳糖酶裂解乳糖，还是由于细菌可刺激黏膜上乳糖酶分泌；LAB 在高胆固醇血症和结肠癌中的作用也有较大争议，LAB 曾被认为能减少产生致癌物质的酶，或在黏膜上产生具有抗癌作用的物质，或会影响良好天然微生态系统的稳定性。

有报道 LAB 可用于治疗肠道功能紊乱或肠道感染，其治疗作用曾被认为是由于增强了肠道免疫，单独口服几种乳酸杆菌或同时服用嗜热链球菌可提高肠液中免疫球蛋白水平，增加派尔集合淋巴结中 B 淋巴细胞的百分比，并增强 IgA 的免疫反应。应用嗜酸乳杆菌、保加利亚乳杆菌的混合物（Lactinex）和干酪乳杆菌能成功治疗部分抗生素相关性腹泻（或肠炎），LGG 在急性胃肠炎中有适当的治疗效果。目前迫切需要探讨的是这些活菌发挥作用的机制，尤其是经过热灭活的乳酸杆菌也显示出治疗益处。多项研究报告指出 LAB 产物对治疗肠炎没有明显效用，关于不同 LAB 治疗旅行者腹泻和部分胃肠道病原菌的疗效研究都不能确定。但是，部分乳杆菌能有效治疗抗生素相关性腹泻和伪膜性肠炎，因此部分 LAB 可用于防治这些特定的疾病，但是缺乏对其机制的了解，应当建立严格而致病菌及其规范化的实验，以确定它们的作用机制，作为备选方案，来确定其有益功效，调整其产生一些有益于健康的物质，在 LAB 防治特定的疾病及其拮抗致病菌的规范化实验中，对细菌和宿主的深入了解是很有必要的，以研发更有效手段。

（四）食品中 LAB 的遗传学

与 LAB 有关的许多遗传学研究与病原菌链球菌和应用于乳制品技术的菌种有关。在食品菌种中乳酸乳球菌已经成为 LAB 基因的模型，大约 6%～10% 的基因可在数据库中找到，这反映了巨大的工业利润和本领域的研究活力。数据库可提供细菌各方面的内容，如细菌代谢、氮同化作用、氨基酸和碱基生物合成、应激反应等。因此，乳杆菌代谢作用的许多方面现已经确定，特别是关于在牛奶中的生长，另外还研发了一些有用的工具，以控制基因表达和食品品级基因改变，许多细胞工程例子表明了这些细菌的代谢潜力，在过去几年里，其他乳酸杆菌，大部分乳制品菌株，包括嗜热双歧杆菌和其他一些乳杆菌，它们的遗传信息已入数据库。

然而，我们对用于生物治疗药物的益生菌潜在的遗传学知识仍知之甚少，如干酪乳杆菌、嗜酸乳杆菌、鲁特氏乳杆菌和加氏乳杆菌等。

（五）关于 LAB 在消化道中的动物模型和人体研究

生物治疗剂通常以口服途径摄入，因此必须建立相似的动物模型，以进行最初的效能检测，而要达到此目的，就要应用悉生动物和传统动物建立多种模型，以发现最有前景的菌种，并开始进行人体研究。

1. 传统动物和悉生动物

使用动物是为了验证在无菌条件下（悉生动物模型）生物治疗药物在动物的肠道内是优势种群。这个模型要求无菌隔离设施。无菌动物可从不同种类动物中获得，例如，啮齿类、鹌鹑、野兔、绵羊、小猪和小羊。无菌动物要保持在无菌条件下，经口服途径接受纯系的乳酸杆菌，这样它们就成为悉生动物。在试验过程中，动物受到保护，不受任何微生物污染。这样一来，细菌在缺乏正常菌群任何拮抗作用的情况下，能够稳定的定居在肠道内。

在无菌动物模型中，生物治疗药物的再生可能是缓慢的，但足以克服细菌死亡和肠蠕动，从而能够高通量产生生物治疗药物。在无菌动物模型缺乏正常定植杂菌的环境中，细菌的生理状态通常是不一样的，这一模型以前用来验证伯拉德酵母菌对受难辨梭菌芽孢杆菌病理损伤的大鼠的疗效，最近又有使用这种模型进行关于定植于肠道内酵母菌的生理学研究。

另一类模型是利用常用动物模型灌注乳酸杆菌进入消化道，在常用的动物模型中，正常菌群可广泛阻止生物治疗剂中活菌的增殖，例如，口服乳杆菌 2 天后，肠道内至少 90% 的乳杆菌被清除。所以必须给足每日剂量以保证疗效。这种动物模型的送运特征应该尽可能与人体接近，虽然这个条件难以保证，因为这些常用的啮齿动物整夜在轻咬，所以其营养吸收过程与人类有所不同。当然，啮齿动物适宜每日喂养 8 次，在这种情况下，一般它们日常饮食在 1～2h 内完成，便能迅速填饱肚子，然后将胃内容物排入小肠。这种时间类似于人类的消化规律。为了延迟这种排空时间，可以在液体混悬液中微生物加入粉状食物，使生物治疗剂在消化过程中出现细菌引起的转运。利用这种模型，我们发现，乳酸杆菌在小肠内的生存活力只有轻微减少（有 10%～40% 存活）。而在下消化道，存活率并不受有无食物的影响。这个模型使用无菌动物，接受人类优势菌群的样品，这样将更接近于人类的菌群状况。通过使用和无菌生物一样的隔离设施，保护其不受任何其他微生物的污染，1～2 周后，动物的消化道内全部菌群与经口服用的人类菌群很相似，在人类菌群定植在动物体后，再应用生物治疗药物，检测细菌之间的相互作用。

2. 人体试验

在人体试验中已有关于不同乳杆菌存活力的研究，发现有的个体粪便中双歧杆菌属约为1%～10%，回收率达 30%，由于这些差异因素，这些粪便水平也许不能反应小肠腔内生物治疗药物的实际水平。

关于人类肠道内容物样本采集的实际问题，可使用经鼻塑料仪器得到解决。这种仪器可收集到小肠内任何部位的液体，这一方法已成功应用于研究摄取发酵乳后乳酸杆菌的活力。已有关于双歧杆菌菌属 SP 菌株通过上消化道能力的研究，摄取发酵乳（400g 中含 10^{10} cfu）8h 后，在回肠末端回收的双歧杆菌平均数量为 10^9 cfu，占摄取总量 23.5%。采集 6 个空腹的健康成人的回肠标本，结果表明，健康的成人摄取发酵乳后，双歧杆菌属 SP 菌株可通过胃和小肠而存活。

3. 产乳酸杆菌是新分子的生产者

现可通过遗传工程方法，利用不同微生物来产生外源蛋白（酵母菌、芽孢杆菌、链球菌、结核菌、沙门氏菌和用作疫苗或从昆虫得到杆状病毒）。大部分生产的这些外源蛋白可被提取和纯化。不过，大肠杆菌和沙门氏菌已被用于消化道内进行生产外源蛋白，从而诱发免疫应答。最近，拓展了一条类似的途径，即应用乳酸杆菌。在遗传学上发现，经口或经鼻摄取改良的乳酸杆菌可诱导出对伤风毒素的局部免疫应答。

4. 通过生物治疗剂产生有益的分子物质

生物治疗剂可应用于体内生产潜在的分子，如外源蛋白，但蛋白质必须足量才能发挥作用，以免被消化酶分解，如果水平不高，它们也会产生不必要的副作用。

下面将讨论生物治疗药物遗传过程中三个潜在应用的领域，即口服疫苗、酶和生物调节剂。

1）口服疫苗

在消化道（尤其是小肠）免疫系统十分发达，被定义为肠相关淋巴组织（GALT）的派尔集合淋巴结是肠相关淋巴组织中最大的集合淋巴结。它们能被肠腔内的抗原激活，并启动特异性局部免疫应答，在消化道局部分泌 IgA，淋巴细胞通过淋巴结、脾脏和血液传送，IgA 转运至不同的外分泌腺，如泪腺、乳腺。在消化道内，应用生物治疗药物作为转运载体，疫苗必须刺激局部免疫反应，以防治疾病的发生。目前主要的研究领域有如下几个方面：

针对肠道病毒的局部免疫力，轮状病毒和冠状病毒是婴儿严重腹泻的病因，目前几乎无有效疫苗（杀死或弱化病毒）。

通过生物治疗药物载体运送病毒抗原也值得注意。如 Dervartanian（1997）尝试着应用大肠杆菌表达猪冠状病毒的 pilli 抗原，诱导包括一些小的编码 pilli 的抗原表达，他们获得免疫原性结构，但发现口服剂量要非常大，才足以诱导出免疫应答。这一大有希望的方法需要进一步研究，也要应用不同的生物治疗药物来进行检测。

针对细菌毒素的局部免疫力。如果不采取有效的替代疫苗，针对细菌毒素的局部免疫力是值得研究的。举例来说已经存在有效的抗破伤风毒素的疫苗，这可引起人类和家畜散发的并且危险的疾病。通过生物治疗药物，肠道内选择性毒素抗原表达，人工合成无毒活性的可致免疫的毒素片段，将可以产生保护作用的免疫应答。

阻断食物过敏的免疫应答。这个过程涉及对肠道内原先存在的食物蛋白的超敏反应，有研究表明进食大剂量的相关蛋白可改变免疫应答。生物治疗药物的一些可变物可提供适当剂量的致敏原对肠道相关淋巴组织脱敏，也许有助于减弱食物的过敏性反应。

2）酶类

某些生物治疗药物有时会抵消宿主产生的效应，比如人小肠乳糖酶。如果人体缺乏乳糖酶，未被消化的乳糖会被肠道微生物消化发酵，导致肠产气过多，从而产生腹泻。乳酸杆菌可以产生乳糖酶，进食发酵的酸牛奶可以减轻肠道内乳糖不耐受情况，虽然目前这种作用机制还不很清楚，但是酸牛奶对乳糖不耐受的个体是有益的。

其他酶缺乏，比如说胰酶缺乏，也可能导致消化不良，胰腺切除后，肠脂肪酶缺乏，也会导致腹泻。脂肪酶缺乏患者可以用胰酶替代疗法，理论上认为脂肪酶缺乏也可以通过在食物中添加基因修饰的生物治疗药物来解决。表达脂肪酶基因可能含有细菌的序列，但它在消化道比人脂肪酶前体稳定。纯化的细菌重组脂肪酶已用在狗身上并证明能治疗脂肪泻。目前并无脂肪酶的生产，同时其他酶的生产也正在调查，但这些酶会使食物成分发生改变，修饰胆盐，从而有致癌的危险（理论上认为）。

3）生物介质

肠道内可产生一些生物介质，比如激素或白介素，白介素中的干扰素和几种疾病的预防有关，包括对付病毒的细胞免疫。有假设认为生物介质水平的增加会导致宿主的抵抗力也增加。生物治疗药物能在肠道内提供合适的介质。目前，白介素和生长因子尤其是干扰素是此领域的最好的研究对象。比如，α干扰素及 β干扰素可阻断病毒增殖。如果肠道内乳杆菌可以产生一定数量的干扰素，则可以使细胞处于一个免疫状态，从而对抗病毒的侵袭。由于宿主对生物介质的反应呈剂量依赖性，因此干扰素及其他生物介质在肠道内的药理学作用有待阐明。在低 pH 情况下，肠道对干扰素是有抵抗的，但能被消化酶降解。

4）产乳酸菌异种蛋白的表达

产乳酸菌表达同源性或异源性蛋白的结构均可通过识别这些细菌的遗传机制而激活。最初是用分子模型进行研究，例如报道基因或者产业化的分子，然而研究某些具有医疗价值的分子，例如破伤风梭菌毒素片段、病毒蛋白或白介素是利用遗传工程方法使乳杆菌产生异源蛋白，细菌蛋白质的生物合成遵循活的微生物的一般法则。DNA 片段携带的基因产生了信使 RNA，然后经转录和表达产生蛋白质。第一步由启动子控制，启动子是位于编码特异蛋白序列的基因上游区的一段核苷酸序列，启动子的长度长短不一，这取决于周围环境的特异性调节和自身序列。有部分启动子可能是始终开放的，除非蛋白连续性产生是有害的，否则这一特性也许很有意义。实际上理想的驱动基因表达的启动子在多数介质中应该是关闭状态的，但在消化道适当的部位能够特异性地开放，目前仍未能构建出具有这种特性的理想启动子，不过在这个领域的研究已经取得了一定进展，已经分离到能被精确的代谢产物或者蛋白质诱导产生的启动子。

如果这些诱导物是无毒的，且在日常饮食中稳定存在并在消化道缓慢代谢，那么这些诱导物应用于生物治疗药物研究将可能有效。在上述方法中，由乳酸链球菌肽诱导产生的 PnisA 具有可运用的特性，可驱动乳杆菌基因的表达。乳酸链球菌肽 A 是一种由乳酸杆菌产生的具有细菌素特性的肽片段，曾被用作食品添加剂，以抑制细菌的生长。PnisA 启动子驱动酶类表达，产生乳酸链球菌肽 A。在缺乏乳酸链球菌肽 A 时，这种强启动子处于关闭状态，添加时则处于完全开放的状态。然而这在消化道内尚未得到证实。人们也担心乳酸链球菌肽 A 在消化道内可能被消化酶分解。另一启动子诱导系统也许在将来可以得到发展，包括参与苹果乳酸、木糖或乳糖发酵的分子。另一个必须考虑到的因素是在发展过程中与分子在生物治疗药物中的定位相关，目标分子可在细胞质产生，分泌于细胞外基质，或者结合到细菌的外膜。在乳杆菌体内，多种载体已构建成功，可实现目标蛋白靶向不同部位。显然细胞质产物的排出将导致最小量蛋白质在消化道释放。然而，一些乳酸杆菌在消化道内无法生存，细胞溶解并释放想得到的蛋白质。在这种情况下，细菌可被一个含有活性蛋白质被包裹。

下一个挑战是如何在适当的部位获得细胞溶解，即定向定位细胞溶解技术。这种可能性已被检出。靶向细胞的蛋白质可能有价值，特别是在局部免疫应答部位。在这种情况下，细胞结合抗原比游离抗原更具有免疫原性。分泌型蛋白质与结合到细菌表面的蛋白质比较，保留在细胞质内的异源性蛋白的生产更为容易。蛋白质的分泌需要前导肽，将蛋白质转运至胞膜，这一要求可能限制了进程的速度。Steidle（1970）已检测到不同的白介素和细胞因子的分泌情况，在相同启动子、表达信号和质粒载体的条件下，细胞外基质浓度不同，为 $0\sim100\mathrm{mg/ml}$。这表明其他因素也干扰这些蛋白质分泌，仍需进一步研究蛋白质分泌到细胞外的机制。靶标的选择是比较复杂的，因为它需要前导肽和另一个次要的肽，它的功能是将分泌后的分子结合到细胞壁。为此构建一些特异性载体，发现其可在乳酸杆菌中起作用，利用遗传工程改良细菌作为生物治疗药物所出现的问题是基因在环境中传播。事实上，所设计出来的生物治疗药物，将以活的状态进入消化道内，因此必须尽可能减小基因转移到其他微生物、宿主菌或环境中的风险。最近构建了乳酸杆菌新的遗传系统，使 DNA 能精确地插入到染色体中。这是一个基因替代系统，因此除了已经改变的基因外，不存在质粒、转座子或者外源基因序列。据我们所知，这一方法是当前得到的最为安全的技术手段。其他细菌抑制系统也正在研究中，举例来说，据研究报道，细菌的染色体上采用条件致死突变，在达到疗效后，将可消除和销毁生物治疗中的药物中的益生菌。

5）乳酸菌异源性蛋白在肠道的表达

有许多例子证明乳酸杆菌能表达数种异源性蛋白，其中某些蛋白质常被用于破伤风或病毒碎片模型研究。这是一个新领域，许多本章节所提及的发现均来自个人研究和未发表资料，其中列出了部分发现，可认为是新兴的研究领域。

另一个难以回答的问题是：这些异源性蛋白在消化道中是怎么产生的？据我们所了解，目前仍无消化道异源性蛋白直接定量的研究。但可间接通过口腔中接种产生乳酸杆菌的蛋白质后的免疫应答得到证明。在复杂的消化道中，必须要有一种特殊的组织能特定的释放足够的异源蛋白，以产生有效作用。而这些释放乳酸杆菌产生特异性蛋白的技术性问题更困难。在小肠中，大量蛋白酶由胰腺分泌。在大肠中绝大部分蛋白酶已失活，但正常的微生物群能分泌额外的蛋白酶。所有这些酶使有效的异源蛋白作用大大降低。

6）针对 LAB 产生异种蛋白的免疫反应

一些 LAB 被用来研制口服疫苗，因此在局部接种（口服或鼻腔）受检疫苗时免疫反应被确定。LAB 从鼻腔途径免疫接种是出人意料的，但是 Gibson 等（1997）指出，这种途径对激发免疫反应是有效的。戈氏链球菌（*Steptococus gordonii*）在口服或接种入鼻腔后激发了一种针对不同抗原的系统性免疫反应，这些细菌是口腔自然的栖息菌，存在于口腔/咽部黏膜达 10～11 周。这些细菌被重组后，将会表达一种源自自身细菌表面的 M_6 蛋白，确定区融合设计表达成人大黄蜂毒液提纯的变应原。在唾液和肺灌洗液都可检测到特异性 IgA 表达明显增多，提示这种生物抗原是足够用来刺激免疫系统的。戈氏链球菌通过与 M_6 蛋白融合，表达人乳头瘤病毒 16 型的 E_7 蛋白。将其通过口腔途径免疫接种小鼠，免疫反应取决于活细菌的有效定居，因为死细菌不可诱发这种免疫反应。

因为乳酸乳杆菌并没有确定存在于消化道（在消化道不能定植），而且观察到这种特异细菌的被动运输，并不确定用接触致病性传染物所进行免疫性试验的危险性。一些试验已经开始用于乳酸乳杆菌表达强有力的抗原，破伤风毒素片段。如产生保护性效应，则可通过对天然毒素免疫实验动物进行验证，通过小鼠鼻内接种乳酸乳杆菌（接种的细菌已经在细胞内表达）毒素的片段，可以诱导全身性反应。对口腔接种也可获得同样效果，但得到的抗体滴度低于由鼻内途径诱发的抗体滴度，但这两种途径产生的保护效应在数量级上是相同的。这两种途径的免疫接种，都可以在动物排泄物中检测到抗毒素的特异性 IgA。

通过口腔或鼻腔途径诱发免疫反应是很有潜力的，因为这表明 LAB 产生异种蛋白是可以刺激免疫系统的，我们期望将来可以通过口腔接种各种各样的抗原。

（六）关于在消化道中乳酸菌生成新分子的结论

本章已揭示有许多基因工程改造用以在 LAB 中表达的异种蛋白，它们带来了关于新的 LAB 产生抗原、酶类或生物介质的进展，可能对健康有积极作用。在动物模型中进行不同研究显示新的基因重组 LAB 是制备针对不同致病的口服疫苗的良好物质，这个有前景的领域将在不久飞速发展，也是未来生物治疗药物的新兴研究方向。

（七）在消化道环境中对 LAB 代谢特别关注

异源性蛋白的产生和生物治疗药物的功效，在转运过程或者定植于消化道后可能主要取决于细菌的新陈代谢，因此了解细菌在消化道内如何表现是必要的。研究它们作为潜在的生物治疗药物，根据培养部位，从口腔到直肠，消化道不同部位内容物是不一样的，每一个区域也不是同一性质的，因此细菌所遇到的情形也是十分多样的。此外，乳酸杆菌有不同的菌株，某种菌株所得到的结论不能推到所有菌株。

摄入 LAB 的存活和溶解的菌数

消化道中许多不同的乳酸杆菌菌株活力已被广泛地研究，应用了不同技术回收消化道内容物，在合适的选择性培养基上进行活细菌计数天然的乳酸杆菌存在一定的困难，因为合适的选择性培养基不能将每一种乳酸杆菌菌株区别开来。然而，相对于摄取存在发酵食品或片剂中的细菌而言，人体菌群并不含有高剂量乳酸杆菌。如果对摄取的细菌消化的内在耐药性低的话，严重的错误也可发生。需要使用核酸探针将摄取的细菌与其他同种异株区分开来，但它们不容许分化其他细菌。将摄取的乳酸杆菌从同种菌株中区分开来的困难可通过标记菌株加以克服，通过转化将抗生素耐药基因导入质粒的方法可以实现。尽管有一些内源菌可能已经携带抗生素耐药基因，也有研究报道了摄取的细菌中存在免疫的质粒不稳定性。最后，可使用其他类型的标记，但这要求细胞遗传工程技术非常熟练。一般情况下，酸性的胃内容物并不是影响乳酸杆菌的最主要因素，特别是当乳酸杆菌与食物被同时摄取时。胰液的分泌降低了两种保加利亚乳杆菌的活性（嗜热双歧杆菌和保加利亚乳杆菌），然而，一些乳酸菌如嗜酸乳杆菌、干酪乳杆菌和清酒乳杆菌，可抵抗小肠内的降解作用，在结肠达到显著水平。应该强调的是，尽管乳酸杆菌可短暂地代表部分消化道的主要菌群（浓度达 10^7 cfu/ml），通常含低水平的细菌，诸如空肠，这些细菌只代表结肠的一部分菌群。

在结肠，乳酸杆菌的浓度大约为 10^8 cfu/ml，而占优势的原籍菌群为 10^{11} cfu/ml。细菌死亡通常伴随细胞裂碎，这样将细胞内容物释放到消化道腔内。对这些资料的评价是必要的，如果细菌被用作为一种转运载体的话，可以了解天然蛋白或异源性蛋白的药代动力学。然而，很少有实验已经验证了这个假定，即细胞死亡与细胞裂碎有关，尽管这在实验室介质中非总是如此，但没有任何既定的方法可用来实现消化道内的检测。

第三节　乳酸杆菌的生理学

一、乳酸杆菌的生命周期

乳酸杆菌属无芽孢厌氧菌的生命期可分成四个阶段：即潜伏期、对数生长期、平稳期和死亡期。第一阶段潜伏期为细菌繁殖前所必需的，继而是细菌的细胞对数期复制，利用培养基中的营养进行细胞分裂和生长。一旦某些必需成分在培养基中被消耗完，细胞停止生长进入静止期，除非它们被接种到新鲜培养基中，否则就进入死亡期。死亡期一般出现于培养基中营养成分被消耗完而没有被替换的情况。细菌的生命也是复杂的，即使在培养基实验中，细菌的生长也会因邻近培养基组分和环境因素不同而不同。一旦细菌开始生长就从培养基中摄取养分，并排出无用的代谢产物。例如，LAB 消耗葡萄糖来产生能量，而分泌乳酸作为终末代谢产物。在生长过程中，细菌为了应对条件改变，细菌活性表现出新的方式，包括高亲和力转运系统、利用培养基中的不同资源进行生物合成。随着培养基的改进，细菌的生理状态也发生改变。总之，在培养的不同阶段中，菌细胞具有不同酶系情况、不同的膜和细胞壁的组分，产生不同分子以耐受环境和改变环境压力。

BTA 在服用和转运时的不同代谢的变化具有特殊的重要性，实际上，摄入前细胞状态将影响其在消化道的存活，而且细胞产生大量生物制剂分子的能力取决于细胞代谢活性能量及在细胞内介导的表达体系。这些代谢的变化已经对细菌进行导入研究，比如大肠杆菌和枯草芽孢杆菌分别为 G^- 和 G^+ 细菌的模型，但对 LAB 的研究取得的进展不大，而且从大肠杆菌和枯草芽孢杆菌获得的数据并不总是能扩展于 LAB。此外，大多数代谢研究是在严格控制条件的实验室或工业培养基中进行的，与消化道内容物作为培养基完全不同，因此就有必要来研究活菌环境中 LAB 的代谢，尤其是当其作为 BTA 应用时。

二、分析 LAB 在复杂培养基中的生理学的新工具

细菌生理学的传统分析方法包括分析酶的活性、代谢的产物和消化物质、细胞内容物和组合，有多种原因使这些方法都不能应用于消化道中内容物里的细菌，至少与消化道中的异源菌、固有菌的不同可以用来检测单一细菌的代谢活性，因此很难把摄入菌与消化道中原有的细菌分离出来，区分摄入菌和固有菌活性也不可能，最后摄入菌产生的代谢产物可被天然菌群进一步转化或被黏膜吸收，应期待新的方法学来进行物质的测定。

消化道中细菌的生理学状态，可在外荧光显微镜下使用 rRNA 靶探针进行研究。对大肠杆菌的两项研究提示，细胞的繁殖活性局限于黏膜，但在肠腔中是静止的。这证实在消化道中存在不同的生境，使得细菌生理学的研究也变得复杂化。采用其在常见类型中常用的探针在流式细胞计显微镜下，可检测与生理学有关的有限的参数，比如生长速度或细胞活性，但是使用寡核苷酸探针（荧光）进行直接的 mRNA 杂交，检测其促生长程度或敏感性不足。而且即使 LAB 可制备 rRNA 探针，但不能使用荧光显微镜确定该菌的状态，当其定位于黏膜或肠腔中，实际上摄入 LAB 浓度不足，与自身生长的细菌相比不足以进行此类研究，在此环境背景下研究细菌还可以使用荧光标记的基因，比如虫媒荧光素基因（LuAAB），利用侵袭性沙门氏菌的播散，通过 Lux 操纵子的介导，使用一种非常敏感的摄像设备可在小鼠活体中进行。

国外曾使用虫媒荧光素基因作为生物感受器，来研究细菌定植或随食物转运时的生理学。细菌虫媒荧光素在乳酸乳球菌中显示可作为一种潜在的报道基因来检测促生长程度。完整细胞里的射光线需要以酶类作为底物，还有黄素单核苷酸作为辅助因子，该辅助因子由细菌提供。一旦检测时加入底物，可检测到辅助因子的减少，这取决于细胞的生理状态，只有具有充足活性和代谢活性的细菌才能产生光线，即使基因可产生 Lux-AB 细胞内存在的虫媒荧光素，该基因对此酶或核杂交具有优势，因为它不受任何没有光表达活性原籍细胞的影响，这解决了采用荧光代谢标记无特异性信号的难题，但可受大量微生物影响。

虫媒荧光素还可用于检测细胞的活性状态，采用间接方法测定其辅助因子的减少，当细胞活性较低时会消失，我们发现还可以检测活性细胞中促进子的活性。基于活性或无活性促进子信息，就有可能推测细菌的代谢活性，实际上细菌通过合成蛋白质来使自身代谢适应自身环境，这种活性对细菌存活和不停繁殖是必需的，由于促进子调控转录水平，反映了针对其生活状态和环境刺激细胞特殊功能的需要，在消化道中检测促进子活性有助于我们对摄入 BTA 的了解。

三、消化道中 LAB 的生理学

目前对 LAB 在消化道中的生理学作用知之甚少。部分菌种可天然定植于消化道，但与优势菌群相比，它们浓度相对非常低。前者至少是 LAB 的 10^3 倍以上，无论如何，这些细菌通过一些代谢活性在肠道中存活和保持，许多 LAB 如同其他 BTA，只有在特

定时出现，因此，它们的细菌数量取决于其摄入量，人们推测，BTA代谢活性与原籍菌存在差异。

有人使用虫媒荧光素基因研究了乳酸乳杆菌 *Lactobacillus lactis*，等某些菌种的生理学特性，研究发现，通过检测每单位细菌虫媒荧光素活性水平得出在粪便标本中 *L. lactis* 具有充分活性，且粪便与接种物结果相似，而且 LAB 浓度在摄入1天后相对较高，但是在2天后降至可检测水平以下。

消化道不同部位对细胞的特殊作用，可通过给小鼠喂养 *Lux* 基因的细菌悬浮液加以研究，在转运期间，细胞要在消化道的每个阶段面对不同的环境，当细菌暴露于胃液胆盐、黏膜分泌物，均可能影响其代谢活性和存活率，在消化道远段，又要与复杂的原籍菌进行竞争，这可能是由于胆盐分泌物和小肠上皮细胞产生了防御因子不利用进入消化道定植。

强制喂食小鼠（管饲法）乳杆菌和耐热芽孢杆菌使其迅速通过消化道（15min），其中大量 *L. lactis* 出现在下消化道，部分则贯穿始终。2h后，已达到回肠和结肠的乳杆菌依然存活（1/100例），而仍处于消化道（胃、十二指肠、空肠）的乳杆菌则失去了生存能力（比例＜1％），十二指肠是破坏细菌的一个特别重要的场所，当乳杆菌与食物一同给予，上消化道中丧失活性的数量减少，如果细菌被一同转运时产生某些辅助因子，此类研究就需要慎重考虑。此外，虫媒荧光素探针显示存活的乳杆菌在转运时能够在任何部位产生虫媒荧光素活性，这可能提示这些细菌在转运时依然具有活性，能够在消化道中产生预期蛋白质。

在将乳杆菌应用于传统小鼠的研究中，采用不同的启动子检测其生理活性，乳杆菌的活性在不同的消化道处各异。因此，我们并不知道在转运过程中，细胞是否有不同的活性，此类研究需要使用悉生小鼠，这类小鼠的粪便中含有稳定水平的 *L. lactis*。

多种启动子被用于研究不同环境的刺激，针对乙酰乳酸脱羧酶基因的特定启动子，它能在严格应答中减少活性（禁食氨基酸），在这类应答过程中，细菌的生长受到阻滞，大部分与分解代谢基因相关启动子的活性降低，而那些与生物合成基因相关的启动子则被活化。

在消化道中类似活性的启动子和一些缺乏氨基酸的媒介表明在消化道中严谨反应可以被诱导，尽管限制性因素仍存在。在消化道中，氨基酸饥饿法可能不是对严谨反应的一种应答。因为它包含有大量的游离氨基酸。事实上，严谨反应也可能被其他因素影响，如碳水化合物缺失或刺激。

由于乳杆菌细胞在消化道中转移是由严谨反应调节的，在这反应中，它根据需要选择启动子的活性，从而表达一些新的分子。与氨基酸生物合成转录相关的启动子总是受氨基酸本身反抑制或者一些中介复合物抑制，而不受总的严谨反应的影响。举例来说，在乳杆菌中，与这种特殊控制相关的区域被认为是调节组氨酸生物基因的启动子。当组氨酸加入化学介质中，启动子将会关闭，使小鼠消化道中的组氨酸浓度达到一个更高的水平。

在悉生小鼠中，启动子的衍生物能诱导萤光素酶基因的强烈表达，这表明乳酸杆菌代谢是具有代谢活性的，而且含有非限制性数量减少的 FMN，这就允许了乳酸杆菌在悉生小鼠中保持其浓度，甚至在转运过程中也能维持一定的浓度。这些细菌在消化道内代谢活性并不受到简单稳定状态的限制，也可被新的刺激物刺激发生反应，例如底物诱导剂。这通过使用启动子得到证实，启动子的控制依赖于细胞活化剂的作用和培养基中的苹果酸，在无菌小鼠饮食中添加苹果酸，启动子的活性将增强 40 倍，到目前为止，我们对消化道内乳杆菌代谢活动还知之甚少，仅限于检测启动子的数量，不过利用适当的调节启动子作为细菌代谢状态的生物传感器是一种可观的途径，这有助于更加广泛理解在复杂环境中细胞的生理学。最后，它将有助于选择适当启动子来转运蛋白以达到治疗水平的需要。

科学家们对其他乳杆菌进行类似研究，诸如乳杆菌、肠球菌或双歧杆菌，这些菌群能在消化道更好存活，对未来将有极大的贡献，这些细菌可能是更好的转运载体，因为它们能更长时间存活于消化道内。

此外，这些研究对于细菌变成消化道内定植菌群非常必要，也使控制存活方法得到发展，这也增强了转运过程中细菌活性或者靶分子非转运载体。

四、对未来研究的相关特征

1. 定植

对定植于消化道的细菌不甚了解，这不仅取决于细菌的因素，还取决于宿主自身因素，也取决于天然菌群的自然属性。

将细菌用作生物治疗药物的一个重要因素是消化道治疗因素的建立，我们尚不能肯定这一假设有确切的根据。一种生物治疗药物将各种各样的新物质传入消化道，从而改变了消化道的环境，如果这种改变是不可逆的，那么这一特征可能是危险的。举例来说，在局部免疫反应区域，产生特异性抗原的生物治疗药物在消化道的定居会导致一种预期的继局部免疫反应后的耐受不良的免疫反应。

同样地我们可以想象出肠道微生物永久地产生酶和介质而带来的恶劣影响，因此生物治疗药物长期存在可能是可取的，或者是不可取的，普遍认为活的生物治疗药物在有限时间可能会更合适。大部分经口服的乳杆菌不能恒久定植于消化道，而来自于人体消化道的菌株也许是很好的候选者。因为不管是经实验室培养基中分离得到，还是经大规模生产的细菌通常也会改变，导致它们不再定植于消化道。

在欧洲还存在一种趋势是提高存在于消化道内的乳杆菌生产水平，尤其是双歧杆菌，然而没有人知道这种人为改变的双歧杆菌对人体健康会有什么长期的影响。

2. 黏膜表面的黏附力

一个广为流传的想法是黏附于黏膜的微生物是生物治疗药物最佳的候选者。据我们所知，大量黏附于上消化道的细菌是有致病性的。模拟正常的病理过程中的黏附也许对疾病防治有所帮助，例如减毒的沙门氏菌用作疫苗。对于生物治疗药物而言，这一方法并不理想，一些乳酸杆菌可黏附于人体消化道黏膜，但数目有限。通常利用人结肠癌细胞 Caco-2 体外检测黏附力。例如，研究了嗜酸乳杆菌、戈氏乳杆菌、德氏乳杆菌保加利亚种黏附的相关因素，定植部位与黏附是决定生物治疗剂疗效的两个关键问题，必须同时进行深入的研究。

3. 转运过程的存活率

经口服生物治疗药物将面临严重的压力，例如暴露于胃酸或暴露于胰液和十二指肠上皮细胞分泌的防御素，与结肠中天然菌群的拮抗作用混合营养竞争，将这些条件加在一起，可能会丧失生物治疗药物在消化道的作用。经粪便样本估计，发现其生存率大约为 1％～30％，这种生存率具有种类依赖性，甚至是菌株依赖性。此外，在吸收之前，细菌的生理状态对于其抵抗压力起着关键作用。最后，生物治疗药物的摄取剂量和给药方式也是重要因素，吸收后饮食或者食品添加剂对活菌可能具有保护作用。改变运输过程中死菌问题，不仅是一个包装问题，还应提高制剂活力等。

4. 代谢活性

生物治疗药物是活的微生物，在它们转运过程中发挥代谢活性作用，除非是处于休眠状态。这些微生物消耗并产生一系列的代谢物，以确保其生长和增殖。这种代谢作用可能对人体是有益的，如乳糖不耐症中乳糖的分解。然而，在某些情况下也可能有潜在的危害，有研究指出，大量胆盐在小肠内早期解离，可导致脂肪酸吸收不良和腹泻。据我们目前所了解的乳酸杆菌似乎不会产生极高产量的代谢产物，对宿主产生不良影响。此外。

我们必须进一步研究生物治疗药物在消化道新陈代谢的情况，从而增强生物治疗药物的功效。已经用另一种生物治疗药物进行实验，即伯拉德酵母菌株，这些结果已表明酵母可改变难辨梭菌毒素受体，并产生一种使其失活难辨梭菌毒素的蛋白酶。

总　　结

乳杆菌和其他微生物可能具有作为生物治疗药物的潜力，不管是分子技术产生的重组菌种或天然菌种，事实上近期才有许多生物治疗药物应用于人体的健康研究，但是人们对消化道内细菌代谢情况缺乏了解，从而妨碍了它们的推广和应用。

在这一章节中，我们已经提出可以用来评估消化道内细菌生理学的方法论。消化道菌群是一个非常复杂的生态系统，而对消化道内乳杆菌的新陈代谢的了解才刚刚开始，希望我们共同努力拉开生物治疗剂机制、应用、发展的大帷幕，为人类的健康造福。

主要参考文献

Aucott J N，Fayer J，Grossnieklias H，Morissey A et al.1990.Invasive infection with *S. cererisiae*；reper of three cases and review. Rev Infect Dis，12：406～411

Berg R D.1995.Bacterial translaocation from the gastruintestinal tract.Trendes Microbiol，3：149～154

Deitch E A.1989.Simple intestinal obstruction causes bacterial translaocation in man.Arah Surg，124：699～701

Elmer G W，McFarland L V，Surawicz C M.1999.Biotherapeutic agents and infections diseases.HumansaPress，Totowa，New Jersey.298～304

Feller R，Gibson G R.1997.Modification of the intestinal microflora using probiotics and prebiotics，scand.J Gastroenterol Suppl，222；28～31

Gibson G R，Saavedra J M，MacFarlane S et al.1997.Probiotics in intestinal infections，in probioties 2；applications and practical aspects. New York；Chapman and Hall.10～40

Gregory R.2005.The importance of guidelines in the development and application of probiotics.Current Pharmaceutial Design，11；11～16

McFarland L V，Bernasconi P S.1993.Boulardii；A review of an innovative biotherapeutie agent. Microbial Ecol Health Dis，6；157～171

ReidG，Devillard E.2004.Probiotics mother and child.J Clin Gastroenterol，38；S94 ～S101

Rend-wagner P,Kollaritsch H.2002.Drug prophylaxis for travelers'diarrhea.Clin Infect Dis,34:628~633

Stephenson J R,Warnes A.1996.Release of genetically modified microosrganisms into the environment.J Chem.Tech,
　　Biotechnol,65:5~14

Salminen S, Gorbach S, Lee Y et al. 2004. Humanstudies on probioties, what is scientifically proven today? In:
　　Salminen S. Lactie acid bacteria: Microbiological and functional aspects. Marcel Delcker, New York.515~530

SAxelin M, Rautelin H, Salminen S et al. 1996. The safety of commercial products with Viable Lactobacillus strains.
　　Infect Dis Clin Pract, 5(5):331~335

Vanderhoof J A, Young B J.2003.Role of probiotics in the management of patients with food allergy. Ann Allergy
　　Asthma Immunal,90:99~103